Neuroinflamação

da Biologia à Terapia

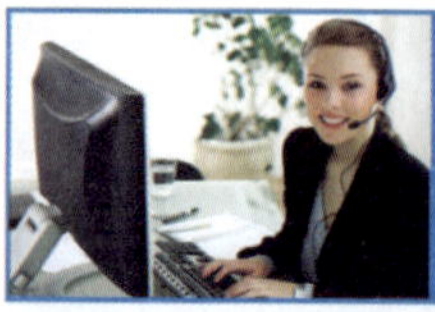

Neuroinflamação
da Biologia à Terapia

Editores

Wilson Savino

Carmem Gottfried

Claudia Farias Benjamim

Claudio Alberto Serfaty

INCT-NIM
INSTITUTO NACIONAL DE CIÊNCIA E TECNOLOGIA EM NEUROIMUNOMODULAÇÃO

Rede Faperj de Pesquisa em Neuroinflamação

Atheneu
Rio de Janeiro • São Paulo
2024

Editora Atheneu

São Paulo	—	Rua Maria Paula, 123 – 13º andar Conjuntos 133 e 134 Tel.: (11) 2858-8750 E-mail: atheneu@atheneu.com.br
Rio de Janeiro	—	Rua Bambina, 74 Tel.: (21) 3094-1295 E-mail: atheneu@atheneu.com.br

Capa: FK Estúdio
Produção Editorial: Arte & Ideia

CIP-BRASIL. CATALOGAÇÃO NA PUBLICAÇÃO
SINDICATO NACIONAL DOS EDITORES DE LIVROS, RJ

N414

Neuroinflamação : da biologia à terapia / Wilson Savino ... [et al.]. - 1. ed. - Rio de Janeiro : Atheneu, 2024.

il. ; 24 cm.

Inclui bibliografia e índice

ISBN 978-65-5586-692-6

1. Neurologia. 2. Nervos - Inflamação. 3. Neuroinflamação. 4. Sistema nervoso - Inflamação. I. Savino, Wilson.

24-92890 CDD: 616.8
CDU: 616.8

Gabriela Faray Ferreira Lopes - Bibliotecária - CRB-7/6643

Savino W, Gottfried C, Benjamim CF, Serfaty CA.
Neuroinflamação – da Biologia à Terapia

Editores

Wilson Savino

Graduação em Ciências Biológicas pela Universidade do Estado do Rio de Janeiro (Uerj).
Mestre em Histologia e Embriologia pela Universidade Federal do Rio de Janeiro (UFRJ).
Doutor em Ciências pela Universidade de São Paulo (USP).
Doutor *honoris causa* (Medicina) pela Universidade Sorbonne, Paris, França.
Pesquisador Titular da Fundação Oswaldo Cruz (Fiocruz).
Membro da Academia Brasileira de Ciências e da Academia Mundial de Ciências (TWAS).
Cavaleiro da Ordem das Palmas Acadêmicas e Cavaleiro da Ordem Nacional do Mérito (Governo da França).

Carmem Gottfried

Graduação em Farmácia pela Universidade Federal de Santa Maria (UFSM).
Mestre e Doutora em Bioquímica pela Universidade Federal do Rio Grande do Sul (UFRGS). Professora Titular no Departamento de Bioquímica da UFRGS.
Pós-Doutorado pelo Institut du Fer à Moulin (IFM), Inserm, Universidade Sorbonne, Paris, França.
Membro Fundadora do Grupo de Estudos Translacionais em Transtorno do Espectro Autista (GETTEA) do Hospital de Clínicas de Porto Alegre (HCPA) da UFRGS.

Claudia Farias Benjamim

Graduação em Ciências Biológicas pela Universidade do Estado do Rio de Janeiro (Uerj).
Mestre em Química Biológica pelo Instituto de Bioquímica Médica Leopoldo de Meis (IBqM). Doutora em Farmacologia pela Faculdade de Medicina de Ribeirão Preto (FMRP) da Universidade de São Paulo (USP).
Pesquisadora e Professora Associada do Instituto de Biofísica Carlos Chagas Filho (IBCCF) da Universidade Federal do Rio de Janeiro (UFRJ).

Claudio Alberto Serfaty

Graduação em Medicina pela Universidade Federal do Rio de Janeiro (UFRJ).
Mestre e Doutor em Ciências Biológicas pelo Instituto de Biofísica Carlos Chagas Filho (IBCCH) da Universidade Federal do Rio de Janeiro (UFRJ), com estágio na Universidade de Oxford.
Professor Titular e Coordenador do Laboratório de Plasticidade Neural do Instituto de Biologia da Universidade Federal Fluminense (UFF).

Colaboradores

Adriana Bonomo

Graduação em Medicina pela Universidade Federal do Rio de Janeiro (UFRJ).
Mestre e Doutora em Ciências Biológicas (Biofísica) pela UFRJ.
Pesquisadora Especialista do Laboratório de Pesquisas sobre o Timo do Instituto Oswaldo Cruz da Fundação Oswaldo Cruz (IOC/Fiocruz).

Adriel S. Moraes

Graduação em Farmácia pela Universidade Estadual Paulista (Unesp).
Mestre em Engenharia Elétrica e Doutor em Ciências na Área de Fármacos, Medicamentos e Insumos para a Saúde pela Universidade Estadual de Campinas (Unicamp).
Pós-Doutorado em Clínica Médica (Neurologia). Funcionário da Área Médica da Novartis para Esclerose Múltipla.

Adrienne Antonson

Bacharelado em Biologia, Ithaca College, Ithaca, Estados Unidos.
PhD em Immunophysiology and Behavior, Universidade de Illinois em Urbana-Champaign (UIUC), Urbana, Estados Unidos.
Postdoctoral Fellow pelo Institute for Behavioral Medicine Research, The Ohio State University, Columbus, Estados Unidos.
Assistant Professor na UIUC, Urbana, Estados Unidos.

Agustin Riquelme Sandoval

Graduação em Biologia pela Universidade Nacional Autônoma do México (UNAM).
Mestre em Ciências Biológicas (Biomedicina) pela UNAM.
Doutorado em Ciências Biológicas pelo Instituto de Biofísica Carlos Chagas Filho (IBCCF) da Universidade Federal do Rio de Janeiro (UFRJ).

Aline da Silva Moreira

Graduação em Biomedicina pelo Centro Universitário Plínio Leite.
Mestre e Doutora em Ciências pelo Programa de Pós-Graduação em Biologia Parasitária do Instituto Oswaldo Cruz da Fundação Oswaldo Cruz (IOC/Fiocruz).
Pós-Doutoranda do Instituto Nacional de Alergia e Doenças Infecciosas, Institutos Nacionais da Saúde (NIAID/NIH), nos EUA.

Aline de Oliveira Albuquerque

Graduação em Biotecnologia pela Universidade Federal do Ceará (UFC).
Mestre em Biotecnologia de Recursos Naturais pela UFC.

Aline Silva de Miranda

Graduação em Fisioterapia pela Universidade Federal dos Vales do Jequitinhonha e Mucuri (UFVJM).
Mestre e Doutora em Ciências da Saúde – Infectologia e Medicina Tropical – pela Universidade Federal de Minas Gerais (UFMG).
Pós-Doutorado em Imunologia pela UFMG e em Neurociências pela Universidade de Western Ontário, Canadá.
Professora Adjunta de Neuroanatomia no Departamento de Morfologia do Instituto de Ciências Biológicas (ICB) da UFMG.
Pesquisadora do Laboratório de Neurobiologia Profª Conceição Machado do Departamento de Morfologia do ICB/UFMG.

Amanda D. R. Lima

Graduação em Biotecnologia pela Universidade Federal do Ceará (UFC).
Mestre em Genética e Biologia Molecular pela Universidade Estadual de Campinas (Unicamp).
Pesquisadora no Laboratório de Neuroimunologia da Unicamp.

Ana Carolina Oliveira

Graduação em Microbiologia e Imunologia pela Universidade Federal do Rio de Janeiro (UFRJ). Mestre e Doutora em Ciências (Microbiologia) pela UFRJ.
Professora Associada do Instituto de Biofísica Carlos Chagas Filho (IBCCF) da UFRJ.

Ana Rosa Pérez

Doutora em Ciências Biomédicas pela Universidade Nacional de Rosário (UNR), Rosário, Argentina.
Pós-Doutorado pela UNR. Professora Jefe de Trabajos Practicos (JTP) da UNR.
Pesquisadora Carreira de Investigador Científico e Tecnológico Independente do Conselho Nacional de Investigações Científicas e Técnicas (CONICET).
Diretora do Instituto de Imunologia Clínica e Experimental de Rosário.
Vice-Diretora do Centro de Investigação e Produção de Reativos Biológicos da Faculdade de Ciências Médicas da UNR.

Antonio L. Teixeira

Graduação em Medicina pela Universidade Federal de Minas Gerais (UFMG).
Residência Médica em Psiquiatria e Neurologia pelo Hospital das Clínicas da UFMG.
Mestre e Doutor em Biologia Celular pelo Instituto de Ciências Biológicas da UFMG.
Professor Titular de Psiquiatria e Neurologia da Long School of Medicine, University of Texas Health Science Center (UT Health) em San Antonio, Estados Unidos.
Diretor da Divisão de Neuropsiquiatria Geriátrica do Glenn Biggs Institute for Alzheimer's and Neurodegenerative Disease, UT Health, San Antonio, Estados Unidos.

Beatriz Chaves

Graduação em Biotecnologia pela Universidade Federal do Ceará (UFC).
Mestre em Biologia Celular e Molecular e Doutora em Biologia Computacional e Sistemas pela Fundação Oswaldo Cruz (Fiocruz).

Beatriz Nogueira Siqueira e Silva

Graduação em Biomedicina pela Universidade Estácio de Sá (Unesa).
Mestre em Biologia Parasitária pela Fundação Oswaldo Cruz (Fiocruz).

Bianca Pfaffenseller

Graduação em Biomedicina pela Universidade Federal do Rio Grande do Sul (UFRGS).
Mestre e Doutora em Bioquímica pela UFRGS. Pós-Doutorado pelo Department of Psychiatry and Behavioural Neuroscience, Centre for Clinical Neurosciences, McMaster University.
Mood Disorders Program, St. Joseph's Healthcare Hamilton, Hamilton, Canada.

Bianca Wollenhaupt de Aguiar

Graduação em Biomedicina pela Universidade Federal do Rio Grande do Sul (UFRGS).
Mestre em Ciências Médicas e Doutora em Bioquímica pela UFRGS.
Pós-Doutorado pelo Department of Psychiatry and Behavioural Neuroscience, Centre for Clinical Neurosciences, McMaster University. Mood Disorders Program, St. Joseph's Healthcare Hamilton, Hamilton, Canadá.

Bruna Bombassaro

Graduação em Ciências Biológicas pela Universidade Estadual de Campinas (Unicamp).
Mestre e Doutora em Fisiopatologia Médica pela Unicamp.

Caio César de Araujo Evaristo

Técnico em Análises Clínicas pela Escola Politécnica de Saúde Joaquim Venâncio, Unidade Técnico-Científica da Fundação Oswaldo Cruz (Fiocruz).

Catherine Best-Popescu

Bachelor em Biology and Psychology, Universidade de Massachusetts, Boston, Estados Unidos.
Postdoctoral Research Fellow, Brigham and Women's Hospital, Boston.
Research Assistant Professor na Universidade de Illinois em Urbana-Champaign (UIUC), Estados Unidos.

Cecilia Hedin-Pereira

Graduação em Ciências Biológicas pela Universidade Federal do Rio de Janeiro (UFRJ).
Mestre e Doutora em Ciências Biológicas pela UFRJ.
Pesquisadora Sênior da Fundação Oswaldo Cruz (Fiocruz).
Membro do Instituto Nacional de Ciência e Tecnologia em Neuroimunomodulação (INCT-NIM), da Rede de Saúde em Neuroinflamação da Fundação Carlos Chagas Filho de Amparo à Pesquisa do Estado do Rio de Janeiro (Faperj) e da Rede Nacional de Ciência para a Educação (Rede CpE).

Claudio Canetti

Graduação em Ciências Biológicas pela Universidade do Estado do Rio de Janeiro (Uerj).
Mestre e Doutor em Farmacologia pela Faculdade de Medicina de Ribeirão Preto (FMRP) da Universidade de São Paulo (USP).
Pesquisador e Professor Associado do Instituto de Biofísica Carlos Chagas Filho (IBCCF) da Universidade Federal do Rio de Janeiro (UFRJ).

Cláudio Tadeu Daniel-Ribeiro

Graduação em Medicina pela Fundação Técnico Educacional Souza Marques.
Mestre (Diplôme d' Études et de Recherches en Biologie Humaine) e Doutor (Doctorat d' État en Biologie Humaine) em Imunologia pela Universidade de Paris VI (Pierre et Marie Curie), França.
Pesquisador Titular do Instituto Oswaldo Cruz da Fundação Oswaldo Cruz (IOC/Fiocruz).
Membro Titular da Academia Nacional de Medicina (ANM), da Academia Fluminense de Medicina (AFM) e da Academia Fluminense de Letras (AFL).

Daniela Prado Cunha

Graduação em Biomedicina pelo Centro Universitário Anhanguera de Niterói (UNIAN).
Mestre em Pesquisa Aplicada à Saúde da Mulher e da Criança pelo Instituto Fernandes Figueira (IFF) da Fundação Oswaldo Cruz (Fiocruz).

Daniella Arêas Mendes da Cruz

Graduação em Ciências Biológicas - Modalidade Médica - pela Universidade Federal do Estado do Rio de Janeiro (Unirio).
Mestre e Doutora em Biologia Parasitária pela Fundação Oswaldo Cruz (Fiocruz).
Pós-Doutorado pela Universidade Paris Descartes, Paris, França.
Pesquisadora em Saúde Pública do Instituto Oswaldo Cruz da Fundação Oswaldo Cruz (IOC/Fiocruz).

Ernesto Caffarena

Bacharel em Física pela Universidad Nacional de La Plata, Argentina.
Doutor pela Faculdade de Ciências Exatas da Universidad Nacional de La Plata, Argentina.
Pesquisador Titular no Programa de Computação Científica da Fundação Oswaldo Cruz (Fiocruz).
Líder do Grupo de Pesquisa Biofísica Computacional e Modelagem Molecular.

Euzenir Nunes Sarno

Graduação em Medicina na Escola Bahiana de Medicina e Saúde Pública (EBMSP).
Livre-Docência pela Universidade Federal do Rio de Janeiro (UFRJ).
Pesquisadora Emérita da Fundação Oswaldo Cruz (Fiocruz).

Felipe von Glehn

Graduação em Medicina pela Escola Bahiana de Medicina e Saúde Pública (EBMSP).
Mestre e Doutor em Ciências Médicas pela Universidade Estadual de Campinas (Unicamp).
Professor Adjunto de Neurologia da Faculdade de Medicina da Universidade de Brasília (UnB).
Membro Titular da Academia Brasileira de Neurologia e Membro Titular (*Fellow*) da Academia Americana de Neurologia.

Fernanda Jordão Pinto Marques

Graduação em Medicina pela Universidade Federal do Rio de Janeiro (UFRJ).
Especialista em Pediatria pelo Hospital Municipal Jesus (HMJ) e em Endocrinologia Pediátrica pelo Hospital Federal dos Servidores do Estado do Rio de Janeiro (HFSE/RJ).

Flávia Lima Ribeiro Gomes

Graduação em Ciências Biológicas pela Universidade Estadual do Norte Fluminense Darcy Ribeiro (UENF).
Mestre e Doutora em Biociências e Biotecnologia pela UENF.
Pesquisadora em Saúde Pública do Instituto Oswaldo Cruz da Fundação Oswaldo Cruz (IOC/Fiocruz).

Flavio Kapczinski

Graduação em Medicina pela Universidade Federal do Rio Grande do Sul (UFRGS).
Mestre em Ciências Médicas pela UFRGS.
Doutor em Psiquiatria pela Universidade de Londres, Inglaterra.
Membro da Academia Nacional de Medicina e da Academia Brasileira de Ciências.
Membro da Academia Sul-Riograndense de Medicina.
Professor Titular do Departamento de Psiquiatria e Medicina Legal da UFRGS.
Professor Emérito na MCMaster University, Hamilton, Canadá.
Fellow do Royal College of Physicians and Surgeons of Canada.

Florencia Belén González

Doutora em Ciências Biomédicas pela Universidade Nacional de Rosário (UNR), Rosário, Argentina.
Pesquisadora do Conselho Nacional de Investigações Científicas e Técnicas (CONICET).

Giselle Fazzioni Passos

Graduação em Farmácia – Análises Clínicas – pela Universidade Federal de Santa Catarina (UFSC). Mestre e Doutora em Farmacologia pela UFSC.
Professora Adjunta do Departamento de Biotecnologia Farmacêutica da Faculdade de Farmácia da Universidade Federal do Rio de Janeiro (UFRJ).

Guilherme Salgado Sanches

Graduação em Biomedicina pela Universidade Estácio de Sá (UNESA).
Mestre em Biologia Parasitária pela Fundação Oswaldo Cruz (Fiocruz).

Hugo Caire de Castro Faria Neto

Graduação em Medicina pela Universidade do Estado do Rio de Janeiro (Uerj).
Doutor em Biologia Celular e Molecular pela Fundação Oswaldo Cruz (Fiocruz).
Pós-Doutorado no Programa de Biologia Molecular Genética Humana da Universidade de Utah.
Pesquisador Titular do Laboratório de Imunofarmacologia do Instituto Oswaldo Cruz (IOC) da Fiocruz.
Professor Titular de Farmacologia Médica do Instituto de Educação Médica (Idomed) da Universidade Estácio de Sá (Unesa).

Iohanna Deckmann

Graduação em Biomedicina pela Universidade Federal do Rio Grande do Sul (UFRGS).
Mestre e Doutora em Ciências Biológicas - Bioquímica - pela UFRGS.
Pesquisadora no Laboratório de Psiquiatria Molecular do Hospital de Clínicas de Porto Alegre (HCPA) da UFRGS.
Pós-Doutorado pelo Departamento de Bioquímica do Instituto de Ciências Básicas da Saúde (ICBS) da UFRGS.

Isabela Drehmer

Graduação em Biomedicina pela Universidade Federal de Ciências da Saúde de Porto Alegre (UFCSPA).
Pesquisadora no Laboratório de Psiquiatria Molecular no Hospital de Clínicas de Porto Alegre.

Izan Chalen

Graduate Teaching Assistant da Universidade de Illinois em Urbana-Champaign (UIUC), Urbana, Estados Unidos.

João Hermínio Martins da Silva

Graduação em Ciências Biológicas pela Universidade Federal do Rio de Janeiro (UFRJ).
Mestre em Biofísica pela UFRJ. Doutor em Biologia Celular e Molecular pela Fundação Oswaldo Cruz (Fiocruz).
Pesquisador Titular da Fiocruz - Ceará.
Líder do Grupo de Pesquisa Biologia Estrutural e Funcional em Biofármacos.

Júlia Pereira Lemos

Graduação em Ciências Biológicas - Modalidade Médica - pela Universidade Federal do Rio de Janeiro (UFRJ).
Mestre e Doutora em Biologia Celular e Molecular pela Fundação Oswaldo Cruz (Fiocruz).

Júlio Santos Terra Machado

Graduação em Biomedicina pela Universidade Federal do Rio Grande do Sul (UFRGS).
Doutor em Ciências Biológicas - Bioquímica - pela UFRGS.
Pesquisador no Laboratório de Psiquiatria Molecular do Hospital de Clínicas de Porto Alegre (HCPA) da UFRGS.
Pós-Doutorado pelo Departamento de Bioquímica do Instituto de Ciências Básicas da Saúde (ICBS) da UFRGS.

Leonardo José de Moura Carvalho

Graduação em Farmácia e Bioquímica pela Universidade Federal de Juiz de Fora (UFJF).
Mestre e Doutor em Biologia Parasitária pelo Instituto Oswaldo Cruz
da Fundação Oswaldo Cruz (IOC/Fiocruz).
Pós-Doutorado pelo IOC/Fiocruz. Pesquisador Titular do IOC/Fiocruz.

Leonardo Villa Leão Ferreira

Graduação em Medicina pela Universidade Estácio de Sá (Unesa).

Leonilda M. B. Santos

Graduação em Ciências Biológicas pela Escola Paulista de Medicina
da Universidade Federal de São Paulo (EPM/Unifesp).
Mestre e Doutora em Ciências pela Unifesp.
Professora Associada do Departamento de Genética, Evolução, Microbiologia e
Imunologia do Instituto de Biologia da Universidade Estadual de Campinas (Unicamp).

Lício A. Velloso

Graduação em Medicina pela Universidade Estadual de Campinas (Unicamp).
Doutor em Medicina pela Universidade de Uppsala, Suécia.
Professor Titular do Departamento de Clínica Médica da Unicamp.
Membro Titular da Academia Brasileira de Ciências e da Academia de Ciências
do Estado de São Paulo.

Liliane Patrícia Gonçalves Tenório

Graduação em Farmácia pelo Centro Universitário Maurício de Nassau (UNINASSAU).
Mestre em Bioquímica e Biologia Molecular pela Universidade Federal de Alagoas (UFAL).
Doutora em Ciências da Saúde pela UFAL.

Luana da Silva Chagas

Graduação em Biomedicina pela Universidade Federal Fluminense (UFF).
Mestre e Doutora pela UFF.
Pós-Doutorado pelo Laboratório de Plasticidade Neural da
Universidade Federal Fluminense.

Luca Milério Andrade

Graduação em Biotecnologia pela Universidade Federal do Ceará (UFC).
Mestre em Biotecnologia de Recursos Naturais pela UFC.

Lucas Freire Antunes

Graduação em Ciências Biológicas pela Universidade Veiga de Almeida (UVA).
Mestre em Biologia Parasitária pelo Instituto Oswaldo Cruz da
Fundação Oswaldo Cruz (IOC/Fiocruz).

Luciana Pereira de Sousa

Graduação em Ciências Biológicas pela Universidade Federal do Amazonas (UFAM).
Mestre em Imunologia Básica e Aplicada pela UFAM.
Doutora em Biologia Parasitária pelo Instituto Oswaldo Cruz da Fundação Oswaldo Cruz (IOC/Fiocruz).

Marcelo G. Granja

Graduação em Medicina Veterinária pela Universidade do Contestado (UNC).
Mestre e Doutor em Neurociências pela Universidade Federal Fluminense (UFF).
Pós-Doutorado com ênfase em Farmacologia na Fundação Oswaldo Cruz (Fiocruz) e em Biologia Molecular e Celular na Universidade Federal do Estado do Rio de Janeiro (Unirio).

Márcia Rodrigues Jardim

Graduação em Medicina pela Fundação Técnico Educacional Souza Marques.
Mestre e Doutora em Neurologia pela Universidade Federal Fluminense (UFF).
Neurologista do Ambulatório Souza Araújo, Unidade de Referência em Hanseníase, vinculada ao Laboratório de Hanseníase, na Fundação Oswaldo Cruz (Fiocruz).
Professora Adjunta de Neurologia da Faculdade de Ciências Médicas da Universidade do Estado do Rio de Janeiro (FCM/Uerj).
Professora da Pós-Graduação em Neurologia da UFF.

Marco Alberto Medeiros

Graduação em Ciências Biológicas pela Faculdade Souza Marques.
Mestre em Ciências Biológicas, Microbiologia e Imunologia, pela Universidade Federal do Rio de Janeiro (UFRJ).
Doutor em Biotecnologia pela Universidade Federal de Pelotas (UFP).
Tecnologista Sênior da Fundação Oswaldo Cruz/Bio-Manguinhos.
Pesquisador no Laboratório de Tecnologia Recombinante em Bio-Manguinhos.

Marcos Vinicius Rangel Ferreira

Graduação em Ciências Biológicas pela Universidade do Estado do Rio de Janeiro (Uerj). Mestre em Biologia Celular e Molecular pela Fundação Oswaldo Cruz (Fiocruz).

Maria Elisa Caetano-Silva

Graduação em Ciências dos Alimentos pela Escola Superior de Agricultura Luiz de Queiroz da Universidade de São Paulo (Esalq/USP).
Mestre e Doutora pela Universidade Estadual de Campinas (Unicamp).

Melina Pedroso Merlone

Graduação em Biologia pela Universidade Federal Fluminense (UFF).
Mestre em Ciências pelo Curso de Biologia Parasitária do Instituto Oswaldo Cruz da Fundação Oswaldo Cruz (IOC/Fiocruz).
Especialista em Ensino de Ciências e Biologia pelo Colégio Pedro II.
Membro da Academia Brasileira de Ciências e da Academia Mundial de Ciências (TWAS).

Milton Ozório Moraes

Graduação em Biologia pela Universidade Federal do Rio de Janeiro (UFRJ).
Mestre em Ciências Biológicas pela UFRJ. Doutor em Biologia Celular e Molecular pelo Instituto Oswaldo Cruz da Fundação Oswaldo Cruz (IOC/Fiocruz).
Pós-Doutorado no Centro Médico da Universidade Leiden, Holanda.
Pesquisador Titular do Laboratório de Hanseníase da Fiocruz.

Moisés E. Bauer

Graduação em Ciências Biológicas pela Universidade Federal do Rio Grande do Sul (UFRGS).
Doutor em Neuroimunologia pela Universidade de Bristol, Reino Unido.
Pós-Doutorado em Imunologia Celular pela Universidade de Paris V, Paris, França.
Professor Titular de Imunologia na Escola de Ciências da Saúde e da Vida da Pontifícia Universidade Católica do Rio Grande do Sul (PUCRS).
Coordenador do Laboratório de Imunobiologia da Escola de Ciências da Saúde e da Vida da PUCRS.

Mychael Vinícius da Costa Lourenço

Graduação em Ciências Biológicas, com ênfase em Genética, pela Universidade Federal do Rio de Janeiro (UFRJ). Mestre e Doutor em Química Biológica pela UFRJ.
Professor Adjunto da UFRJ.

Natália Ferreira Mendes

Graduação em Nutrição pela Universidade Federal de São Paulo (Unifesp).
Mestre em Ciências da Nutrição e do Esporte e Metabolismo e Doutora em Enfermagem pela Universidade Estadual de Campinas (Unicamp).
Pesquisadora do Departamento de Medicina Translacional da Faculdade de Ciências Médicas (FCM) da Unicamp.

Osvaldo J. M. Nascimento

Graduação em Medicina pela Faculdade de Medicina da Escola de Medicina e Cirurgia do Rio de Janeiro, atual Universidade Federal do Estado do Rio de Janeiro (Unirio).
Mestre e Doutor em Neurologia pela Universidade Federal do Rio de Janeiro (UFRJ).
Pós-Doutorado em Neuropatias Periféricas na Mayo Clinic, Estados Unidos.
Professor Titular de Neurologia da Universidade Federal Fluminense (UFF).
Membro Emérito da Academia Brasileira de Neurologia (ABN).
Membro Titular da Academia de Medicina do Rio de Janeiro (AMRJ).
Membro Titular da Academia Nacional de Medicina (ANM).

Pamela Rosa Gonçalves

Graduação em Farmácia pela Universidade Federal do Rio de Janeiro (UFRJ).
Mestre em Biologia Parasitária pela Fundação Oswaldo Cruz (Fiocruz).
Especialista Técnica em Biologia Parasitária e Biotecnologia pelo Instituto Oswaldo Cruz (IOC) da Fiocruz.

Patrícia Alves Reis

Graduação em Ciências Biológicas pela Universidade do Estado do Rio de Janeiro (Uerj).
Mestre e Doutora em Biologia (Biociências Nucleares) pela Uerj.
Pós-Doutorado pelo Programa de Apoio ao Pós-Doutorado (PAPD) da Fundação Carlos Chagas Filho de Amparo à Pesquisa do Estado do Rio de Janeiro (Faperj) e pelo Histopathologie Humaine et Modèles Animaux Department, Infection et Epidémiologie – Institut Pasteur/Paris, França.
Professora Adjunta na Uerj.
Pesquisador Titular da Fundação Oswaldo Cruz (Fiocruz).

Piera Smeriglio

Graduação em Bioquímica/Biologia Molecular pela Universita' degli Studi del Sannio, Benevento, Itália.
Mestre em Desenvolvimento Embrionário e Doutora em Biologia de Células-Tronco pela Universidade Sapienza, Itália.
Pesquisadora no Instituto de Miologia, Universidade Sorbonne, Paris, França.

Poliana Sandre

Graduação em Ciências Biológicas pela Universidade Federal Fluminense (UFF).
Mestre e Doutora pelo Laboratório de Plasticidade Neural da UFF.

Rafael Jaime González-Ricón

Bacharelado em Biochemistry and Clinical Biochemistry na Universidade da República, Montevidéu, Uruguai.
Researcher at Department of Animal Sciences, Universidade de Illinois em Urbana-Champaign, Estados Unidos.

Roberta Olmo Pinheiro

Graduação em Farmácia pela Universidade Federal do Rio de Janeiro (UFRJ).
Mestre e Doutora em Ciências Biológicas pela UFRJ.
Pesquisadora em Saúde Pública do Instituto Oswaldo Cruz da Fundação Oswaldo Cruz (IOC/Fiocruz).

Rudimar Luiz Frozza

Graduação em Enfermagem pela Universidade Federal do Rio Grande do Sul (UFRGS).
Mestre e Doutor em Ciências Biológicas (Bioquímica) pela UFRGS.
Pesquisador do Laboratório de Pesquisas sobre o Timo do Instituto Oswaldo Cruz da Fundação Oswaldo Cruz (IOC/Fiocruz).

Sérgio Luiz Gomes Antunes

Graduação em Medicina pela Universidade Federal do Rio de Janeiro (UFRJ).
Mestre em Anatomia Patológica pela UFRJ.
Doutor em Patologia pela Universidade Federal Fluminense (UFF).
Servidor Público Aposentado do cargo de Pesquisador em Saúde Pública da Fundação Oswaldo Cruz (Fiocruz). Neuropatologista do Laboratório de Hanseníase da Fiocruz.

Suelen Perobelli

Graduação em Ciências Biológicas pela Universidade Federal de Juiz de Fora (UFJF).
Mestre em Saúde pela UFJF.
Doutora em Ciências (Microbiologia)-Imunologia pela Universidade Federal do Rio de Janeiro (UFRJ).
Professora na Universidade Veiga de Almeida (UVA).

Tamiris Azamor da Costa Barros

Graduação em Ciências Biológicas pela Universidade Federal do Rio de Janeiro (UFRJ).
Mestre em Biologia Parasitária e Doutora em Biologia Celular e Molecular pela Fundação Oswaldo Cruz (Fiocruz). Técnica em Saúde Pública da Fiocruz.

Uyla Ornellas Garcia

Graduação em Biomedicina pela Universidade Federal do Estado do Rio de Janeiro (Unirio). Mestre em Ciências pela Fundação Oswaldo Cruz (Fiocruz).

Vanessa Estato de Freitas

Graduação em Ciências Biológicas pela Universidade do Estado do Rio de Janeiro (Uerj).
Mestre em Ciências e Farmacologia pela Universidade Estadual de Capinas (Unicamp).
Doutora em Ciências no Curso de Biologia Celular e Molecular, com ênfase em Farmacologia, pelo Instituto Oswaldo Cruz da Fundação Oswaldo Cruz (IOC/Fiocruz).
Pós-Doutorado no IOC-Fiocruz.
Docente do Curso de Medicina do Instituto de Educação Médica (Idomed) da Universidade Estácio de Sá (Unesa).

Victorio Bambini-Junior

Graduação em Biomedicina pela Universidade Federal do Rio Grande do Sul (UFRGS).
Mestre e Doutor em Ciências Biológicas (Bioquímica) pela UFRGS.
Senior Lecturer em Neurosciences and Neuroimmunology, Division of Biomedical and Life Sciences na Universidade de Lancaster, Lancaster, Reino Unido.

Vinicius Cotta-de-Almeida

Graduação em Farmácia e Bioquímica pela Universidade Federal de Juiz de Fora (UFJF).
Mestre em Biologia Parasitária pela Fundação Oswaldo Cruz (Fiocruz).
Doutor em Biologia Celular e Molecular pela Fiocruz. Pós-Doutorado no Massachusetts General Hospital da Escola de Medicina de Harvard, Cambridge, Estados Unidos.
Pesquisador Titular do Laboratório de Pesquisas sobre o Timo do Instituto Oswaldo Cruz (IOC) da Fiocruz.

Vinícius Frias de Carvalho

Graduação em Ciências Biológicas pela Universidade do Estado do Rio de Janeiro (Uerj).
Mestre em Biologia Celular e Molecular pela Fundação Oswaldo Cruz (Fiocruz).
Doutor em Ciências Biológicas - Farmacologia e Química Medicinal - pela Universidade Federal do Rio de Janeiro (UFRJ).
Pós-Doutorado pela Fiocruz e pela Universidade de Nottingham, Nottingham, Reino Unido.
Pesquisador Titular do Laboratório de Inflamação do Instituto Oswaldo Cruz (IOC) da Fiocruz.

Yerly Useche

Graduação em Biologia pela Universidade Nacional da Colômbia (UNC), Bogotá, Colômbia.
Mestre em Ciências Biológicas pela UNC.
Doutora em Biologia pela Universidade de Antioquia (UdeA), Medellín, Colômbia.

Zilton Vasconcelos

Graduação em Ciências Biológicas, Modalidade Médica, pela Universidade Federal do Rio de Janeiro (UFRJ).
Mestre e Doutor em Ciências Biológicas (Imunologia) pela UFRJ.
Pós-Doutorado no Seattle Childrens Hospital, Estados Unidos, e no Center for Physiopathology of Toulouse-Purpan, França.
Pesquisador em Saúde Pública da Fundação Oswaldo Cruz (Fiocruz).

Dedicatória

Este livro é dedicado a Juliana de Meis
e a todos os cidadãos e cidadãs brasileiros
que perderam suas vidas na pandemia de Covid-19.

Agradecimentos

Os autores agradecem a todas as pesquisadoras e pesquisadores que contribuíram com a construção deste livro. Sem eles, não haveria *Neuroinflamação – da Biologia à Terapia*.

É importante, ainda, citar e agradecer o poder público, por meio do Conselho Nacional de Desenvolvimento Científico e Tecnológico (CNPq), da Fundação Carlos Chagas Filho de Amparo à Pesquisa do Estado do Rio de Janeiro (Faperj) e da Fundação Oswaldo Cruz (Fiocruz), cujos financiamentos permitiram a concretização desta obra.

Este livro não teria existido se não houvesse o Instituto Nacional de Ciência e Tecnologia em Neuroimunomodulação, do CNPq, a Rede Rio de Janeiro em Neuroinflamação, da Faperj e a Rede INOVA-IOC em Neuroimunomodulação, da Fiocruz.

Wilson Savino

Carmem Gottfried

Claudia Farias Benjamim

Claudio Alberto Serfaty

Prefácio

A ciência é a arte da busca permanente pela explicação. É sempre uma explicação temporária, até que surja algo melhor e mais abrangente. Este livro, por meio de um tema unificador, a neuroinflamação, busca algumas respostas sobre as interações entre os sistemas neuro, imune e endócrino e o ambiente.

O conhecimento da presença patológica de fatores imunes no cérebro e a ativação da microglia data dos anos 1975/1980, mas um possível papel fisiológico e modulador desses fatores não era aventada à época. Também era negligenciada a possibilidade de que tanto eixos neuroendócrinos quanto imunes pudessem produzir mediadores comuns aos três sistemas.

Mais recentemente, ficou claro que a neuroinflamação é necessária para regular a neuroplasticidade durante o desenvolvimento do cérebro. Essa dualidade indica a importância de uma maior compreensão do processo, das células e dos fatores envolvidos. E por que foram necessárias décadas para que o processo de neuroinflamação passasse a ser abordado?

Primeiro, porque tudo era compartimentalizado. Inflamação pertencia à Farmacologia. Hormônios e produtos solúveis, carregando informações por todo organismo, pertenciam à Endocrinologia. Produção de anticorpos para o combate a doenças era circunscrito à Imunologia. E o cérebro, orquestrando tudo, responsável por movimentos e sentimentos. Isso não faz tanto tempo assim. Só alguns exemplos: a percepção do linfócito como a célula imunologicamente competente data de 1959/1960; a percepção da produção de fatores solúveis outros que anticorpos por linfócitos, chamados de linfocinas, depois interleucinas, depois de citocinas, teve início no final dos anos 1960, modificando várias "funções" do organismo.

Na década de 1990, o conhecimento do cérebro e suas interações cresceu de forma dramática e exponencial. Em paralelo, cresceram as convergências de conhecimento, a eliminação das divisas entre áreas clássicas do conhecimento e a introdução da importância da microbiota. Estruturas de órgãos e tecidos que se acreditava serem consolidadas mostraram-se muito mais dinâmicas e adaptáveis. Até o conceito de inflamação já se distanciou, há muito, dos cinco pontos cardeais que eram sua característica.

Essas mudanças ocorreram, e ocorrem, de forma muito rápida, e os autores desses diversos capítulos são um reflexo. Alguns se classificavam como farmacologistas, ou microbiologistas, ou imunologistas, ou anatomistas, ou biologistas celulares, ou bioquímicos, ou mesmo neurologistas. Isso para mencionar alguns. Mas foi encontrada uma via comum: esquecer as fronteiras e pensar na totalidade das interações. Atualmente se sentiriam pouco à vontade para se enquadrar em uma especialidade restritiva; em compensação, sentem-se mais livres para pensar de forma abrangente.

Os organismos e suas interações, externas e internas, definem as mudanças e, por sua vez, a mudança define o indivíduo. Neste livro, a neuroinflamação é o elo condutor e serve para mostrar as modificações e adaptações às quais o organismo é submetido. Mostra também as transformações às quais os autores necessitaram acomodar suas ideias, vencer controvérsias, visando compreender melhor as alterações observadas.

Vivian Rumjanek

Graduação em Ciências Biológicas – Modalidade Médica –
pela Universidade do Estado da Guanabara (UEG),
atual Universidade do Estado do Rio de Janeiro (Uerj).

Mestrado e Doutorado pela Universidade de Londres (1976).

Professora Titular da Universidade Federal do Rio de Janeiro (UFRJ).

Tem experiência na área de Imunologia, com ênfase
em Imunologia Celular e Imunologia Tumoral.

Atua principalmente em estudos da regulação
do sistema imune e resistência a múltiplos fármacos em células tumorais.
Desde 2005 também pesquisa e atua no ensino de ciências para surdos.

Apresentação

Caras leitoras, caros leitores,

O livro *Neuroinflamação – da Biologia à Terapia* surge como uma verdadeira necessidade de sistematizarmos o conhecimento sobre as interações entre os sistemas nervoso, endócrino e imune, que levam à gênese do processo neuroinflamatório, tanto no sistema nervoso central quanto no sistema nervoso periférico.

O livro está organizado em cinco seções, tem 26 capítulos, que procuram abranger aspectos importantes das interações imunoneuroendócrinas relacionadas com a neuroinflamação, como:

1. *Interações Celulares e Moleculares na Inflamação do Sistema Nervoso*
2. *Neuroinflamação em Doenças do Sistema Nervoso*
3. *Neuroinflamação em Doenças Metabólicas*
4. *Neuroinflamação em Doenças Infecciosas*
5. *Abordagens Terapêuticas no Controle da Neuroinflamação*.

Os textos de cada capítulo são, ainda, ilustrados por figuras e tabelas, de modo a facilitar a compreensão dos conceitos formulados.

Desde já agradecemos às autoras e aos autores, que contribuíram de forma tão valiosa para que pudéssemos concretizar a 1ª edição deste livro.

Além disso, é importante assinalar que *Neuroinflamação* representa um produto derivado de redes temáticas sobre o assunto, incluindo o Instituto Nacional de Ciência e Tecnologia em Neuroimunomodulação (INCT-NIM; CNPq/CAPES/Faperj), Rede Faperj de Pesquisa em Neuroinflamação (RENEURIN; Faperj) e Rede INOVA-IOC em Neuroimunomodulação (Fiocruz).

Um carinhoso abraço a todas e todos.

E boa leitura!

Julho de 2024,

Wilson Savino, Rio de Janeiro

Carmem Gottfried, Porto Alegre

Claudia Farias Benjamim, Rio de Janeiro

Claudio Alberto Serfaty, Niterói.

Sumário

Seção 1

Interações Celulares e Moleculares na Inflamação do Sistema Nervoso, 1

Capítulo 1 **Bases Celulares e Moleculares da Inflamação, 3**
Claudio Canetti • Claudia Farias Benjamim

Capítulo 2 **Interface Neuroimune no Desenvolvimento Normal e Patológico do Sistema Nervoso Central, 17**
Claudio Alberto Serfaty • Adriana Bonomo • Luana da Silva Chagas • Poliana Sandre • Wilson Savino

Capítulo 3 **Barreira Hematoencefálica – da Homeostase a Doenças Parasitárias Neurotrópicas, 33**
Lucas Freire Antunes • Uyla Ornellas Garcia • Marcos Vinicius Rangel Ferreira • Flávia Lima Ribeiro Gomes

Capítulo 4 **Células da Glia e Neuroinflamação, 43**
Iohanna Deckmann • Júlio Santos Terra Machado • Isabela Drehmer • Wilson Savino • Carmem Gottfried

Capítulo 5 **Doenças Autoimunes do Sistema Nervoso – Foco em Esclerose Múltipla, 55**
Felipe von Glehn • Adriel S. Moraes • Amanda D. R. Lima • Leonilda M. B. Santos

Capítulo 6 **Neuroinflamação no Sistema Nervoso Periférico – Papel das Células de Schwann, 67**
Roberta Olmo Pinheiro • Milton Ozório Moraes • Márcia Rodrigues Jardim

Capítulo 7 **Eixo Intestino-Encéfalo – da Fisiologia à Neuroinflamação em Transtornos do Neurodesenvolvimento e Psiquiátricos, 77**
Carmem Gottfried • Iohanna Deckmann • Júlio Santos Terra Machado • Ana Carolina Oliveira • Wilson Savino • Claudia Farias Benjamim

Capítulo 8 **Leucócitos, Comportamento e Neuroinflamação, 93**
Aline Silva de Miranda • Antonio L. Teixeira • Moisés E. Bauer

Seção 2

Neuroinflamação em Doenças do Sistema Nervoso, 109

Capítulo 9 **Impactos da Neuroinflamação no Transtorno do Espectro Autista, 111**
Júlio Santos Terra Machado • Iohanna Deckmann • Isabela Drehmer • Victorio Bambini-Junior • Carmem Gottfried

Capítulo 10 **Neuroinflamação nas Doenças de Alzheimer e Parkinson, 125**
Giselle Fazzioni Passos • Mychael Vinícius da Costa Lourenço • Rudimar Luiz Frozza

Capítulo 11 **Neuroinflamação na Esclerose Lateral Amiotrófica, 143**
Wilson Savino • Liliane Patrícia Gonçalves Tenório • Júlia Pereira Lemos • Daniella Arêas Mendes da Cruz • Piera Smeriglio

Capítulo 12 **Vias Inflamatórias Associadas à Neuroprogressão no Transtorno Bipolar, 157**
Bianca Wollenhaupt de Aguiar • Bianca Pfaffenseller • Carmem Gottfried • Flavio Kapczinski

Seção 3

Neuroinflamação em Doenças Metabólicas, 169

Capítulo 13 **Inflamação e Disfunção do Hipotálamo no Contexto da Obesidade, 171**
Natália Ferreira Mendes • Bruna Bombassaro • Lício A. Velloso

Capítulo 14 **Neuroinflamação e Diabetes, 189**
Vinícius Frias de Carvalho

Seção 4

Neuroinflamação em Doenças Infecciosas, 203

Capítulo 15 **Neuroinflamação e Infecção – Aspectos Cognitivos e Memória, 205**

Vanessa Estato de Freitas • Marcelo G. Granja • Patrícia Alves Reis • Hugo Caire de Castro Faria Neto

Capítulo 16 **Disfunções Neurocognitivas e Comportamentais na Malária, 223**

Pamela Rosa Gonçalves • Luciana Pereira de Sousa • Caio César de Araujo Evaristo • Beatriz Nogueira Siqueira e Silva • Cláudio Tadeu Daniel-Ribeiro

Capítulo 17 **Neuroinflamação na Malária Cerebral, 233**

Guilherme Salgado Sanches • Melina Pedroso Merlone • Aline da Silva Moreira • Leonardo José de Moura Carvalho

Capítulo 18 **Doença de Chagas, 249**

Yerly Useche • Florencia Belén González • Wilson Savino • Ana Rosa Pérez

Capítulo 19 **Neuroinflamação na Hanseníase, 261**

Márcia Rodrigues Jardim • Sérgio Luiz Gomes Antunes • Euzenir Nunes Sarno • Milton Ozório Moraes • Roberta Olmo Pinheiro

Capítulo 20 **Neuroinflamação na Síndrome Congênita do Vírus Zika, 273**

Zilton Vasconcelos • Tamiris Azamor da Costa Barros • Daniela Prado Cunha

Capítulo 21 **Alterações Psiconeurológicas no Desenvolvimento Relacionadas com Infecções Virais, 281**

Izan Chalen • Maria Elisa Caetano-Silva • Rafael Jaime González-Ricón • Catherine Best-Popescu • Adrienne Antonson

Capítulo 22 **Síndrome de Guillain-Barré Associada às Infecções Virais Emergentes, 289**

Fernanda Jordão Pinto Marques • Osvaldo J. M. Nascimento

Seção 5

Abordagens Terapêuticas no Controle da Neuroinflamação, 297

Capítulo 23 Inibidores Sintéticos de Baixa Massa Molecular no Controle da Neuroinflamação, 299

Aline de Oliveira Albuquerque • Luca Milério Andrade • Ernesto Caffarena • João Hermínio Martins da Silva

Capítulo 24 Endocanabinoides, Fitocanabinoides e Neuroinflamação, 325

Agustin Riquelme Sandoval • Cecilia Hedin-Pereira

Capítulo 25 Anticorpos Monoclonais na Neuroinflamação, 339

Vinicius Cotta-de-Almeida • Leonardo Villa Leão Ferreira • Beatriz Chaves • Marco Alberto Medeiros

Capítulo 26 Terapia Celular – Células-Tronco e Células T Reguladoras, 349

Adriana Bonomo • Suelen Perobelli

Índice Remissivo, 363

Seção 1

Interações Celulares e Moleculares na Inflamação do Sistema Nervoso

Capítulo 1

Bases Celulares e Moleculares da Inflamação

Claudio Canetti
Claudia Farias Benjamim

Bases gerais da inflamação

O processo inflamatório é tido como uma resposta protetora frente a uma infecção ou um trauma (químico, físico ou mecânico), em que, caso tudo ocorra de maneira satisfatória, ocorrerá o isolamento do tecido afetado e/ou a destruição do agente infeccioso com o posterior reparo e o retorno à homeostasia, em um período temporal de poucos dias. No entanto, em situações de inflamação persistente pela presença continuada do estímulo ou por um insulto excessivo, observa-se a destruição e perda da arquitetura tecidual, com comprometimento da função do órgão, podendo, em última instância, levar à morte do indivíduo. A inflamação é um processo importante em doenças infecciosas, aterosclerose, câncer, diabetes, doenças neurodegenerativas, isquemia e reperfusão, doenças autoimunes, obesidade e muitas outras, tornando o entendimento dos processos moleculares e celulares da resposta inflamatória de fundamental importância.

As primeiras citações à inflamação remontam à Grécia e ao Egito antigo, tendo como marco histórico a introdução dos quatro sinais da inflamação por Cornelius Celsus (Roma, 30 a.C. a 45 d.C.): dor, calor, rubor e edema. Posteriormente, Galeno, médico do Imperador Marco Aurélio (121 a 180 d.C.), teria postulado o quinto sinal da inflamação, a perda da função do órgão (*functio lesae*). Os quatro sinais clássicos da inflamação foram cronologicamente redescobertos pelo Papa Nicolas V em 1443, enquanto o quinto sinal, a perda da função, foi reintroduzido no século XIX por Rudolf Virchow, médico da Prússia (atual Polônia) considerado o pai da Patologia moderna (1821 a 1902) (Bechara; Szabó, 2006; Barreno, 2008). É importante ressaltar que ao longo de toda a Idade Média não houve desenvolvimento do conhecimento acerca do processo inflamatório, em que as doenças e a resposta inflamatória eram associadas a forças demoníacas ou como punição divina aos pecados terrenos.

Somente no século XVI, graças à maravilhosa invenção do microscópio por Janssen, e seu aperfeiçoamento por Leeuwenhoek, que ocorreu a grande revolução nas ciências biológicas, como também para outras áreas do conhecimento (p. ex., engenharia de materiais). A descoberta do microscópio teve (e tem) inúmeras aplicações que possibilitaram as descrições das mudanças na microcirculação sanguínea durante o processo inflamatório.

Trabalhos desenvolvidos por Dutrochet (1824), Wagner (1839) e Cohnheim (1867) foram decisivos para o entendimento do comportamento de células brancas durante o processo inflamatório com as descrições de adesividade, rolamento e migração destas pelos vasos sanguíneos, assim como a postulação de que os vasos sanguíneos tornavam-se mais "porosos", permitindo a saída de líquido e proteínas para o parênquima do tecido inflamado. No fim do século XIX, em 1893, Ilya Ilyich Mechnikov descreveu a função mais importante de um leucócito, a fagocitose (Landis; Pappenheimer, 1963; Grant, 1972; Harlan, 1985; Harlan; Liu, 1992; Majano, 1998; Ley, 2001). Com relação à participação do componente vascular durante um processo inflamatório que acomete o sistema nervoso central (SNC; encéfalo e medula espinal), é importante salientar a particular composição estrutural e funcional do local de contato entre os vasos e o SNC, conhecido como barreira hematoencefálica (BHE). Esse ponto será detalhado e abordado no Capítulo 3.

Durante o século XX ocorreu um grande desenvolvimento de modelos experimentais, métodos analíticos de quantificação e identificação de mediadores, métodos de imunomarcação, biologia molecular e de engenharia genética que possibilitaram a criação de animais deficientes em diferentes moléculas envolvidas na resposta inflamatória e na resposta imune inata e adquirida, ou ainda em tipos celulares específicos. Esse desenvolvimento permitiu a grande expansão do conhecimento quanto à participação de mediadores inflamatórios e das células durante o curso de um processo inflamatório.

Dentre os mediadores inflamatórios, mediadores diretamente envolvidos na gênese dos efeitos biológicos que ocorrem ao longo do curso da resposta inflamatória, devemos destacar especial atenção para as citocinas TNF-α (fator de necrose tumoral-α) e ILs (interleucinas; IL-1β, IL-6, IL-8, IL-18 etc.), quimiocinas, proteínas derivadas de cascatas plasmáticas e de mediadores lipídicos, em especial mediadores derivados do metabolismo do ácido araquidônico, como os leucotrienos e as prostaglandinas. Esses mediadores são atualmente (e foram) alvos de inúmeros meios, principalmente farmacológicos e mais atualmente imunológicos, de intervenção de suas ações ou síntese para o tratamento desde uma simples dor de cabeça até doenças autoimunes. Vale salientar que os mediadores inflamatórios produzidos e liberados durante um processo inflamatório local são os mesmos detectados em fluidos biológicos, como soro, liquor e urina, quando a resposta torna-se sistêmica, como, p. ex., na sepse. Notavelmente, durante a resposta inflamatória no SNC, uma vez mais, os mesmos mediadores estão envolvidos, em que a mesma premissa de que uma resposta excessiva ou demasiadamente prolongada é deletéria para o tecido.

A inflamação é um processo fisiológico necessário para restaurar a homeostasia tecidual, como dito anteriormente. Importante reforçar que a inflamação ocorre em todos os tecidos/órgãos do organismo, inclusive no cérebro, processo que se define como neuroinflamação. Com relação às células participantes do processo de neuroinflamação, destacamos o papel de células residentes, como as células da glia (microglia, astrócitos, oligodendrócitos e células ependimais), células endoteliais, e também a participação de células do sistema imune da periferia que infiltram o SNC (Lyman, 2014). Assim como nos demais tecidos de nosso corpo, a infiltração de polimorfonucleares neutrófilos no SNC é resultado de um processo inflamatório, pois essas células não residem nos tecidos e sim no espaço intravascular, de onde podem ser prontamente recrutadas pela ativação do endotélio vascular local. São os neutrófilos as primeiras células a ingressarem no SNC após o início do processo inflamatório, seguidos de modo cronológico a infiltração de monócitos ativados. A infiltração de células inflamatórias, neutrófilos e monócitos, e mais tardiamente células dendríticas e linfócitos, contribuem para a amplificação do processo inflamatório, podendo, assim, agravar as lesões no SNC e consequentemente as manifestações clínicas decorrentes. Ainda, também se considera a participação de mediadores derivados de neurônios com importantes papéis imunomodulatórios, tanto na periferia como no SNC. Cabe destacar o papel central da microglia (cerca de 10% das células do SNC) durante a neurominflamação, pois essas células funcionam como sentinelas do tecido com grande analogia ao papel de macrófagos residentes em tecidos periféricos, com capacidade fagocítica, migratória e a produção de mediadores inflamatórios, como citocinas e mediadores lipídicos. As funções das células do sistema imune no SNC também serão discutidas nos próximos capítulos, em especial no Capítulo 2.

O retorno à homeostasia de um tecido outrora afetado pela resposta inflamatória, o reparo tecidual, é atualmente aceito como um processo ativo que depende da mudança de perfil dos mediadores liberados no microambiente afetado, muito mais do que um processo passivo como antes se acreditava, em que o retorno ocorreria como consequência do cessar da produção dos mediadores. Esse processo ativo é cunhado na literatura como catábase (do grego *katábasis*, κατὰ, "*baixo*", βαίνω, "*ir*"). Mais uma vez, cabe aqui ressaltar uma classe de mediadores que se denominam mediadores especializados pró-resolução, do inglês *specialized pro-resolving mediators* (SPMs). Os SPMs foram descritos há cerca de uma década e incluem lipoxinas, resolvinas, protectinas e maresinas, e participam ativamente no reparo tecidual (Serhan, 2014). Desse modo, um intenso esforço tem sido feito com o intuito de caracterizar as subpopulações celulares presentes no sítio inflamatório durante o curso temporal da resposta, em que o melhor exemplo diz respeito ao macrófago, no qual se acreditava existir ao menos três subpopulações bem definidas (M0, M1 e M2) (Yunna, 2020). Assim, a prevalência de determinadas populações celulares em diferentes momentos da resposta inflamatória consequentemente implicará um dado perfil majoritário de produção de mediadores que será responsável pela fase em que o processo se encontra. A microglia, sendo o macrófago do SNC, parece também apresentar diferentes perfis de ativação de acordo com o estímulo e o cenário no qual se encontra, similarmente ao que é descrito para os macrófagos da periferia.

Um importante ponto que deve ser salientado ao se tratar de neuroinflamação é o fato de esta não ter apenas ações deletérias para o SNC, mas que a neuroinflamação é benéfica e fundamental para que ocorra o desenvolvimento cerebral adequado (durante a neurogênese), na regeneração axonal, na remielinização axonal, na memória e ao longo do aprendizado de toda a vida em processos de poda neuronal. O processo inflamatório deve ser localizado, autolimitado e associado, concomitantemente, ao processo de reparo tecidual, até que o tecido danificado e/ou destruído seja regenerado ou cicatrizado após eliminação do estímulo inicial. A inflamação envolve células do parênquima do tecido inflamado, e do sistema imune, residentes e recrutadas. Essa conversa cruzada entre os diferentes tipos celulares envolvidos é fundamental para que ocorra o processo inflamatório autolimitante e o reparo tecidual. Em determinadas situações, o processo inflamatório persiste com contínuo recrutamento de células inflamatórias, redução da apoptose e da eliminação das células inflamatórias presentes no local inflamado, fenômenos que favorecem a lesão tecidual e definem um cenário de inflamação crônica.

Existe um crescente interesse da comunidade científica com relação à participação de células, mediadores e sinalizações envolvidos na resposta inflamatória no SNC. Esse interesse aumentado acontece como consequência direta da demonstração da participação do componente inflamatório em doenças autoimunes, neurodegenerativas, infecciosas, metabólicas, em alterações comportamentais e em transtornos psiquiátricos. Todas essas condições serão discutidas com maior profundidade nos próximos capítulos.

Neuroinflamação

Um aspecto importante é a integração entre o sistema imune e o SNC. Quando o sistema imune é ativado na periferia, o SNC recebe informações via mediadores inflamatórios e responde com alteração de comportamento, aumento de temperatura, alteração da percepção de estímulos dolorosos, como também modula diretamente a resposta inflamatória e a imunidade. Da mesma forma, o sistema imune residente no SNC ou por meio de infiltrado celular que ocorre após o início do processo inflamatório também impactará o SNC por meio da produção e secreção de mediadores como citocinas, quimiocinas, mediadores lipídicos e radicais livres.

A integração entre os sistemas ocorre por uma grande variedade de mediadores como citocinas, neurotransmissores e hormônios. Essa conexão é feita diretamente por inervação do sistema linfoide por fibras catecolaminérgicas, adrenérgicas e peptidérgicas e pela presença dos respectivos receptores nas células do sistema imune, p. ex, neuropeptídeos (como substância P [SP], somatostatina e peptídeo vasointestinal [VIP]) e neurotransmissores (noradrenalina, acetilcolina, encefalina e endorfina). Esses mediadores liberados pelas fibras nervosas, nos órgãos linfoides, induzem a síntese e a secreção de citocinas, quimiocinas, mediadores lipídicos e purinérgicos, os quais atuam como neuromodulares. Os neurotransmissores e hormônios também atingem a periferia indiretamente, quando liberados na circulação; dessa forma, entram em contato com células do sistema imune e desenvolvem seus efeitos por meio dos seus receptores expressos nas células inflamatórias e do sistema imune (Köllinker-Frers, 2021).

Há muito tempo o termo "imunoprivilégio" era atribuído ao cérebro, pois acreditava-se no antigo conceito de não apresentar vasos linfáticos, apresentar a BHE e não evoluir a um quadro grave de inflamação. Entretanto, esses conceitos foram revistos e atualmente sabe-se que o cérebro apresenta sistema de vasos linfáticos de drenagem (Louveau, 2015), resposta inflamatória frente a estímulos diversos, e isso ocorre em decorrência da participação das células residentes como as células da glia e os neurônios, e das células inflamatórias e do sistema imune recrutadas da periferia (células mieloides e linfócitos), além da participação ativa da BHE (Köllinker-Frers, 2021).

Assim, as células do SNC são responsivas aos mediadores inflamatórios secretados na periferia e que atingem o cérebro, além de serem impactadas pelas células inflamatórias e do sistema imune que invadem o cérebro e participam de condições infecciosas e não infecciosas da neuroinflamação. Atualmente, aceita-se que o processo inflamatório atua como um mecanismo central comum em diferentes condições neuropatológicas. Assim, os capítulos deste livro irão abordar a neuroinflamação em diferentes condições:

- Doenças não infecciosas como autismo, esclerose múltipla (EM), doença de Alzheimer (DA), doença de Parkinson (DP), esclerose lateral amiotrófica (ELA), doenças neuromusculares e em transtornos psiquiátricos.
- Doenças metabólicas como obesidade e diabetes.
- Doenças infecciosas como sepse bacteriana e viral, malária cerebral, doença de Chagas, síndrome congênita da Zika, hanseníase e síndrome de Guillain-Barré.

Reparo tecidual do sistema nervoso central

Como o cérebro não é regularmente exposto a substâncias tóxicas e insultos, provavelmente isso deve evolutivamente justificar a limitada capacidade para o reparo tecidual. Entretanto, ao longo das últimas décadas tem sido descrito que durante e após a neuroinflamação, independentemente do estímulo inicial, o tecido cerebral apresenta capacidade regenerativa e cicatricial, visando, assim, ao retorno à homeostase.

Mas da mesma forma que a inflamação pode evoluir para um quadro crônico ou exagerado, não resolutivo, o reparo tecidual também pode evoluir para a reprogramação celular, quando células do SNC diferenciam-se para substituir células que foram perdidas durante o processo inflamatório, como pode também evoluir para a fibrose e/ou neurodegeneração. Tanto o excesso de tecido cicatricial como a ausência ou ineficiência do reparo tecidual podem explicar muitos dos acometimentos observados após um quadro inflamatório. Assim, já está claro que o cérebro é capaz de reparar uma lesão, e a melhor compreensão sobre a resposta imune glial e a resposta imune periférica trará novas oportunidades no tratamento das diversas doenças inflamatórias que afetam o SNC (Healy, 2019).

A principal célula responsável por essa função é a microglia; ela tem várias funções na homeostase e na neuroinflamação. A microglia, ou macrófago residente do SNC, é uma célula heterogênea, podendo apresentar diversos estágios de ativação, fato que dependerá do local no cérebro onde se encontra, dos estímulos presentes, das características individuais do organismo, como idade, assim como de outros fatores. No caso de injúria ou infecção cerebral, a microglia desenvolve um tipo de ativação fundamental para eliminar material neurotóxico e coordenar o reparo tecidual. A microglia apresenta importante papel na neurogênese, angiogênese, eliminação de debris celulares, como dito anteriormente, na poda sináptica, mielinização e desmielinização, na ativação de fibroblastos, com impacto no depósito de proteínas de matriz, como na indução da diferenciação celular para reposição de células mortas, entre outras funções. Assim, fica claro seu papel no reparo tecidual. Entretanto, em situações de prolongada ativação, como no traumatismo cranioencefálico, no qual a microglia pode ficar ativada por mais de um ano, ela adquire funções deletérias ao cérebro, pois culmina na liberação excessiva de mediadores pró-inflamatórios, aumenta a desmielinização, a morte neuronal e, consequentemente, a neurodegeneração (Köllinker-Frers, 2021).

Por fim, uma atividade importante do cérebro e que está associada ao reparo tecidual é a drenagem do material neurotóxico produzido durante uma lesão e/ou infecção no cérebro pelo sistema linfático e linfático meníngeo. Esse sistema é paravascular e promove o movimento de resíduos e solutos pelo parênquima cerebral, os quais são drenados por veias em direção ao espaço subaracnoide que, por sua vez, será coletado pelos vasos linfáticos meníngeos e subsequentemente transportado para os linfonodos cervicais profundos na periferia. Esse é um processo único no cérebro e que participa tanto na homeostasia como na neuroinflamação com o principal objetivo em retirar material neurotóxico. Em diversos casos de neuroinflamação, como no traumatismo cranioencefálico (TCE), esse sistema linfático pode estar comprometido, o que acarreta em acúmulo do material tóxico e leva (ou agrava) à neuroinflamação e, consequentemente, à neurodegeneração. Em doenças como DA e DP o acúmulo de proteína tau extracelular e de agregados das proteínas alfa-sinucleína e beta-amiloide pode, em parte, ser explicado por uma redução funcional do sistema linfático meningeal (Louveau, 2015).

Em conjunto, apesar de o cérebro apresentar reparo tecidual e sistema linfático singular, esses processos são funcionais no cérebro e fundamentais para a resolução da neuroinflamação.

Mediadores na neuroinflamação

A produção de mediadores inflamatórios como citocinas, quimiocinas, prostaglandinas, leucotrienos e radicais livres em grandes quantidades são a base para a neuroinflamação. Como dito anteriormente, apesar de as citocinas contribuírem para o desenvolvimento normal do cérebro, necessárias para neurodesenvolvimento, plasticidade, transmissão sináptica, aprendizado e memória, ciclo sono/vigília, neuroinflamação (baixa intensidade) e reparo de lesões em uma faixa fisiológica, quando a produção de mediadores inflamatórios é aumentada, ou ainda quando ocorre produção continuada dos mediadores no cérebro, promovem-se a inflamação crônica e o quadro de neurodegeneração (Ramesh, 2013). Uma das principais citocinas descritas em quadros inflamatórios no cérebro é a quimiocina CCL2 (MCP-1), a qual induz à migração e à ativação de monócitos, linfócitos T e células *natural killer* (NK) (Conductier, 2010). Essa quimiocina também modula a atividade neuronal e glial, uma vez que os neurônios e células da glia expressam seu receptor, o receptor CCR2. Entretanto, existem trabalhos em modelos experimentais nos quais a quimiocina CCL2 também apresenta efeito neuroprotetor, portanto seu efeito vai depender de um cenário específico (Eugenin, 2003).

Outras citocinas como IL-1β, TNF-α, IL-6, IFN-γ, quimiocinas como CXCL9, CXCL10, CXCL11 e radicais livres (ROS) também estão envolvidos na neuromodulação e neuroproteção, como também na neurodegeneração durante um processo inflamatório. A participação das citocinas na neuroinflamação e em doenças será discutida ao longo desse livro, mas de forma resumida. O que irá determinar se essas citocinas irão promover neuroproteção ou neurodegeneração será a quantidade produzida e liberada, a duração de liberação, os diferentes receptores expressos para cada mediador inflamatório e seu local de ação (Ramesh, 2013; Koper, 2018). Como exemplo, em condições fisiológicas o TNF-α participa da plasticidade sináptica, do aprendizado e da memória e ciclo vigília/sono. Entretanto, em situações como traumatismo craniano e em doenças infecciosas, altos níveis de TNF-α liberados principalmente por microglia, astrócitos e neurônios levam a um quadro de neuroinflamação de alta intensidade, com morte celular e neurodegeneração. O quadro clínico do paciente depende do local comprometido pelos mediadores inflamatórios e perda celular (Olmo; Llado, 2014). Outra citocina importante e já bem estudada é a IL-6, a qual está aumentada durante a neuroinflamação iniciada por meningite viral, encefalite experimental, TCE, infecção viral aguda, malária cerebral e pacientes HIV em estágio avançado (Kölliker-Frers, 2021). Por outro lado, animais deficientes para essa citocina apresentaram aumento do estresse oxidativo, redução da ativação glial e do recrutamento de linfócitos para o local e deficiência no reparo tecidual frente a um quadro de neuroinflamação (Erta, 2012).

Como vimos, não parece ser simples a caracterização das citocinas como as responsáveis pelos danos durante neuroinflamação e neurodegeneração. Praticamente todos os mediadores inflamatórios liberados perifericamente também participam da inflamação no cérebro. E, da mesma forma que acontece com processos inflamatórios na periferia, os mediadores liberados durante a inflamação no cérebro são cruciais para ativação das células residentes e estruturais e das células inflamatórias e imunes, com o intuito de eliminar o microrganismo, caso seja uma infecção, e restaurar a homeostasia via reparo tecidual. Entretanto, em situações que foram citadas anteriormente e que serão discutidas nos capítulos seguintes deste livro, o processo inflamatório exacerbado ou prolongado leva à destruição do tecido sadio, à neurotoxicidade e à morte celular, com consequente neurodegeneração, fato que pode comprometer áreas do cérebro importantes para cognição, memória, localização espacial, locomoção e outras.

Neuroinflamação – doença não infecciosa

As doenças neurodegenerativas progressivamente afetam as funções motoras e cognitivas, que impactam as tarefas diárias do indivíduo. Dados experimentais e clínicos mostraram a participação do sistema imune na doença. A participação de citocinas, quimiocinas, fatores de crescimento, ativação de células residentes e infiltrantes fazem parte da patogênese. Pacientes com DP apresentam alta concentração de citocinas e radicais livres liberados pelo acúmulo da proteína mutada α-sinucleína (SNCA) em algumas áreas do cérebro como na substância negra e putâmen. Esse acúmulo induz a ativação microglial, com a secreção de diversos mediadores inflamatórios e de espécies reativas, com concomitante recrutamento de células do sistema imune e consequente destruição dos neurônios das regiões afetadas (Iannaccone, 2013). Fato semelhante ocorre na DA, em que alterações na conformação da proteína β-amiloide (βA) e seu depósito em áreas como frontal, hipocampo e córtex alteram memória, consciência espacial, cognição, fala e outros aspectos, à medida que a doença evolui. Ambas as doenças apresentam caráter complexo, multimediado e inflamatório, em que a inflamação e o estresse oxidativo desempenham papel crucial. Muitos estudos ainda estão em andamento para o melhor entendimento da fisiopatologia dessas doenças neurodegenerativas (Teleanu, 2022).

A ELA, outra doença neurodegenerativa, é iniciada pela degeneração dos neurônios motores tanto no cérebro como na medula espinal, mas pode também apresentar neurodegeneração em outras partes do cérebro, pois os pacientes podem apresentar deficiência cognitiva e comportamental. A fisiopatologia ainda não é totalmente compreendida, mas é uma doença que se caracteriza por mutação em diversas proteínas que leva a seu enovelamento errado, agregação e depósito nas células, fato que culmina em morte celular; um exemplo é a proteína TDP-43 agregada. Essa agregação de proteínas mal enoveladas, como se observa também nas DA e DP, implica o início do processo inflamatório e de estresse oxidativo, promovendo disfunção mitocondrial, redução no transporte axonal, deficiência no metabolismo de RNA, hipermetabolismo, excitotoxicidade e morte celular (van Es, 2017).

O TCE também apresenta a neuroinflamação como fenômeno central. A lesão no cérebro dispara uma resposta inflamatória aguda intensa que pode durar horas a dias. Após o tecido danificado, observam-se ativação das células residentes, como astrócitos, microglia, neurônios, e recrutamento das células inflamatórias periféricas como neutrófilos e macrófagos em um primeiro momento. O processo de reparo tecidual inicia-se em horas após o trauma e é disparado pela resposta inflamatória. Não há reparo tecidual sem que ocorra inflamação; esses processos devem ser coordenados e encadeados para que a inflamação cesse e a regeneração ou/e cicatrização ocorram com sucesso. Durante ou após um TCE o indivíduo pode apresentar déficit motor transiente ou persistente, dificuldade de foco e atenção, depressão, entre outros sintomas. Os comprometimentos do TCE dependem do local, da intensidade do trauma, da repetição do trauma e do tempo em recuperação do paciente. Existem dados de ativação da glia por mais de um ano após o TCE, fato que ajuda a explicar as consequências a longo prazo observadas nesses pacientes (DiSabato, 2016).

Doenças autoimunes, como a esclerose múltipla (EM), também são caracterizadas por intenso infiltrado celular, tanto com células da resposta imune inata como adaptativa, e pela ativação das células residentes do SNC, fato que leva à destruição da bainha de mielina dos neurônios e consequentemente à neurodegeneração. Essa doença apresenta períodos de remissão e recaída; durante o quadro ativo/agudo o paciente pode apresentar déficit de atenção, de cognição, lentidão no processamento de informação e dificuldade de locomoção (Mishra, 2021).

Alguns transtornos psiquiátricos como esquizofrenia, transtorno bipolar e depressão podem ser iniciados por processo inflamatório pontual e intenso ou mesmo por um processo inflamatório crônico de baixa intensidade, ou, ainda, por estímulos inflamatórios repetidos de baixa intensidade. Várias pesquisas associam transtornos psiquiátricos à inflamação, por causa da detecção de altos níveis de citocinas no cérebro desses indivíduos. As citocinas mais comuns encontradas no cérebro são IL-6, TNF-α, IL-1β, INFs e IL-10. A produção dessas citocinas, em excesso ou cronicamente, pode impedir a sinalização dos neurotransmissores, inibir a síntese, liberação e recaptação dos neurotransmissores. Essas vias alteradas podem representar comprometimentos na cognição e no comportamento. Como já dito anteriormente, células da glia, neurônios e células inflamatórias e do sistema imune são a origem dessas citocinas. O processo inflamatório pode ter início tanto no SNC como na periferia, e existe uma via dupla entre o SNC e o sistema imune. Um quadro de transtorno psiquiátrico pode intensificar a ativação da resposta imune, como a ativação do sistema imune pode dar início aos transtornos psiquiátricos. Entretanto, as respostas inflamatória e imune não explicam por completo os transtornos, uma vez que existem outros componentes como fatores ambientais, hábitos do indivíduo e contribuição genética (Beurel, 2020). Esse tema será discutido em profundidade no Capítulo 12.

Neuroinflamação – doenças metabólicas

Entre as causas da neuroinflamação podemos citar as doenças metabólicas como obesidade e diabetes. Ainda não está claro quais são os mecanismos envolvidos nos comprometimentos centrais, mas já foi bem demonstrado um declínio de cognição. Como obesidade e diabetes apresentam uma hiperglicemia crônica, associada à inflamação crônica de baixo grau, sugere-se o surgimento de diversos comprometimentos, como dano e disfunção do endotélio vascular e produção de corpos cetônicos, o que caracteriza um quadro de cetoacidose, responsável, em parte, pelos danos ao endotélio e ao cérebro. Além disso, tanto obesidade como diabetes induzem a disbiose intestinal, com translocação bacteriana e desequilíbrio entre a população residente de células da resposta imune como células T reguladoras e produtoras de IL-17 (Th17), com consequente produção aumentada de mediadores pró-inflamatórios, redução da produção de ácidos graxos de cadeia curta (AGCC) e aumento de LPS na circulação. Todos esses fatores juntos irão impactar a integridade e a função da BHE, levando a complicações neurológicas e cognitivas do indivíduo diabético e/ou obeso. Esse tema será mais bem abordado nos Capítulos 13 e 14 (Kölliker-Frers, 2021; Glaser N, 2020).

Neuroinflamação – doenças infecciosas

Uma das principais causas de início de um processo inflamatório é a infecção por patógenos como bactérias, fungos, protozoários, vírus, ou por helmintos. A resposta inata é rapidamente iniciada com o intuito de impedir a disseminação do microrganismo e eliminá-lo localmente, e a resposta imune adaptativa evolui em seguida para auxiliar na eliminação e na "memória" do agente infeccioso. A disfunção neurológica em um quadro agudo de alteração mental durante ou após um processo inflamatório é uma marca da infecção do SNC, principalmente quando o patógeno é neurotrópico. Em alguns quadros, os danos podem ser irreversíveis e o indivíduo apresentar disfunção neurológica mesmo após a infecção já ter sido resolvida. O envolvimento neurológico é bem demonstrado em infecções por bactérias (p. ex., tuberculose, sífilis, infecções por espiroquetas, difteria, botulismo e tétano), vírus (p. ex., vírus da raiva, Zika, SARS-CoV-2, vírus Epstein-Barr e vírus da imunodeficiência humana [HIV]), fungos (aspergilose cerebral, mucormicose e coccidioidomicose) e infecções parasitárias (como doença de Chagas, toxoplasmose, tripanossomíase, esquistossomose, malária, hanseníase, cisticercose, leishmaniose, filariose, equinococose e outros) (Kölliker-Frers, 2021; Tran, 2022).

As infecções bacterianas e fúngicas podem causar meningites, abscessos e/ou granulomas, sendo essas formações responsáveis pela neuroinflamação e neurodegeneração. No caso de infecção fúngica, o quadro mais grave manifesta-se principalmente em indivíduos imunocomprometidos, os quais apresentam prognóstico muito ruim, baixa resposta aos tratamentos e alta mortalidade. Por outro lado, as infecções virais causam complicações neurológicas de curto e longo prazo, normalmente irreversíveis, como também podem desencadear doenças neurodegenerativas como DA

De um modo geral, infecções no SNC são graves e consequentemente com alto risco de morte do indivíduo (Tran, 2022). Algumas das infecções citadas anteriormente e seus comprometimentos em neuroinflamação serão discutidos posteriormente.

Em conclusão, com base no conhecimento adquirido até o momento, a neuroinflamação tem papel importante durante a homeostasia em diferentes processos como aprendizado, memória, plasticidade, regeneração e reparo tecidual, por exemplo. Essa é uma inflamação de *low grade*, quando mediadores inflamatórios (citocinas, mediadores lipídicos, ROS) são produzidos e secretados constitutivamente, promovendo a intercomunicação celular para o normal funcionamento do SNC. Por outro lado, a inflamação exacerbada deflagrada por diferentes fatores etiológicos, incluindo traumatismo craniano, infecções e lesões, induz a ativação das células da glia e neurônios, o recrutamento de células inflamatórias e do sistema imune provenientes da periferia, e uma grande liberação dos mediadores inflamatórios. Esse processo caracteriza a neuroinflamação e a neurodegeneração, que dependendo de sua intensidade, tipos celulares e mediadores envolvidos, duração e área afetada culminam em diferentes quadros clínicos do SNC, como, EM, DA, DP, depressão, ELA, ansiedade, transtorno bipolar e outros (Figura 1.1). Os capítulos a seguir irão discutir a relação da neuroinflamação com as doenças do SNC.

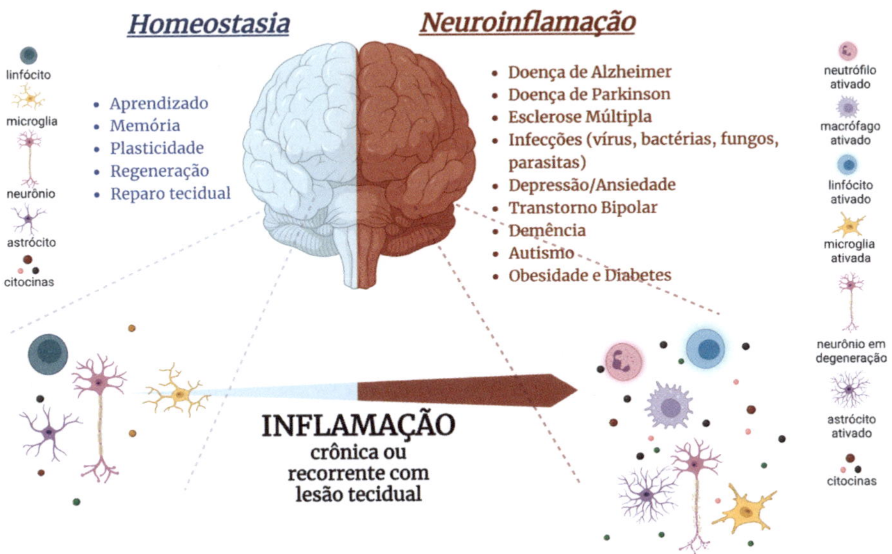

Figura 1.1. Esquema ilustra o papel das células inflamatórias e do sistema imune durante a homeostasia e na neuroinflamação. No lado esquerdo da figura (*azul-claro*) estão representadas as células residentes, microglias, astrócitos, neurônios e linfócitos, que desempenham papel importante na homeostasia por meio da liberação de mediadores inflamatórios, como citocinas, com ações fisiológicas como aprendizado, plasticidade, regeneração, reparo tecidual e memória. Do lado direito (*magenta*), as células residentes e as células recrutadas da circulação (monócitos, neutrófilos e linfócitos) são ativadas em decorrência de trauma, lesão, infecção ou desequilíbrio metabólico com grande quantidade dos mediadores secretados, quadro que promove o aparecimento de diversas doenças listadas e discutidas neste livro. Fonte: Imagem criada a partir do *software* BioRender®.

Bibliografia

Barreno PG. Rev R Acad Cienc Exact (Espanha). 2008;102(1):91-159.

Bechara GH, Szabó MPJ. Processo inflamatório. 1. Alterações vasculares e mediação química. 2006. Disponível na Internet: https://www.fcav.unesp.br/Home/departamentos/patologia/GERVASIOHENRIQUEBECHARA/inflam_aspectosvasculares2006.pdf.

Beurel E, Toups M, Nemeroff CB. The bidirectional relationship of depression and inflammation: double trouble. Neuron. 2020;107(2):234-256.

Charles N. Serhan. Novel pro-resolving lipid mediators in inflammation are leads for resolution physiology. Nature. 2014;510(7503):92-101.

Conductier G, Blondeau N, Guyon A, Nahon JL, Rovere C. The role of monocyte chemoattractant protein MCP1/CCL2 in neuroinflammatory diseases. Neuroimmunol. 2010;224(1-2):93-100.

DiSabato D, Quan N, Godbout JP. Neuroinflammation: the devil is in the details. J Neurochem. 2016;139:136-153.

Erta M, Quintana A, Hidalgo J.Interleukin-6, a major cytokine in the central nervous system. Int J Biol Sci. 2012;8(9):1254-1266.

Eugenin EA, D'Aversa TG, Lopez L, Calderon TM, Berman JW. MCP-1 (CCL2) protects human neurons and astrocytes from NMDA or HIV-tat-induced apoptosis. J Neurochem 2003;85(5):1299-1311.

Grant L. The sticking and emigration of white blood cells in inflammation. In: Zweifach B, Grant L, McCluskey L, eds. The inflammatory process. Vol. 2. Orlando: Academic Press; 1972. p. 205.

Harlan JM, Winn RK, Vedder NB, Doerschuk CM, Rice CL. In vivo models of leukocyte adherence to endothelium. In: Harlan JM, Liu DY (eds). Adhesion: its role in inflammatory disease. New York: W. H. Freeman and Company; 1992. p. 117-50.

Harlan J. Leukocyte-endothelial interactions. Blood. 1985;65:513-25.

Healy LM, Yaqubi M, Ludwin S, Antel JP. Species differences in immune-mediated CNS tissue injury and repair: a (neuro)inflammatory topic. Glia. 2020;68(4):811-29.

Iannaccone S, Cerami C, Alessio M, Garibotto V, Panzacchi A, Olivieri S, et al. In vivo microglia activation in very early dementia with Lewy bodies, comparison with Parkinson's disease. Parkinsonism Relat Disord. 2013;19(1):47-52.

Kölliker-Frers R, Udovin L, Otero-Losada M, Kobiec T, Herrera MI, Palacios J, et al. Neuroinflammation: An integrating overview of reactive-neuroimmune cell interactions in health and disease. Mediators Inflamm. 2021:9999146.

Koper OM, Kaminska, Sawicki JK, Kemona H. (2018). CXCL9, CXCL10, CXCL11, and their receptor (CXCR3) in neuroinflammation and neurodegeneration. Adv Clin Exp Med. 2018;27(6):849-56.

Landis EM, Pappenheimer JR. Exchange of substances through capillary walls. In: Hamilton WF, Dow P (eds.). Handbook of physiology. Washington: American Physiological Society; 1963. p. 961-1034.

Ley K. History of inflammation research. In: Ley K (ed.). Physiology of inflammation. Oxford: Oxford Univ Press; 2001. p. 1-10.

Louveau A, Smirnov I, Keyes TJ, Eccles JD, Rouhani SJ, Peske JD, et al. Structural and functional features of central nervous system lymphatic vessels. Nature. 2015;523(7560):337-41.

Lyman M, Lloyd DG, Ji X, Vizcaychipi MP, Ma D. Neuroinflammation: the role and consequences. Neurosci Res. 2014;79:1-12.

Majno G. Chronic inflammation. Links with angiogenesis and wound healing. Am J Pathol. 1998;153(4):1035-9.

Mishra A, Bandopadhyay R, Singh PK, Mishra PS, Sharma N, Khurana N. Neuroinflammation in neurological disorders: pharmacotherapeutic targets from bench to bedside. Metabolic Brain Dis 2021;36:1591-626.

Olmos G, Llado J. Tumor necrosis factor alpha: a link between neuroinflammation and excitotoxicity. Mediators Inflamm. 2014:861231.

Ramesh G, MacLean AG, Philipp MT. Cytokines and chemokines at the crossroads of neuroinflammation, neurodegeneration, and neuropathic pain. Mediators Inflamm. 2013:480739.

Teleanu DM, Niculescu A-G, Lungu, II, Radu CI, Vladâcenco O, Roza E, et al. An overview of oxidative stress, neuroinflammation, and neurodegenerative disease. Intern J Mol Sci. 2022;23:5938.

Tran VTA, Lee LP, Cho H. Neuroinflammation in neurodegeneration via microbial infections. Front Immunol. 2022;13:907804.

van Es MA, Hardiman O, Chio A, Al-Chalabi A, Pasterkamp RJ, Veldink JH, et al. Amyotrophic lateral sclerosis. Lancet. 2017;390:2084-98.

Yunna C, Mengru H, Lei W, Weidong C. Macrophage M1/M2 polarization. Eur J Pharmacol. 2020;877:173090.

Capítulo 2

Interface Neuroimune no Desenvolvimento Normal e Patológico do Sistema Nervoso Central

Claudio Alberto Serfaty
Adriana Bonomo
Luana da Silva Chagas
Poliana Sandre
Wilson Savino

Introdução

Durante muitos anos o sistema imune (SI) e o sistema nervoso central (SNC) foram tratados de forma independente, o que resultou em uma compartimentalização de processos fisiológicos que, na realidade, ocorrem de forma bastante interativa. Classicamente, o cérebro é tido como um órgão imunoprivilegiado. O conceito de imunoprivilégio tem como base uma estratégia evolutiva que permite proteger estruturas vitais à sobrevivência. Nesses termos, o cérebro encontrar-se-ia isolado e protegido por barreiras físicas e biológicas que impediriam danos por patógenos ou respostas inflamatórias induzidas por células imunes circulantes. Por sua vez, o sistema nervoso central conta com uma população de células especializadas que atuam como "guarda-costas", conhecidas como microglias. Atualmente, esse conceito de imunoprivilégio cerebral tem se restruturado, já que cada vez mais desvendam-se novas estratégias e estruturas que garantem a comunicação entre o sistema nervoso e as células do sistema imune.

Outro conceito que vem sendo questionado é a ideia de que o sistema imune autorregula-se e atua de forma independente dos outros sistemas. Nos últimos anos, tem sido bem descrito que a regulação de suas funções depende, entre outros fatores, do sistema nervoso em diferentes níveis.

Localmente, a conversa entre esses dois sistemas observa-se na produção e ação de mediadores imunológicos, como citocinas e quimiocinas, que também atuam de forma expressiva na fisiologia do sistema nervoso, tanto em contextos do desenvolvimento como em desvios patológicos. No sistema nervoso central, células com funções imunes, como a microglia, regulam a atividade neural e participam em processos de poda sináptica e modulação da plasticidade durante o desenvolvimento neural e na idade adulta. O sistema imune, por sua vez, produz e responde a neurotransmissores, mediadores neuroendócrinos e fatores tróficos. A inervação de órgãos imunes por terminais nervosos do sistema nervoso periférico também promove uma regulação fina da resposta imune, permitindo que esta não se torne exacerbada e tóxica ao organismo. As interações entre células imunes e o sistema nervoso também assumem papel fundamental no contexto patológico, que, por meio da elaboração de uma reação inflamatória limitada, prepara todo o organismo para neutralizar infecções ou qualquer outro insulto que perturbe a homeostasia. Considerando que, em outros momentos, infecções, lesões, doenças neurodegenerativas e psiquiátricas eram tratadas como restritas a um único órgão ou sistema, ao longo deste e dos próximos capítulos essas patologias serão discutidas em um contexto mais amplo e integrado. Dessa forma, ao focarmos a comunicação entre os sistemas imune e nervoso, e como o desequilíbrio nessa sensível conversa pode desencadear condições patológicas, poderemos trazer à luz a discussão de novas alternativas terapêuticas.

Sistema imune e suas células

O sistema imune (SI) é descrito como um sistema de defesa que nos protege de agentes patogênicos. Esta é uma definição clássica, que coloca um olhar militarizado sobre o sistema descrito inicialmente como um sistema que nos defende, atacando potenciais "inimigos". De fato, muitas evidências mostram claramente que sem sistema imune funcional, organismos multicelulares sucumbem vítimas de doenças infecciosas das mais variadas (bacterianas, fúngicas ou virais), dependendo de qual funcionalidade do SI foi rompida.

Muito antes de entrarmos em contato com qualquer agente patogênico, ainda durante a ontogenia, ou seja, na vida intrauterina para os mamíferos, alguns atores do sistema imune já atuam reciprocamente em outros sistemas integrando o parênquima dos tecidos. Apesar de a maior parte do que sabemos ser fruto de estudos que olham o sistema imune única e exclusivamente como sistema de defesa (o que implica ataque), podemos admitir que não é só de defesa que vive o sistema imune.

Dito isso, vamos ao conhecimento clássico por enquanto: as células que compõem o SI são todas derivadas de uma única célula-tronco capaz de gerar diversos progenitores, dependendo das sinalizações recebidas durante a diferenciação. Inicialmente, esse processo ocorre na região inferior da aorta (na altura do mesonefro no embrião), passando ao fígado fetal e estabelecendo-se finalmente na medula óssea (MO), onde permanecerá nos adultos. A partir de um único progenitor multipotente, diferentes tipos ou linhagens celulares diferenciam e amadurecem.

Todas as células da imunidade inata diferenciam-se na MO, sob a influência de fatores de diferenciação específicos e são, em geral, células das linhagens monocítica e granulocítica. Por outro lado, com relação às células da resposta imune adaptativa, nos mamíferos os linfócitos B diferenciam-se na MO e os linfócitos T amadurecem no timo, um órgão que se situa no mediastino superior e repousa sobre o coração, sendo totalmente responsável pela geração dessas células (Tabela 2.1).

Didaticamente o SI é "dividido", ou compartilhado, por esses dois grupos celulares com características muito diferentes quanto ao que reagir: células da imunidade inata - linhagens monocítica e granulocítica - e células da imunidade adaptativa (ou adquirida) - os linfócitos T e B.

As células da imunidade inata reconhecem padrões moleculares característicos de patógenos e células mortas (padrões moleculares associados a patógenos - PAMPs - e padrões moleculares associados a danos - DAMPs). Reconhecem p. ex., padrões moleculares característicos de DNA viral e bacteriano, RNA viral, moléculas de bactérias e fungos sendo todas essas praticamente ausentes nos mamíferos. Mas não sabem identificar qual vírus, qual bactéria, qual fungo. Reconhecem células necróticas e células apoptóticas, mas não distinguem quais são essas células. De fato, reconhecem padrões que ativam e modulam suas atividades efetoras, incluindo capacidade fagocítica e microbicida aumentada e produção de uma série de moléculas relacionadas com a eliminação do patógeno e que gerarão inflamação, como visto no Capítulo 1. Também podem desenvolver atividades efetoras não inflamatórias contribuindo para o controle da homeostase de diversos tecidos, como veremos adiante no capítulo.

No caso de um evento indesejado, como numa infecção, a resposta das células da imunidade inata não é suficiente para a eliminação do patógeno, embora seja absolutamente crítica para a ativação da resposta imune adaptativa, que colabora e orquestra o funcionamento de praticamente todo o sistema imune.

Um ponto importante com relação às diferenças de funcionamento da imunidade inata e adaptativa é que, além de a resposta do primeiro ser imediata e do segundo ser tardia, o primeiro não gera memória, enquanto o segundo sim. Dessa forma, quando entramos em contato com um antígeno pela segunda vez, a resposta adaptativa é bem mais rápida do que na primeira vez, garantindo a imunização, p. ex., quando somos vacinados. (Tabela 2.1).

Os linfócitos T e B, células da imunidade adaptativa, diferentemente de monócitos e granulócitos, são clonais, ou seja, cada célula expressa, em sua superfície, um tipo de receptor de reconhecimento de um detalhe molecular individualizado. De fato, é surpreendente o número de diferentes detalhes moleculares que podem ser reconhecidos. Ou seja, na coleção de linfócitos que temos, estima-se 100 milhões de diferentes especificidades capazes de reconhecer 100 milhões de diferentes segmentos moleculares em um indivíduo. Fica claro que para cada epítopo[1] reconhecido, a frequência de células respondedoras é muito pequena, em princípio

[1] Epítopo é a parte do antígeno que é reconhecido especificamente por anticorpos e por linfócitos T.

Tabela 2.1 – Principais diferenças entre os dois grupos celulares que integram a imunidade inata e adaptativa

	Inata	Adaptativa
Células	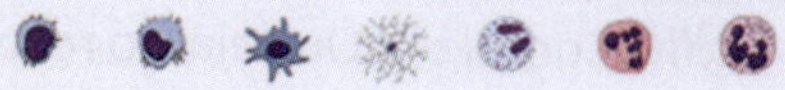	
Receptores	Conservados diversidade: $\sim 10^1$	Não conservados diversidade: $> 10^{18}$
Velocidade de resposta	Imediata	Tardia
Memória	Ausente	Presente
Ativação	Um sinal – PAMP ou DAMP sem pré-requisitos para ativação	Dois sinais: antígeno + coestímulo precisa de ativação prévia da inata

PAMP: Padrões moleculares associados a patógenos; DAMP: Padrões moleculares associados a danos.

1:100 milhões. No entanto, depois da imunização essa frequência aumenta muito, de forma a chegar a uma resposta efetora que conseguimos inclusive medir!

Linfócitos B reconhecem um antígeno por meio de imunoglobulinas (Igs) que estão na superfície da célula (são parte do que chamamos BCR - do inglês, *B cell receptor*). Depois que a célula é ativada - um processo que requer pelo menos dois sinais: reconhecimento de antígeno e um segundo sinal, em geral, dado pelos linfócitos T CD4 - ela prolifera, aumentando o número de cópias dela mesma e ganha a capacidade de modificar a porção funcional da Ig que produz além de começar a produzi-la de forma solúvel. Essa forma solúvel tem exatamente a mesma especificidade do receptor ou Ig de membrana, apenas perde, por *splicing* alternativo, a porção transmembranar, passando a ser secretada. Então, as Igs, ou anticorpos, que temos na circulação são exatamente iguais aos anticorpos presentes nas células que reconheceram aquele epítopo. Além de os linfócitos B secretarem o receptor para antígeno (sua Ig), eles também podem modificar o isotipo (ou classe) de Ig que produzem. Inicialmente, a célula B é gerada expressando IgM na membrana, mas após a estimulação completa, ou seja, reconhecendo antígeno e recebendo sinais de membrana e citocinas da célula T, será modulada para produzir outras classes de imunoglobulina e gerar células B de memória. Qual classe de imunoglobulina será produzida, depende, exclusivamente, de quais citocinas a célula T auxiliar irá produzir.

Linfócitos T são um pouco mais complicados. Além de terem toda a diversidade clonal como os linfócitos B, o reconhecimento de antígeno por um linfócito T é restrito. No caso da célula B, qualquer molécula em qualquer condição pode ser reconhecida desde que haja uma imunoglobulina que se ligue a ela, seja reconhecendo estruturas lineares ou tridimensionais. Por outro lado, para a maioria dos linfócitos T apenas peptídeos são reconhecidos e, além disso, precisam ser mostrados de forma especializada. Isso implica processos biológicos únicos que geram o antígeno a ser reconhecido para que o receptor de antígenos de linfócitos T

(TCR –, do inglês *T cell receptor*) tenha um alvo, processo conhecido como apresentação de antígeno. É bem interessante como isso acontece porque, de fato, enquanto o BCR e as Ig reconhecem quaisquer moléculas, sem restrição, os T são restritos pelas moléculas do chamado complexo principal de histocompatibilidade (MHC – do inglês, *major histocompatibility complex*). Ou seja, só reconhecem peptídeos associados às moléculas de MHC.[2] Desse modo, cada um de nós expressa o que herda e ainda, para as moléculas compostas por duas cadeias, combina cadeias α e β dos parentais, gerando mais diversidade para essa classe de moléculas.

Existem duas classes de moléculas de MHC: classe I e classe II. As moléculas de classe I têm apenas uma cadeia e as de classe II têm duas cadeias, α e β. Tanto as moléculas de classe I quanto as de classe II são polimórficas e esse polimorfismo é localizado exatamente no local onde se liga o peptídeo que será apresentado. Para ter uma ideia do polimorfismo das moléculas de MHC, existem três moléculas de classe I e três de classe II. Os polimorfismos descritos para as moléculas de classe I, A, B e C, são respectivamente por volta de 2.000, 1.600 e 2.600 possiblidades, mas isso aumenta muito quando pensamos em MHC de classe II, que é um heterodímero. O resultado final é que temos na superfície de nossas células nucleadas 15 diferentes moléculas de MHC, que são polimórficas, cuja coleção dificilmente será igual entre duas pessoas não geneticamente idênticas.

Porém, nem todas as nossas células expressam todas as moléculas de MHC possíveis e isso se relaciona com quais linfócitos T conseguem ver antígenos em quais células, e de fato interagir com elas. Todas as células nucleadas expressam MHC de classe I, mas apenas células das linhagens monocíticas, células dendríticas (que também podem se diferenciar de monócitos), linfócitos B e células epiteliais tímicas expressam moléculas de classe II constitutivamente. Não por acaso, as duas grandes classes de linfócitos T, definidas pela expressão de moléculas de superfície CD8 e CD4 e cujas funções são bem diferentes, reconhecem antígenos associados a moléculas de classe I ou classe II respectivamente.

Células CD8 têm função citotóxica. Como tal, torna-se indispensável que sejam capazes de reconhecer antígenos presentes em qualquer célula suscetível à infecção viral, p. ex., ou à transformação tumoral, e eliminá-las por citotoxicidade. Por outro lado, células CD4 têm função de regular outras células da imunidade. Macrófagos, p. ex., mesmo após ativação por padrões moleculares associados a patógenos, só têm sua função microbicida otimizada após interagir com linfócitos T CD4 pré-ativados. De forma similar, linfócitos B dependem da interação com células CD4 para terem sua ativação plena e estabelecerem uma resposta de memória imunológica e a modificação da classe da imunoglobulina como citado anteriormente.

Enquanto células CD8, ao serem ativadas, diferenciam-se em células citotóxicas capazes de eliminar células-alvo, células CD4 podem diferenciar-se em diversos subtipos celulares que produzem combinações de citocinas diversas. Dependendo

[2] Glicoproteínas transmembrana, herdadas e expressas em codominância.

de quais citocinas são produzidas, o resultado final da ativação da imunidade inata e dos linfócitos B vai variar.

Com tantas possibilidades de reconhecimento, torna-se importante a existência de algum sistema de controle que permita que não sejam reconhecidos antígenos do próprio indivíduo, o que poderia deflagrar uma resposta patológica autoimune. Grande parte desse processo se dá por eliminação de clones autorreativos durante a ontogenia. No entanto, este não é um processo absoluto. Parte desse controle se dá pela existência de dois sinais para ativação dos linfócitos maduros. Um primeiro sinal é dado pelo reconhecimento do antígeno em si. Esse primeiro sinal não é suficiente para induzir estado de ativação celular; pelo contrário, em muitas situações podem tornar essa célula inativa definitivamente. O segundo sinal para linfócitos B, já mencionamos antes: é o auxílio que recebe de células T. No entanto, o segundo sinal para ativação de linfócitos T é absolutamente dependente do reconhecimento de PAMPs (ou DAMPs) pelas células da imunidade inata que iniciarão a resposta. A partir daí, haverá a indução da expressão do segundo sinal, por meio das moléculas CD80 e CD86, na membrana das células apresentadoras de antígeno, e capazes de ativar uma célula T em repouso. Somente com esses dois sinais os linfócitos T conseguirão passar pela expansão clonal e amadurecer suas funções, incluindo, p. ex., a geração de células de memória para o antígeno em questão.

Determina-se o destino da célula T CD4 relacionado com as citocinas que serão produzidas no momento inicial da ativação pelas citocinas presentes no microambiente e influenciarão o padrão final da resposta obtida, podendo ela ser ativadora ou inibidora das outras funções imunes e moduladoras de outros sistemas.

Apesar de tudo que foi descrito anteriormente, sobre a ativação do sistema imune e suas modulações, ainda há muitas lacunas quanto ao funcionamento do SI na homeostasia tecidual em situações não patológicas. Temos claro o papel fundamental das células da imunidade inata no amadurecimento e na ontogênese do SNC. Mais recentemente, o papel da imunidade adaptativa começa a surgir como algo relevante na fisiologia do desenvolvimento de funções cognitivas. No entanto, quais os sinais que modulam essas ativações e quais os antígenos reconhecidos na ativação da imunidade adaptativa ainda são mistérios a serem desvendados.

Desenvolvimento do sistema nervoso central e o papel do sistema imune

O cérebro humano tem cerca de 86 bilhões de neurônios, além de um número possivelmente equivalente de células gliais, incluindo astrócitos, oligodendrócitos e células da microglia. No entanto, a compreensão das funções cerebrais passa, necessariamente, pela forma como esses atores comunicam-se, formando circuitos neurais funcionais ao longo do desenvolvimento. E não só isso; dados dos últimos 10 a 15 anos vêm mostrando que as conexões neuronais são fortemente influenciadas por interações com o sistema imune, que participa ativamente da construção desses circuitos.

No final da década de 1960, Roger Sperry, em uma série de estudos pioneiros, desenvolveu o conceito, atualmente universalmente aceito, de "circuitos neurais" ao observar que neurônios sensoriais visuais de anfíbios conectavam-se de forma precisa e organizada aos respectivos núcleos visuais. Sperry formulou, então, a **teoria da quimioafinidade**, segundo a qual moléculas expressas por neurônios (em seus terminais pré-sinápticos e dendritos em células-alvo) teriam afinidade complementar. Dessa forma, gradientes moleculares específicos dariam origem à formação de mapas precisos dessas conexões. Adicionalmente, no final da década de 1980 até meados da década de 1990, demonstrou-se que o padrão de atividade elétrica neuronal era também necessário para o refinamento das conexões de forma dependente de um padrão de atividade neural espontânea, em períodos fetais, dependente de receptores nicotínicos para o neurotransmissor acetilcolina. Na sequência do desenvolvimento pós-natal, a atividade neural evocada pela estimulação ambiental passa a ser, predominantemente, por meio da ativação de receptores pós-sinápticos para o neurotransmissor glutamato do tipo AMPA e NMDA. Dessa forma, circuitos neurais imaturos guiados por pistas moleculares amadurecem por meio da atividade elétrica neuronal em conexões funcionais (Huberman, 2008).

Parte considerável desse processo envolve uma etapa de superprodução de sinapses em períodos precoces do desenvolvimento (etapa de sinaptogênese), seguida de uma significativa etapa de eliminação de sinapses cuja atividade não é suficientemente adequada para a estimulação dos neurônios pós-sinápticos. No entanto, até o início dos anos 2000 ainda não se conhecia, em detalhes, os mecanismos envolvidos na eliminação de axônios e sinapses transitórias que ocorre durante o desenvolvimento pós-natal dos circuitos neurais. Predominava, até então a teoria de Hebb, que previa que sinapses eficazes seriam estabilizadas, enquanto sinapses menos eficazes perderiam eficácia e seriam, por fim, eliminadas. Nesse processo, a sinalização por fatores neurotróficos, como fator neurotrófico derivado de cérebro (BDNF, do inglês *brain-derived neurotrophic factor*), assim como os mecanismos envolvidos na plasticidade sináptica, potenciação e depressão de longa duração (LTP e LTD)[3] da transmissão sináptica eram certamente envolvidos. No entanto, ainda havia uma lacuna para a compreensão acerca dos mecanismos de eliminação de sinapses imaturas e pouco ativas, o que passou a ser conhecido como o processo de **poda sináptica** (Figura 2.1). Como veremos a seguir, atualmente sabemos que a poda sináptica conta com a participação de células do sistema imune como a microglia. Nos últimos anos, a literatura científica tem demonstrado que os circuitos neurais tornam-se funcionais por meio da eliminação de sinapses transitórias e da poda sináptica mediada pela microglia. Por esse motivo, alterações no padrão inflamatório induzem não só distúrbios do desenvolvimento como também demências de natureza inflamatória e demências associadas às doenças neurodegenerativas.

[3] Potenciação e depressão de longa duração da transmissão sináptica correspondem a alterações de longa duração da eficácia de uma sinapse de acordo com o "treinamento" prévio. É a base dos fenômenos de plasticidade sináptica que possibilitam a aquisição de habilidades, comportamentos e memória.

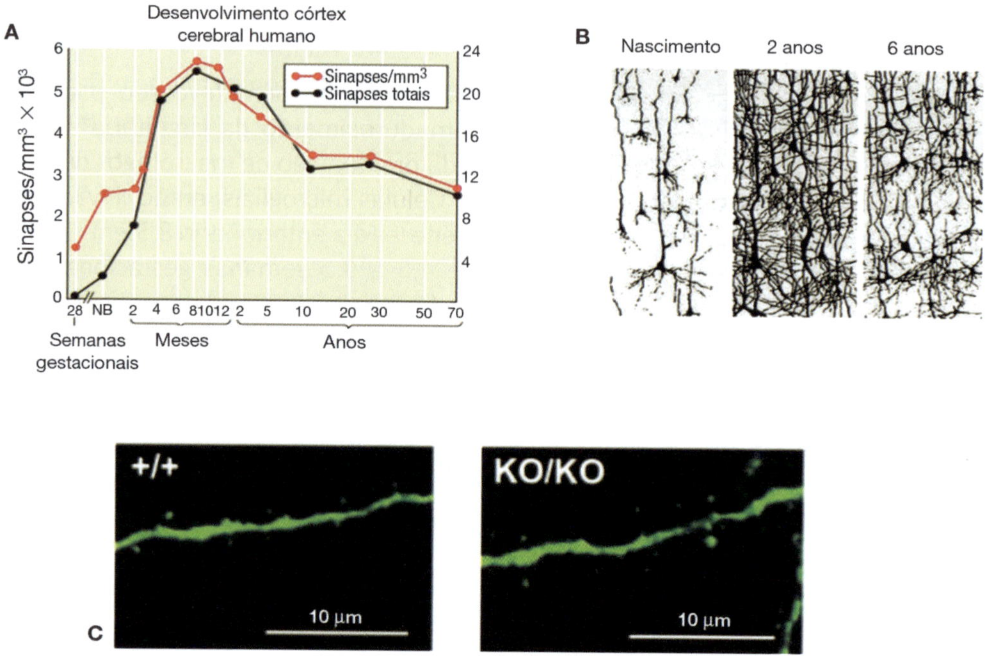

Figura 2.1. **Processo de poda sináptica mediada pela microglia.** Durante o desenvolvimento pós-natal, em especial a partir do segundo ano de vida (em humanos), o número de sinapses é reduzido por meio da fagocitose mediada pela microglia (**A** e **B**). Adaptadas de Dale Purves *et al.* Neuroscience 5th Edition. Sinauer Associates, 2012. (**C**) Animais *knockout* para o receptor CX3CR1 mostram déficits de poda sináptica no hipocampo com aumento da densidade de espinhos dendríticos. Adaptada de Paolicelli RC, *et al.*, 2011.

Papel da imunidade inata no desenvolvimento do sistema nervoso central

No início do século XXI novos estudos começaram a quebrar um antigo paradigma segundo o qual o cérebro seria um sítio imunoprivilegiado. O primeiro desses estudos, publicado pelo grupo de Carla Shatz da Universidade de Yale, mostrou que o cérebro também expressava moléculas típicas da sinalização do sistema imune, como o complexo MHC de classe I. Não só as diversas regiões do cérebro expressavam essas moléculas, como camundongos deficientes seletivos para moléculas MHC classe I, assim como seus receptores, apresentavam padrões de conectividade anormais, com conexões anormalmente exuberantes, sugerindo que algo havia interferido no processo de eliminação sináptica necessária ao desenvolvimento normal (Huh *et al.*, 2000).

Nos anos seguintes, diversos estudos evidenciaram a expressão de proteínas do sistema complemento na retina, e seu papel na especificidade dos circuitos visuais durante o desenvolvimento. Novamente, o animal deficiente de C1q[4] apresentava

[4] Proteína do sistema complemento que reconhece padrões moleculares associados a patógenos (PAMPs).

erros de eliminação sináptica gerando circuitos com excesso de conexões (Bialas; Stevens, 2013).

Como mencionado anteriormente, a microglia também teve seu papel de destaque descrito no desenvolvimento e amadurecimento da circuitaria neural. Em 1999 determinou-se sua origem a partir da proliferação de macrófagos durante a hematopoese primitiva no saco vitelínico. Células microgliais, então, invadem o neuroepitélio em fases precoces da embriogênese (dia embrionário 8,5 em camundongos que corresponde a um período de 4,5 a 5,5 semanas gestacionais em humanos) e colonizam o sistema nervoso em formação.

As funções da microglia se fazem presentes desde a neurogênese, fasciculação axonal, sobrevivência neuronal, regulação da mielinização e remodelamento de sinapses com amplos impactos no desenvolvimento, mas também no envelhecimento e em condições patológicas de natureza inflamatória do cérebro (Chagas *et al.*, 2000). Essas células apresentam-se em estados "diversos, dinâmicos e multidimensionais" de acordo com diferentes contextos ambientais (Paolicelli *et al.*, 2022). Isso dá origem a múltiplas funções e propriedades microgliais durante o desenvolvimento e envelhecimento do sistema nervoso, em condições normais e patológicas. De fato, em 2011, Paolicelli *et al.*, demostraram que a microglia é o tipo celular responsável pela fagocitose de sinapses durante o período de poda sináptica levando ao ajuste fino, uso-dependente, dos circuitos neurais: a deficiência (o *knockout*) de receptores CX3CR1, característicos da microglia, era capaz de inibir a poda sináptica e alterar de forma significativa a conectividade do sistema nervoso central (Paolicelli *et al.*, 2011) gerando circuitos exuberantes e com déficits funcionais (Figura 2.1C).

Adicionalmente demonstrou-se que sinapses podem expressar sinais moleculares do tipo "*eat me*" ou "*don't eat me*", em resposta ao padrão de atividade neural. Dessa forma, sinapses imaturas cuja sinalização elétrica é deficiente expressam sinais do tipo *eat-me*, dentre os quais podemos destacar as proteínas da cascata do sistema complemento (C1q, C3 e o receptor CR3), a proteína TREM2,[5] além da externalização da fosfatidilserina na membrana celular. Os sinais *don't eat me*, presentes em sinapses eletricamente funcionais, envolvem expressão da proteína CD47 e a modulação pelo seu receptor, a proteína regulatória SIRPα (Paolicelli, 2022). Enquanto o processo de poda sináptica atua de forma fisiológica durante o desenvolvimento de circuitos neurais, o desequilíbrio entre sinais "*eat-me*" e "*don't eat me*" pode alterar a atividade fagocítica microglial, levando a condições anormais do desenvolvimento como o autismo, o transtorno do déficit de atenção e hiperatividade e a esquizofrenia, assim como as síndromes de deficiência intelectual, as doenças neurodegenerativas e as demências de origem inflamatória (Paolicelli, 2022).

[5] A proteína *triggering receptor expressed on myeloid cells* 2 (TREM2) é uma proteína transmembrana encontrada na superfície das células imunes, incluindo células microgliais, e desempenha um papel importante na regulação da fagocitose, na produção de citocinas e na regulação da inflamação.

Portanto, a microglia desempenha importante papel fisiológico que se expressa de forma consistente em períodos pós-natal, nos processos de poda e remodelamento sinápticos. Essa função microglial está diretamente relacionada com suas propriedades fagocíticas pelo processo de trogocitose dos botões pré-sinápticos, além da indução de novos espinhos dendríticos (do tipo filopodia) após contato microglial. Esses papéis da microglia são essenciais para a formação adequada de circuitos neurais funcionais durante os chamados períodos críticos do desenvolvimento e processos de neuroplasticidade[6] envolvendo a sinalização de receptores purinérgicos do tipo P2Y12.

Imunidade adaptativa no desenvolvimento normal do sistema nervoso central

A categorização do SNC como um sistema imunoprivilegiado teve início no século passado e, à época, essa classificação era bem aceita pela comunidade científica. De fato, algumas características em determinadas regiões anatômicas do SNC interferem no acesso de células do sistema imune. A entrada de linfócitos no SNC é altamente regulada pelas barreiras hematoencefálica, hematoliquórica e liquor-encefálica e, na verdade, alterações nessas estruturas influenciam a localização de respostas imunes no SNC.

Porém, diferentemente do que se acreditava, o SNC responde às alterações do sistema imune, e vice-versa. Por exemplo, a ausência de linfócitos em camundongos imunodeficientes leva a prejuízo de funcionalidade do SNC, conforme observado em experimentos de enriquecimento ambiental e em testes cognitivos, o que é recuperado com a transferência de linfócitos T $CD4^+$, mas não por linfócitos T $CD8^+$ (Wolf *et al.*, 2009). Outros estudos demonstraram a dependência de linfócitos T CD4 meníngeos produtores de IL-4 na correta função da memória espacial, do IFN-γ no comportamento social e da IL-17 na memória de curta duração (Ribeiro *et al.*, 2019).

Sabe-se também que o enriquecimento ambiental promove neurogênese hipocampal e melhora o desempenho cognitivo em animais. Linfócitos foram encontrados em áreas adjacentes ao espaço subaracnoide e plexo coroide em animais submetidos a testes cognitivos (Nithianantharajah; Hannan 2011). De fato, uma hipótese recente é a de que a neurogênese e a diferenciação hipocampal são influenciadas por citocinas liberadas pelos linfócitos T no plexo coroide. Os linfócitos T também contribuem para a homeostasia do SNC fornecendo proteção para os neurônios ao controlar a neuroinflamação em casos de danos teciduais ou no envelhecimento, no qual se observa um aumento de citocinas pró-inflamatórias que são tidas como responsáveis, pelo menos em parte, pelo déficit cognitivo observado nessa etapa da vida.

---

[6] Capacidade de modificação dos circuitos neurais de acordo com a estimulação. É a base do funcionamento cerebral, em que os circuitos neurais se modificam com a experiência, com o aprendizado, em resposta a lesões, envelhecimento ou alterações ambientais.

Além de atuarem na imunovigilância, demonstrou-se, pela primeira vez, que os linfócitos T CD4 encontrados no parênquima cerebral são necessários para o amadurecimento da microglia, processo fundamental para o correto desenvolvimento do SNC que pode influenciar o controle da ansiedade, motivação e aprendizagem em animais adultos (Pasciuto *et al.*, 2020).

Assim como os linfócitos T, os linfócitos B também já foram descritos nas meninges, estrutura caracterizada como possível reservatório para o desenvolvimento de células B (Wang *et al.*, 2021). Além das meninges, linfócitos B maduros já foram descritos no plexo coroide e no parênquima cerebral de animais neonatos. Nesse período do desenvolvimento, especificamente, as células B de fenótipo B-1a são necessárias à mielinização por influenciar a proliferação e diferenciação de células progenitoras de oligodendrócitos (Tanabe; Yamashita, 2018).

Se de um lado, o papel de linfócitos B está bem descrito na oligodendrogênese e mielinização pelo perfil B-1a e no controle da neuroinflamação em lesões e doenças do SNC pelo perfil B regulatório (Tanabe; Yamashita, 2018), não há evidências na literatura da sua influência em aspectos cognitivos e comportamentais durante o desenvolvimento homeostático do SNC.

Como os linfócitos estão presentes durante o desenvolvimento e a maturação do SNC e, principalmente, as células T apresentam relevância na modulação do comportamento, da memória e do aprendizado, a elucidação dos mecanismos pelos quais essa interconexão ocorre é indispensável para aprimorar o entendimento de como o sistema imune adaptativo influencia o SNC, abrindo caminhos para a elaboração de terapias mais eficazes em alterações do neurodesenvolvimento e envelhecimento.

Interações neuroimunes em condições patológicas

Recentemente, vêm-se desvendando os papéis da imunidade inata e adaptativa sobre a fisiopatologia cerebral e a inflamação associada a um grande número de doenças que acometem o sistema nervoso. Desde condições convencionalmente inflamatórias como doenças autoimunes, traumas, acidentes vasculares e doenças neurodegenerativas, até condições anormais do neurodesenvolvimento e doenças psiquiátricas. Nos últimos anos, o desequilíbrio da comunicação neuroimune, a níveis celular e molecular, vem sendo alvo de estudos associados à fisiopatologia dessas condições patológicas.

Em condições de infecção por patógenos, sintomas conhecidos como comportamento de doença (do inglês *sickness behavior*), apresentam-se em resposta a uma inflamação sistêmica. Por outro lado, em condições fisiológicas, uma resposta adaptativa ao estresse, tanto físico quanto emocional, pode impactar processamentos cognitivos, como o aprendizado e a memória. A inflamação sistêmica também tem impacto nos neurônios do SNC que, por sua vez, também apresentam um papel ativo na regulação da resposta imune periférica por meio das vias neuroendócrinas.

A ativação imune materna (MIA, do inglês *maternal immune activation*) e o estresse pré-natal podem atenuar a resposta imune da prole, mais especificamente, impactando a imunorreatividade microglial a longo prazo, trazendo prejuízos no desenvolvimento da circuitaria neural (Hayes *et al.*, 2022). Por meio do modelo de MIA, estudos têm explorado o potencial da exposição a infecções ou agentes tóxicos durante a gravidez como fatores de risco para distúrbios do neurodesenvolvimento que podem alterar o comportamento fisiológico da microglia e modificar a sua sinalização com as células imunes periféricas (Chagas *et al.*, 2020).

Condições de malnutrição em períodos iniciais do desenvolvimento, em especial nas carências de ácidos graxos ômega-3 (e, por conseguinte, seu metabólito com ação anti-inflamatória, o ácido docosahexaenoico – DHA), resultam em aumento da expressão de citocinas pró-inflamatórias que repercutem de forma negativa na formação de circuitos neurais durante o desenvolvimento pós-natal. Essa alteração está associada a uma ativação microglial anormal que resulta em déficit de poda sináptica. Além disso, dietas ricas em gorduras saturadas, gorduras trans e gorduras interesterificadas, presentes em alimentos ultraprocessados, também ativam vias inflamatórias com repercussões sobre o desenvolvimento que resultam em alterações de aprendizado e *performance* cognitiva.

A microbiota intestinal materna também é um fator pré-natal que influencia a maturação e a função microglial ou, ainda, desencadeia processos autoimunes no SNC resultando em alterações no desenvolvimento cerebral e em anormalidades comportamentais (p. ex., déficit de preferência social, prejuízo na vocalização e estereotipias) mediadas pela liberação de citocinas por linfócitos T, como a IL-17 (Lammert *et al.*, 2018).

Assim, mudanças de fenótipo microglial em fases críticas do desenvolvimento impactam a formação da circuitaria neural com implicações importantes em condições patológicas como autismo, TDAH, esquizofrenia, distúrbios psiquiátricos e demais condições limítrofes que escapam a um diagnóstico formal, mas que podem afetar o pleno desenvolvimento do potencial individual de crianças e adolescentes.

Recentemente, vem-se estudando a comunicação do eixo neuroimune em modelos animais de sepse. Uma das consequências da ativação imune cerebral induzida pela sepse é o derrame isquêmico cerebral. Com a ruptura da barreira hematoencefálica (BHE), há liberação de mediadores que ativam o sistema imune periférico, incluindo antígenos cerebrais que induzem a liberação de citocinas pró-inflamatórias por macrófagos, linfócitos B e linfócitos T (Bourhy *et al.*, 2022), desregulando essa alça neuroimune.

Os estímulos relacionados com lesões no SNC também comprometem o papel fisiológico da microglia e induzem um perfil pró-inflamatório. Entre as alterações temos: motilidade e migração para o sítio da lesão, fagocitose, mudança no padrão de expressão e secreção de mediadores inflamatórios.

Além do seu papel em promover a resolução do insulto e conter a lesão, a inflamação induzida pela microglia, quando ocorre em fases iniciais do desenvolvimento, permanece transitoriamente e assume papel fundamental na neuroplasticidade adaptativa à lesão. Essas células promovem a reorganização estrutural dos circuitos neurais, potencialmente pela liberação de citocinas como o TNF-α (Chagas *et al.*, 2020).

Em casos mais graves de lesão cerebral ou doenças crônicas, outras populações de células imunes são recrutadas da periferia, como linfócitos T. Estes, por sua vez, podem influenciar o fenótipo e a função microglial em diferentes estágios após a lesão, e contribuir na resolução do insulto ou, ainda, na reorganização da circuitaria neural após uma lesão aguda.

A liberação de fatores tróficos como o fator de crescimento nervoso (NGF, do inglês, *nerve growth factor*) e BDNF também regula a função de linfócitos B e T e a migração dos macrófagos quando a lesão ocorre fora do SNC. No SNC, o NGF é capaz de inibir a expressão do MHC-II microglial e, consequentemente, controlar seu potencial na apresentação de antígenos (Neumann *et al.*, 1998). A liberação de IFN-γ por linfócitos T também está implicada na eliminação sináptica por microglia e em sequelas cognitivas ilustradas por déficits de aprendizado espacial em modelo animal de infecção viral. Isso pode ter implicações importantes no recente contexto da Covid-19, em que ainda se investiga os mecanismos associados às sequelas cognitivas de longo prazo na Covid, a chamada Covid longa (Chagas *et al.*, 2021).

O desenvolvimento de doenças neurodegenerativas, como esclerose lateral amiotrófica (ELA), doença de Alzheimer e doença de Parkinson está amplamente associado à inflamação crônica mediada pela microglia e o aumento desse *loop* inflamatório vicioso pela interação com o sistema imune. Em fases iniciais, essas células assumem um papel pró-resolutivo; porém, com a progressão da doença e a propensão a múltiplos estímulos estressores, como o estresse oxidativo e o dano mitocondrial, a microglia passa a assumir um fenótipo pró-inflamatório. A conversa com astrócitos contribui com a promoção da neuroinflamação e com a redução da integridade da BHE. Isso facilita a entrada de monócitos e linfócitos T CD4+ e T CD8+ da periferia para o SNC. Essa infiltração influencia a fisiopatologia de doenças neurodegenerativas ao amplificar o eixo neuroimune e exacerbar a reatividade microglial (Dasgupta *et al.*, 2003).

Muitas evidências destacam o papel do sistema imune na patogênese das doenças neurodegenerativas. Células B e T reativas para a proteína amiloide Aβ já foram encontradas no sangue periférico de pacientes com doença de Alzheimer e estariam positivamente correlacionadas com a progressão da doença, sugerindo que oligômeros originários do SNC induzam uma resposta adaptativa do sistema imune. Já em modelos animais de esclerose múltipla, uma doença desmielinizante, a infiltração de células T que migram para o SNC, além de contribuir com a inflamação e recrutar macrófagos que potencializam a degradação da mielina, atuam diretamente no processo autoimune, como células autorreativas que reconhecem a própria mielina como antígeno. Em pacientes diagnosticados com ELA, neutrófilos e mastócitos foram encontrados próximo à junção neuromuscular, e evidências apontam que o bloqueio da migração dessas células para essa região resultaria em redução de degeneração e perda muscular (Liberman, 2018).

A microglia de um cérebro envelhecido é reconhecida por apresentar uma morfologia distrófica com marcadores inflamatórios elevados e fatores neuroprotetores reduzidos, caracterizando um fenótipo primado ou sensibilizado. Na doença de Parkinson, entre outras doenças neurodegenerativas, essa microglia foi identificada, apresentando maior expressão de MHC de classe II e respondendo mais agressivamente a estímulos imunes periféricos (Liberman, 2018). Além disso, o perfil primado da microglia associa-se a uma maior suscetibilidade a insultos secundários como infecções e estresse psicológico. Já existem evidências de que o estresse psicológico, por sua vez, também prima a microglia e aumenta sua reatividade a um segundo estímulo estressor, vulnerabilizando o indivíduo a doenças neurológicas associadas ao envelhecimento. O excesso de reatividade microglial e a liberação contínua de citocinas pró-inflamatórias também resultam em neurotoxicidade e perda de sinapses decorrentes de uma disfunção microglial. Isso ocasiona uma poda sináptica anormal, mediada pela reativação do sistema complemento, resultando no declínio cognitivo presente na doença de Alzheimer, nas doenças psiquiátricas e em déficits de memória mediada por vírus neurotrópicos.

Interações imunoneuroendócrinas

Nas últimas décadas, nossa compreensão sobre a complexa relação entre os eixos imune, nervoso e endócrino cresceu significativamente, revelando uma complexa rede que inclui neurotransmissores, neuropeptídeos, hormônios e citocinas/quimiocinas. Essas diversas famílias de moléculas desempenham papel importante na manutenção da homeostasia, mas também podem desempenhar funções no desenvolvimento de algumas doenças. O fator-chave para estabelecer a intercomunicação estabelecida entre esses sistemas é o fato de eles lidarem com uma linguagem bioquímica e molecular similar, portanto uma "sintaxe" comum. Esse conceito tem algumas implicações importantes, resumidas a seguir:

1. Neurotransmissores, neuropeptídeos ou hormônios clássicos podem ser produzidos por células imunocompetentes, e citocinas podem ser secretadas por células de tecidos nervoso e endócrino.
2. Produtos derivados de células dos sistemas imune, endócrino ou nervoso coexistem nos diferentes órgãos desses três sistemas.
3. As respectivas células expressam receptores semelhantes para citocinas, neurotransmissores e hormônios (embora a transdução de sinais possa ser específica para um dado tipo celular).
4. Citocinas e quimiocinas influenciam o funcionamento dos sistemas nervoso e endócrino, e por sua vez, hormônios, neuropeptídeos e neurotransmissores podem alterar funções do sistema imune. A Figura 2.2 mostra o conceito de sintaxe imunoneuroendócrina.

A complexidade por trás da reciprocidade entre sistemas altamente integrados vem ganhando cada vez mais significância nos campos de pesquisa Neuroimunologia

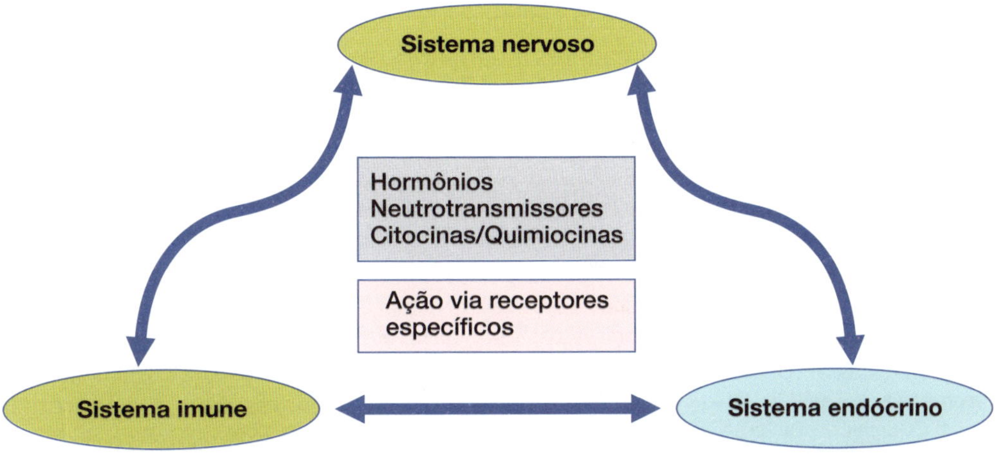

Figura 2.2. **Sintaxe comum entre os sistemas imune, nervoso e endócrino.** O esquema mostra a comunicação multidirecional entre os três sistemas, caracterizando as chamadas interações imunoneuroendócrinas. No conceito de sintaxe comum, os três sistemas comunicam-se por meio de ligantes comuns e respectivos receptores específicos, expressos nas células que compõem cada sistema. Fonte: Adaptada de Pérez e Savino, 2022.

e Neuroendocrinoimunologia. De fato, a mútua regulação e conversa entre cérebro e periferia apresenta-se como um processo dinâmico e necessário. Estudos mais recentes sobre o sistema imune, principalmente no que diz respeito à resposta imune adaptativa (antes vista apenas como indutor e amplificador da inflamação), vêm mostrando funções altamente relevantes à fisiologia e ao funcionamento cerebral, para além do papel de guardião do SNC saudável. Por outro lado, a ruptura dessa interação e o desequilíbrio desses papéis fisiológicos amplificam o cenário investigativo no que diz respeito à patogênese e à fisiopatologia de diversas doenças que acometem o SNC, e indica-nos possíveis alvos de intervenção terapêutica.

Bibliografia

Bialas AR, Stevens B. TGF-beta signaling regulates neuronal C1q expression and developmental synaptic refinement. Nat Neurosci. 2013;16(12):1773-82.

Bourhy L, Mazeraud A, Bozza FA, Turc G, Lledo PM, Sharshar T. Neuro-inflammatory response and brain-peripheral crosstalk in sepsis and stroke. Front Immunol. 2022;13:834649.

Chagas LDS, Sandre PC, Ribeiro E Ribeiro NCA, Marcondes H, Oliveira Silva P, Savino W, et al. Environmental signals on microglial function during brain development, neuroplasticity, and disease. Int J Mol Sci. 2020;21(6):2111.

Chagas LDS, Sandre PC, Velasco PC, Marcondes H, Ribeiro E Ribeiro NCA, Barreto AL, et al. Neuroinflammation and brain development: possible risk factors in COVID-19-infected children. Neuroimmunomodulation. 2021;28(1):22-28.

Dasgupta S, Jana M, Liu X, Pahan K. Role of very-late antigen-4 (VLA-4) in myelin basic protein-primed T cell contact-induced expression of proinflammatory cytokines in microglial cells. J Biol Chem. 2003;278(25):22424-31.

Hayes L, An K, Carloni E, Li F, Vincent E, Trippaers C, et al. Prenatal immune stress blunts microglia reactivity, impairing neurocircuitry. Nature. 2022;610(7931):327-34.

Huberman AD, Feller MB, Chapman B. Mechanisms underlying development of visual maps and receptive fields. Annu Rev Neurosci. 2008;31:479-509.

Huh GS, Boulanger LM, Du H, Riquelme PA, Brotz TM, Shatz CJ. Functional requirement for class I MHC in CNS development and plasticity. Science. 2000;290(5499):2155-9.

Lammert CR, Frost EL, Bolte AC, Paysour MJ, Shaw ME, Bellinger CE, et al. Cutting edge: critical roles for microbiota-mediated regulation of the immune system in a prenatal immune activation model of autism. J Immunol. 2018;201(3):845-50.

Liberman AC, Trias E, Chagas LS, Trindade P, Pereira MS, Refojo D, et al. Neuroimmune and inflammatory signals in complex disorders of the central nervous system. Neuroimmunomodulation. 2018;25(5-6):246-270.

Neumann H, Misgeld T, Matsumuro K, Wekerle H. Neurotrophins inhibit major histocompatibility class II inducibility of microglia: involvement of the p75 neurotrophin receptor. Proc Natl Acad Sci U S A. 1998;95(10):5779-84.

Nithianantharajah J, Hannan AJ. Mechanisms mediating brain and cognitive reserve: experience-dependent neuroprotection and functional compensation in animal models of neurodegenerative diseases. Prog Neuropsychopharmacol Biol Psychiatry. 2011;35:331-9.

Paolicelli RC, Bolasco G, Pagani F, Maggi L, Scianni M, Panzanelli P, et al. Synaptic pruning by microglia is necessary for normal brain development. Science. 2011;333(6048):1456-8.

Paolicelli RC, Sierra A, Stevens B, Tremblay ME, Aguzzi A, Ajami B, et al. Microglia states and nomenclature: a field at its crossroads. Neuron. 2022;110(21):3458-83.

Pasciuto E, Burton OT, Roca CP, Lagou V, Rajan WD, et al. Microglia require CD4 T cells to complete the fetal-to-adult transition. Cell. 2020;182:625-40.e24.

Pérez AR, Savino W. Sintaxe comum entre os sistemas imune, nervoso e endócrino. In: Savino W, Gottfried C, Mendes-da-Cruz DA, Bauer ME, Neuroimunomodulação: insterações imunoneuroendócrinas na saúde e na doença. Rio de Janeiro: Atheneu; 2022.

Purves D. et al. Neuroscience 5th Edition. Sinauer Associates, 2012.

Ribeiro M, Brigas HC, Temido-Ferreira M, Pousinha PA, Regen T, et al. Meningeal $\gamma\delta$ T cell-derived IL-17 controls synaptic plasticity and short-term memory. Sci Immunol. 2019;4(40):5199.

Tanabe S, Yamashita T. B-1a lymphocytes promote oligodendrogenesis during brain development. Nat Neurosci. 2018;21(4):506-16.

Wang Y, Chen D, Xu D, Huang C, Xing R, et al. Early developing B cells undergo negative selection by central nervous system-specific antigens in the meninges. Immunity: 2-21;54:2784-94.e6.

Wolf SA, Steiner B, Akpinarli A, Kammertoens T, Nassenstein C, et al. CD4-positive T lymphocytes provide a neuroimmunological link in the control of adult hippocampal neurogenesis. J Immunol. 2009;182:3979-84.

Capítulo 3

Barreira Hematoencefálica – da Homeostase a Doenças Parasitárias Neurotrópicas

Lucas Freire Antunes
Uyla Ornellas Garcia
Marcos Vinicius Rangel Ferreira
Flávia Lima Ribeiro Gomes

Introdução

Redes de vasos sanguíneos permeiam quase todos os órgãos e tecidos do nosso corpo, fornecendo oxigênio e nutrientes, removendo produtos residuais e permitindo o deslocamento de diferentes tipos celulares. Em geral, os vasos sanguíneos são formados por células endoteliais, que revestem o lúmen dos vasos, e por células murais (como pericitos e células musculares lisas), que envolvem a superfície abluminal dos tubos vasculares. Entretanto, de acordo com a função fisiológica específica de cada órgão, a microvasculatura sofre adaptações e especializações, resultando em leitos capilares organotípicos. Essa especialização vascular organotípica gera grandes diferenças em funções, como permeabilidade e transporte molecular através da parede do vaso. Exemplos dessa especialização incluem as vasculaturas do intestino, pulmão e rins adaptadas às funções de absorção, troca gasosa e filtração, respectivamente.

Os vasos sanguíneos que vascularizam o sistema nervoso central (SNC) de mamíferos e outros organismos com o SNC bem desenvolvido abrigam uma especialização conhecida como barreira hematoencefálica (BHE). A BHE, principal barreira associada à manutenção da homeostase do SNC, é formada por células endoteliais cercadas por pericitos, astrócitos e membrana basal, que contribuem para estabelecer uma barreira seletivamente permeável. Além da BHE, o microambiente do cérebro também é protegido pela barreira sangue-líquido cefalorraquidiano (BSLCR), formada por células epiteliais do plexo coroide, que controla a secreção do liquor no sistema ventricular do cérebro. Outra importante barreira é formada pelo epitélio avascular aracnoide, localizado debaixo da dura-máter, e contribui para a troca de fluidos e solutos entre o cérebro e o sangue de maneira limitada. Em conjunto, essas barreiras permitem o acesso de compostos necessários e previnem a entrada de substâncias indesejadas, como compostos neurotóxicos e microrganismos, no cérebro, favorecendo a manutenção da homeostase e impedindo danos ao SNC (Kadry *et al.*, 2020).

Breve história do conceito da barreira hematoencefálica

Os estudos que culminaram na descoberta da BHE iniciaram no século XIX. Em busca de agentes quimioterápicos, o médico alemão Paul Ehrlich (1885) observou que a injeção parenteral de corantes vitais marcava vários tecidos, exceto o parênquima cerebral. No entanto, o conceito de que os capilares cerebrais apresentam propriedades especiais e permeabilidade restrita a determinados compostos foi proposto por Biedl e Kraus (1898), Roux e Borrel (1898) e Lewandowsky (1900) com base na comparação entre injeção intratecal e parenteral de materiais com efeitos neurotóxicos. Em 1909, Goldmann mostrou que o corante azul de Trypan não era encontrado no cérebro de roedores quando injetado na periferia, mas somente quando injetado diretamente no espaço subaracnóideo, via intratecal, reforçando o conceito de que havia uma delimitação que separava o cérebro e o sangue. O termo "barreira" foi utilizado pela primeira vez somente em 1918 por Stern e Gautier. E, somente em seus estudos subsequentes (1921 a 1923) sobre penetração de substâncias do sangue no líquido cefalorraquidiano e cérebro de animais adultos, Stern e Gautier cunharam o termo BHE (Saunders *et al.*, 2014; Bentivoglio *et al.*, 2014). Esses achados foram fundamentais para o entendimento da fisiologia do cérebro e sua proteção contra substâncias prejudiciais.

Composição e funções da barreira hematoencefálica

A integridade da BHE, assim como dos vasos sanguíneos de todos os tecidos, é mantida por junções aderentes, compostas pelo complexo das proteínas caderina-catenina e outras proteínas associadas, localizadas entre as células endoteliais. Entretanto, as células endoteliais que compõem a BHE são dotadas de propriedades específicas, como junções estreitas (TJ; do inglês, *tight junctions*), baixas taxas de transcitose e a expressão de vários transportadores, que lhes permitem regular o fluxo de moléculas, íons e células entre o sangue e o parênquima cerebral.

As TJ restringem o movimento paracelular de solutos e são formadas por múltiplas proteínas transmembranas, como claudinas, ocludinas e moléculas de adesão juncional (JAM-A, JAM-B e JAM-C), além de proteínas citoplasmáticas acessórias, como as proteínas de zonas ocludentes (ZO-1, ZO-2 e ZO-3). Essas proteínas citoplasmáticas ajudam a conectar as proteínas transmembranares com actina (proteína do citoesqueleto), formando complexos juncionais que mantêm a estrutura das células endoteliais da BHE e formam um endotélio não fenestrado. A claudina-1, a claudina-5 e as ocludinas são os principais componentes das TJ (Kadry *et al.*, 2020). Camundongos deficientes no gene codificador da claudina-5 (*CLDN5*), apresentam maior permeabilidade da BHE e morrem logo após o nascimento (Nitta *et al.*, 2003). Da mesma forma, a deficiência ou níveis reduzidos de ZO-1 estão associados à quebra da BHE em vários distúrbios neurológicos (Zlokovic *et al.*, 2011).

Por meio do endotélio que compõe a BHE ocorre a difusão livre de oxigênio e gás carbônico entre o parênquima cerebral e o sangue. Nutrientes, como glicose e aminoácidos acessam o parênquima cerebral por meio de transportadores específicos, enquanto outras moléculas, como insulina, leptina e transferrina, entram por endocitose mediada por receptores (Langen *et al.*, 2019). Embora algumas macromoléculas possam entrar no parênquima cerebral por meio de receptores, é importante destacar que as células endoteliais que formam a BHE apresentam baixas taxas de transcitose, diferentemente das células endoteliais que compõem os demais vasos periféricos. Essa característica está associada aos altos níveis da proteína transportadora de ácido lisofosfatídico (MFSD2A; do inglês, *major facilitator superfamily domain-containing protein 2*), que regula a composição lipídica da célula endotelial e, consequentemente, limita a transcitose dependente de caveolina (Andreone *et al.*, 2017).

A formação, a manutenção e as propriedades da BHE não são exclusivamente inerentes às células endoteliais, mas também dependem das células perivasculares (como pericitos e astrócitos) e do ambiente neuronal. Os pericitos são células murais que envolvem as células endoteliais em seu lado abluminal e estão embutidos na membrana basal, uma matriz estrutural composta por várias proteínas, como laminina, fibronectina, colágeno, tenascina e proteoglicano. Os pericitos contêm características contráteis e podem regular o diâmetro capilar e o fluxo sanguíneo cerebral. A localização física íntima entre os pericitos e as células endoteliais proporciona fácil comunicação e troca de íons, metabólitos, mensageiros secundários e ácidos ribonucleicos entre essas células. Por exemplo, as células endoteliais da BHE secretam o fator de crescimento derivado de plaquetas (PDGF-B; do inglês *platelet-derived growth factor subunit B*), que recruta pericitos para formar os vasos. Em modelos experimentais, camundongos deficientes nos genes que codificam o PDGF-B ou seu receptor (PDGFRb) morrem no período perinatal. Utilizando-se modelos murinos viáveis que apresentam defeitos na sinalização via PDGF-B foi possível observar menor cobertura de pericitos e o desenvolvimento de uma BHE disfuncional, demonstrando o papel dos pericitos no desenvolvimento e na manutenção da BHE (Langen *et al.*, 2019). Em humanos e modelos experimentais, a perda e injúria de pericitos têm sido observadas em diferentes doenças neurodegenerativas, como doença de Alzheimer e esclerose lateral amiotrófica (ELA) (Kadry *et al.*, 2020).

Os astrócitos são células gliais que interagem com as células endoteliais e os pericitos por meio de suas prolongações citoplasmáticas, conhecidas como processos terminais ou "pés". A astrogliogênese começa no córtex cerebral a partir do nascimento, bem depois da formação dos primeiros vasos do SNC, sugerindo que os astrócitos não desempenham papel primordial no desenvolvimento da BHE. Por outro lado, há evidências científicas que sugerem a participação dos astrócitos na manutenção da BHE, produzindo proteínas de matriz extracelular que compõem a membrana basal. Além disso, estudos com modelos animais mostraram que falhas na formação dos processos terminais dos astrócitos em torno da vasculatura podem levar à quebra da BHE em camundongos adultos jovens, apesar de a cobertura das células endoteliais pelos pericitos permanecer inalterada (Langen *et al.*, 2019).

Os componentes celulares (células endoteliais, pericito e astrócito) e acelulares (como as proteínas da membrana basal) da BHE, juntamente com a microglia e outras células neurais, formam a unidade neurovascular (NVU; do inglês, *neurovascular unit*) (Langen *et al.*, 2019). Entre os componentes da NVU, ocorre uma sinalização homeostática para a manutenção da função cerebral. Porém, qualquer estímulo a um de seus componentes afeta a unidade NVU, podendo interferir na permeabilidade vascular e contribuir para o desenvolvimento de doenças.

A disfunção da BHE é descrita em algumas doenças neurodegenerativas e parasitárias. Neste capítulo, abordaremos três doenças parasitárias relevantes globalmente que comprometem a BHE e afetam o SNC: a malária cerebral (MC), a tripanossomíase humana africana e a toxoplasmose cerebral.

Disfunção da barreira hematoencefálica na malária cerebral

A malária é uma doença infecciosa causada por parasitos do gênero *Plasmodium* e transmitida pela picada da fêmea do mosquito *Anopheles* spp. Os pacientes infectados principalmente pelo *Plasmodium falciparum* (*P. falciparum*), quando não tratados de modo oportuno, podem apresentar complicações graves e desenvolver MC. Essa forma grave da malária apresenta-se como uma encefalopatia não traumática, caracterizada clinicamente por convulsões, inconsciência e coma, podendo levar à morte. Os pacientes que sobrevivem à MC podem desenvolver sequelas neurocognitivas de longa duração.

Diversos estudos sugerem que a letalidade da MC está associada à disfunção da BHE. No entanto, essa suposição baseia-se em estudos com modelos experimentais de malária cerebral (MCE) e em análises *post mortem* de pacientes com MC, o que dificulta a compreensão dos mecanismos fisiopatológicos envolvidos na disfunção da BHE. De acordo com esses estudos, eventos como o sequestro de eritrócitos parasitados pelo endotélio vascular e o desenvolvimento de uma resposta inflamatória desequilibrada podem contribuir para a disfunção da BHE na MC (Figura 3.1) (Nishanth; Schlüter, 2019).

A adesão de eritrócitos parasitados ao endotélio vascular é um ponto crítico no desenvolvimento da MC. Os eritrócitos infectados com *P. falciparum* expressam a

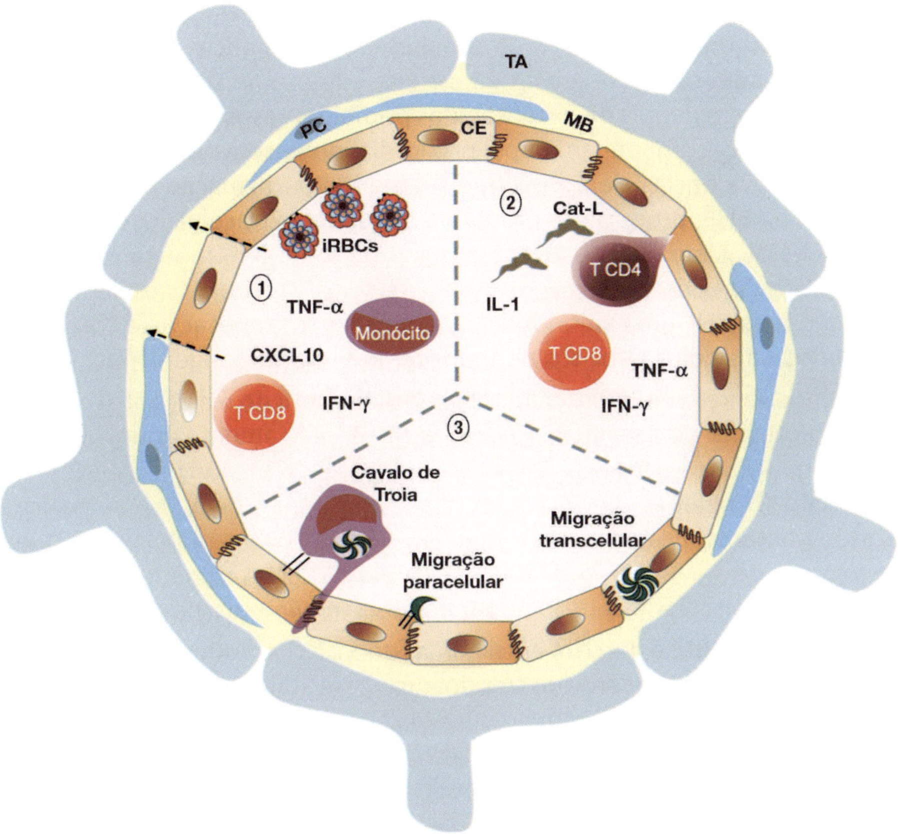

Figura 3.1. **Mecanismos da disfunção da BHE em infecções parasitárias.** A BHE é constituída por células endoteliais (CE), pericitos (PC), astrócitos (TA, de terminações de astrócitos) e membrana basal (MB), que atuam em conjunto para estabelecer sua função de barreira seletivamente permeável. Algumas hipóteses são geradas sobre os mecanismos pelos quais alguns parasitos causam disfunção da BHE. (**1**): Na MC, a adesão de eritrócitos infectados com *P. falciparum* (iRBCs; do inglês, *infected red blood cells*) ao endotélio afeta as junções estreitas (TJ), ativa as CEs, induz a secreção de citocinas e quimiocinas, além de contribuir para a obstrução dos capilares cerebrais. Esse processo inflamatório local é ampliado por uma resposta inflamatória sistêmica, que leva ao recrutamento de leucócitos, como monócitos e células T CD8 patogênicas, promovendo a quebra da BHE e o edema cerebral. (**2**): A resposta inflamatória também está diretamente associada à disfunção da BHE e à passagem do *T. brucei* do lúmen do vaso sanguíneo para o parênquima cerebral. Linfócitos T e citocinas inflamatórias regulam a expressão de moléculas de adesão, de proteínas das TJ, aumentam a permeabilidade da BHE e favorecem a invasão do SNC pelo *T. brucei*. Catepsina L (Cat-L) derivada do parasito também pode afetar a permeabilidade da BHE. (**3**): A infecção pelo *T. gondii* aumenta a expressão de moléculas de adesão e citocinas e quimiocinas inflamatórias. A adesão do parasito às ICAMs do endotélio permite sua passagem entre as CEs (migração paracelular), além de favorecer a infecção dessas células pelo parasito e sua posterior travessia para o lado abluminal da microvasculatura (migração transcelular). O aumento na expressão das moléculas de adesão também permite a adesão e migração de leucócitos parasitados para o CNS (cavalo de Troia). Fonte: Acervo pessoal dos autores.

proteína *Pf*EMP1 (do inglês, *Plasmodium falciparum erythrocyte protein 1*) que se liga a vários receptores presentes na membrana das células endoteliais, incluindo CD36, ICAM-1 (do inglês, *intercellular adhesion molecule 1*), VCAM-1 (do inglês, *vascular cell adhesion molecule 1*) e EPCR (do inglês, *endothelial protein C receptor*) (Nishanth; Schlüter, 2019). Alguns estudos sugerem que essa interação pode comprometer as TJ do endotélio vascular cerebral e induzir a apoptose das células endoteliais (Touré *et al.*, 2008). Análises por imuno-histoquímica do tecido cerebral de pacientes com MC revelaram redução na expressão de proteínas TJ, como ZO-1, ocludina e vinculina (Brown *et al.*, 1999). A adesão de eritrócitos parasitados ao endotélio vascular também pode contribuir para a obstrução dos capilares cerebrais, levando à redução da oxigenação tecidual (hipóxia), à diminuição do fluxo sanguíneo (isquemia) e, consequentemente, ao comprometimento da BHE.

O segundo mecanismo, mais bem investigado associado à quebra da BHE é a indução de uma resposta imune sistêmica exacerbada. Na MCE, células da imunidade inata e adaptativa respondem ao processo infeccioso produzindo níveis séricos elevados de citocinas pró-inflamatórias, como TNF-α (do inglês, *tumor necrosis factor* α), IFN-γ (do inglês, *interferon-γ*), interleucina (IL)-1α, IL-1β, IL-6, entre outras. Essas citocinas ativam as células endoteliais que, por meio da secreção de quimiocinas, como CCL2, CCL4, CXCL4, CXCL8, e CXCL10, induzem o recrutamento de leucócitos para o local. O acúmulo de leucócitos, plaquetas, em conjunto com eritrócitos parasitados, é descrito em pacientes com MC (Nishanth; Schlüter, 2019). Estudos *in vitro* sugerem que a quimiocina CCL2 (do inglês, *chemokine (C-C motif) ligand 2*), produzidas pelas células endoteliais ativadas por TNF-α e IFN-γ, além de promover o recrutamento de monócitos, contribui para aumento da permeabilidade do endotélio vascular ao redistribuir as proteínas das TJ (Stamatovic *et al.*, 2003; Nishanth; Schlüter, 2019).

Na MCE descreve-se o acúmulo de diferentes populações de células do sistema imune na microvasculatura cerebral. A ativação dessas células resulta na secreção de citocinas e quimiocinas, o que eleva a expressão de moléculas de adesão (ICAM-1 e VCAM-1) nas células endoteliais. Isso amplifica a inflamação local e compromete a função da BHE. Os linfócitos T CD8 têm um papel importante na patologia da MC ao induzir apoptose das células endoteliais por meio de perforina e granzimas (Nishanth; Schlüter, 2019). É interessante notar que o acúmulo de linfócitos T CD8 no endotélio cerebral foi amplamente demonstrado em modelos experimentais e também foi encontrado no endotélio cerebral de crianças infectadas pelo *Plasmodium falciparum* (Riggle *et al.*, 2020).

Além do sequestro de eritrócitos parasitados ao endotélio vascular e o desenvolvimento de uma resposta inflamatória sistêmica, a formação de trombos nos vasos cerebrais e níveis reduzidos de óxido nítrico (NO, do inglês *nitric oxide*) e seu precursor, a L-arginina, também estão associados à disfunção endotelial e ao comprometimento da BHE na malária (Nishanth; Schlüter, 2019).

As células endoteliais, entretanto, não são os únicos componentes da NVU que sentem e são ativados durante a infecção plasmodial. Astrócitos e microglias, p. ex., também são ativados na MCE. Em resposta à infecção, os astrócitos retraem suas prolongações terminais e distribuem-se de forma desigual, causando redução na cobertura dos vasos sanguíneos e potencialmente prejudicando a função da BHE. Além disso, na MCE, os astrócitos e as microglias ativados produzem quimiocinas, como CXCL9 e/ou CXCL10, que recrutam células T CD8 patogênicas para a microvasculatura, exacerbando, assim, a inflamação local e prejudicando funcionalmente a BHE (Nishanth & Schlüter, 2019).

Tripanossomíase humana africana e sua relação com a barreira hematoencefálica

A descoberta da BHE está interligada aos estudos sobre a tripanossomíase africana ou doença do sono. Os corantes vitais utilizados por Paul Ehrlich (1885), que contribuíram para a descoberta da BHE, foram desenvolvidos na busca por uma terapia para marcar e matar o parasito causador da tripanossomíase africana, *Trypanosoma brucei* (*T. brucei*), e por isso foram nomeados Trypan (Bentivoglio *et al.*, 2014).

O *T. brucei* é um parasito extracelular transmitido pela picada da mosca tsé-tsé e, em virtude do processo contínuo de variação antigênica, é capaz de evadir o sistema imune do hospedeiro. Diferentemente da infecção pelo *P. falciparum*, no qual os eritrócitos parasitados interagem com o endotélio da BHE em seu lado luminal, o *T. brucei* interage e transpassa a BHE. Há duas fases da doença reconhecidas clinicamente:

- A fase inicial, durante a qual o parasito se multiplica em diferentes órgãos e se espalha pela corrente sanguínea e sistema linfático, com sintomas genéricos.
- A fase tardia encefálica, caracterizada por sinais graves de comprometimento do SNC.

As subespécies *T. brucei gambiense* e *T. brucei rhodesiense* causam meningoencefalite fatal se as infecções não forem tratadas. A rota exata de entrada do *T. brucei* no parênquima cerebral ainda é objeto de debate na literatura, mas a combinação de diferentes vias (contornando diferentes barreiras presentes no cérebro) parece ser o cenário mais provável. Após a invasão do SNC pelo parasito, o paciente começa a apresentar sintomas como distúrbio de sono, perda progressiva de sistema motor e sensorial, edema cerebral, encefalite e coma (Kennedy; Rodgers, 2019).

Utilizando-se camundongos e ratos infectados com *T. brucei brucei* foi possível observar que durante os estágios iniciais da infecção, o parasito localiza-se no plexo coroide e em outros órgãos circunventriculares. À medida que a infecção avança, há um aumento crescente da expressão de ICAM-1 e VCAM-1 pelas células endoteliais e da presença do parasito no parênquima cerebral, o que sugere uma deterioração progressiva da função da BHE (Kennedy; Rodgers, 2019). Também se observou perda gradual da função da BHE em pacientes infectados com *T. b. rhodesiense*

(MacLean *et al.*, 2014). Apesar da presença do parasito no cérebro, as proteínas de junção TJ (ocludinas e ZO1) mantiveram-se preservadas e proteínas plasmáticas não foram observadas no parênquima cerebral, indicando que o *T. brucei brucei* é capaz de atravessar a BHE sem destruí-la (Mulenga *et al.*, 2001).

Modelos *in vitro* de BHE reforçam as observações feitas no modelo experimental de que *T. brucei* pode atravessar a camada de células endoteliais da microvasculatura cerebral humana, causando apenas uma redução transitória na integridade na barreira. Esses modelos sugerem que proteases derivadas do parasito, como a catepsina L, favorecem a travessia do *T. brucei* ao ativar receptores acoplados à proteína G (GPCRs; do inglês, *G protein coupled receptors*), o que induz o influxo de cálcio no endotélio e aumenta a permeabilidade da BHE (Grab *et al.*, 2009).

Estudos *in vivo* que utilizaram o modelo murino de tripanossomíase africana também foram úteis ao demonstrar que o número de parasito encontrado no parênquima cerebral não está relacionado com a parasitemia, mas sim com a resposta imune do hospedeiro. A travessia do *T. brucei brucei* pela BHE é inibida e/ou reduzida em camundongos $Rag^{-/-}$, IFN-$\gamma^{-/-}$, TLR $2^{-/-}$, TLR $9^{-/-}$, $MyD88^{-/-}$ em virtude da ausência de linfócitos ou das citocinas pró-inflamatórias IFN-$\gamma/\alpha/\beta$ e TNF-α. Essas citocinas regulam a expressão de moléculas de adesão (ICAM e VCAM) nas células endoteliais, da quimiocina CXCL10 pelas células endoteliais e astrócitos, e de isoformas de lamininas da membrana basal e suas propriedades adesivas (Kennedy; Rodgers, 2019). Isso sugere que o parasito pode utilizar mecanismos semelhantes aos dos leucócitos para atravessar a BHE e invadir o SNC ou que os linfócitos podem alterar a integridade estrutural da BHE, permitindo posterior penetração pelos parasitos (Figura 3.1). Uma vez dentro do parênquima cerebral, o parasito induz uma neuroinflamação por meio do influxo de células imunes e ativação de outras células da NVU, comprometendo a função da BHE (Kennedy; Rodgers, 2019).

Invasão do sistema nervoso central pelo *Toxoplasma gondii* – mecanismos e implicações

O *Toxoplasma gondii* (*T. gondii*) é um parasito intracelular transmitido por meio da ingestão de alimentos e água contaminados ou, em casos de transmissão congênita, da mãe para o feto em desenvolvimento. Tem ampla gama de hospedeiros intermediários de sangue quente, incluindo aves, roedores e humanos, e pode infectar todas as células nucleadas. Do trato gastrointestinal, o parasito dissemina-se rapidamente pela corrente sanguínea e é capaz de transpor barreiras biológicas, como a placenta, a barreira sangue-retina e a BHE. Após atravessar a BHE e outras barreiras cerebrais, o *T. gondii* estabelece uma infecção latente no SNC. Dependendo do estado imunológico do hospedeiro, a infecção aguda ou a reativação de uma infecção crônica no SNC pode resultar em manifestações clínicas graves, como encefalite (Ross *et al.*, 2022).

A presença de parasitos nas células endoteliais, nas células perivasculares e no parênquima próximo aos capilares corticais sugere que esse é um local importante para a entrada do parasito *T. gondii* no SNC. Não há evidências, entretanto, de neurotropismo. Ao contrário, estudos com modelos animais mostram que a carga parasitária do parênquima cerebral é menor do que em outros órgãos periféricos, sugerindo uma restrição imposta pela BHE à invasão do SNC (Olivera *et al.*, 2021).

Estudos em modelos animais e *in vitro* sugerem que, nos primeiros dias após a infecção, a passagem do *T. gondii* para o parênquima cerebral ocorre de forma focal, sem causar disfunção generalizada da BHE ou grande infiltração leucocitária. Essa observação está de acordo com os dados clínicos que indicam que a invasão do SNC pelo parasito é silenciosa e assintomática em humanos (Ross *et al.*, 2022). Observa-se aumento na permeabilidade da BHE mais tardiamente na infecção, acompanhado pelo recrutamento de células imunes para o local, mas sem grande extravasamento de fluidos do sangue para o parênquima.

A análise da vasculatura cerebral apontou para um aumento na expressão de moléculas de adesão celular (ICAM-1, VCAM-1 e E-selectina) em camundongos infectados com *T. gondii* (Olivera *et al.*, 2021). A hipótese de que essas moléculas estão envolvidas na travessia do *T. gondii* pela BHE é fortalecida por estudos mostrando que a molécula ICAM-1 promove a adesão e migração do parasito, além de estar envolvida na transmigração de monócitos e células dendríticas parasitadas pelas células endoteliais (Courret *et al.*, 2006; Schneider *et al.*, 2019).

O acúmulo de leucócitos nos vasos cerebrais amplia a inflamação, a permeabilidade da BHE e, consequentemente, facilita a entrada do parasito no SNC. O pré-tratamento com o agente inflamatório lipopolissacarídeo (LPS) aumentou a carga parasitária no cérebro de animais infectados, provavelmente em virtude da desestabilização das proteínas que formam as TJ (Olivera *et al.*, 2021).

Assim, três hipóteses não excludentes vêm sendo discutidas como mecanismos pelo qual o *T. gondii* atravessa a BHE: migração paracelular, migração transcelular e "cavalo de Troia" (Ross *et al.*, 2022). A migração paracelular ocorre por meio da motilidade do parasito e interação de proteínas do parasito, como MIC-2 (do inglês, *microneme protein 2*), à molécula de adesão ICAM-1 no endotélio. Uma vez aderido ao endotélio, o parasito pode atravessar a BHE por entre as células endoteliais, ou iniciar a migração transcelular. Nesse segundo mecanismo, o parasito invade e replica dentro da célula endotelial do SNC e, posteriormente, sai no lado abluminal do vaso em direção ao parênquima cerebral. Por outro lado, o "cavalo de Troia" sugere que o parasito acessa o SNC dentro de células do sistema imune infectadas, como monócitos e células dendríticas (Figura 3.1) (Courret *et al.*, 2006; Schneider *et al.*, 2019).

Bibliografia

Andreone BJ, Chow BW, Tata A, Lacoste B, Ben-Zvi A, Bullock K, et al. Blood-brain barrier permeability is regulated by lipid transport-dependent suppression of caveolae-mediated transcytosis. Neuron. 2017;94(3):581-94.e5.

Bentivoglio M, Kristensson K. Tryps and trips: cell trafficking across the 100-year-old blood-brain barrier. Trends Neurosci. 2014;37(6):325-33.

Brown H, Hien TT, Day N, Mai NT, Chuong LV, Chau TT, et al. Evidence of blood-brain barrier dysfunction in human cerebral malaria. Neuropathol Appl Neurobiol. 1999;25(4):331-40.

Courret N, Darche S, Sonigo P, Milon G, Buzoni-Gâtel D, Tardieux I. CD11c- and CD11b-expressing mouse leukocytes transport single *Toxoplasma gondii* tachyzoites to the brain. Blood. 2006;107:309-16.

Grab DJ, Garcia-Garcia JC, Nikolskaia OV, Kim YV, Brown A, Pardo CA, et al. Protease activated receptor signaling is required for african trypanosome traversal of human brain microvascular endothelial cells. PLoS Negl Trop Dis. 2009;3(7):e479.

Kadry H, Noorani B, Cucullo L. A blood–brain barrier overview on structure, function, impairment, and biomarkers of integrity. Fluids Barriers CNS. 2020;17(1):69.

Kennedy PGE, Rodgers J. Clinical and neuropathogenetic aspects of human African trypanosomiasis. Front Immunol. 2019;10:39.

Langen UH, Ayloo S, Gu C. Development and cell biology of the blood-brain barrier. Annu Rev Cell Dev Biol. 2019;35:591-613.

MacLean L, Reiber H, Kennedy PG, Sternberg JM. Stage progression and neurological symptoms in *Trypanosoma brucei rhodesiense* sleeping sickness: role of the CNS inflammatory response. PLoS Negl Trop Dis. 2012;6:e1857.

Mulenga C, Mhlanga JD, Kristensson K, Robertson B. *Trypanosoma brucei brucei* crosses the blood-brain barrier while tight junction proteins are preserved in a rat chronic disease model. Neuropathol Appl Neurobiol. 2001;27(1):77-85.

Nishanth G, Schlüter D. Blood-brain barrier in cerebral malaria: pathogenesis and therapeutic intervention. trends parasitol. 2019;35(7):516-28.

Nitta T, Hata M, Gotoh S, Seo Y, Sasaki H, Hashimoto N, et al. Size-selective loosening of the blood-brain barrier in claudin-5-deficient mice. J Cell Biol. 2003;161(3):653-60.

Olivera GC, Ross EC, Peuckert C, Barragan A. Blood-brain barrier-restricted translocation of *Toxoplasma gondii* from cortical capillaries. Elife. 2021;10:e69182.

Riggle BA, Manglani M, Maric D, Johnson KR, Lee MH, Neto OLA, et al. CD8+ T cells target cerebrovasculature in children with cerebral malaria. J Clin Invest. 2020;130(3):1128-38.

Ross EC, Olivera GC, Barragan A. Early passage of Toxoplasma gondii across the blood-brain barrier. Trends Parasitol. 2022;38(6):450-461.

Saunders NR, Dreifuss JJ, Dziegielewska KM, Johansson PA, Habgood MD, Mollgard K, Bauer C. The rights and wrongs of blood-brain barrier permeability studies: a walk through 100 years of history. Front Neurosci. 2014;8:404.

Schneider CA, Figueroa Velez DX, Azevedo R, Hoover EM, Tran CJ, Lo C, et al. Imaging the dynamic recruitment of monocytes to the blood-brain barrier and specific brain regions during *Toxoplasma gondii* infection. Proc Natl Acad Sci. 2019;116(49):24796-807.

Stamatovic SM, Keep RF, Kunkel SL, Andjelkovic AV. Potential role of MCP-1 in endothelial cell tight junction 'opening': signaling via Rho and Rho kinase. J Cell Sci. 2003;116(Pt 22):4615-28.

Touré FS, Ouwe-Missi-Oukem-Boyer O, Bisvigou U, Moussa O, Rogier C, Pino P, et al. Apoptosis: a potential triggering mechanism of neurological manifestation in *Plasmodium falciparum* malaria. Parasite Immunol. 2008;30(1):47-51.

Zlokovic, B. V. Neurovascular pathways to neurodegeneration in Alzheimer's disease and other disorders. Nat. Rev. Neurosci. 2011;12:723-738.

Capítulo 4

Células da Glia e Neuroinflamação

Iohanna Deckmann
Júlio Santos Terra Machado
Isabela Drehmer
Wilson Savino
Carmem Gottfried

Resumo

Alterações neuroimunes estão presentes em uma ampla gama de desordens neurológicas, sendo danosas a todo sistema nervoso central (SNC). Embora a micro-glia tenha destaque nesse contexto, astrócitos e oligodendrócitos também têm papel importante no decorrer desses eventos. Quando ocorrem danos ao SNC, os astrócitos reagem de forma extremamente diversa, dependendo do momento da lesão: no neurodesenvolvimento, a ativação astrocitária está associada a perdas na citoarquitetura, prejuízos na proliferação e falhas na formação de circuitarias; na neurodegeneração, ocorre maior associação com excitotoxicidade, apoptose e desequilíbrios metabólicos. De forma geral, os astrócitos respondem adquirindo um perfil reativo que pode tanto mediar uma rápida solução quanto exacerbar o dano inicial. Os oligodendrócitos também desempenham papel relevante, especialmente na esclerose múltipla, e são o alvo principal da alteração autoimune presente nessa doença, por meio da ação direta de células imunes e também por meio da disfunção astrocitária. Ainda, recentemente, demonstrou-se que ambas as células têm a capacidade de comunicarem-se entre si, tanto de forma direta quanto por mediadores inflamatórios. A microglia, por ser um tipo celular que assume diferentes estágios de ativação, podendo chegar ao estágio fagocítico, atua em diferentes fases na progressão de doenças. De maneira geral, a neuroinflamação é um processo complexo que desempenha um papel fundamental na resposta do sistema imune durante episódios de dano ou estresse ao SNC. Nesse capítulo, reunimos as principais evidências do papel das células gliais em processos de neuroinflamação em condições fisiológicas e patológicas.

Palavras-chave: neuroinflamação; astrócitos; oligodendrócitos; microglia; sistema imune.

Introdução

O conceito de neuróglia foi introduzido por Rudolf Virchow em 1856. Virchow concebeu a neuróglia como uma espécie de tecido conjuntivo e descobriu que esse tecido também continha elementos celulares. Em 1891, Michael von Lenhossék cunhou o termo astrócitos; na década de 1910, Pio del Río-Hortega, aluno de Santiago Ramón y Cajal, definiu outros dois tipos de células gliais do sistema nervoso central (SNC), oligodendrócitos e microglia.

Embora as células gliais tenham sido descobertas há mais de um século, ainda há muito a ser descoberto sobre suas funções e como elas interagem com os neurônios (Verkhratsky; Butt, 2023).

As células progenitoras neuroepiteliais no tubo neural embrionário e no prosencéfalo dão origem à glia radial que, por sua vez, origina neurônios e macróglia durante a embriogênese. Após a formação de neurônios, por um processo chamado "troca gliogênica", os progenitores diferenciam-se em astrócitos ou células precursoras de oligodendrócitos (OPCs, do inglês *oligodendrocyte precursor cells*; também chamadas de glia NG2). Todos esses processos de origem e maturação são controlados por diversos fatores, entre eles *sonic hedgehog* (Shh), fatores de crescimento de fibroblastos, via da Wnt, *notch/delta* e também citocinas, demonstrando que a participação fisiológica do sistema imune é necessária para o correto desenvolvimento encefálico (Zuchero; Barres, 2015; Verkhratsky; Butt, 2023).

Dessa forma, considerando que astrócitos, neurônios e oligodendrócitos compartilham um precursor em comum, a correta diferenciação é fundamental para um número balanceado de células gliais com relação às células neuronais, garantindo uma circuitaria funcional. Sabidamente, alguns elementos associados ao sistema imune como a citocina IL-6 e a via JAK/STAT (especialmente STAT3) são fundamentais para a manutenção da diferenciação em uma via gliogênica, de modo que uma alteração imunológica precoce provavelmente interferirá no processo de diferenciação (Sloan; Barres, 2014). Já a microglia, de origem mesodérmica, é gerada no saco vitelínico durante a embriogênese a partir de macrófagos primitivos que migram para o SNC em desenvolvimento.

Do ponto de vista funcional, as células gliais desempenham papéis cruciais na homeostasia do SNC, tanto em condições fisiológicas quanto patológicas. Por muito tempo, os neurônios foram elementos principais de estudo no SNC. No entanto, com o avanço científico, observou-se que as células gliais contribuem para o funcionamento neural de diferentes formas, com funções distintas e inter-relacionadas (Verkhratsky; Butt, 2023).

Os astrócitos são as células gliais mais abundantes no SNC. Fisiologicamente, têm papel na manutenção da homeostasia iônica, incluindo tamponamento de K^+, recaptação de neurotransmissores, plasticidade sináptica, formação e manutenção da barreira hematoencefálica (BHE) – o que garante, além de proteção ao tecido encefálico, controle do suporte metabólico por meio do provimento de oxigênio e nutrientes ao encéfalo (Lawal *et al.*, 2022).

Os oligodendrócitos são, classicamente, um tipo de célula glial do SNC responsável pela síntese da bainha de mielina, estrutura rica em lipídeos que recobre os neurônios e mantém um isolamento para a condução dos impulsos elétricos. Mesmo que a taxa de produção de mielina decaia com o tempo no SNC adulto, as OPCs estão presentes e têm a capacidade de proliferar e diferenciar-se continuamente em oligodendrócitos maduros e mielinizantes. Os oligodendrócitos também foram associados recentemente a funções imunes no SNC e ao fornecimento de suporte metabólico para neurônios (Quincozes-Santos *et al.*, 2021). Novas descobertas demonstraram um papel ainda mais abrangente de oligodendrócitos, ao manter um contato direto com astrócitos por meio de junções comunicantes formadas por conexinas. Além da comunicação "célula-célula", as vias de sinalização mútua entre astrócitos e oligodendrócitos envolvem secreção de citocinas, quimiocinas e exossomas, trazendo também oligodendrócitos para um papel importante no desencadeamento e na progressão de eventos de natureza neuroinflamatória (Verkhratsky; Butt, 2023).

As células microgliais atuam escaneando o microambiente, permitindo a detecção de perigo e/ou patógenos invasores, sendo regularmente distribuídas por todo o SNC. Entre suas funções neuroprotetoras, as células microgliais apresentam a capacidade de eliminar células apoptóticas e secretar fatores neurotróficos e hormônios do crescimento no espaço extracelular (Muzio *et al.*, 2021). Além de atuar como vigilantes encefálicos, as células microgliais também controlam proliferação e diferenciação neuronal, influenciando a formação de conexões sinápticas. Durante a neurogênese, a microglia regula o estabelecimento dos circuitos do prosencéfalo, controlando o crescimento de axônios dopaminérgicos no prosencéfalo e o posicionamento laminar de subconjuntos de interneurônios neocorticais. A produção do fator neurotrófico derivado do encéfalo (BDNF, do inglês *brain-derived neurotrophic factor*) pela microglia promove a sobrevivência e a diferenciação dos neurônios, a regulação da formação e da transmissão sináptica, além da plasticidade sináptica crítica para a memória e o aprendizado. No encéfalo pós-natal, a poda sináptica mediada pela microglia é igualmente necessária para a remodelação dos circuitos neurais (Hughes *et al.*, 2023).

Neuroinflamação e células gliais

A neuroinflamação, por definição, é uma resposta inflamatória no tecido neural; ou seja, no encéfalo, na medula espinal ou no sistema nervoso periférico, mediada por citocinas, quimiocinas, espécies reativas de oxigênio (EROs) e segundos mensageiros. No SNC, essa complexa resposta se dá por meio de células gliais residentes, como microglia e astrócitos, células endoteliais, células imunes periféricas, entre outras, que geram consequências imunológicas, fisiológicas e bioquímicas que podem desencadear uma série de eventos como formação de edema, dano tecidual, morte celular e danos à BHE (DiSabato *et al.*, 2016; Takata *et al.*, 2021).

A microglia, por meio de receptores do tipo *toll* (TLRs, do inglês *toll-like receptors*), pode responder prontamente a sinais patogênicos locais. Os TLRs são receptores transmembrana caracterizados por um domínio extracelular rico em leucina, que detecta padrões moleculares associados a patógenos (PAMPs, do inglês *pathogen-associated molecular patterns*) ou padrões moleculares associados a danos (DAMPs, do inglês *damage-associated molecular patterns*). A ativação da via dos TLRs leva à produção de citocinas pró-inflamatórias ou à produção de interferons do tipo I (IFN-γ), que induzem a liberação de IFN-β e quimiocinas, como as quimiocinas CCL-5 e CXCL10. Ainda, como ocorre com outras células do sistema imune, a microglia pode liberar uma pletora de sinais em resposta ao dano tecidual, incluindo moléculas pró-inflamatórias [como IL-1β, IL-6, IL-12, IL-15, IL-17, CCL2, CCL4 e fator de necrose tumoral (TNF-α)] e anti-inflamatórias (como IL- 4, IL-8, IL-10, TGF-α e TGF-β) (Deczkowska *et al.*, 2018; Muzio *et al.*, 2021; Kim *et al.*, 2022).

Os astrócitos, por meio de astrocitose reativa, que envolve remodelamento morfológico, fisiológico, metabólico, bioquímico e transcricional, podem responder a diferentes graus durante processos neuroinflamatórios (Quincozes-Santos *et al.*, 2021; Lawal *et al.*, 2022). Na neuroinflamação, os astrócitos podem atuar como células apresentadoras de antígenos. Enquanto a microglia expressa MHC-II após ativação *in vivo* e *in vitro*, a expressão de MHC-II de astrócitos ocorre apenas durante inflamação prolongada *in vivo* ou *in vitro* sob estimulação por IFN-γ (Lawal *et al.*, 2022).

Dessa forma, de maneira clássica, as células associadas a respostas inflamatórias no SNC têm sido a microglia e os astrócitos. No entanto, os oligodendrócitos vêm, recentemente, ganhando destaque nesse contexto, uma vez que essas células já foram associadas à expressão de receptores relacionados com o sistema imune e moléculas imunomoduladoras (Quincozes-Santos *et al.*, 2021).

Embora a neuroinflamação seja potencialmente danosa, ela é especialmente prejudicial durante a embriogênese. A saúde materna durante a gravidez desempenha papel importante na formação de riscos de saúde e doença na prole. A hipótese de ativação imune materna (AIM) propõe que perturbações inflamatórias intraútero podem afetar o neurodesenvolvimento fetal, o que corrobora evidências epidemiológicas que sustentam a existência de uma associação entre inflamação materna durante a gravidez e transtornos do neurodesenvolvimento na prole (Han *et al.*, 2021). Diversos fatores inflamatórios maternos, incluindo obesidade, asma, doença autoimune, infecção e estresse psicossocial, estão associados a um risco aumentado de transtornos do neurodesenvolvimento e psiquiátricos, como transtorno do espectro autista (TEA), esquizofrenia e transtorno bipolar. Na vida intraútero, existe um delicado equilíbrio entre mediadores pró e anti-inflamatórios necessários para o neurodesenvolvimento encefálico típico. No entanto, as perturbações nos processos mediados por citocinas no início da vida, incluindo a indução de citocinas pró-inflamatórias em resposta à AIM, são associadas a uma miríade de respostas atípicas na vida pós-natal (Han *et al.*, 2021).

Barreira hematoencefálica

Como mencionado anteriormente no livro, a BHE é uma barreira seletiva formada por células endoteliais, pericitos (ambas compartilhando a mesma membrana basal, conferindo o aspecto de unidade na delimitação da barreira) e pés astrocitários, os quais cobrem cerca de 90% da vasculatura e expressam canais de potássio e aquaporina-4, que permitem o controle da homeostasia neural hídrica e iônica. Ainda, as células endoteliais são unidas por junções de oclusão, que selam a passagem paracelular e apresentam transportadores que permitem seletividade nas moléculas que devem entrar no SNC (Takata *et al.*, 2021). A integridade da BHE é fundamental para a manutenção da homeostasia encefálica, uma vez que seu comprometimento está associado a ativações microgliais e astrocitárias, as quais têm potencial para exacerbar a inflamação iniciada a partir da ativação de respostas imunes inatas, favorecendo a infiltração de mediadores inflamatórios oriundos da periferia, resultando em agravamento da neuroinflamação e ativação glial. Por sua vez, a liberação de citocinas pró-inflamatórias promovem neurotoxicidade e comprometimento da BHE (Takata *et al.*, 2021; Kim *et al.*, 2022).

A reatividade astrocitária envolve secreção aumentada de fator de crescimento de endotélio vascular A (VEGF-A, do inglês *vascular endothelial growth factor A*), de metaloproteinases (MMP), especialmente a MMP-9, e da quimiocinas CCL2, podendo agravar direta ou indiretamente a disfunção da BHE, uma vez que CCL2 promove migração de células mononucleares do sangue periférico através da camada endotelial. Além disso, astrócitos reativos têm a capacidade de liberar citocinas pró-inflamatórias, como a IL-6, aumentando a permeabilidade da BHE pelo remodelamento das junções de oclusão e liberação de quimiocinas. Dessa forma, os astrócitos apresentam um duplo papel, tanto percebendo a inflamação no microambiente neural – apresentando um perfil reativo – quanto propagando o dano por meio do estímulo à secreção de moléculas pró-inflamatórias, exacerbando o dano prévio à BHE e contribuindo para a progressão da neuroinflamação (Takata *et al.*, 2021; Lawal *et al.*, 2022; Verkhratsky; Butt, 2023).

Transtornos do neurodesenvolvimento

Os processos biológicos associados ao neurodesenvolvimento têm uma refinada organização com relação à geração, à proliferação e ao correto posicionamento das células em diferentes regiões do SNC ao longo do tempo. Aspectos associados à neuroinflamação, entretanto, são capazes de interferir nessa cadeia complexa, alterando padrões de funcionalidade celular. A microglia pode secretar IL-1α, TNF-α e C1q após a conversão em fenótipo M1 e induzir a ativação de astrócitos neurotóxicos, conhecidos como astrócitos A1. O padrão A1, especialmente, é capaz de induzir a expressão de genes pró-sinaptogênicos. Entretanto, essa ativação também pode reduzir a quantidade de vesículas pré-sinápticas, estabelecendo uma relação importante com a perda da organização sináptica, condição que é comum a diversos transtornos do neurodesenvolvimento, como o TEA (Kim *et al.*, 2022).

Uma leitura mais aprofundada sobre neuroinflamação e TEA pode ser obtida no Capítulo 9 – *Impactos da Neuroinflamação no Transtorno do Espectro Autista*. Entretanto, é importante salientar que estudos em indivíduos com TEA demonstram associação entre a ativação microglial e o aumento na imunorreatividade ou na expressão da proteína glial fibrilar ácida (GFAP, do inglês *glial fibrillary acidic protein*) em diferentes regiões encefálicas, como cerebelo, giro frontal médio, córtex cingulado anterior e córtex pré-frontal (Matta *et al.*, 2019). Observam-se resultados similares desse tipo de alteração em diferentes modelos animais de TEA (Gzielo; Nikiforuk, 2021), ressaltando o envolvimento das células gliais em alterações neuroimunes identificadas nesse transtorno.

Recentemente, alguns estudos apontaram para o papel de astrócitos na neuroinflamação observada no transtorno do déficit de atenção com hiperatividade (TDAH), especialmente como parte do agravamento do *status* inflamatório. Além disso, em estudo com modelo animal de TDAH, foi possível observar aumento no volume dos astrócitos no hipocampo e córtex pré-frontal, conjuntamente com ativação microglial (Zhang *et al.*, 2022).

Dessa forma, é possível observar que as células gliais estão envolvidas em diversos processos celulares associados ao neurodesenvolvimento, e que a compreensão de que vias de sinalização ativadas em processos neuroinflamatórios nesses transtornos têm alto potencial na busca por estratégias farmacológicas.

Doenças neurodegenerativas

A neurodegeneração é um processo complexo e progressivo, envolvendo uma ampla gama de componentes não só do sistema nervoso como também do sistema imune. Um grande desafio no campo das doenças neurodegenerativas e envelhecimento encefálico é identificar o mecanismo intrínseco que pode detectar precocemente os danos ao SNC e, assim, estabelecer estratégias terapêuticas, visando à neuroproteção.

A compreensão de modificações metabólicas, morfológicas e funcionais ao longo do tempo nas células gliais são de extrema relevância para ampliar estratégias terapêuticas para a fisiopatologia de doenças como a doença de Alzheimer (DA) (Shah *et al.*, 2022), doença de Parkinson (DP) (Wang *et al.*, 2021), esclerose múltipla (EM) (Psenicka *et al.*, 2021) e esclerose lateral amiotrófica (ELA) (Vaz *et al.*, 2021), entre outras.

Têm-se evidências de que a microglia associada à doença (MAD) poderia desempenhar um papel na neuroproteção. A MAD representa um subconjunto recentemente identificado de macrófagos residentes no SNC, encontrados em locais de neurodegeneração. Estudos em modelo de DA em camundongos demonstraram que níveis elevados do receptor desencadeante expresso em células mieloides 2

(TREM2) são encontrados nas proximidades das placas Aβ e são importantes para o estabelecimento das MADs, promovendo proliferação de microglia e estimulando fagocitose e degradação das fibrilas amiloides. Esses estudos sugerem a existência de uma subpopulação de microglia que ativa um mecanismo intrínseco que neutraliza a degeneração neuronal e a morte celular, e que poderia detectar danos no SNC na forma de padrões moleculares associados à neurodegeneração (Muzio *et al.*, 2021). Sem dúvida, a partir de estudos que combinam dados da análise transcricional de MAD em nível de célula isolada e estudos de associação do genoma humano (GWAS, do inglês *genome-wide association study*), pode-se chegar à função potencial de diferentes vias de MAD e determinar como a manipulação de MADs poderá originar novas alternativas terapêuticas.

Por outro lado, uma ativação microglial sustentada pode levar a danos irreversíveis ao SNC, pois a inflamação encefálica persistente afeta a plasticidade neural, prejudica a memória e é geralmente considerada um fator de dano tecidual em transtornos neurodegenerativos, em cujos processos a microglia libera citocinas inflamatórias, como TNF-α, IL-6 e IL-1β, EROs e excitotoxinas, incluindo o glutamato (Deczkowska *et al.*, 2018; Muzio *et al.*, 2021).

Na DA, o acúmulo de placas extracelulares de β-amiloides bem como o surgimento de emaranhados neurofibrilares intracelulares levam a perdas no conteúdo sináptico e morte neuronal progressiva, ocasionando declínios cognitivos. Diversos estudos demonstram que os astrócitos têm um papel relevante nesse processo, apresentando padrões de expressão gênica específicos, particularmente aumento da expressão de genes associados à resposta imune e diminuição na expressão de genes associados a processos de neurogênese e transmissão sináptica. Interessantemente, astrócitos ativados também apresentam reduzida capacidade de regular corretamente a homeostasia do íon cálcio, levando à excitotoxicidade neuronal e à hiperconectividade, ambos considerados como sinais iniciais da DA (Shah *et al.*, 2022).

A DP caracteriza-se pela degeneração de neurônios dopaminérgicos nigroestriatais (e de outras regiões encefálicas) com observação histopatológica de acúmulos da proteína α-sinucleína (α-sin), denominados de corpos de Lewy. A internalização da α-sin (liberada pelos neurônios em degeneração) realizada pelos astrócitos desencadeia ativação imune nessas células, que passam a apresentar um perfil A1, aumentando a expressão de citocinas como IL-1α, IL-1β, IL-6 e TNF-α. Outros prejuízos na função astrocitária incluem o aumento na produção de EROs, menor capacidade de degradar proteínas estruturalmente alteradas, incluindo a própria α-sin e menor recaptação de glutamato, promovendo excitotoxicidade, o que pode resultar em morte neuronal (Wang *et al.*, 2021).

Sobre as doenças desmielinizantes, a EM é uma doença de caráter autoimune caracterizada por processos de desmielinização no SNC, enquanto a ELA está associada à degeneração específica de neurônios motores. Na EM, a ativação astrocitária pelo processo inflamatório autoimune estimula a liberação de citocinas como IL-1β, IL-6, IL-10 e TNF-α, prejudica a regulação metabólica, especialmente do glutamato, facilita a sobrevivência de linfócitos B e outras classes de linfócitos infiltrados no encéfalo e ativa a formação de cicatrizes gliais em torno das lesões na bainha de mielina (Ponath *et al.*, 2018). Na ELA, os astrócitos ativados estabelecem uma relação mais complexa, especialmente por meio da liberação de exossomas que contêm micro-RNAs como o miR-494-3p e outros componentes que desequilibram especificamente o metabolismo de neurônios motores. É interessante notar que a heterogeneidade de alterações entre astrócitos do encéfalo e da medula espinal também parece contribuir para o estabelecimento da doença (Vaz *et al.*, 2021). Além disso, o aumento na expressão de diversos marcadores imunes como IFN-γ, IL-1β, M-CSF e óxido nítrico (NO, do inglês *nitric oxide*) acabam ativando a microglia no contexto da ELA, levando a um aumento na expressão de diversas moléculas como o fator de transcrição NF-κB, os receptores TLR2, TLR4 e NRGR1, o transportador xCT, as enzimas NOX2 e iNOS e a glicoproteína CD14.

As principais evidências envolvendo oligodendrócitos e neuroinflamação são identificadas no contexto da EM, tendo em vista a ampla desmielinização identificada nessa doença, em decorrência de processos autoimunes que lesionam progressivamente a bainha de mielina.

No caso dos oligodendrócitos, evidências indicam que as alterações autoimunes são capazes de induzir falhas no metabolismo mitocondrial, ocasionando estresse oxidativo. Interessantemente, a ampla presença de conexinas entre oligodendrócitos e entre oligodendrócitos e astrócitos é fundamental para manutenção da homeostasia metabólica e da mielinização. Entretanto, os distúrbios ocasionados pela ativação imune são capazes de alterar a expressão dessas proteínas, desequilibrando a comunicação direta entre essas células (Verkhratsky; Butt, 2023). Finalmente, estudos mais recentes ressaltam que as OPCs parecem desempenhar não só um papel no desenvolvimento da EM, mas também na manutenção do *status* inflamatório por meio da apresentação de antígenos a linfócitos do tipo T $CD4^+$ e T $CD8^+$ e da liberação de citocinas como IL-1β (Psenicka *et al.*, 2021).

De forma geral, o sistema imune, além de apresentar amplo papel fisiológico no SNC, também está envolvido em diversas patologias neurais, de forma aguda, transitória ou crônica, conforme ilustrado na Figura 4.1, envolvendo os principais aspectos relativos à neuroinflamação, discutidos ao longo deste capítulo.

Considerações finais

A neuroinflamação é um processo complexo, dependente da ativação de células presentes no ambiente neural a partir da liberação de mediadores inflamatórios periféricos. Neste capítulo foram abordados com mais detalhes os aspectos que envolvem as células gliais no processo de neuroinflamação. Na abordagem funcional dessas células na neuroinflamação, os astrócitos têm papel fundamental na composição e na permeabilidade da BHE, assim como na regulação de componentes sinápticos. Essas alterações, com perda na organização sináptica, são condições comuns entre diversos transtornos do neurodesenvolvimento, apontando para a relevância dos astrócitos no desencadeamento desses transtornos, como o TEA e o TDAH.

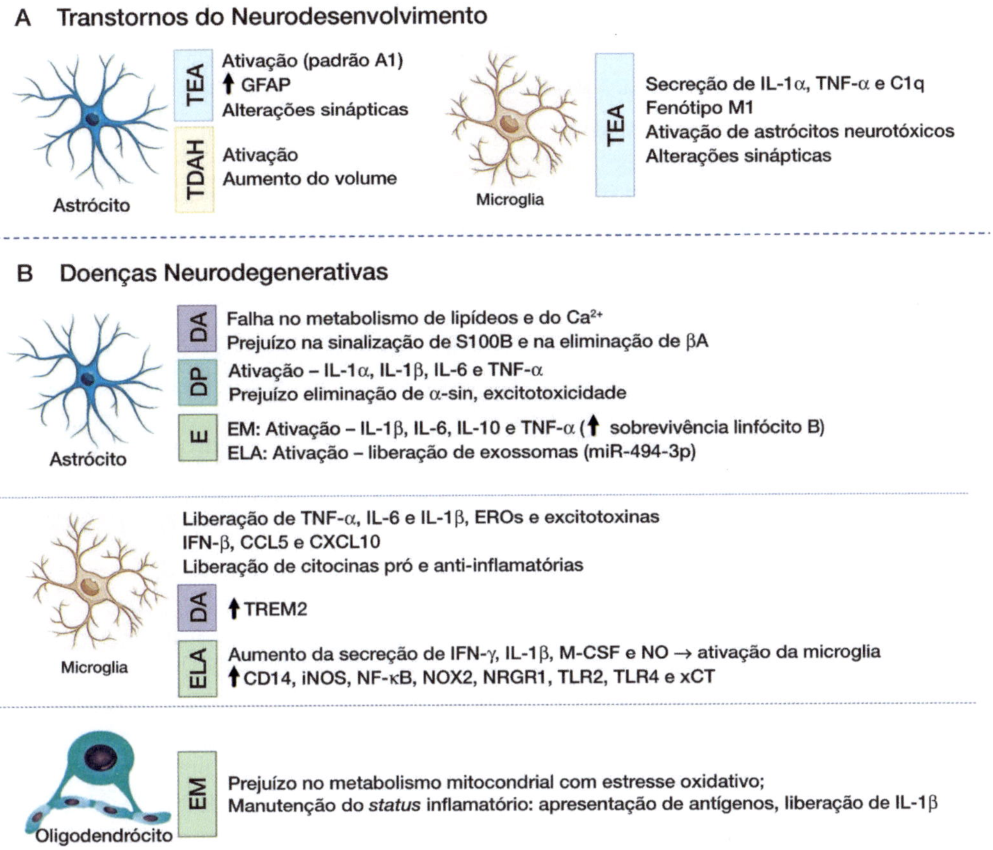

Figura 4.1. **Envolvimento das células gliais na neuroinflamação, considerando transtornos do neurodesenvolvimento e doenças neurodegenerativas.** (**A**) Principais alterações associadas à neuroinflamação nos astrócitos e na microglia nas desordens do neurodesenvolvimento (TEA e TDAH). (**B**) Principais alterações associadas à neuroinflamação em astrócitos, microglia e oligodendrócitos nas doenças neurodegenerativas (doença de Alzheimer, doença de Parkinson e escleroses). DA: doença de Alzheimer; DP: doença de Parkinson; E: escleroses (no geral); ELA (esclerose lateral amiotrófica); EM (esclerose múltipla); TDAH (transtorno do déficit de atenção com hiperatividade); TEA: transtorno do espectro autista. Fonte: Imagem criada a partir do *software* BioRender®.

Por outro lado, é possível observar que a perda da capacidade regulatória da atividade de células gliais durante processos neuroinflamatórios tem como consequência progressão da excitotoxicidade neuronal, hiperconectividade e progressiva morte neural, características presentes em diferentes doenças neurodegenerativas.

Assim como ocorre nos astrócitos, as principais descobertas acerca do papel inflamatório dos oligodendrócitos foram feitas por meio da elucidação do seu comportamento em doenças. No âmbito da EM, ocorre uma falha na função de mielinização dessas células por um processo de autoimunidade, prejudicando a comunicação entre esse complexo celular da macróglia. Dessa forma, todas essas alterações inflamatórias contribuem para a manutenção do estado inflamatório, apontando para a importância de esclarecer esses mecanismos no desenvolvimento dessas doenças.

Em estudos recentes, foram descobertas formas de comunicação entre astrócitos e oligodendrócitos por meio de conexinas e junções comunicantes, indicando um mecanismo importante no esclarecimento da progressão de eventos com envolvimento imune. Dessa forma, é importante ressaltar que a interação entre as próprias células gliais também é um aspecto a ser considerado no processo de ativação dessas células.

No caso das células microgliais, estudos *post mortem* em humanos obtidos por transcriptômica de células únicas demonstram uma diversidade celular muito além do conceito clássico de fenótipos M1/2. No entanto, o que falta determinar é a trajetória fenotípica durante a fase inicial e durante a fase progressiva de doenças neurais. Esse aspecto é muito relevante para o desenvolvimento de estratégias farmacológicas que possam modular a microglia em pacientes e, quem sabe, retardar a progressão da neurodegeneração.

Por fim, é importante salientar que o papel das células gliais no desencadeamento dos transtornos neurais está relacionado com a perda de características fisiológicas, com consequente mudança de fenótipo celular, prolongando, assim, o estado de inflamação. A compreensão de aspectos como permeabilidade da BHE, mecanismos de comunicação glia-glia e neurônio-glia, bem como a compreensão da diversidade/resposta fenotípica glial, são pontos importantes para o estabelecimento de futuras estratégias neuroprotetoras.

Bibliografia

Deczkowska A, Keren-Shaul H, Weiner A, Colonna M, Schwartz M, Amit I. Disease-associated microglia: a universal immune sensor of neurodegeneration. Cell. 2018;173(4):1073-81.

DiSabato DJ, Quan N, Godbout JP. Neuroinflammation: the devil is in the details. J Neurochem. 2016;139:136-53. Disponível na Internet: https://onlinelibrary.wiley.com/doi/full/10.1111/jnc.13607 (22 jan. 2023).

Gzielo K, Nikiforuk A. Astroglia in autism spectrum disorder. Int J Mol Sci. 2021;22:11544. Disponível na Internet: https://www.mdpi.com/1422-0067/22/21/11544/htm (22 jan. 2023).

Han VX, Patel S, Jones HF, Dale RC. Maternal immune activation and neuroinflammation in human neurodevelopmental disorders. Nat Rev Neurol. 2021;17(9):564-79 Disponível na Internet: https://www.nature.com/articles/s41582-021-00530-8 (22 já. 2023).

Hughes HK, Moreno RJ, Ashwood P. Innate immune dysfunction and neuroinflammation in autism spectrum disorder (ASD). Brain Behav Immun. 2023;108:245-54.

Kim J, Erice C, Rohlwink UK, Tucker EW. Infections in the developing brain: the role of the neuro-immune axis. Front Neurol. 2022;13:805786.

Lawal O, Ulloa Severino FP, Eroglu C. The role of astrocyte structural plasticity in regulating neural circuit function and behavior. Glia. 2022;70:1467-83. Disponível na Internet: https://onlinelibrary.wiley.com/doi/full/10.1002/glia.24191 (22 jan. 2023).

Matta SM, Hill-Yardin EL, Crack PJ. The influence of neuroinflammation in autism spectrum disorder. Brain Behav Immun. 2019;79:75-90.

Muzio L, Viotti A, Martino G. Microglia in neuroinflammation and neurodegeneration: from understanding to therapy. Front Neurosci. 2021;15:742065. Disponível na Internet: https://www.frontiersin.org/articles/10.3389/fnins.2021.742065/full (22 jan. 2023).

Ponath G, Park C, Pitt D. The role of astrocytes in multiple sclerosis. Front Immunol. 2018;9:217.

Psenicka MW, Smith BC, Tinkey RA, Williams JL. Connecting neuroinflammation and neurodegeneration in multiple sclerosis: are oligodendrocyte precursor cells a nexus of disease? Front Cell Neurosci. 2021;15:654284.

Quincozes-Santos A, Santos CL, Almeida RRS, da Silva A, Thomaz NK, Costa NLF, et al. Gliotoxicity and glioprotection: the dual role of glial cells. Mol Neurobiol; 2021;58(12):6577-92 Disponível na Internet: https://link.springer.com/article/10.1007/s12035-021-02574-9 (22 jan. 2023).

Shah D, Gsell W, Wahis J, Luckett ES, Jamoulle T, Vermaercke B, et al. Astrocyte calcium dysfunction causes early network hyperactivity in Alzheimer's disease. Cell Rep. 2022;40(8):111280. Disponível na Internet: http://www.cell.com/article/S2211124722011007/fulltext (22 jan. 2023).

Sloan SA, Barres BA. Mechanisms of astrocyte development and their contributions to neurodevelopmental disorders. Curr Opin Neurobiol. 2014;27:75-81.

Takata F, Nakagawa S, Matsumoto J, Dohgu S. Blood-brain barrier dysfunction amplifies the development of neuroinflammation: understanding of cellular events in brain microvascular endothelial cells for prevention and treatment of BBB dysfunction. Front Cell Neurosci. 2021;15:344.

Vaz SH, Pinto S, Sebastião AM, Brites D. Astrocytes in amyotrophic lateral sclerosis. Amyotroph Lateral Scler. 2021;3:35-54 Disponível na Internet: https://pubmed.ncbi.nlm.nih.gov/34473439/ (22 jan. 2023).

Verkhratsky A, Butt A. Neuroglia: function and pathology. 15th ed. Cambridge: Elsevier Academic Press; 2023. Disponível na Internet: https://www.elsevier.com/books/neuroglia-function-and-pathology/verkhratsky/978-0-12-821565-4 (22 jan. 2023).

Wang C, Yang T, Liang M, Xie J, Song N. Astrocyte dysfunction in Parkinson's disease: from the perspectives of transmitted α-synuclein and genetic modulation. Transl Neurodegener. 2021;101(10):1-17. Disponível na Internet: https://translationalneurodegeneration.biomedcentral.com/articles/10.1186/s40035-021-00265-y (22 jan. 2023).

Zhang P, Fang H, Lou C, Ye S, Shen G, Chen S, et al. Enhanced glial reaction and altered neuronal nitric oxide synthase are implicated in attention deficit hyperactivity disorder. Front Cell Dev Biol. 2023;10:901093.

Zuchero JB, Barres BA. Glia in mammalian development and disease. Development 142(22):3805-9. Disponível na Internet: https://journals.biologists.com/dev/article/142/22/3805/47050/Glia-in-mammalian-development-and-disease (22 jan. 2023).

Capítulo 5

Doenças Autoimunes do Sistema Nervoso – Foco em Esclerose Múltipla

Felipe von Glehn
Adriel S. Moraes
Amanda D. R. Lima
Leonilda M. B. Santos

Tolerância imunológica e autoimunidade

No início do século XX, Ehrlich e Morgenroth introduziram o termo "horror autotóxico" para explicar que o sistema imune de um indivíduo evita atacar seus próprios tecidos.[1] Posteriormente, já na metade do século XX, Billingham, Brent e Medawar demonstraram experimentalmente a indução de tolerância imunológica. Eles inocularam o tecido de um camundongo A em um camundongo B neonato e posteriormente mostraram que o animal B adulto não rejeitava ou rejeitava menos o transplante de tecido do camundongo A, enquanto rejeitava ativamente o transplante de tecido de um camundongo C; ou seja, o camundongo neonato desenvolveu tolerância aos tecidos do camundongo A.[2] A *tolerância imunológica* resulta de uma série de mecanismos complexos que evitam que o sistema imune de um indivíduo agrida seus próprios componentes. Falhas nesses mecanismos de tolerância podem levar ao aparecimento das doenças autoimunes.

A tolerância imunológica central ocorre durante o desenvolvimento de linfócitos T no timo e linfócitos B na medula óssea. Durante esse processo, as células imunes são expostas aos autoantígenos, e aquelas que reagem fortemente a esses antígenos são eliminadas por meio de um processo chamado seleção negativa.

A tolerância periférica, outro mecanismo de indução de tolerância, ocorre fora do timo e da medula óssea. Ela envolve a geração de células T reguladoras (Tregs) que suprimem a atividade de outras células imunes, mecanismos que impedem a ativação de células imunes em resposta aos autoantígenos, como a ausência de sinais coestimuladores, conhecido como anergia clonal, a apoptose ou deleção clonal e o efeito de citocinas, quimiocinas e seus receptores cognatos.

No geral, esses mecanismos de tolerância imunológica (central e periférica) desempenham um papel importante na manutenção da homeostase imunológica e na prevenção do aparecimento de doenças autoimunes. No entanto, mesmo sob a estrita vigilância da tolerância, linfócitos potencialmente autorreativos podem deixar os órgãos linfoides primários e ir para a circulação.[3]

A existência de linfócitos T ou B autorreativos não leva necessariamente ao aparecimento de doenças autoimunes. Isso porque a autorreatividade varia de um baixo nível fisiológico, essencial para a seleção de linfócitos e homeostase do sistema imunológico, a um nível intermediário, que se manifesta com a geração de autoanticorpos sem consequências clínicas. Somente quando a autoimunidade gera fortes reações imunes ela é considerada patogênica, levando ao desenvolvimento de doenças autoimunes, que têm alta prevalência na população. Com base na extensão dos tecidos envolvidos, essas doenças são divididas em órgão-específicas, como diabetes tipo I, esclerose múltipla (EM), doenças inflamatórias intestinais, miastenia *gravis*, o transtorno do espectro da neuromielite óptica (NMOSD, do inglês *neuromyelitis optica spectrum disorder*), e sistêmicas, como lúpus eritematoso sistêmico, artrite reumatoide e síndrome de Sjögren.[4]

Embora os sistemas nervoso e imunológico funcionem no sentido de manter a homeostase, em algumas circunstâncias eles podem desenvolver interações patológicas que levam a doenças no sistema nervoso. No século XX, o cérebro era considerado um órgão imunologicamente privilegiado por ser separado do sistema imunológico por barreiras e pela suposta ausência de vasos linfáticos. Porém, com o desenvolvimento das pesquisas nas últimas décadas, uma relação estreita entre o sistema imunológico e o cérebro tem sido desvendada, mudando o entendimento anterior. Observou-se que as células do sistema imune atuam como vigilantes do sistema nervoso central (SNC), residindo em nichos especializados dentro de meninges, plexo coroide, espaços perivasculares e linfonodos cervicais. Ainda, recentes estudos mostraram que as células imunes da medula óssea do crânio migram para as meninges através de microcapilares.[5] Utilizando marcadores fluorescentes, os autores demonstraram que esses microcapilares permitem que o líquido cefalorraquidiano (LCR) invada os nichos da medula craniana[6] e alterem a hematopoese, principalmente das células mieloides.[6] Dessa forma, a identificação que a medula craniana serve como um reservatório de células da resposta imune inata em conexão com LCR sugere um mecanismo no qual o SNC pode rapidamente montar uma resposta imune diante de uma infecção ou resposta inflamatória. Ainda com relação à vascularização das meninges, recentemente foi descrita uma nova camada da meninge denominada membrana subaracnoide do tipo linfática que é revestida de células do sistema imune.[7] Outros nichos importantes como o plexo coroide hospedam e orquestram a migração de células imunes para o parênquima do SNC. Os espaços perivasculares são preenchidos por células imunes que regulam o fluxo do LCR. Os linfonodos cervicais são órgãos linfoides secundários localizados próximo à artéria jugular. O líquido extracelular do cérebro é drenado para os linfonodos cervicais através da vasculatura linfática proveniente da dura-máter.[8] A demonstração do sistema linfático do SNC e da drenagem cerebral levou à identificação do sistema denominado *glinfático*, onde ocorre a interação entre o SNC e o sistema imune.[8] Essas descobertas abrem novas possibilidades para o entendimento das doenças autoimunes do SNC (Figura 5.1).

Esclerose múltipla

A esclerose múltipla (EM) é uma doença que afeta aproximadamente 2,9 milhões de pessoas no mundo, representando uma das principais doenças neurológicas incapacitantes em adultos jovens. No Brasil, estima-se que 19 pessoas a cada 100.000 habitantes tenham EM.

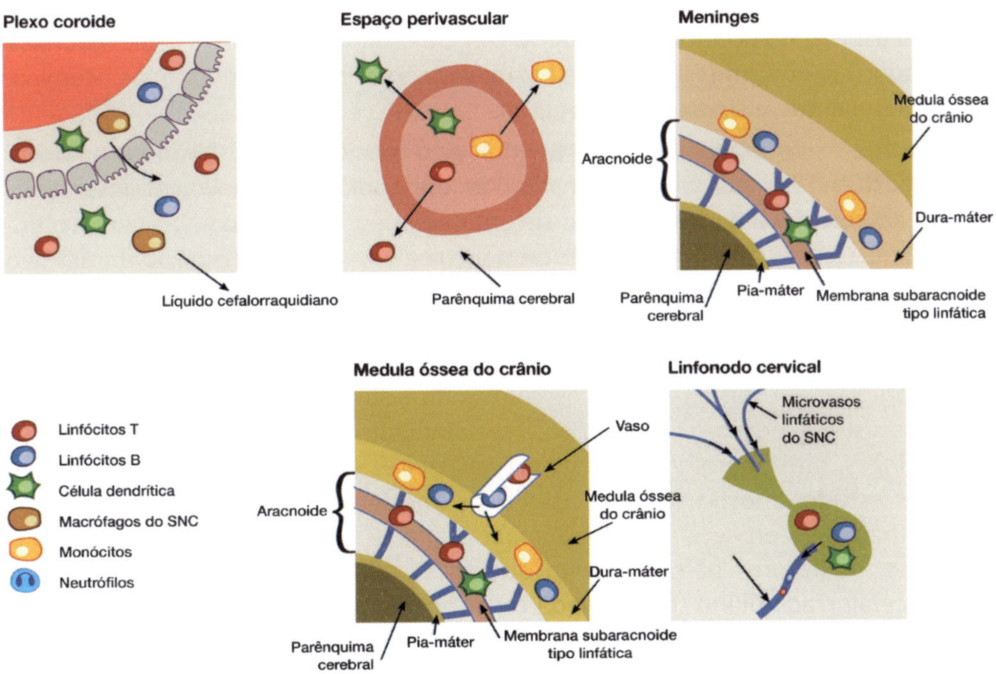

Figura 5.1. **Nichos que contêm células do sistema imune dentro do sistema nervoso central.** O esquema mostra a compartimentalização das células do sistema imune dentro do sistema nervoso em condições normais. As setas indicam as rotas que conectam as células imunológicas e os tecidos do sistema nervoso (estruturas foram descritas no modelo da esclerose múltipla). SNC: sistema nervoso central. Fonte: Esquema baseado no artigo de Castellani G, 2023.[8]

A EM é uma doença primária desmielinizante do SNC, e a principal área atingida é a região da substância branca, embora essas lesões também possam ocorrer em toda a extensão do parênquima do SNC, incluindo a substância cinzenta. Geralmente, a doença inicia-se na forma "remitente-recorrente" (EMRR) e, após alguns anos, ela evolui para a forma secundária- progressiva" (EMSP). Uma forma menos comum da EM é a chamada "primária progressiva" que acomete cerca de 10% a 15% dos pacientes.

A EMRR expressa-se por surtos e remissões clínicas. Essa forma é caracterizada por lesões inflamatórias focais agudas na substância branca cerebral e medula espinal, podendo evoluir para fase progressiva, caracterizada principalmente por perda axonal e neuronal. O processo inflamatório resulta em desmielinização, remielinização incompleta e gliose, sensibilizando os axônios remanescentes a novos insultos e encurtando seu tempo de vida. Diante desses fatos, estudos têm demonstrado que intervenções precoces na fase inflamatória da doença retardam e podem até prevenir o desenvolvimento da fase degenerativa progressiva.

A forma inicial de EMRR corresponde a 85% de todos os casos. Em 10 anos, 50% desses pacientes evoluirão para a forma secundariamente progressiva e, em 25 anos, 90% dos casos. A fase secundária é caracterizada por um déficit neurológico permanente e progressivo, determinado por um predomínio de neurodegeneração sobre a neuroinflamação, levando a uma dependência cada vez maior, a um estado cadeirante e, posteriormente acamado, além de distúrbios cognitivos. Estudos neuropatológicos recentes indicam um papel importante de células B, linfócitos T $CD8^+$ e do sistema imune-inato para a neurodegeneração da doença, associado a uma meningite crônica autoimune.[12] Necropsias demonstraram a presença de pseudofolículos linfoides de células B na pia-máter em 20 de 34 pacientes (54%) com a forma secundariamente progressiva. Outro estudo demonstrou esses folículos meníngeos desde o início da doença (fase remitente-recorrente), que aumentam em número e tamanho com o tempo e estão associados a uma doença mais grave.

Os tecidos linfoides terciários de células B estão associados a uma importante desmielinização subpial e atrofia cortical adjacente, com a formação de um gradiente de perda neuronal e astrocitária entre as camadas I a VI do córtex encefálico, principalmente nas camadas mais superficiais. O desenvolvimento e aprimoramento de novas técnicas de neuroimagem trouxe maior poder de análise de lesões estruturais e descoberta de lesões cerebrais corticais e alterações da substância branca e cinzenta aparentemente normal, anteriormente não detectadas com as técnicas convencionais, confirmando os achados histopatológicos e detectando lesões corticais desde o início da doença. Interessantemente, essas lesões localizam-se na profundidade dos sulcos e giros, área de baixa circulação de LCR e diante de uma ausência de infiltrado inflamatório no córtex adjacente, leva à hipótese de que citocinas, anticorpos e outras moléculas como as proteinases produzidos nos folículos meníngeos lesariam o parênquima por difusão.

Patogênese da esclerose múltipla

Diversos estudos indicam que linfócitos T autorreativos presentes na periferia cruzam a barreira hematoencefálica com a ajuda de moléculas de adesão celular, citocinas e quimiocinas pró-inflamatórias e promovem o início e a manutenção da inflamação no SNC. Já foi demonstrado que as citocinas pró-inflamatórias IFN-γ e IL-17 têm uma importante função na geração dos sintomas neurológicos e que os pacientes com EM apresentam aumento dos níveis séricos das citocinas pró-inflamatórias e anti-inflamatórias com relação aos indivíduos saudáveis. Outras células mononucleares, como macrófagos, células dendríticas e linfócitos B, já foram encontrados em infiltrados inflamatórios de lesões agudas cerebrais de uma série de necropsias de EM e podem participar desse processo. A resposta inflamatória na EM é caracterizada principalmente pela liberação de citocinas pró-inflamatórias como IFN-γ, TNF-α, linfotoxina β, IL-12, IL-17, IL-22 entre outras. Além da liberação de citocinas no parênquima do SNC, a inflamação induz a ativação da microglia que pode funcionar como apresentadora de antígeno, uma vez que tem origem hematopoética, mas principalmente promove a liberação de óxido nítrico (NO), que em altas quantidades podem ser extremamente nocivo para os neurônios e oligodendrócitos. Vários trabalhos demonstram que a osteopontina (OPN) é outro participante ativo na patogênese da EM. A OPN é uma citocina envolvida na resposta Th17 da resposta imune-adaptativa. Os seus níveis séricos estão aumentados em várias doenças autoimunes, causando aumento das citocinas pró-inflamatórias produzidas pelos linfócitos Th1 e Th17 e inibição das citocinas anti-inflamatórias. Na EM vários estudos mostram o aumento dos níveis séricos de OPN, nas diferentes fases da doença (Figura 5.2).

Na EM estudos demonstraram que células B de memória migram para o SNC através de um gradiente da quimiocinas CXCL13 existente no LCR. Na periferia, as células B são ativadas pela ligação cruzada do receptor BCR e, posteriormente, migram para o linfonodo onde receberão o segundo sinal pelos linfócitos T ao se ligarem ao CD40. A partir daí, aumentam a expressão de CXCR5 e migram para o sítio inflamatório seguindo o gradiente de CXCL13, em que se transformarão em plasmócitos ou em células B de memória. Um fato interessante é que um estudo prévio demonstrou que células B ativadas de indivíduos saudáveis e pacientes com EMRR induzem apoptose neuronal por um fator solúvel não identificado; esse único estudo cultivou neurônios e células B em meio de cultura que contém RPMI diluído em meio neurobasal. Recentemente, em nosso laboratório, identificamos microvesículas com marcadores para os linfócitos B e T no LCR de pacientes com EMRR, sendo que os linfócitos B continham granzima B no seu interior. A presença dessa proteinase (granzima B) pode contribuir, pelo menos em parte, para o aparecimento das lesões observadas na região subpial. É válido ressaltar que autoanticorpos também participam do dano tecidual na doença, bem como as células B atuam na apresentação de neuroantígeno aos linfócitos T autorreativos. Confirmando o efeito negativo dos linfócitos B na EM, um estudo clássico demonstrou que a depleção de linfócitos B com anticorpo anti-CD20 foi eficaz na redução da atividade da EM em pacientes com a forma remitente/recorrente da doença. Dessa forma, é bem evidenciado o papel dos linfócitos B na patogênese da EM.[9-12]

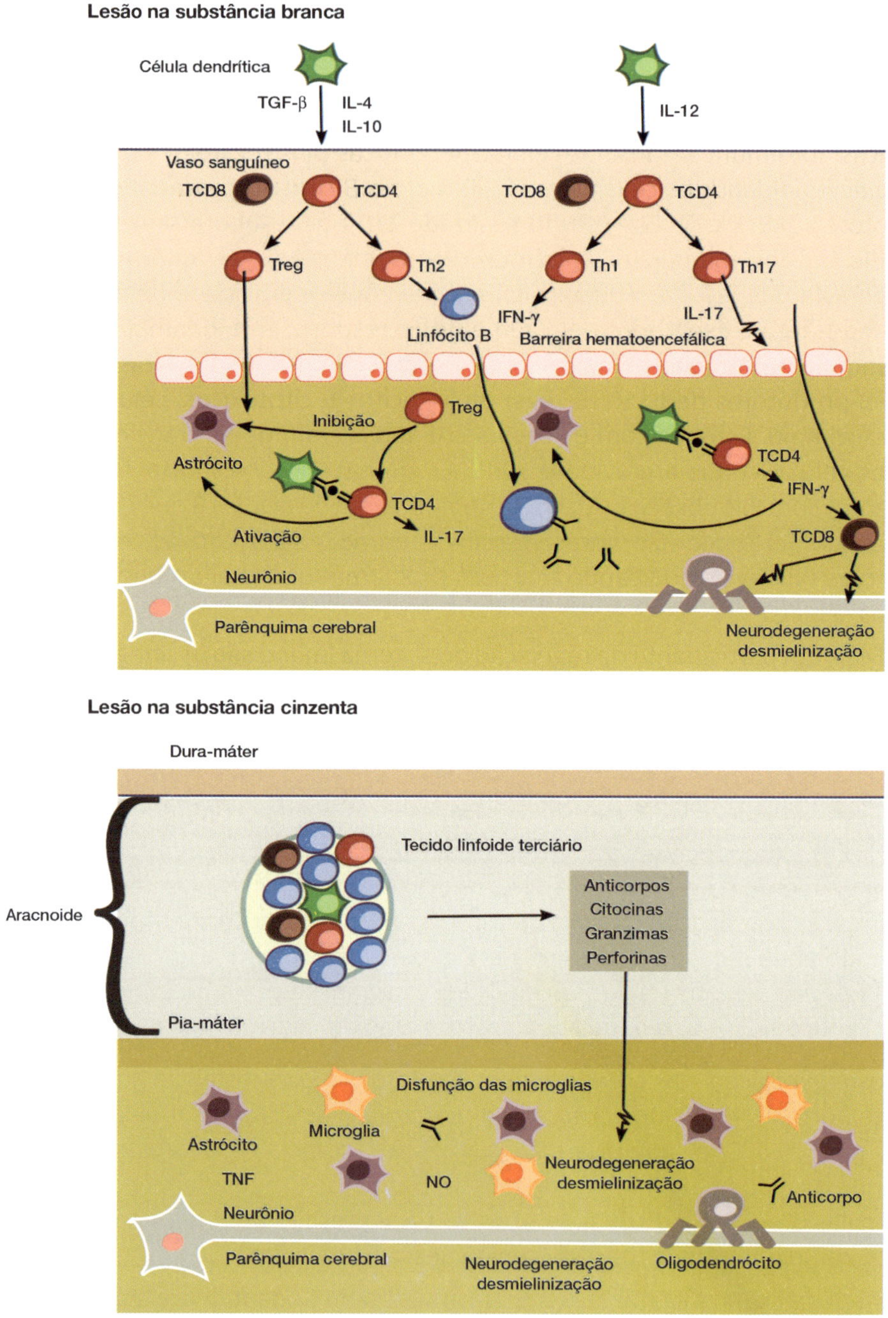

Figura 5.2. **Resposta inflamatória na substância branca e substância cinzenta do sistema nervoso central na esclerose múltipla.** A figura superior mostra a migração de linfócitos autorreativos do sangue periférico para dentro de parênquima cerebral levando à desmielinização dos neurônios. A figura inferior mostra que a desmielinização pode ser observada em todo cérebro, inclusive na substância cinzenta. A presença de tecido linfoide terciário nas meninges pode ser responsável pela produção de fatores solúveis que levam à neurodegeneração na região cortical subpial. Fonte: Desenvolvida pelos autores.

Resposta reguladora na esclerose múltipla

Os linfócitos B podem desempenhar um papel oposto e impedir que células T autorreativas tornem-se ativadas durante o processo de inflamação e promovam doenças autoimunes. Tanto as células dendríticas plasmocitoides (pDCs, do inglês *plasmacytoid dendritic cells*) como os linfócitos B constitutivamente expressam os receptores TLR-9 e 7. Em estudo realizado em nosso laboratório mostramos no modelo da encefalomielite autoimune experimental (EAE), que a administração do agonista dos TLR 9 e 7 reduz significativamente a gravidade da doença.[13] Esses resultados foram explicados pelo aumento da resposta anti-inflamatória das pDCs e ao estímulo de linfócitos B supressores. Essas células foram descritas como os linfócitos-B produtores de IL-10 (B-regs) ou linfócitos B citotóxicos, células produtoras de granzima B. Estudos com B-regs na EAE mostraram que a transferência adotiva dessas células reduz a gravidade da EAE, diminuindo a resposta Th1 e Th17. Em pacientes com EM observou-se que a porcentagem de células B que expressam IL-10 do sangue periférico não apresentavam diferenças significativas com relação aos controles saudáveis, indicando mais um problema funcional do que de frequência dessas células.[14]

Mais um participante da regulação do sistema imune são os antígenos de leucócitos humanos (HLA-G), que fazem parte dos antígenos de MHC de classe Ib. As moléculas HLA-G são definidas como moléculas de classe I não clássicas em virtude do polimorfismo limitado e de um peculiar padrão de sete isoformas. Foram descritas quatro isoformas ligadas à membrana celular (G1-G4) e três isoformas solúveis (G5-G7), que em ambos os casos estão envolvidas na regulação negativa da resposta imune. Na EM o efeito imunorregulador das moléculas HLA-G foi proposto quando se observou elevados níveis de HLA-G solúvel no soro dos pacientes com relação aos níveis de HLA-G no soro de indivíduos saudáveis. Ainda, os níveis de HLA-G solúvel estão diminuídos nos pacientes com EM em surto, evidenciado pelas imagens de ressonância magnética. As moléculas de HLA-G estão expressas no tecido cerebral de pacientes com EM com inflamação ativa. Essas moléculas foram descritas nas placas de desmielinização, nas áreas ao redor das lesões e na substância branca aparentemente normal. No tecido cerebral também foram descritas as moléculas de receptores para HLA-G, a molécula ILT2, sugerindo a importância dessas moléculas no controle da resposta inflamatória no SNC. Linfócitos T reguladores positivos para as moléculas de HLA-G no LCR e cérebro de pacientes com EM também foram observados, reforçando o efeito tolerogênico dessas moléculas.[15]

As pDCs fazem a ligação da resposta imune inata e adaptativa e tanto estimulam a função efetora como a função tolerogênica na resposta imune adaptativa. A resposta efetora é mediada pela produção de IFN do tipo I, uma vez que as pDCs são as células que mais produzem IFN alfa ou beta quando estimuladas. A função imunorreguladora deve-se à produção de indoleamina 2,3, dioxigenase (IDO) e à expressão de moléculas com função imunorreguladora como a HLA-G. Em estudo realizado em nosso laboratório, mostramos que pacientes com EM em surto apresentavam um aumento significativo de pDCs no LCR. No entanto, não pudemos explicar a função dessas células no LCR dos pacientes. Uma possibilidade seria que a expressão de moléculas imunorreguladoras reduziria a resposta inflamatória e, consequentemente, os pacientes sairiam do surto. Nesse estudo, confirmamos que as pDCs que expressam as moléculas de HLA-G estão presentes no LCR e provavelmente atuam na redução da resposta imune inflamatória na EM.[16]

Terapias para esclerose múltipla

Todos os principais medicamentos aprovados para o tratamento da EM visam à modulação ou supressão da resposta inflamatória. Durante os anos 1960, o tratamento da EM teve como base o uso dos corticosteroides. No entanto, essa classe de fármacos não foi eficaz na redução do número de surtos da doença. Nas décadas seguintes, foram testados e usados diversos fármacos com ação imunossupressora como, p. ex., ciclofosmamida, azatioprina e metotrexato, entre outras. Esses fármacos proporcionaram um controle mais eficiente dos surtos avaliados pela taxa anual quando comparados com placebo. No entanto, apenas no final dos anos 1980, foi introduzido o conceito de imunomodulação com o lançamento dos interferons beta recombinantes (IFN-β) e do acetato de glatirâmer (AG), a fim de controlar a evolução clínica da EM. Ficou comprovado o efeito imunomodulador por meio da observação da redução da taxa anual de surtos em aproximadamente 30% no grupo tratado quando comparado com placebo, assim como redução da atividade inflamatória no SNC observada pelas imagens de ressonância nuclear magnética (RNM) do neuroeixo. Esses achados representam uma resposta parcial, em que alguns subgrupos respondem diferentemente a cada terapia. A heterogeneidade pode ter origem nas bases genéticas que determinam as diferenças em migração celular, proliferação, diferenciação, apresentação de antígeno, regulação de citocinas e, também, em decorrência do surgimento de anticorpos neutralizantes contra esses fármacos.

A falha terapêutica e a baixa eficácia dos imunomoduladores levaram ao desenvolvimento de novas estratégias terapêuticas que interferem na resposta imune de forma direta. Nas últimas décadas, diversos fármacos com base em anticorpos monoclonais foram desenvolvidos para o tratamento da EMRR, como, p. ex., os anticorpos anti-CD20 (rituximabe/ocrelizumabe/ofatunumabe), anti-CD25 (daclizumabe), anti-CD52 (alemtuzumabe) e anti-VLA-4 (natalizumabe). Esses anticorpos visam o bloqueio ou depleção de subtipos celulares específicos, principalmente linfócitos T e B.

O natalizumabe foi o primeiro anticorpo monoclonal aprovado pelo FDA (2006) para o tratamento da EMRR, apresentando uma redução expressiva do número anual de surtos e de lesões vista pela RNM encefálica. Seu mecanismo de ação baseia-se, principalmente, no bloqueio da migração de linfócitos T encefalitogênicos para o SNC, ao se ligar na subunidade $\alpha4$ das integrinas expressas na superfície de células T ativadas, evitando a ligação com os receptores endoteliais VCAM-1 e ICAM-1 da barreira hematoencefálica. O bloqueio observado durante o tratamento também interfere na ligação desses linfócitos com a osteopontina e fibronectina reduzindo, portanto, a resposta inflamatória. Com o tratamento, observa-se uma redução do número de leucócitos no LCR, incluindo células T $CD4^+$, células T $CD8^+$, células B $CD19^+$ e plasmócitos CD138.$^+$ Estudos mostraram que o natalizumabe pode diminuir os níveis plasmáticos de TNF-α, IL-6 e IL-10, assim como os níveis de IL-1β, IL-6 e IL-8 no LCR. No sentido de entender como o natalizumabe age sobre as pDCs, demonstrou-se que as pDCs de pacientes com EM expressam a integrina alpha 4 e provavelmente o natalizumabe liga-se à integrina iniciando a sinalização intracelular que resultará no aumento da expressão de HLA-G nessa população celular. Em um estudo realizado no nosso laboratório, apresentamos evidências que pacientes em uso de natalizumabe têm aumento na expressão de HLA-G na superfície de células dendríticas plasmocitoides, bem como aumento nos níveis séricos de HLA-G solúvel. Esses pacientes também apresentam queda nos níveis de neurofilamentos, dosados no LCR. Os neurofilamentos são proteínas estruturais da parede neuronal e atualmente firmam-se como biomarcadores para avaliação de processos neurodegenerativos.[17]

Os anticorpos monoclonais demonstraram uma eficácia superior no controle da atividade e progressão da doença, porém à custa de um risco aumentado para infecções e efeitos adversos algumas vezes graves, trazendo sérios riscos à saúde desses pacientes. Diante da falta de um tratamento 100% eficaz, e a necessidade do uso crônico dessas terapias imunossupressoras mais potentes, foram criadas estratégias clínicas para aumentar a segurança dos pacientes, identificando aqueles com maiores riscos de desenvolver infecções ao serem expostos a determinados fármacos ou que apresentem determinados biomarcadores séricos, ajudando na escolha individualizada do melhor medicamento com menor risco de efeito colateral caso a caso. Uma das infecções mais frequentes e graves associadas às novas terapias imunossupressoras é a causada pelo poliomavirus humano JC. Esse vírus oportunista pode levar ao quadro de leucoencefalopatia multifocal progressiva (LEMP), que tem alta taxa de mortalidade. A LEMP parece ocorrer após uma complexa interação entre hospedeiro e fatores virais, levando ao desenvolvimento da forma patogênica ou rearranjada do vírus que pode infectar e destruir oligodendrócitos no SNC. O risco estimado atual para os pacientes em uso de natalizumabe, p. ex., é de 1:1000 em um tempo de tratamento de 17,9 meses. Estudos observacionais em pacientes tratados com natalizumabe demonstraram que os riscos de LEMP aumentam com história prévia de uso de imunossupressores, presença de anticorpo anti-JC no soro e uso prolongado por mais de 24 meses. Até março de 2015, dos 142.000 pacientes tratados com natalizumabe, 585 desenvolveram LEMP e 23% deles vieram a óbito. Em trabalho desenvolvido pelo nosso grupo, demonstramos o desaparecimento das bandas oligoclonais (BOC) de IgG no LCR de pacientes em uso de natalizumabe após uma mediana de 10 infusões. Relatamos também que um paciente que apresentou clínica de LEMP associado à terapia com natalizumabe, negativação das BOC e presença do vírus JC no LCR, teve retorno das BOC e nova pesquisa do vírus JC resultando negativa após terapia com plasmaféerese para promoção de imunorreconstituição. Esses achados foram confirmados em estudos com maior número de pacientes. Essas observações são relevantes porque:

- As BOC de IgG do LCR estão presentes em 90% a 95% dos pacientes diagnosticados com EMRR.
- Punções lombares repetidas demonstraram que, uma vez detectadas, as bandas nunca desaparecem e, entre os casos negativos, 43% dos pacientes tornam-se positivos ao longo do tempo.
- Até o presente momento, nenhum tratamento havia resultado no desaparecimento de BOC no LCR mesmo com uso de fármacos imunossupressores, imunomoduladores ou que depletem os linfócitos B, como o rituximabe.
- Alguns trabalhos mostram que, clinicamente, pacientes que apresentam BOC no LCR evoluem com mais surtos e incapacidades quando comparados aos pacientes que não apresentam. Diante desses achados, pode-se especular que os tecidos linfoides terciários de células B meníngeos, produtores das IgGs e IgMs que formam as BOC, necessitam do estímulo dos linfócitos T hiper-reativos vindos do sangue periférico para a manutenção da inflamação crônica do SNC e poderiam servir como biomarcadores tanto para eficácia do tratamento com natalizumabe como também para indicar risco de infecção para o vírus JC.[18]

Transtorno do espectro da neuromielite óptica

Durante o estudo com pacientes com EM, observou-se que um grupo de pacientes apresentava pouca resposta ao tratamento e, até mesmo, alguns aumentavam o número de surtos. Esses pacientes apresentavam um fenótipo de neurite óptica e mielite transversa com pouca recuperação entre os surtos. Essa apresentação recebia a denominação de esclerose múltipla forma óptico espinhal em algumas regiões. Em 2005, Vanda Lennon *et al.* da Mayo Clinic nos Estados Unidos demonstraram que esses pacientes apresentavam anticorpo contra um canal de água expresso nos pés dos astrócitos, induzindo destruição tecidual por citotoxicidade mediada por anticorpos e pelo complexo de ataque a membranas do sistema complemento.[19] Assim, foi descoberto o primeiro biomarcador de uma doença desmielinizante do SNC, o anticorpo anti-aquaporina 4 (anti-AQP4). Rapidamente, definiu-se que esse grupo de pacientes apresentava uma doença distinta da EM, a neuromielite óptica, com fisiopatologia diferente e, consequentemente, terapia distinta. Essa descoberta inaugurou uma nova era de identificação de autoanticorpos associados às doenças do SNC, as encefalites autoimunes e as doenças associadas ao anticorpo anti-MOG.[20]

O estudo da interação entre sistema imunológico e sistema nervoso é muito dinâmico e passa por uma grande transformação em seu entendimento. Espera-se que nos próximos anos as pesquisas elucidem muitos aspectos atualmente ainda não esclarecidos.

Referência bibliográfica

1. Ehrlich P, Morgenroth J. On heamolysins third and fifth communications. In: Ehrlich P, Himmelweit M. The collected papers on Paul Ehrlich, vol 2. London: Pergamon; 1957:205-12, 246-55.
2. Billingham RE, Brent L, Medawar PB. Actively acquired tolerance of foreign cells. Nature. 1953;172(4379):603-6.
3. Schwartz RH. Historical overview of immunological tolerance. Cold Spring Harb Perspect Biol. 2012;4(4):a006908.
4. Theofilopoulos AN, Kono DH, Baccala R. The multiple pathways to autoimmunity. Nat. Immunol. 2017;18(7):716-24.
5. Herisson F, Froderman V, Courties G, Rohde D, Sun Y, Vandoorne K, et al. Direct vascular channels connect skull bone marrow and the brain surface enabling myeloid cell migration Nat. Neurosci. 2018;21(9):1209-17.
6. Mazzitelli JA, Smyth LCD, Cross KA, Dykstra T, Sun J, Du S, et al. Cerebrospinal fluid regulates skull bone marrow niches via direct access through dural channels Nat. Neurosci. 2022;25(5):555-60.
7. Møllgård K, Beinlich FRM, Kusk P, Miyakoshi LM, Delle C, Plá V, et al. A mesothelium divides the subarachnoid space into functional compartments. Science. 2023;379(6627):84-8.
8. Castellani G, Croese T Peralta Ramos JM, Schwartz M. Transforming the understanding of brain immunity. Science. 2023;380(6640):eabo7649.
9. Dobson R, Giovannoni G. Multiple sclerosis - a review Eur. J. Neurol. 2019;26(1):2740.
10. Lassmann H. Multiple sclerosis Pathology. Cold Spring Harb Perspect Med. 2018;8(3):a028936.
11. Wekerle H. Autoimmunity B cells in multiple sclerosis. 2017;50(1):57-60.
12. Serafini B, Rosicarelli B, Magliozzi R, Stigliano E, Aloisi F. Detection of ectopic B-cell follicles with germinal centers in the meninges of patients with secondary progressive multiple sclerosis. Brain Pathol. 2004;14(2):164-74.
13. Longhini AL, Santos MP, Pradella F, Moraes AS, Dionete AC, Andrade MD, et al. In vivo administration of TLR9 agonist reduces the severity of experimental autoimmune encephalomyelitis. The role of plasmacytoid dentritic cells and B lymphocytes. CNS Neurosci Ther. 2014;20(8):787-90.
14. Catalán D, Mansilla MA, Ferrier A, Soto L, Oleinika K, Aguillón JC, et al. Immunosupressive mechanisms of rgulatory B cells. Front. Immunol. 2021;12:611795.
15. Pankratz S, Ruck T, Meuth SG, Wiendl H. CD4(+) HLA-G(+) regulatory T cells: Molecular signature and pathophysiological relevance. Hum. Immunol. 2016;77(9):727-33.
16. Longhini AL, von Glehn F, Brandão CO, Paula RF, Pradella F, Moraes AS. Plasmacytoid dendritic cells are increased in cerebrospinal fluid of untreated patients during multiple sclerosis relapse. J. Neuroinflammation. 2011;8(1):2.
17. Moraes AS, Boldrini VO, Dionete AC, Andrade MD, Longhini ALF, Santos I, et al. Decreased neurofilament l chain levels in cerebrospinal fluid and tolerogenic plasmacytoid dendritic cells in natalizumab-treated multiple sclerosis patients - brief research report. Front. Cell. Neurosci. 2021;15:705618.
18. von Glehn F, Farias AS, de Oliveira AC, Damasceno A, Longhini AL, Oliveira EC, et al. Disappearance of cerebrospinal fluid oligoclonal bands after natalizumab treatment of multiple sclerosis patients. Mult. Scler. 2012;18(7):1038-41.
19. Lennon VA, Wingerchuk DM, Kryzer TJ, Pittock SJ, Lucchinetti CF, Fujihara K, et al. A serum autoantibody marker of neuromyelitis optica: distinction from multiple sclerosis. Lancet. 2004;364(9451):2106-12.
20. Banwell B, Bennett JL, Marignier R, Kim HJ, Brilot F, Flanagan EP, et al. Diagnosis of myelin oligodendrocyte glycoprotein antibody-associated disease: International MOGAD Panel proposed criteria. Lancet Neurol. 2023;22(3):268-82.

Capítulo 6

Neuroinflamação no Sistema Nervoso Periférico – Papel das Células de Schwann

Roberta Olmo Pinheiro
Milton Ozório Moraes
Márcia Rodrigues Jardim

Introdução

A célula glial (glia ou neuróglia) do sistema nervoso periférico (SNP), a célula de Schwann (SC, do inglês *Schwann cell*), é uma das células mais multifacetadas do corpo. Durante o desenvolvimento, as SCs asseguram a sobrevivência neuronal e participam do seu desenvolvimento. Simultaneamente, elas orquestram a configuração arquitetônica dos nervos em desenvolvimento, incluindo os vasos sanguíneos e as camadas endo, peri e epineural. Além disso, a notável plasticidade das SCs torna-se evidente no contexto de uma lesão nervosa, em que se transdiferenciam em células reparadoras, que orquestram uma resposta regenerativa que promove a reparação nervosa em parte por meio da modulação do sistema imune.[1] Portanto, as SCs têm um papel vital na manutenção da integridade axonal e desempenham funções essenciais em locais específicos do SNP. São células que dão suporte e proteção para os neurônios por meio da formação da bainha de mielina, aumentando a sua capacidade de condução do estímulo elétrico e a manutenção da homeostase do axônio por meio de suporte estrutural e metabólico.

A inflamação está associada ao trauma e pode induzir ou exacerbar o dano oxidativo. As células inflamatórias produzem espécies reativas de oxigênio (ROS, do inglês *reactive oxygen species*) em resposta às citocinas, como o fator de necrose tumoral (TNF, do inglês *tumor necrosis factor*) ou ligantes que se ligam a receptores do tipo Toll (TLRs, do inglês *Toll-like receptor*). ROS produzidas por células inflamatórias combinam com ROS geradas pelo dano celular e pela peroxidação lipídica para induzir mudanças transcricionais dependentes de NF-κB, que contribuem para propagar a inflamação. Apesar de a inflamação estar associada à morte celular, o dano inflamatório no nervo pode aumentar o reparo, incluindo processos iniciados por células imunes do infiltrado inflamatório ou diretamente pelas SCs.

No geral, o processo de reparo tecidual e a remielinização ocorrem mais rápida e eficientemente após o dano do nervo periférico do que após dano no sistema nervoso central. A principal razão para esse fato é a função de reparo tão eficiente das SCs.

As SCs apresentam elevada plasticidade, e células maduras podem desdiferenciar-se após a lesão do nervo e contribuir para o reparo tecidual. Também exibem funções "imunes" que permitem desempenhar um importante papel de resposta à lesão neural e ao aumento da inflamação. Tanto as células mielínicas quanto as amielínicas podem responder a situações de dano neural. Mesmo as células mielínicas, distantes do local da lesão, são capazes de se desprender de seus axônios, desdiferenciar em células do tipo remak, proliferar e, então, migrar para o sítio de lesão ou desmielinização.

É importante destacar que as células de Schwann auxiliam no reparo ao fagocitarem fragmentos de mielina. Essas células também geram substrato para dar suporte a axônios em regeneração. Esses substratos são conhecidos como bandas de Bungner e as SCs encontradas secretam componentes da matriz extracelular e fatores tróficos que auxiliam na regeneração axonal.

Receptores imunes e células de Schwann

As SCs expressam uma variedade de receptores de reconhecimento padrão (PRRs, do inglês *pattern recognition receptors*), incluindo receptor de manose (CD206), receptor tipo lectina C e LRP1. Também expressam TLR2, TLR4 e TLR7 e, em resposta à lesão no nervo, são capazes de regular positivamente a expressão de TLR1, por exemplo.[2,3]

Os padrões moleculares associados à patógenos (PAMPs, do inglês *pathogen-associated molecular pattern*) são reconhecidos por PRRs localizados na membrana da SC e no retículo endoplasmático. Além dos TLRs, expressam as lectinas tipo C, DC-SIGN e CD206. Outros receptores incluem proteínas estruturais (laminina e distroglicana) e receptores tróficos (receptor de tirosina cinase, TRkc) localizados nas SCs, bem como em fibroblastos e mioblastos.

Uma vez internalizados, os ácidos nucleicos derivados dos patógenos e outros PAMPS ativam PRRs ligados à sinalização intracelular e vias transcricionais por meio da expressão de citocinas e mediadores inflamatórios.

Após sofrerem alterações morfológicas, as SCs podem secretar IL-1β, TNF, IL-6, MCP-1/CCL2 e óxido nítrico. Algumas dessas moléculas podem apresentar um efeito dúbio. Por exemplo, IL-1β e TNF são necessárias para o reparo do sistema nervoso periférico. Por outro lado, essas moléculas podem também estar associadas ao desenvolvimento de dano e dor neuropática.

Uma característica peculiar das SCs é que elas podem produzir IL-10, bem como outros mediadores anti-inflamatórios que podem contribuir para o reparo, tendo um papel essencial no reparo e na remielinização nos locais de lesão.[4]

Papel da inflamação e citocinas na regeneração do nervo periférico

A lesão do nervo periférico normalmente desencadeia uma resposta inflamatória, a qual é necessária para o reparo do nervo e uma posterior reinervação funcional. Pode parecer um pouco controverso, mas, no nervo periférico, a reação inflamatória e seus mediadores no nervo com lesão, participam da sua regeneração.

A degeneração walleriana é um tipo de degeneração axonal em que ocorre uma cascata de eventos celulares e moleculares distais das fibras nervosas lesionadas e é considerada uma espécie de reação imune inata ou neuroinflamação. Os eventos celulares compreendem a degeneração de partes distais de axônios comprometidos, ativação de SCs, quebra da barreira hematoneural, recrutamento de macrófagos e outros tipos celulares que produzem citocinas e quimiocinas.

A lesão axonal leva a alterações moleculares relacionadas com inflamação e inclui a modulação da matriz extracelular (ECM, do inglês *extracelullar matrix*) endoneural por metaloproteinases, bem como elevação de neurotrofina e produção de citocinas.

As SCs proliferam e desdiferenciam-se a um estágio imaturo distante da lesão neural. As SCs imaturas, alinhadas em bandas de Bungner, compreendem a principal fonte de citocinas, fatores neurotróficos e moléculas de adesão celular que estimulam e guiam a regeneração axonal.

Após a fase inicial da degeneração walleriana, uma reação inflamatória de SCs se origina associada à sua multiplicação, sobrevivência e promoção do crescimento axonal. Nas últimas duas décadas demonstrou-se que as citocinas/quimiocinas produzidas pelas SCs do nervo distal têm efeitos diretos ou indiretos, tendo um papel relevante para o reparo e mesmo para a lesão do nervo.

As SCs transdiferenciam-se em células de Schwann desmielinizantes para remover a bainha de mielina durante a degeneração walleriana, após injúria axonal e mesmo nas neuropatias desmielinizantes, sendo os macrófagos responsáveis pela degradação da mielina em ambas as condições.[5]

Papel da infecção da célula de Schwann nas neuropatias inflamatórias infecciosas

As neuropatias inflamatórias periféricas causadas por vírus, bactérias, protozoários, helmintos e espiroquetas podem ser tratáveis ou evoluir para incapacidades funcionais permanentes. As SCs conseguem secretar mediadores inflamatórios capazes de controlar as infecções virais e espiroquetas altamente invasivas. Ao contrário, dois patógenos intracelulares obrigatórios, *Trypanosoma cruzi* e *Mycobacterium leprae*, são capazes de infectar as SCs e gerar inflamação persistente no nervo.

Muitos patógenos capazes de causar a inflamação do nervo periférico não infectam primariamente as SCs ou outros componentes celulares do nervo periférico. A inflamação do nervo periférico, gerada em resposta à presença de patógenos, pode resultar de efeitos indiretos da infecção, que inclui a formação de anticorpos antipatógenos, formação de complexos imunes, que passam da circulação sistêmica para os nervos, resultando em desmielinização e posterior lesão axonal.

O mimetismo molecular é um mecanismo proposto no qual a inflamação do nervo periférico ocorre após a infecção sistêmica e vacinação com diferentes patógenos, como: *Campylobacter jejuni*, vírus Epstein-Barr e citomegalovírus, estando associado à similaridade estrutural entre antígenos microbianos e tecidos do hospedeiro. As células T e os anticorpos gerados contra o patógeno podem apresentar uma reatividade cruzada com antígenos localizados no axônio e SCs, levando à infiltração de macrófagos e células T no nervo, contribuindo para uma neuropatia desmielinizante e motora axonal conhecida como síndrome de Guillain-Barré. Desse modo, a inflamação do nervo periférico no contexto da infecção é o resultado dos efeitos secundários da ativação das células presentes no nervo periférico, como fibroblastos, macrófagos e SCs, por antígenos patogênicos. No centro dessa resposta encontra-se a SC, uma célula capaz de produzir mediadores que atuam tanto na resposta inata quanto na resposta adaptativa.

O entendimento dos mecanismos associados ao papel da SC na inflamação do nervo periférico em processos infecciosos pode contribuir para o desenvolvimento de fármacos mais específicos e efetivos, uma vez que, até o momento, o tratamento da inflamação do nervo periférico durante processos infecciosos é realizado com agentes anti-inflamatórios, corticoides e antibióticos.[6]

Resposta imune inata na célula de Schwann durante a lesão do nervo periférico

As SCs estimuladas por patógenos produzem citocinas inflamatórias como IL-1β, IL-1α, IL-6, pela sinalização de receptores inatos TLR2, bem como as citocinas anti-inflamatórias IL-10 e TGF-β. Em conjunto, proteínas da via clássica do complemento como C1q, opsoninas C3 e iC3b, quimioatraentes de macrófagos (C3a, C5a) e componentes terminais da via (C5b-C9) são produzidos em resposta a patógenos. Em culturas celulares, as SCs expressam MHC classes I e II em resposta a citocinas pró-inflamatórias como IL-1β e IFN-γ. Lipopolissacarídeo (LPS), um componente da parede celular bacteriana, estimula a produção de TNF pela SC e contribui para a lesão do nervo periférico. A estimulação da SC por antígenos patogênicos ativa a expressão de MHC e a apresentação de antígenos para células T sistêmicas que infiltram o nervo periférico (células T $CD4^+$ e $CD8^+$), criando uma conexão entre os sistemas imunes inato e adaptativo.[7,8]

As alterações histológicas iniciais aparecem cerca de 24 horas a 36 horas após a lesão traumática, sendo acompanhadas por edema axonal e fragmentação, seguidos de degradação da mielina, com liberação de mediadores anti-inflamatórios e fatores de crescimento por células de Schwann de reparo e macrófagos, que contribuem para a eliminação de macrófagos.[9] Esse processo é essencial para o reparo axonal e redução da inflamação local, sendo regulado pela expressão de citocinas e quimiocinas inflamatórias. As citocinas inflamatórias estimulam a produção de MCP-1/CCL2 e CCL3, que promovem o recrutamento de macrófagos do endotélio para o endoneuro. Após uma lesão "estéril", a população predominante de macrófagos apresenta fenótipo M2 (alternativamente ativados, com fenótipo associado a reparo celular); ao contrário, na presença de LPS o fenótipo é predominante M1.[10,11]

As SCs, as células endoteliais e os fibroblastos expressam complexo de ataque a membrana (C5-C9), contribuindo para a degeneração da mielina e do axônio. A mielina, bem como os patógenos, são opsonizados com iC3b e isso facilita a fagocitose por macrófagos $CR3^+$. Em conjunto, as SCs também expressam uma ampla variedade de receptores IgG (FcR) capazes de fagocitar patógenos opsonizados. A prevenção da ativação descontrolada da via do complemento com consequente lesão neural e inibição do reparo axonal é essencial para a efetiva remoção dos patógenos. As SCs e os fibroblastos estimulados com citocinas inflamatórias também regulam positivamente a expressão de moléculas vitais para a remielinização e reparo axonal, que incluem o fator de crescimento nervoso (NGF, do inglês *nerve growth factor*), fator neurotrófico derivado do cérebro, fator neurotrófico ciliar e fator de crescimento de fibroblastos (Figura 6.1).

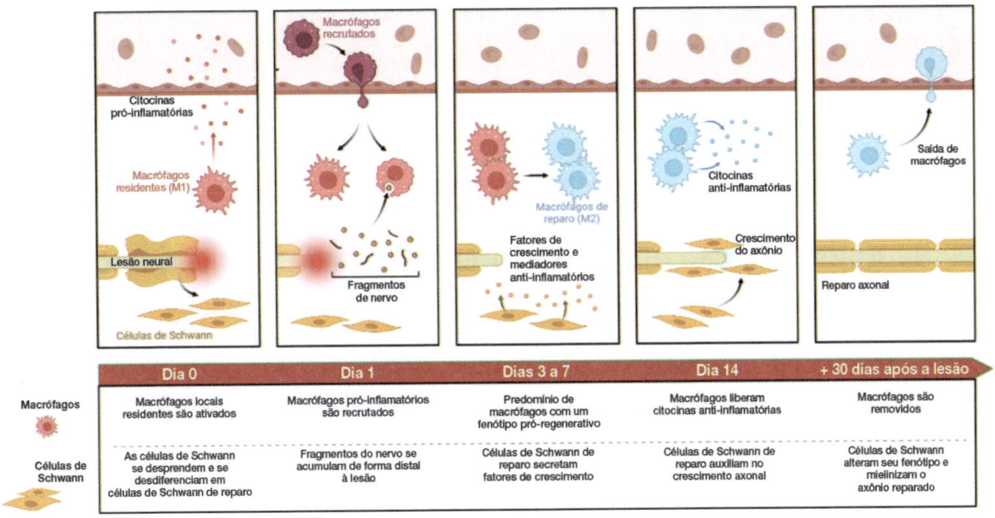

Figura 6.1. **Função de reparo por células de Schwann**. Durante a lesão neural, fragmentos de nervo são fagocitados por macrófagos. Após essa etapa inicial, as células de Schwann secretam fatores de crescimento e mediadores anti-inflamatórios que podem atuar sobre os macrófagos para que eles assumam um fenótipo pró-regenerativo (M2). Os macrófagos passam a produzir citocinas anti-inflamatórias, criando um microambiente favorável para que a célula de Schwann auxilie no crescimento axonal e possa alterar o seu fenótipo, mielinizando o axônio reparado.
Fonte: Imagem criada com o *software* BioRender®.

Diversos patógenos podem estar associados a quadros de neuropatia periférica inflamatória. Nesse capítulo, vamos discutir alguns patógenos associados à neuroinflamação no nervo periférico, evidenciando o papel da SC.

A contribuição das células de Schwann para a neuroinflamação durante a infecção pelo vírus da imunodeficiência humana

Uma causa muito comum de neuropatia periférica é o vírus da imunodeficiência humana (HIV). Não está muito claro se são as alterações decorrentes da infecção ou da ativação da SC que contribuem para a produção de citocinas pró-inflamatórias. A hipótese é de que mediadores solúveis, neurotóxicos, liberados por macrófagos infectados com HIV, sejam capazes de causar uma axonopatia sensitiva.

O importante papel das células de Schwann na patogênese do HIV tem sido descrito em estudos que apontam que a ligação de gp120 às SCs perineurais pode resultar na liberação de citocinas pró-inflamatórias, como TNF, o qual atua em eventos associados à neurotoxicidade. A proteína gp120 liga-se ao receptor de quimiocina CXCR4, expresso por células de Schwann e isso libera os mediadores inflamatórios RANTES e TNF, ambos capazes de estimular axônios e neurônios na liberação de TNFR1, que contribui para a lesão axonal e degradação da mielina.

Ao contrário das SCs perineurais que ajudam a mediar a neurotoxicidade induzida por gp120, as SCs periaxonais têm um papel neuroprotetor que é mediado pela eritropoietina. Essa neuroproteção é dependente da ativação do fator induzido por hipóxia (HIF-1) em SCs periaxonais via óxido nítrico (NO) liberado dos axônios lesionados.[12]

A neuropatia tóxica a antirretrovirais é uma complicação frequente associada aos inibidores da transcriptase reversa, especialmente didanosina e estavudina. Ao contrário da polineuropatia sensitiva distal associada ao HIV, a neuropatia decorrente do uso de antirretrovirais tem como alvo axônios sensitivos sem a ativação de SCs.[13]

Neuroinflamação durante a infecção por *Trypanosoma cruzi*

T. cruzi é um protozoário intracelular obrigatório cuja forma amastigota é capaz de invadir uma ampla gama de tipos celulares, incluindo monócitos, SCs e células da glia, mas não neurônios. A infecção crônica da doença (doença de Chagas) está associada à infecção persistente que contribui para a degeneração do gânglio parassimpático com perda funcional da inervação do sistema nervoso autônomo no coração e no trato gastrintestinal, resultando em cardiomiopatia e arritmias cardíacas, além de afetar a mobilidade do intestino grosso.

A resposta do hospedeiro à infecção por *T. cruzi* envolve o reconhecimento de glicosilfosfatidilinositol (GPI) e DNA parasitário por TLR2 e TLR9, respectivamente, junto com a expressão de MHC, expressando peptídeos derivados da transialidase de superfície que irão ativar linfócitos T $CD8^+$, iniciando uma resposta inflamatória acompanhada por lesão da célula hospedeira. Com o intuito de conter essa resposta antagônica, *T. cruzi* invade uma série de tipos celulares, incluindo SCs que expressam os receptores de tirosina cinase (Trk) A, B e C, que são receptores transmembranares para diversos fatores neurotróficos.

A transialidase presente na superfície de *T. cruzi* ou o fator neurotrófico derivado de parasito ((PDNF, do inglês *parasite-derived neurotrophic factor*)) ligam-se ao TrkC para invadir as SCs, promovendo a sobrevivência do parasito e a replicação.[14]

Uma vez no interior das SCs, a sobrevivência do parasito depende da fosforilação de TrkC e da ativação das vias de Erk1/2 e Akt, sendo essa etapa essencial para *T. cruzi* replicar, conferindo uma vantagem para o crescimento intracelular do patógeno. O PDNF é também um imunossupressor que reduz a ativação de células T $CD8^{+}$ e inibe a apoptose das células infectadas, favorecendo a sobrevivência de *T. cruzi*.[15]

A interação *T. cruzi*-TrkC facilita a sobrevivência intracelular resultando em inflamação crônica, e é possível que a inibição dessa via sirva como um potencial alvo terapêutico.

A resposta inflamatória das células de Schwann na neuropatia hanseniana

M. leprae e *M. lepromatosis* são os agentes etiológicos da hanseníase, uma doença infecciosa crônica predominantemente de nervos periféricos. *M. leprae* apresenta tropismo por macrófagos e SCs, cuja distribuição intracelular é um importante fator que contribui para os eventos patológicos que resultam na lesão neural. Os mecanismos associados à forma pela qual *M. leprae* atravessa a barreira hematoneural, bem como é internalizado pela SC, ainda não foram completamente elucidados, o que poderia auxiliar na identificação de alvos terapêuticos potenciais na prevenção dos estágios iniciais da infecção.

A base da infecção da SC por *M. leprae* é um processo no qual o bacilo invade a lâmina basal do axônio. Numa etapa inicial, *M. leprae* liga-se ao domínio G da cadeia $\alpha 2$ da laminina na lâmina basal da SC. Em uma etapa subsequente, a combinação *M. leprae*-laminina G liga-se a α e β-distroglicana e parte do complexo distrofina distroglicana na superfície da SC. O glicolipídeo fenólico (PGL-1), um antígeno de superfície de *M. leprae*, também se liga à laminina-2 localizada na lâmina basal da SC e, em combinação com LBP21, consegue acessar a SC; LBP21 é uma proteína de superfície de *M. leprae*, de 21 kDa, codificada pelo gene ML1683 e funciona como uma molécula de adesão da SC que facilita a invasão do nervo periférico.[16]

A neuropatia hanseniana em sua fase inicial é desmielinizante. Durante a infecção por *M. leprae*, as SCs produzem uma resposta inflamatória que resulta na inflamação do nervo periférico. No entanto, essa visão não explica todos os achados que temos da associação de *M. leprae* com a inflamação do nervo periférico, como: longo período de incubação, inflamação crônica com sobrevivência intracelular do bacilo, apesar da perda da SC em decorrência da inflamação e da falha da célula hospedeira na eliminação de *M. leprae*.

As SCs produzem citocinas pró- e anti-inflamatórias em resposta à presença do bacilo. A apresentação de antígenos pelas SCs, tanto por MHC de classe II quanto por apresentação cruzada via MHC de classe I, ativa linfócitos T, especialmente T $CD8^+$ que contribuem para a lise da célula hospedeira. As células T também produzem citocinas pró-inflamatórias que contribuem para a lesão neural. Cabe ressaltar que os componentes antigênicos presentes na parede de *M. leprae* são reconhecidos por PRRs na superfície da SC, podendo contribuir para a indução de apoptose ou mesmo para a produção de TNF, uma citocina associada à lesão neural, principalmente em pacientes paucibacilares.[17-19] A lipoarabinomanana (LAM) ativa as proteínas do complemento na SC com a formação de opsonina C3 e o complexo de ataque à membrana (MAC, do inglês *membrane attack complex*). Os receptores de complemento em macrófagos CR1, CR3 e CR4 detectam a mielina opsonizada com proteínas C (C3, C3b).

Para se manter viável, *M. leprae* induz a desmielinização da célula, levando a uma geração de SCs desdiferenciadas, cujas alterações fenotípicas ocorreram em virtude da ativação da via de sinalização Erk1/2-MAPK. Essa população desdiferenciada de SCs é especialmente vulnerável à infecção por *M. leprae*, como se observa nas biópsias de nervo de pacientes com neuropatia hanseniana.

M. leprae é capaz de reprogramar a SC. Para isso, inicialmente há a produção de uma resposta inflamatória imune inata contra o bacilo, seguida por um aumento na expressão de fatores de transcrição embrionários, incluindo a regulação negativa de genes como SOX10, que estão associados à mielinização na SC e à regulação positiva de genes associados à diferenciação mesodermal (musculatura esquelética e lisa) e transforma a SC madura infectada em uma célula progenitora com um fenótipo de tecido conectivo e capacidade de contribuir para a remielinização e o reparo axonal.[20]

As células pluripotentes são altamente vulneráveis à infecção por *M. leprae* e criam um nicho bacteriano (dentro do sítio de imunoprivilégio do endoneuro) capaz de suportar a infecção persistente como se observa na neuropatia na forma multibacilar.

As células pluripotentes infectadas levam à produção de fatores trófico e quimiotáticos que recrutam macrófagos, formando estruturas semelhantes a um granuloma, contendo células infectadas. Há um consenso de que os granulomas previnem a disseminação do patógeno, mas estudos no modelo de *Zebrafish* demonstraram que os granulomas iniciais podem contribuir para a disseminação do patógeno.

Em resumo, pode-se afirmar que *M. leprae* induz a desmielinização ao estimular a produção de metaloproteinases de matriz (MMPs), CXCL-10 e CCL2, que atraem macrófagos.

PGL-1 induz óxido nítrico sintase (NOS) em macrófagos infectados, o que resulta em dano aos axônios causado pela lesão mitocondrial e desmielinização. A nitrotirosina, que é o produto do metabolismo do NO, é encontrada em nervos de pacientes multibacilares. Também está envolvida na peroxidação lipídica da mielina, o que contribui para a desmielinização.

Também já foi descrito que o mecanismo direto da indução da desmielinização induzido por *M. leprae* depende da liberação do patógeno ao receptor tirosina ErbB2 nas SCs, o que resulta na ativação de vias de transdução de sinal por meio da via Ras-Raf-MEK/ERK. *M. leprae* induz mudanças significativas das vias metabólicas nas SCs, como os induzidos por fator de crescimento tipo insulina (IGF-1), o qual permite que a bactéria sobreviva nas células hospedeiras. *M. leprae* aumenta a captação de glicose e síntese lipídica e regula negativamente o estresse oxidativo e a autofagia. Por fim, PGL-1 ativa CD206, e a interação de CD206 com PPAR-γ leva à formação de corpúsculos lipídicos que produzem prostaglandina E_2.[21]

Conclusões

As SCs são de suma importância para o reparo e a plasticidade do nervo periférico, associados a processos infecciosos ou não. No entanto, muitas funções das SCs em resposta à lesão nervosa aguda ainda permanecem pouco compreendidas, especialmente, a determinação de seu preciso papel molecular relacionado com a sobrevivência neuronal, regeneração axonal, bem como para uma potencial função de suporte trófico. É importante ressaltar que as funções pró-regenerativas especializadas das SCs durante o reparo do nervo podem ser restritas a uma janela de tempo particular, e a lesão nervosa crônica constitui um problema comum e grave na lesão de nervos periféricos. Nesse capítulo destacamos alguns dos mecanismos associados ao papel das SCs na neuroinflamação durante processos infecciosos, o que pode contribuir para a identificação de alvos farmacológicos mais específicos para o controle do dano neural em pacientes com quadro infeccioso.

Referência bibliográfica

1. Bosch-Queralt M, Fledrich R, Stassart RM. Schwann cell functions in peripheral nerve development and repair. Neurobiol Dis. 2023;176:105952.
2. Goethals S, Ydens E, Timmerman V, Janssens S. Toll-like receptor expression in the peripheral nerve. Glia. 2010;58(14):1701-9.
3. Lee H, Lee S, Cho IH, Lee SJ. Toll-like receptors: sensor molecules for detecting damage to the nervous system. Curr Protein Pept Sci. 2013;14(1):33-42.
4. Yuan Y, Wang Y, Wu S, Zhao MY. Review: Myelin clearance is critical for regeneration after peripheral nerve injury. Front Neurol. 2022;13:908148.
5. Park HT, Kim JK, Tricaud N. The conceptual introduction of the "demyelinating Schwann cell" in peripheral demyelinating neuropathies. Glia. 2019;67(4):571-81.
6. Lehmann HC, Höke A. Schwann cells as a therapeutic target for peripheral neuropathies. CNS Neurol Disord Drug Targets. 2010;9(6):801-6.
7. Westland KW, Pollard JD, Sander S, Bonner JG, Linington C, McLeod JG. Activated non-neural specific T cells open the blood-brain barrier to circulating antibodies. Brain. 1999;122(7):1283-91.
8. Berner J, Weiss T, Sorger H, Rifatbegovic F, Kauer M, Windhager R, et al. Human repair-related Schwann cells adopt functions of antigen-presenting cells in vitro. Glia. 2022;70:2361-77.
9. Johnson PC, Asbury AK. The pathology of peripheral nerve. Muscle Nerve. 1980;3(6):519-28.
10. Liu P, Peng J, Han GH, Ding X, Wei S, Gao G, et al. Role of macrophages in peripheral nerve injury and repair. Neural Regen Res. 2019;14(8):1335-42.

11. Iwai H, Ataka K, Suzuki H, Dhar A, Kuramoto E, Yamanaka A, et al. Tissue-resident M2 macrophages directly contact primary sensory neurons in the sensory ganglia after nerve injury. J Neuroinflammation. 2021;18(1):227.
12. Cornblath DR, Hoke A. Recent advances in HIV neuropathy. Curr Opin Neurol. 2006;19(5):446-50.
13. Bhangoo SK, Ren D, Miller RJ, Chan DM, Ripsch MS, Weiss C, et al. CXCR4 chemokine receptor signaling mediates pain hypersensitivity in association with antiretroviral toxic neuropathy. Brain Behav Immun. 2007;21(5):581-91.
14. Weinkauf C, Salvador R, Pereiraperrin M. Neurotrophin receptor TrkC is an entry receptor for Trypanosoma cruzi in neural, glial, and epithelial cells. Infect Immun. 2011;79(10):4081-7.
15. Chuenkova MV, Furnari FB, Cavenee WK, Pereira MA. Trypanosoma cruzi trans-sialidase: a potent and specific survival factor for human Schwann cells by means of phosphatidylinositol 3-kinase/Akt signaling. Proc Natl Acad Sci U S A. 2001;98(17):9936-41.
16. Harboe M, Aseffa A, Leekassa R. Challenges presented by nerve damage in leprosy. Lepr Rev. 2005;76(1):5-13.
17. Oliveira RB, Sampaio EP, Aarestrup F, Teles RM, Silva TP, Oliveira AL, et al. Cytokines and Mycobacterium leprae induce apoptosis in human Schwann cells. J Neuropathol Exp Neurol. 2005;64(10):882-90.
18. Oliveira AL, Antunes SL, Teles RM, Costa da Silva AC, Silva TP, Brandão Teles R, et al. Schwann cells producing matrix metalloproteinases under Mycobacterium leprae stimulation may play a role in the outcome of leprous neuropathy. J Neuropathol Exp Neurol. 2010;69(1):27-39
19. Andrade PR, Jardim MR, da Silva AC, Manhaes PS, Antunes SL, Vital R, et al. Inflammatory cytokines are involved in focal demyelination in leprosy neuritis. J Neuropathol Exp Neurol. 2016;75(3):272-83.
20. Hess S, Rambukkana A. Cell biology of intracellular adaptation of *Mycobacterium leprae* in the peripheral nervous system. Microbiol spectr. 2019;7(4):10.
21. Macedo CS, Lara FA, Pinheiro RO, Schmitz V, Berrêdo-Pinho M, Pereira GM, et al. New insights into the pathogenesis of leprosy: contribution of subversion of host cell metabolism to bacterial persistence, disease progression, and transmission. F1000Res. 2020;9:F1000.

Capítulo 7

Eixo Intestino-Encéfalo – da Fisiologia à Neuroinflamação em Transtornos do Neurodesenvolvimento e Psiquiátricos

Carmem Gottfried
Iohanna Deckmann
Júlio Santos Terra Machado
Ana Carolina Oliveira
Wilson Savino
Claudia Farias Benjamim

Resumo

Por meio de uma relação simbiótica, as bactérias que compõem o microbioma intestinal cooperam com seus hospedeiros de diferentes formas, durante todo o seu desenvolvimento. A microbiota contribui para o desenvolvimento, a maturação e a função do sistema imune, modulando o metabolismo por meio da intercomunicação bidirecional dinâmica ao longo do eixo intestino-encéfalo. Em humanos, um desequilíbrio na composição da microbiota intestinal tem sido implicado em vários distúrbios comportamentais e neurológicos. Disbiose e inflamação intestinal são características comumente associadas a algumas doenças do sistema nervoso central (SNC), desde condições agudas, como acidente vascular encefálico (AVE), até patologias neurológicas crônicas, como doenças neurodegenerativas e depressão. A conexão entre intestino e encéfalo é mediada por diversos mecanismos, incluindo:

a. Metabólitos produzidos no trato gastrointestinal (TGI) e transportados pelo sistema circulatório para o SNC.
b. Ativação periférica de células do sistema imune que passam do sangue para o encéfalo.
c. Comunicação direta através do nervo vago e do sistema nervoso entérico (SNE).

Neste capítulo serão discutidas evidências sobre as conexões intrincadas e cruciais entre a microbiota intestinal e o encéfalo, como elas envolvem múltiplos sistemas biológicos e como contribuem tanto para a homeostasia como para condições patológicas, principalmente em cenários inflamatórios. Também será discutido como a manipulação da microbiota intestinal tem representado um alvo terapêutico de grande importância para o tratamento de doenças neurológicas e transtornos comportamentais.

Palavras-chave: eixo intestino-encéfalo; transtornos do neurodesenvolvimento; transtornos psiquiátricos; microbiota; neuroinflamação; sistema nervoso entérico.

Eixo intestino-encéfalo

Considerado o segundo cérebro, o intestino humano hospeda a maior quantidade de neurônios, depois do SNC, e são eles os responsáveis pelas funções autonômicas do TGI. O SNC e o intestino comunicam-se por meio de uma rede bidirecional de vias de sinalização chamada eixo intestino-encéfalo, que consiste em múltiplas conexões e mediadores, incluindo o sistema nervoso parassimpático (nervo vago, especificamente), o sistema imune, o sistema neuroendócrino, particularmente o eixo hipotálamo-hipófise-adrenal (HHA), o sistema circulatório (que permite a passagem de metabólitos e neurotransmissores produzidos pelo intestino) e a microbiota intestinal (Morais *et al.*, 2020; Bostick *et al.*, 2022). Processos envolvendo alterações na composição dessa comunidade bacteriana comensal têm sido associados a um aumento de permeabilidade de barreiras neurais e à neuroinflamação. No entanto, os impactos do desequilíbrio na microbiota intestinal sobre o neurodesenvolvimento e sobre transtornos neurais permanecem pouco elucidados, envolvendo uma rede intrincada de comunicação entre o SNE, o sistema imune e o SNC. De fato, a mucosa intestinal contém diversos componentes neuronais e gliais, e a intercomunicação entre o SNE, o epitélio intestinal e a microbiota é essencial para a manutenção da homeostasia e para a proteção tecidual, na dinâmica entre processos inflamatórios e tolerância. Da mesma forma, desequilíbrios nessas redes de interação estão envolvidos em diversos transtornos e patologias neurológicas, como depressão e ansiedade, esclerose múltipla, doença de Parkinson, transtorno do espectro autista (TEA) e doença de Alzheimer.

A microbiota intestinal e suas funções no organismo

O corpo humano é colonizado por centenas de milhões de microrganismos, incluindo bactérias, vírus, fungos e arquea, que coletivamente chamamos de microbiota. Já o termo microbioma refere-se à coleção de seus genomas, que é 100 vezes maior que o genoma humano. Assim, o genoma hospedeiro e o microbioma constituem um "metagenoma" comum. Nas últimas décadas, o conhecimento acerca do microbioma humano e sua relação simbiótica com o hospedeiro cresceu exponencialmente, especialmente no que diz respeito à microbiota residente no TGI. Cerca de 5×10^{13} bactérias colonizam o intestino humano, sendo esta a população predominante do microbioma, representando até 99% dos genes expressos no intestino. A maioria é composta por bacilos Gram-negativos anaeróbios, como os gêneros *Bacteroides*, *Clostridium* e *Fusobacterium*, distribuídos entre os quatro filos mais prevalentes: *Firmicutes* (77,8%) e *Bacteroidetes* (12,5%), que juntos somam cerca de 90% das bactérias intestinais; *Proteobacteria* (4,9%); e *Actinobacteria* (4,1%) (Morais *et al.*, 2020).

O início da colonização do organismo pela microbiota acontece durante o nascimento; porém, alguns relatos sobre a presença de bactérias no mecônio sugerem que esse primeiro contato seja ainda durante o desenvolvimento fetal intrauterino (Soltysova; Tomova, 2022). Sua composição é influenciada por fatores genéticos e ambientais, como dieta, prática de exercícios físicos e uso de medicamentos, principalmente os antibióticos e antifúngicos. A quantidade e a diversidade da composição da microbiota intestinal não são homogêneas: a região do cólon apresenta um número maior de bactérias com relação às porções anteriores do intestino, bem como maior diversidade de espécies (Soltysova; Tomova, 2022).

Muitas das informações sobre a importância da microbiota no desenvolvimento e na homeostase do hospedeiro mamífero vêm de experimentos que utilizam camundongos *germ free*, ou seja, livres de quaisquer microrganismos. A ausência de um microbioma diverso prejudica a maturação do epitélio intestinal, o desenvolvimento do sistema imune e o estabelecimento de tolerância oral. O metabolismo do hospedeiro também é impactado pela composição do microbioma, principalmente na produção de vitaminas, de metabólitos, peptídeos endócrinos (como as incretinas), neurotransmissores, entre outros. Portanto, atualmente a microbiota intestinal é considerada parte essencial da fisiologia humana.

Exposição a antibióticos em uma janela crítica do início da vida, que compreende o período do nascimento até 2 a 3 anos, reduz de forma transitória, porém impactante, a diversidade da microbiota intestinal, afetando uma variedade de espécies bacterianas, incluindo membros da família *Lachnospiraceae* (Oliphant *et al.*, 2021). Isso é bastante relevante, uma vez que bactérias *Lachnospiraceae* são importantes metabolizadores de carboidratos não digeríveis consumidos por meio da dieta, como as fibras solúveis, produzindo ácidos graxos de cadeia curta (AGCC), principalmente butirato, acetato e propionato. Esses metabólitos são essenciais na maturação da imunidade de mucosa em bebês, por meio de mecanismos que envolvem a sinalização de células epiteliais colônicas, produção de muco, diferenciação de células T reguladoras e estabelecimento do perfil de macrófagos da mucosa intestinal (Góralczyk-Bí Nkowska *et al.*, 2022; Soltysova; Tomova, 2022; Xie *et al.*, 2023).

O SNE é composto, essencialmente, por células da glia entérica e por neurônios entéricos, e desempenha papel fisiológico importante para o TGI, como motilidade, secreção de fluidos, absorção de nutrientes e fluxo sanguíneo, sendo responsável pela produção de aproximadamente 90% da serotonina do corpo humano. O desenvolvimento, a maturação e a função do SNE sofrem influência direta da microbiota intestinal, que impacta não só a produção de serotonina, mas também de outros hormônios e neurotransmissores, bem como promove a sobrevivência de neurônios entéricos e a neurogênese (De Vadder *et al.*, 2018). Os dois últimos efeitos são mediados essencialmente pelos AGCC que, como mencionado mais adiante, desempenham diversas funções locais e sistêmicas, inclusive como mediadores solúveis do eixo intestino-encéfalo (Góralczyk-Bí Nkowska *et al.*, 2022; Soltysova; Tomova, 2022). Estudos experimentais que utilizaram modelo de depressão em roedores correlacionam menor liberação de serotonina por neurônios entéricos, prejuízo no desenvolvimento do SNE e funcionamento do TGI, associados a constipação e alterações de humor. É facilmente compreensível que a manipulação da microbiota intestinal, por meio de probióticos e/ou prebióticos, tenha se tornado um alvo de interesse no tratamento de neuropatias entéricas, bem como quaisquer distúrbios neurológicos associados à disbiose, trazendo à literatura o conceito de psicobióticos, que são probióticos que apresentam ação sobre o SNC (Accettulli *et al.*, 2022).

Além de impactar o SNE, abordagens mais recentes destacam a capacidade da microbiota de influenciar o SNC, especificamente promovendo uma relação bidirecional entre o encéfalo e o intestino, por meio de vias moleculares neuroendócrinas, neuroimunes e sensorioneurais. Além disso, tanto o eixo HHA quanto os peptídeos intestinais podem estar envolvidos nesse sistema de comunicação (Morais *et al.*, 2020; Bostick *et al.*, 2022). A Figura 7.1 ilustra os principais mecanismos envolvidos fisiológica e patologicamente no eixo intestino-encéfalo, incluindo a microbiota.

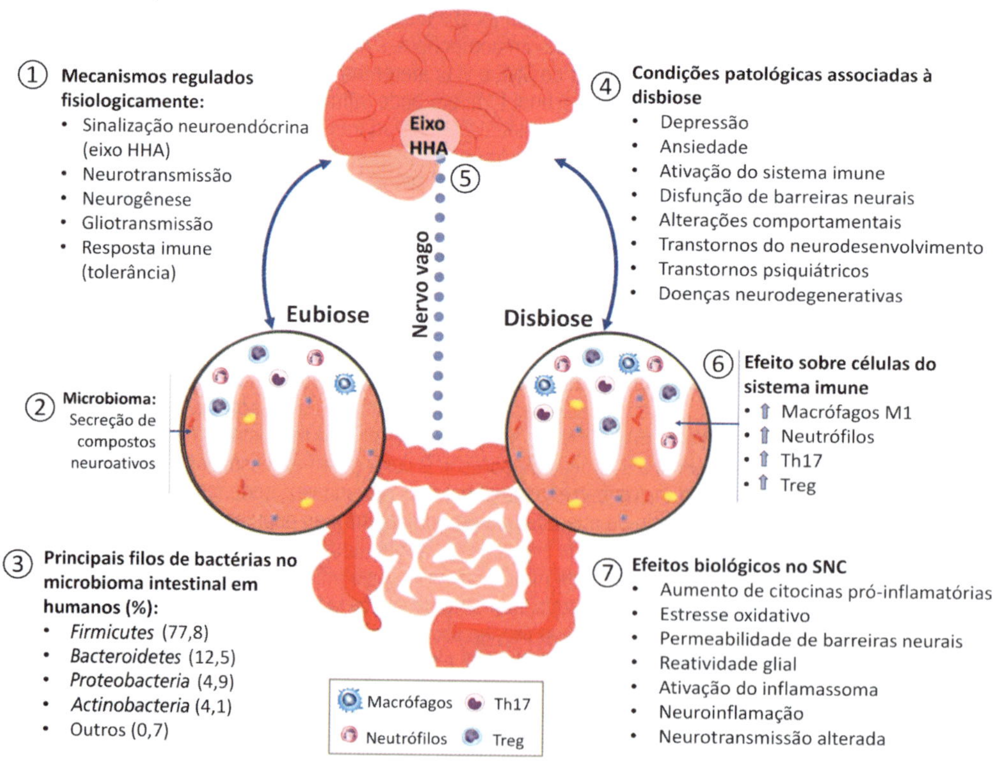

A comunicação bidirecional no eixo intestino-encéfalo durante a homeostasia e a inflamação

Existem três mecanismos principais para a transmissão bidirecional de sinais entre o intestino e o SNC (Morais *et al.*, 2020; Bashir and Khan, 2022):

- A primeira é a via humoral, que envolve a secreção de fatores inflamatórios derivados do intestino, como as citocinas IL-1, IL-6, IL-17 e IFN-γ. Essas citocinas interrompem a integridade da barreira hematoencefálica (BHE) e perturbam a homeostasia encefálica. Isso ativa o eixo HHA, que causa a liberação sistêmica de glicocorticoides, principalmente cortisol, o que altera as funções intestinais.

Figura 7.1. **Eixo intestino-encéfalo.** A comunicação bidirecional entre a microbiota intestinal e o sistema nervoso central (SNC) é mediada por múltiplas vias, diretas e indiretas. **(1)** Fisiologicamente (eubiose), a microbiota regula diversos sinais neuronais e imunes, contribuindo para respostas celulares periféricas e centrais, incluindo respostas hormonais e desenvolvimento do sistema nervoso entérico e sistema imune. O equilíbrio entre as populações de linfócitos T efetores com potencial pró-inflamatório (Th17) e reguladores (células Treg), bem como o perfil de macrófagos residentes na lâmina própria, é essencial para o estabelecimento e a manutenção da tolerância de mucosa e saúde do intestino, e isso é consideravelmente impactado pela microbiota do indivíduo. **(2)** A microbiota pode produzir diversos compostos neuroativos, incluindo neurotransmissores (como γ-aminobutírico – GABA), noradrenalina, dopamina e serotonina, aminoácidos (como tiramina e triptofano) e metabólitos microbianos, como os AGCC e o 4-etilfenilsulfato. Esses metabólitos atuam local e sistemicamente, disseminando-se pela circulação por meio da veia porta e interagindo com componentes do sistema imune, influenciando no metabolismo e/ou afetando células neuronais do SNE e vias aferentes do nervo vago, que sinalizam diretamente para o encéfalo. A microbiota intestinal também pode influenciar a integridade da barreira intestinal que controla a passagem de moléculas sinalizadoras do lúmen intestinal para a lâmina própria, onde se encontram diversas células imunes e extremidades terminais dos neurônios entéricos. O processo de disbiose caracteriza-se pelo desequilíbrio entre as espécies bacterianas que compõem a microbiota, com redução da diversidade e aumento do número de patobiontes. Esse cenário comumente está associado a uma alteração do perfil de células compondo o SI intestinal, com aumento de macrófagos com perfil M1, de células Th17 e redução de células T reguladoras, com consequente secreção de sinais pró-inflamatórios e recrutamento de neutrófilos. **(3)** As principais espécies de bactérias presentes na microbiota intestinal de humanos pertencem a quatro filos; *Firmicutes* e *Bacteroidetes*, juntos, compreendem cerca de 90% do total. **(4)** A disbiose, assim como o estado pró-inflamatório do TGI e o prejuízo na função de barreira associados a ela, tem sido relacionada com condições neuropsiquiátricas, como ansiedade, depressão e transtorno do espectro autista (TEA), bem como doenças neurodegenerativas. **(5)** No SNC, a disbiose pode ativar a resposta do eixo hipotálamo-hipófise-adrenal (HHA), estimulando a liberação de cortisol. O cortisol em excesso, por meio de sinais pró-inflamatórios, afeta a integridade da barreira intestinal que, por sua vez, pode fomentar o ambiente inflamatório e a disbiose. **(6)** Por meio de alteração na proporção entre as populações bacterianas, ocorre aumento de macrófagos M1, de células T e de sinais pró-inflamatórios na lâmina própria. **(7)** Também se observa no SNC aumento de citocinas pró-inflamatórias, ativação do inflamassoma, estresse oxidativo, aumento na permeabilidade de barreiras neurais, aumento de reatividade glial, induzindo neuroinflamação e prejuízos na neurotransmissão. O SNC por sua vez, ao secretar moléculas pró-inflamatórias e hormônios, pode reforçar a resposta inflamatória do SNE e vias aferentes do nervo vago que, por sua vez, podem reforçar as alterações do ambiente intestinal e alterações na microbiota, promovendo, assim, processos que se retroalimentam ao longo do curso de doenças. Fonte: A imagem gráfica do eixo intestino-encéfalo usada na construção da figura foi obtida do repositório *Adobe Stock free image*.

- A segunda via ocorre por meio de células imunes intestinais, as quais modulam diretamente a homeostasia, no seu eixo neuroimune, e a resposta cognitiva à inflamação. A neuroinflamação local pode alterar o microbioma intestinal, promovendo um desequilíbrio entre os filos bacterianos.
- A terceira via é a via neuronal, que está conectada às fibras vagais aferentes e eferentes. Os impulsos são enviados ao SNC pelo nervo vago aferente, originário do intestino, que se projeta no núcleo solitário do tronco encefálico, acionando o eixo HHA. Ainda, a perturbação de neurônios entéricos estimulados por fibras eferentes vagais colinérgicas pode desencadear a produção de citocinas inflamatórias IL-1β, IL-6, IL-18 e TNF-α por meio da conversão de macrófagos no fenótipo M1.

Sinalização química entre o intestino e o encéfalo

O eixo intestino-microbiota-encéfalo é mediado por diversos fatores originados a partir do hospedeiro, da dieta e da microbiota, que são transportados via corrente sanguínea até o SNC, atuando não apenas na homeostasia, mas também nas doenças neuroinflamatórias. Esses fatores são de diferentes naturezas como hormônios, produtos do metabolismo bacteriano, componentes estruturais das bactérias, produtos do metabolismo dependente da associação hospedeiro-microbiota, citocinas, neuropeptídeos e neurotransmissores. Seu envolvimento varia de acordo com a doença neurológica em questão, pois moléculas distintas foram caracterizadas na doença de Parkinson e na esclerose múltipla (EM), e essas diferenças estão intimamente relacionadas com a dieta do indivíduo. Por exemplo, moléculas liberadas por bactérias como metabólitos do triptofano, carboidratos de parede celular e peptídeos que mimetizam a glicoproteína da mielina de oligodendrócitos (MOG, do inglês *myelin oligodendrocyte glycoprotein*) foram identificadas no modelo de encefalomielite autoimune experimental (EAE) por disparar e participar do desenvolvimento da doença. Esse fato mostra uma relação direta e importante dos componentes da dieta, que são precursores dos metabólitos produzidos pela microbiota com potencial papel neuromodulador, mas que em alguns casos podem deflagrar doenças do sistema nervoso (Bostick *et al.*, 2022).

Entre os metabólitos com função neuromoduladora, os mais estudados são os AGCC, dos quais destacam-se o acetato, propionato e o butirato, presentes no cólon na proporção de 60:20:20, respectivamente. O consumo de fibras por meio da dieta confere uma gama de efeitos benéficos para o organismo, incluindo aqueles mediados pela geração de AGCC a partir de seu metabolismo anaeróbico por bactérias da microbiota intestinal. Esses metabólitos têm efeitos locais (como fonte de energia para colonócitos, indução de produção de muco e diferenciação de células T reguladoras) e sistêmicos, podendo modular as funções celulares por meio de receptores acoplados à proteína G, como o FFAR2 (ou GPR43), ou por meio da inibição de histonas deacetilases, promovendo alterações epigenéticas nas células. Nas últimas décadas, o número de trabalhos demonstrando o papel imunomodulador e anti-inflamatório dos AGCC cresceu exponencialmente, evidenciando o potencial terapêutico desses mediadores e seus substratos, em diferentes doenças inflamatórias como colite, asma, doenças cardiovasculares, diabetes e síndrome metabólica. Como parte do eixo intestino-encéfalo, os AGCC também têm se mostrado importantes mediadores, tanto na homeostasia como em transtornos neuropsiquiátricos (Góralczyk-Bí Nkowska *et al.*, 2022; Soltysova; Tomova, 2022). AGCC têm ainda papel relevante na comunicação entre o TGI e o sistema nervoso, particularmente na preservação da integridade da BHE em diferentes condições patológicas. Em modelo experimental de doença de Parkinson em roedores, a administração oral de butirato melhorou a disfunção intestinal, recuperou os níveis do peptídeo semelhante ao glucagon (GLP-1) no cólon, no soro e na substância negra, bem como atenuou os déficits motores característicos da doença, por meio de mecanismos associados à regulação da disbiose intestinal e inibição da via do receptor TLR4 (do inglês, *toll-like receptor* 4), o principal sensor de lipopolissacarídeos (LPS) (Zhang *et al.*, 2023).

Em humanos, as principais fontes de LPS são as bactérias Gram-negativas residentes no TGI, incluindo *Escherichia coli*. Esses glicolipídios estão entre as neurotoxinas pró-inflamatórias mais potentes já descritas e são abundantemente detectados no encéfalo de pacientes idosos. De fato, neurônios de indivíduos afetados pela doença de Alzheimer mostram maior abundância de LPS. Em pacientes com doença de Parkinson, já foi descrito aumento das vias de síntese e da expressão do seu receptor TLR4 no cólon (Perez-Pardo *et al.*, 2019). Ainda, utilizando modelo experimental com administração da neurotoxina rotenona, a participação do LPS no desenvolvimento da doença de Parkinson é reforçada, visto que animais deficientes para TLR4 apresentam inflamação mais branda, redução da ativação microglial, da neurodegeneração na região substância negra *pars compacta*, e da perda motora. Esse é mais um dado que conecta produtos da microbiota, como o LPS, e doenças neurodegenerativas via ativação do sistema imune (Yadav *et al.*, 2022).

Olhando para o lado benéfico da comunicação direta entre microbiota e SNC, trabalhos na literatura mostram que o contexto da doença e a natureza do microrganismo, bem como seus produtos, determinam a característica positiva ou negativa na modulação da neuroinflamação. Em modelo de EAE, a administração oral de polissacarídeo A (PSA), principal componente da cápsula da bactéria *Bacteroides fragilis*, suprime a neuroinflamação, reduzindo a gravidade da doença. Esse efeito é mediado por meio da expansão de células T reguladoras, com consequente redução da resposta de células Th17. De fato, *B. fragilis* contribui de diversas formas para a tolerância e homeostasia intestinal e periférica, incluindo o SNC (Ochoa-Repáraz *et al.*, 2010). Vale ressaltar que nem todos os trabalhos experimentais já foram confirmados em ensaios clínicos; muitas questões ainda continuam em aberto.

Da mesma forma que os metabólitos e os componentes estruturais bacterianos, ou mesmo produtos do metabolismo da associação hospedeiro-microbiota, os mediadores inflamatórios liberados durante a inflamação sistêmica são fundamentais na comunicação entre intestino e SNC, tanto na homeostasia como na neuroinflamação.

Fatores como proteína C reativa, citocinas como IL-6, TNF, IL-1β, entre outros, são liberados durante inflamações intestinais crônicas como doença de Crohn e colite ulcerativa (principais doenças inflamatórias do intestino), e essas citocinas estão associadas ao aumento do risco de esses pacientes desenvolverem essas doenças. Infecções intestinais recorrentes, com consequente liberação de citocinas no intestino, também estão associadas a aumento do risco de demência. As doenças inflamatórias intestinais também representam fator de risco para o desenvolvimento de depressão e ansiedade, fato que associa a inflamação intestinal com a liberação de mediadores inflamatórios que alcançam a corrente sanguínea e atingem o encéfalo; ou ainda, esses mediadores liberados no intestino induzem a reprogramação de células inflamatórias intestinais, como macrófagos e linfócitos T que, por sua vez, migram para o SNC pela circulação, iniciam a neuroinflamação e, consequentemente, a neurodegeneração (Bostick *et al.*, 2022). Semelhantemente às citocinas, outros fatores classificados como padrões moleculares associados a danos (DAMPs, do inglês *damage-associated molecular patterns*) são liberados após lesão tecidual ou morte celular na ausência de infecção. Aqui incluímos, entre outras, histonas, grupo box 1 de alta mobilidade 1 (HMGB1), adenosina tri-fosfato (ATP) e redes extracelulares de neutrófilos (NET, do inglês *neutrophil extracellular traps*). Todas são reconhecidas como "sinais de perigo" pelo organismo. Esses DAMPs são liberados tanto no SNC como na periferia, ligam-se a seus receptores específicos nas células do SNC, principalmente microglia, e iniciam a neuroinflamação. Um ótimo exemplo é a citocina HMGB1, uma das mais estudadas no contexto de doenças do SNC. A HMGB1 já foi detectada tanto em agregados da proteína α-sinucleína, como nos agregados da proteína β-amiloide. Em ambos os casos, esses agregados com HMGB1 impedem a fagocitose e autofagia, propiciam o depósito desses agregados no tecido e consequentemente a toxicidade, fenômenos conhecidos de doenças neurodegenerativas, incluindo doença de Parkinson e doença de Alzheimer, respectivamente (Thundyil; Lim, 2015; Murao *et al.*, 2021).

Muitos dos efeitos inflamatórios dos DAMPs são mediados pela ativação da via dos inflamassomas, que são oligômeros multiproteicos que se formam no citoplasma de células ativadas, responsáveis pela clivagem e secreção de citocinas pró-inflamatórias. A oligomerização do inflamassoma envolve a clivagem proteolítica e autoativação de caspases inflamatórias, como caspase-1 e caspase-11, maturação e secreção das citocinas IL-1β e IL-18, bem como a clivagem de uma família de proteínas denominadas de gasderminas (GSDM). O fragmento N-terminal resultante da clivagem de GSDM tipo D induz uma forma pró-inflamatória de morte celular programada distinta de apoptose, conhecida como piroptose, amplificando a inflamação. Estudos mais recentes incluem a via do inflamassoma a condições neuroinflamatórias, como esclerose múltipla, doença de Alzheimer, doença de Parkinson, comportamento ansioso e sintomas do tipo depressivo. Evidências sugerem que há uma influência da microbiota sobre a ativação do inflamassoma encefálico, ampliando as correlações de estudos mais recentes, como *eixo intestino-microbiota-inflamassoma-encéfalo* (Thundyil; Lim, 2015).

Outra forma de comunicação entre o intestino/microbiota e encéfalo é a via direta por meio do nervo vago, que conecta o SNE e o SNC, como também outros órgãos na periferia. Alguns trabalhos demonstraram que a vagotomia ou a retirada do apêndice reduzem o risco de indivíduos desenvolverem Parkinson. O mecanismo proposto é a prevenção da distribuição da proteína α-sinucleína no SNC, originalmente produzida no intestino. Um dado que reforça essa ideia é que a vagotomia previne tanto o aumento encefálico da concentração de α-sinucleína, como os sintomas motores. Dado semelhante foi descrito para a doença de Alzheimer, pois a administração da proteína recombinante β-amiloide ou da proteína tau, ou ainda do extrato de cérebro de pacientes, no cólon de animais submetidos a um modelo experimental de Alzheimer, leva ao agravamento do quadro. Os sinais são prevenidos se os animais são submetidos a vagotomia. Esses dados sugerem fortemente que a comunicação entre SNC e intestino também ocorre pelo nervo vago. Vale ressaltar que o nervo vago é uma via bidirecional, afetando tanto o intestino como o SNC, na homeostasia e na neuroinflamação (Bostick *et al.*, 2022).

Além do ácido γ-butírico (GABA), outros neurotransmissores participam da comunicação intestino-encéfalo como a serotonina, noradrenalina e dopamina; eles também são sintetizados pelas células enteroendócrinas quando estimuladas por peptídeos intestinais e pela própria microbiota intestinal. Além disso, algumas bactérias produzem diretamente esses neurotransmissores, o que demonstra uma via dupla, já que uma das funções dessas moléculas no intestino é modular a composição e a atividade da microbiota. Esses neurotransmissores, além de suas funções no intestino, estão envolvidos com a comunicação intestino-encéfalo, pois a própria microbiota metaboliza esses neurotransmissores com produção de espécies reativas de oxigênio (ROS, do inglês *reactive oxygen species*) e dopamina quinona (DAQ), substâncias associadas com disfunção mitocondrial e demência. As catecolaminas podem também ativar o eixo HHA, tendo impacto significativo na composição e atividade da microbiota e no funcionamento encefálico (Bostick *et al.*, 2022; Morais *et al.*, 2020).

■ Participação celular na comunicação do eixo intestino-encéfalo

São diversos os tipos celulares que participam da comunicação bidirecional entre componentes do TGI, do SNE e do SNC. Macrófagos que compõem a camada conhecida como *muscularis*, região mais distante do lúmen intestinal, expressam genes anti-inflamatórios quando estimulados pelos neurônios do sistema nervoso simpático, promovendo mecanismo de proteção tecidual via noradrenalina. Após infecções entéricas, tais macrófagos, conhecidos como macrófagos *muscularis* (MM) adquirem um fenótipo de proteção tecidual, evitando a perda neuronal e a alteração da motilidade intestinal, além de manter o equilíbrio energético frente ao desafio subsequente com patógenos não relacionados. O conceito de neuroproteção induzida por bactérias baseou-se na ativação de neurônios simpáticos que se projetam no intestino e na sinalização via receptores β2-adrenérgicos (β2AR) em MMs. Desta forma, conclui-se que diferentes patógenos entéricos distintos desencadeiam um estado de doença ou tolerância tecidual, que preserva a funcionalidade do SNE (Gabanyi *et al.*, 2016).

Como já mencionado, bactérias da microbiota são capazes de produzir metabólitos que entram na circulação e modulam a inflamação no SNC e no sistema nervoso periférico, afetando o tráfego de células imunológicas para o parênquima encefálico. Doenças neuroinflamatórias são caracterizadas por dano neuronal, ativação microglial e infiltrado de células imunológicas no SNC, e muitas vezes ocorrem de forma concomitante a disfunções do TGI.

Dados recentes demonstraram que as células do sistema imune podem migrar diretamente do intestino para o SNC e para a meninge durante a homeostasia ou na doença, sugerindo que o intestino pode ser um reservatório de células inflamatórias que migram para o parênquima encefálico durante a neuroinflamação. Em um modelo de acidente vascular encefálico (AVE), células T $\gamma\delta$ produtoras de IL-17A são recrutadas do intestino delgado para as meninges, e esse efeito é regulado pelo microbioma e está associado à gravidade da doença. No modelo de EAE, demonstrou-se que células Th17 patogênicas derivam de um reservatório constitutivo no intestino delgado e migram para o SNC. De forma interessante, um estudo com camundongos tratados com antibiótico e, consequentemente, com menor quantidade de células Th17 no baço e intestino, mostrou que esses animais são mais resistentes ao modelo experimental de esclerose múltipla, fato que reforça a relação da quantidade e função das células Th17 localizadas na periferia com o desenvolvimento de doenças no SNC. De fato, o recrutamento de células inflamatórias como neutrófilos e monócitos para o SNC na fase inicial da esclerose múltipla parece ser dependente da citocina IL-17A, sendo esta produzida majoritariamente pelas células Th17. Ainda no mesmo modelo, o efeito benéfico do tratamento com PSA de *Bacteroides fragilis* traduz-se em maior acúmulo de células Treg Foxp3^{+} no SNC (Bostick *et al.*, 2022).

Os dados descritos até agora neste capítulo fornecem evidências de que essa comunicação intestino-encéfalo é regulada por diversos componentes da microbiota e do organismo, tendo o sistema imune um papel protagonista importante nessa interação, tanto direta como indiretamente.

Eixo intestino-encéfalo em transtornos do neurodesenvolvimento e psiquiátricos

Transtornos do neurodesenvolvimento

Transtorno do espectro autista

Ao longo dos anos, é crescente o interesse pelo papel imunomodulador da microbiota intestinal. Isso é particularmente importante uma vez que os transtornos neuropsiquiátricos, em geral, são associados às alterações de fundo inflamatório e também ao fato de que a suplementação de probióticos no início da vida está associada a um risco diminuído para o desenvolvimento de transtornos neurais (Góralczyk-Bí Nkowska *et al.*, 2022). Ainda, a regulação da microbiota intestinal está associada tanto ao desenvolvimento encefálico típico, especialmente para o desenvolvimento da morfologia hipocampal e microglial (observado em estudos com camundongos *germ free*), quanto às funções encefálicas no encéfalo adulto, incluindo regulação da síntese de neurotransmissores centrais, como melatonina, GABA, serotonina, histamina e acetilcolina, maturação microglial, funções imunológicas, neuronais e metabólicas, além da regulação do sistema HHA.

Além do comprometimento comportamental clássico no transtorno do especto autista (TEA), podem-se observar diversas alterações e comorbidades nos pacientes com esse diagnóstico. Um dos pontos mais comumente relatados são as alterações gastrointestinais, que podem incluir seletividade alimentar, diarreia, constipação, desconforto abdominal, entre outros. Essas questões, além de influenciarem indiretamente no comportamento social em virtude da irritabilidade gerada (presente em uma parcela dos pacientes), também colocam a disbiose como um ponto a ser discutido, uma vez que o perfil de microbiota pode estar relacionado com diferentes transtornos do neurodesenvolvimento (Soltysova; Tomova, 2022).

O TEA apresenta-se como um espectro na sintomatologia clínica e aparentemente também quando se avaliam filos bacterianos em amostras de pacientes. Revisões publicadas recentemente na literatura demonstram que os resultados encontrados com relação à diversidade α (diversidade microbiana dentro das amostras do mesmo grupo) nos principais filos estudados (*Bacteroidetes*, *Firmicutes*, *Actinobacteria*, *Fusobacteria*, *Verrucomicrobia* e *Proteobacteria*) são inconsistentes, ou seja, diferem de acordo com o estudo. Algumas diferenças na diversidade β (diversidade da comunidade entre amostras de diferentes grupos) foram relatadas, mas também de forma bastante diversa. Com relação aos gêneros, os achados mais consistentes demonstraram uma diminuição na abundância dos gêneros *Dialister* e *Phasolarctobacterium*. Também se observou um aumento na abundância de *Bacteroides*, *Parabacteroides*, *Lactobacillus* e *Clostridium*, e redução de *Bifidobacterium*, *Dialister*, *Faecalibacterium*, *Streptococcus*, *Veillonella* e *Prevotella*; porém, outros estudos observaram um perfil completamente oposto. Essa heterogeneidade dificulta traçar um perfil de diferenças na diversidade microbiana e associação a sintomas específicos do espectro autista, porém não deixa dúvidas de que há uma diferença na microbiota intestinal a nível do filo e gênero (Góralczyk-Bí Nkowska *et al.*, 2022; Soltysova; Tomova, 2022).

Alguns estudos também avaliaram, concomitantemente às análises de microbiota, o perfil de citocinas pró-inflamatórias e marcadores de permeabilidade intestinal em pacientes com TEA. Em geral, houve um aumento de citocinas pró-inflamatórias, como TNF-α, TGF-β, IL-2 e IL-4, sendo essa última correlacionada negativamente com a escala CARS (do inglês, *childhood autism rating scale*), de análise comportamental do autismo na infância. Também foram relatados níveis mais altos de IL-10 sérica, neurotensina, sortilin1 (SORT-1) e HMGB1, a qual é liberada em resposta a danos nos tecidos ou inflamação e está associada a doenças autoimunes e inflamatórias. Por fim, os níveis de HMGB1 e de calprotectina fecal, outro marcador de inflamação intestinal também elevado, foram correlacionados com a sintomatologia de TEA.

Esses resultados sugerem que a sinalização imunológica e a fisiologia intestinal estão de fato prejudicadas em pacientes com esse transtorno (Soltysova; Tomova, 2022).

Como mencionado anteriormente, os AGCC são importantes moléculas mediadoras de sinais entre o SNE e o SNC. Os AGCC atuam na manutenção da integridade da BHE e como moléculas neuroativas, estimulando a secreção da neurotrofina BDNF. Dessa forma, desempenham papel na modulação de aspectos celulares, como neurogênese, proliferação neuronal e respostas da microglia, além de mecanismos biológicos como o ciclo do sono. No caso do TEA, já foram observados tanto níveis elevados quanto diminuídos desses AGCC. Portanto, ainda que os AGCC possam influenciar em alguns dos sintomas observados no TEA, são necessários mais estudos a fim de elucidar se existe de fato uma associação dos AGCC com a sintomatologia desse transtorno (Soltysova; Tomova, 2022).

■ Transtorno do déficit de atenção e hiperatividade

Com relação ao transtorno do déficit de atenção e hiperatividade (TDAH), até o momento, conhece-se pouco sobre a associação entre esse transtorno e a microbiota intestinal. A maioria dos estudos demonstra não haver diferenças na diversidade α de filos avaliados. Em termos de diversidade β, houve relatos de *Actinobacterias* mais abundantes, *Firmicutes* menos abundantes e aumento de *Fusobacterium* no grupo TDAH (Socała *et al.*, 2021; Soltysova; Tomova, 2022). Com relação ao gênero, foram encontrados níveis reduzidos de *Faecalibacterium*, *Haemophilus*, *Prevotella*, *Parabacteroides*, *Lachnoclostridium*, *Sutterella*, *Dialister* e *Veillonella*, ao passo que foram relatadas quantidades elevadas de *Agathobacter*, *Anaerostipes*, *Lachnospiraceae_UCG_010*, *Neisseria*, *Fusobacterium*, *Ruminococcaceae_UCG_004*, *Enterococcus* e *Odoribacter*. Recentemente, especulou-se que a desregulação de *Faecalibacterium* pode estar associada a níveis alterados de citocinas pró-inflamatórias. Dessa forma, apesar dos poucos estudos nesse contexto, pode-se observar que tanto o sistema imune quanto alterações a nível de microbiota possivelmente estão associados à fisiopatologia do TDAH (Soltysova; Tomova, 2022).

Transtornos psiquiátricos

■ Transtorno bipolar

O transtorno bipolar (TB) é uma desordem psiquiátrica complexa, contemplando uma ampla gama de transtornos associados. A fisiopatologia do TB parece envolver uma resposta prejudicada ao estresse, e evidências crescentes sugerem que disfunções no SNE podem estar implicadas na indução de transtornos depressivos, alterando vias de sinalização do estresse. Um dos aspectos relevantes nesses pacientes é a alta prevalência de alterações no TGI, ressaltando a importância de estudos sobre a relação entre SNC e TGI nas desordens psiquiátricas. É importante ressaltar que as respostas ao estresse afetam tanto a integridade do epitélio intestinal quanto a motilidade intestinal, promovendo por sua vez, alteração no habitat das bactérias residentes e mudanças na diversidade microbiana (Sublette *et al.*, 2021).

Uma metanálise em TB a partir de estudos com animais e humanos, demonstrou a presença de disbiose associada á redução na diversidade α e abundância de *Faecalibacterium* e *Bacteroides*. Esse perfil alterado de microbiota tem sido associado a oscilações de humor típicas do TB, indicando uma possível relação entre comportamentos específicos e perfis diferenciados de microbiota intestinal (Sublette *et al.*, 2021). Além disso, aspectos metabólicos também são modificados pelas alterações populacionais na microbiota. O aumento da produção de butirato no TB foi associado à estimulação da resposta imune, outro elo que poderia explicar a intrincada relação intestino-encéfalo nesse transtorno. Além disso, o metabolismo do triptofano também parece estar alterado em decorrência das disbioses no TB, especialmente por meio de desbalanços específicos na via da quinurenina. Interessantemente, intervenções baseadas na suplementação com probióticos estão demonstrando efeitos promissores na melhora de algumas alterações comportamentais típicas do TB em funções executivas e aspectos psicomotores, além de reduzir os períodos de internação (Więdłocha *et al.*, 2021). Para uma leitura mais detalhada sobre neuroinflamação e TB, recomenda-se a leitura do Capítulo 12 - *Vias Inflamatórias Associadas à Neuroprogressão no Transtorno Bipolar*.

Esquizofrenia

A esquizofrenia é um transtorno psiquiátrico também marcado por uma ampla diversidade de sintomas, incluindo positivos, negativos e cognitivos. Nesse transtorno, as interações entre intestino e SNC também parecem pontuar as peculiaridades associadas a cada tipo de característica comportamental.

Diversos estudos que utilizaram animais *germ free* já demonstraram que implantação de matéria fecal derivada de pacientes com esquizofrenia ou mesmo a colonização com bactérias diferencialmente enriquecidas nesses pacientes, como a *Streptococcus vestibularis*, foram capazes de induzir alterações comportamentais do tipo esquizofrênico em diferentes níveis, inclusive em desordens associadas como depressão e ansiedade. Mudanças no perfil de expressão de neurotransmissores como GABA, glutamato e glutamina no hipocampo, além de alterações no metabolismo do triptofano pela via da quinurenina (um paralelo com TB) também foram observadas nesses modelos animais (Socała *et al.*, 2021).

Em pacientes com esquizofrenia também se observou redução na diversidade α e presença diferencial de espécies bacterianas com relação aos controles. Interessantemente, o tratamento com o antipsicótico risperidona foi capaz de induzir uma alteração específica na composição da microbiota e, consequentemente, em outros aspectos metabólicos, demonstrando que esse tipo de modulação pode ser uma das vias pelas quais os antipsicóticos proporcionam seus efeitos positivos na esquizofrenia (Socała *et al.*, 2021).

As alterações no sistema imune estão intimamente associadas à fisiopatologia da esquizofrenia - ilustrativamente, infecções durante o período gestacional ou neonatal são um dos fatores de risco mais conhecidos para esse transtorno.

O desequilíbrio na microbiota também pode contribuir diretamente para o estabelecimento de uma alteração inflamatória contínua, especialmente pelo aumento da permeabilidade da barreira intestinal. Outros aspectos como maior prevalência de sensibilidades ou alergias a antígenos alimentares também consolidam essa hipótese. Nesse sentido, é possível que essa seja uma via de ativação do sistema imune pelo aumento da produção de citocinas e outros mediadores. Além disso, as alterações também podem interferir diretamente na interação intestino-encéfalo, por meio do nervo vago (Bashir; Khan, 2022).

■ Transtornos depressivos

Os transtornos depressivos (TD) apresentam um extenso desafio com relação à saúde pública mundial, tendo em vista sua alta prevalência nos mais diversos perfis populacionais, associada a um relativo desconhecimento de vias fisiopatológicas. Nesse sentido, a composição da microbiota e seus efeitos no SNC, além das intervenções envolvendo prebióticos, probióticos e psicobióticos, são um campo promissor para a expansão do conhecimento sobre o TD (Accettulli *et al.*, 2022).

A caracterização da microbiota de pacientes com depressão apresenta importantes alterações nos níveis de diversos gêneros de bactérias como *Eggerthella*, *Faecalibacterium*, *Bacteroidaceae*, *Corprococcus*, *Sellimonas* e diversos outros; essas alterações muitas vezes estão associadas à intensidade ou gravidade dos sintomas associados aos TD observados nesses indivíduos. Apesar de essas bactérias não necessariamente apresentarem um efeito patogênico *per se*, a mudança na composição potencialmente é capaz de alterar aspectos do metabolismo intestinal, levando a diversos desbalanços (Bashir; Khan, 2022).

As principais consequências do desequilíbrio metabólico situam-se na disponibilidade de neurotransmissores (como GABA, serotonina e dopamina) e no influxo de metabólitos como D-aminoácidos e alguns AGCC, que acabam ultrapassando a barreira intestinal – também fragilizada nos TD. Em pacientes diagnosticados com transtorno depressivo maior, observou-se aumento na resposta de IgA e IgM contra lipopolissacarídeo, indicando uma ativação imunológica associada ao maior contato com bactérias Gram-negativas da microbiota em decorrência do aumento de permeabilidade da membrana. Além do aspecto imunológico, o nervo vago também age como uma via de conexão importante entre intestino e encéfalo – em modelos animais, o bloqueio do nervo vago é capaz de prevenir o estabelecimento de comportamentos do tipo depressivo em animais expostos a componentes associados à microbiota de pacientes com TD (Bashir and Khan, 2022).

Dessa forma, é possível observar que os TD seguem o padrão dos demais transtornos psiquiátricos, com a crescente visão de que os desequilíbrios na microbiota, associados a um desbalanço imunológico, são capazes de induzir uma série de prejuízos ao SNC. Nesse sentido, diversas abordagens com prebióticos e probióticos já apresentam resultados promissores em modelos animais e em humanos.

Conclusões e perspectivas

A relação entre a microbiota intestinal, o SNE, o SNC e a resposta imune é complexa e interligada. A microbiota é um componente importante do corpo humano, e seu equilíbrio é fundamental para a saúde do intestino e do encéfalo. A desregulação da microbiota pode ativar a via do inflamassoma e promover a neuroinflamação que, por sua vez, pode contribuir para o desenvolvimento de transtornos e doenças neurais.

O uso de determinados probióticos, como aqueles que contêm espécies dos gêneros *Bifidobacterium* e *Lactobacillus*, p. ex., restaura o equilíbrio da microbiota intestinal, proporcionando diversos benefícios imunológicos, metabólicos, hormonais e mentais.

Os psicobióticos são probióticos que apresentam interesse para o campo da psiquiatria. Indivíduos que apresentam TD, ansiedade e transtornos de humor podem, portanto, beneficiar-se do uso de psicobióticos (Accettulli *et al.*, 2022). Estes modulam a produção de neurotransmissores que, por sua vez, irão interagir com os receptores do SNE que inervam todo o TGI. Uma vez que entram na circulação através da veia porta, esses mediadores influenciam componentes do SNC, pelo que é chamado de eixo intestino-encéfalo.

O conjunto de evidências reunidas até aqui sugere que a microbiota pode ser um fator-chave para aumento de susceptibilidade das desordens neurológicas e de comportamento, além de condições neurodegenerativas como a doença de Alzheimer e a doença de Parkinson. Entre os caminhos promissores para estudos futuros encontra-se a tecnologia de sequenciamento de célula única em genômica, transcriptômica e proteômica. Estratégias como essa irão permitir um melhor entendimento das funções celulares ao longo do tempo e favorecer a compreensão entre respostas celulares em condições fisiológicas e patológicas proporcionando, assim, impactos tangíveis para a saúde humana por meio de engenharias terapêuticas mais assertivas.

Bibliografia

Accettulli A, Corbo MR, Sinigaglia M, Speranza B, Campaniello D, Racioppo A, et al. Psycho-microbiology, a new frontier for probiotics: an exploratory overview. Microorganisms. 2022;10(11):2141. Disponível na Internet: https://pubmed.ncbi.nlm.nih.gov/36363733/ (2 mai. 2023).

Bashir Y, Khan AU. The interplay between the gut-brain axis and the microbiome: A perspective on psychiatric and neurodegenerative disorders. Front Neurosci. 2022;16:1030694. Disponível na Internet: https://pubmed.ncbi.nlm.nih.gov/36389228/ (2 mai. 2023).

Bostick JW, Schonhoff AM, Mazmanian SK. Gut microbiome-mediated regulation of neuroinflammation. Curr Opin Immunol. 2022;76:102177.

De Vadder F, Grasset E, Holm LM, Karsenty G, Macpherson AJ, Olofsson LE, et al. Gut microbiota regulates maturation of the adult enteric nervous system via enteric serotonin networks. Proc Natl Acad Sci. 2018;115(25):6458-63. Disponível na Internet: https://www.pnas.org/doi/abs/10.1073/pnas.1720017115 (2 mai. 2023).

Gabanyi I, Muller PA, Feighery L, Oliveira TY, Costa-Pinto FA, Mucida D. Neuro-immune interactions drive tissue programming in intestinal macrophages. Cell. 2016;164(3):378-91. Disponível na Internet: https://pubmed.ncbi.nlm.nih.gov/26777404/ (2 mai. 2023).

Góralczyk-Bí Nkowska A, Szmajda-Krygier D, Zbieta Kozłowska E. The Microbiota-Gut-Brain Axis in Psychiatric Disorders. Int J Mol Sci. 2022;23(19):11245.

Kasarello K, Cudnoch-Jedrzejewska A, Czarzasta K. Communication of gut microbiota and brain via immune and neuroendocrine signaling. Microbiol. 2023;14:1118529. Disponível na Internet: https://pubmed.ncbi.nlm.nih.gov/36760508/ (2 mai. 2023).

Morais LH, Schreiber HL, Mazmanian SK. The gut microbiota–brain axis in behaviour and brain disorders. Nature Reviews Nat Rev Microbiol. 2021;19(4):241-55. Disponível na Internet: https://www.nature.com/articles/s41579-020-00460-0 (30 jan. 2023).

Murao A, Aziz M, Wang H, Brenner M, Wang P. Release mechanisms of major DAMPs. Apoptosis. 2021; 26(3-4):152-62. Disponível na Internet: https://pubmed.ncbi.nlm.nih.gov/33713214/ (2 mai. 2023).

Ochoa-Reparaz J, Mielcarz DW, Wang Y, Begum-Haque S, Dasgupta S, Kasper DL, et al. A polysaccharide from the human commensal Bacteroides fragilis protects against CNS demyelinating disease. Mucosal Immunol. 2010;3(5):487-95. Disponível na Internet: https://pubmed.ncbi.nlm.nih.gov/20531465/ (2 mai. 2023).

Oliphant K, Ali M, D'Souza M, Hughes PD, Sulakhe D, Wang AZ, et al. Bacteroidota and Lachnospiraceae integration into the gut microbiome at key time points in early life are linked to infant neurodevelopment. Gut Microbes. 2021;13(1):1997560. Disponível na Internet: https://pubmed.ncbi.nlm.nih.gov/34839801/ (2 mai. 2023).

Perez-Pardo P, Dodiya HB, Engen PA, Forsyth CB, Huschens AM, Shaikh M, et al. Role of TLR4 in the gut-brain axis in Parkinson's disease: a translational study from men to mice. Gut. 2019;68(5):829-43. Disponível na Internet: https://pubmed.ncbi.nlm.nih.gov/30554160/ (2 mai. 2023).

Socała K, Doboszewska U, Szopa A, Serefko A, Włodarczyk M, Zielińska A, et al. The role of microbiota-gut-brain axis in neuropsychiatric and neurological disorders. Pharmacol Res. 2021;172:105840.

Soltysova M, Tomova A. Gut Microbiota Profiles in Children and Adolescents with Psychiatric Disorders. Microorganisms. 2022;10(10):2009. Disponível na Internet: https://doi.org/10.3390/microorganisms10102009 (30 jan. 2023).

Sublette ME, Cheung S, Lieberman E, Hu S, Mann JJ, Uhlemann AC, et al. Bipolar disorder and the gut microbiome: A systematic review. Bipolar Disord. 2021;23(6):544-64. Disponível na Internet: https://onlinelibrary.wiley.com/doi/full/10.1111/bdi.13049 (30 jan. 2023).

Thundyil J, Lim KL. DAMPs and neurodegeneration. Ageing Res Rev. 2015;24(Pt A):17-28.

Więdłocha M, Marcinowicz P, Janoska-Jaździk M, Szulc A. Gut microbiota, kynurenine pathway and mental disorders – Review. Prog Neuropsychopharmacol Biol Psychiatry. 2021:106:110145.

Xie L, Alam MJ, Marques FZ, Mackay CR. A major mechanism for immunomodulation: Dietary fibres and acid metabolites. Semin Immunol. 2023:66:101737. Disponível na Internet: https://pubmed.ncbi.nlm.nih.gov/36857894/ (2 mai. 2023).

Yadav M, Goetzl EJ. Vasoactive intestinal peptide-mediated Th17 differentiation: an expanding spectrum of vasoactive intestinal peptide effects in immunity and autoimmunity. Ann N Y Acad Sci. 2008:1144:83-9.

Yadav S, Dwivedi A, Tripathi A, Tripathi AK. Therapeutic potential of short-chain fatty acid production by gut microbiota in neurodegenerative disorders. Nutr Res. 2022:106:72-84.

Zhang X, Sun D, Zhou X, Zhang C, Yin Q, Chen L, et al. Proinflammatory S100A9 stimulates TLR4/NF-κB signaling pathways causing enhanced phagocytic capacity of microglial cells. Immunol Lett. 2023:255:54-61. Disponível na Internet: https://pubmed.ncbi.nlm.nih.gov/36870421/ (2 mai. 2023).

Capítulo 8

Leucócitos, Comportamento e Neuroinflamação

Aline Silva de Miranda
Antonio L. Teixeira
Moisés E. Bauer

Introdução

Durante décadas, o sistema nervoso central (SNC) foi conhecido como um sítio imunoprivilegiado. Esse conceito foi formulado a partir de estudos experimentais que demonstraram que, diferentemente do observado em órgãos periféricos, enxertos de pele não eram rejeitados quando transplantados no parênquima cerebral. A ausência de uma resposta imune capaz de induzir pronta rejeição ao enxerto deu origem ao conceito de imunoprivilégio do SNC (Medawar, 1948; Billingham *et al.*, 1953). A presença da barreira hematoencefálica (BHE), estrutura altamente especializada composta por células endoteliais, astrócitos, pericitos e complexos proteicos capazes de regularem seletivamente a entrada de moléculas e células da corrente sanguínea no parênquima cerebral, e a ausência de um sistema linfático contribuíram para reforçar esse conceito (Engelhardt *et al.*, 2017).

Estudos posteriores revelaram que o transplante de enxertos de pele em regiões cerebroventriculares era rapidamente rejeitado (Mason *et al.*, 1986; Galea *et al.*, 2007). Esse achado associado à confirmação da presença de vasos linfáticos meníngeos na dura-máter e, mais recentemente, de vasos glinfáticos resultaram em questionamentos sobre o dogma do SNC como sítio imunoprivilegiado (Sun *et al.*, 2018; Proulx, 2021). A compreensão mais atual é de que o parênquima cerebral seria imunoprivilegiado, ao passo que os ventrículos e os espaços subaracnóideo e perivascular não apresentariam essa caraterística, estando ativamente envolvidos em processos de vigilância imune no SNC (Mapunda *et al.*, 2022). A vigilância imune é essencial para a manutenção da homeostase do SNC, sendo atribuída principalmente à presença de linfócitos T de memória nas vias de circulação do líquido cefalorraquidiano (LCR) (Engelhardt *et al.*, 2012).

Os avanços no conhecimento sobre os processos de comunicação bidirecional entre o SNC e o sistema imune, e o conceito de que o SNC é parcialmente imunoprivilegiado, contribuíram para a noção de que mecanismos relacionados com a imunidade inata e adaptativa participariam de várias funções cerebrais (Proulx, 2021; Mapunda *et al.*, 2022). Em condições fisiológicas, caracterizada pela ausência de leucócitos no parênquima cerebral, células da imunidade inata, como macrófagos, e da imunidade adaptativa, como linfócitos T e B, estão presentes em regiões meníngeas, no plexo coroide e nos espaços perivasculares. Além de participarem ativamente da vigilância imune, essas células contribuem para a manutenção da homeostase cerebral influenciando respostas comportamentais e cognitivas (Toben; Baune, 2015; Engelhardt *et al.*, 2017; Ghersi-Egea *et al.*, 2018). Uma implicação disso seria que alterações nas interações entre o SNC e o sistema imune, como as observadas durante o envelhecimento, poderiam predispor ao desenvolvimento de doenças neurodegenerativas e neuropsiquiátricas (Prinz; Priller, 2017; Yang *et al.*, 2020; Park *et al.*, 2022).

No presente capítulo, discutiremos as regiões anatômicas envolvidas nas interações entre o SNC e as células periféricas da imunidade inata e adaptativa, bem como o papel dessas células nas funções cerebrais em contextos fisiológicos e patológicos.

Regiões cerebrais nas quais ocorrem interações imunes

A comunicação entre o SNC e o sistema imune é extremamente complexa e a sua compreensão depende do conhecimento da anatomia singular do SNC (Engelhardt *et al.*, 2017).

O parênquima cerebral é revestido por três meninges denominadas dura-máter, aracnoide e pia-máter. A dura-máter constitui a meninge mais externa, sendo altamente vascularizada e apresentando um sistema linfático próximo aos seios venosos durais, estrutura importante para a drenagem do LCR do SNC para a circulação sanguínea e linfonodos regionais (Da Mesquista *et al.*, 2018, Proulx, 2021). A aracnoide, localizada entre a dura-máter e a pia-máter, é pouco vascularizada, impermeável a fluidos, estabelecendo uma barreira entre a dura-máter e o espaço subaracnóideo - compartimento localizado entre a aracnoide e a pia-máter por onde circula o LCR - que previne o extravasamento do LCR para o espaço subdural e seu contato com os vasos sanguíneos da dura-máter (Saboori; Sadegh, 2015). Abaixo da aracnoide, está localizada a pia-máter, a meninge mais interna e intimamente aderida ao parênquima cerebral. A pia-máter é extremamente vascularizada e permeável à passagem de água, pequenos solutos e células imunes. A pia-máter reveste todos os vasos sanguíneos do espaço subaracnóideo, separando esse compartimento dos espaços perivasculares. Ao se juntar ao epêndima, que reveste os ventrículos cerebrais, a pia-máter contribui para formação dos plexos coroides, estruturas especializadas na produção do LCR (Weller, 2005; Decimo *et al.*, 2012). Os capilares localizados no estroma dos plexos coroides são fenestrados e permitem a passagem de moléculas e de células da imunidade inata, como macrófagos e células dendríticas, e da imunidade adaptativa, como os linfócitos T e B. Portanto, as células do sistema imune podem estar presentes no LCR, onde contribuem para a vigilância imune do SNC (Ghersi-Egea *et al.*, 2018). Além do estroma do plexo coroide, essas células entram no espaço subaracnóideo via veias subaracnóideas (Engelhardt *et al.*, 2012).

Em condições fisiológicas, o parênquima cerebral não contém células do sistema imune provenientes da circulação sanguínea, e sim células macrofágicas residentes com origem no saco embrionário denominadas de microglia. Por outro lado, as meninges, o plexo coroide e os espaços perivasculares contêm células com capacidade de apresentação de antígeno, como macrófagos e células dendríticas, além de linfócitos (Engelhardt *et al.*, 2017). Interessantemente, o LCR que circula no espaço subaracnóideo tem uma fração maior de células T de memória (previamente expostas a um antígeno) do que de células do sistema imune inato e parece ser o local primário de apresentação de antígenos cerebrais. Ressalta-se que, ainda que presentes, o número de células imunes em diferentes regiões do SNC é muito baixo comparado ao encontrado em órgãos periféricos. Os linfócitos T de memória circulantes no espaço subaracnóideo parecem desempenhar um papel central no processo de vigilância imune do SNC (Kivisäkk *et al.*, 2003; Ransohoff; Engelhardt, 2012). Esses linfócitos são expostos a células apresentadoras de antígenos capazes de processar uma variedade de antígenos provenientes de diferentes regiões do SNC. Em condições patológicas, ao reconhecerem um antígeno específico, os linfócitos T de memória são ativados, atravessam a BHE alcançando o parênquima cerebral e desencadeando uma resposta imune. No contexto fisiológico, nenhum dos antígenos apresentados é capaz de ativar os linfócitos T de memória, que podem ser drenados do SNC junto com o LCR, principalmente pelas vias linfáticas (Figura 8.1) (Ransohoff; Engelhardt, 2012; Engelhardt *et al.*, 2017).

Na verdade, o LCR é drenado do SNC por diferentes vias. A maior parte do seu conteúdo aquoso é reabsorvido para a circulação venosa por meio das ganulações aracnóideas, protrusões da aracnoide que perfuram a dura-máter e se projetam para o lúmen dos seios venosos durais. Essa via, no entanto, não estaria relacionada com a drenagem de antígenos cerebrais e de células do sistema imune (Engelhardt *et al.*, 2016; Proulx, 2021). Nesse caso, o LCR seria drenado do espaço subaracnóideo através de vias linfáticas presentes na dura-máter e na região nasal em direção aos linfonodos cervicais profundos. Os vasos linfáticos durais e nasais permitem o transporte de antígenos cerebrais, bem como de linfócitos T e B e de células apresentadoras de antígeno presentes no LCR até os linfonodos cervicais profundos (Engelhardt *et al.*, 2016; Da Mesquita *et al.*, 2018; Proulx, 2021). Ressalta-se que a drenagem de líquido intersticial (LI) presente nos espaços extracelulares do parênquima cerebral

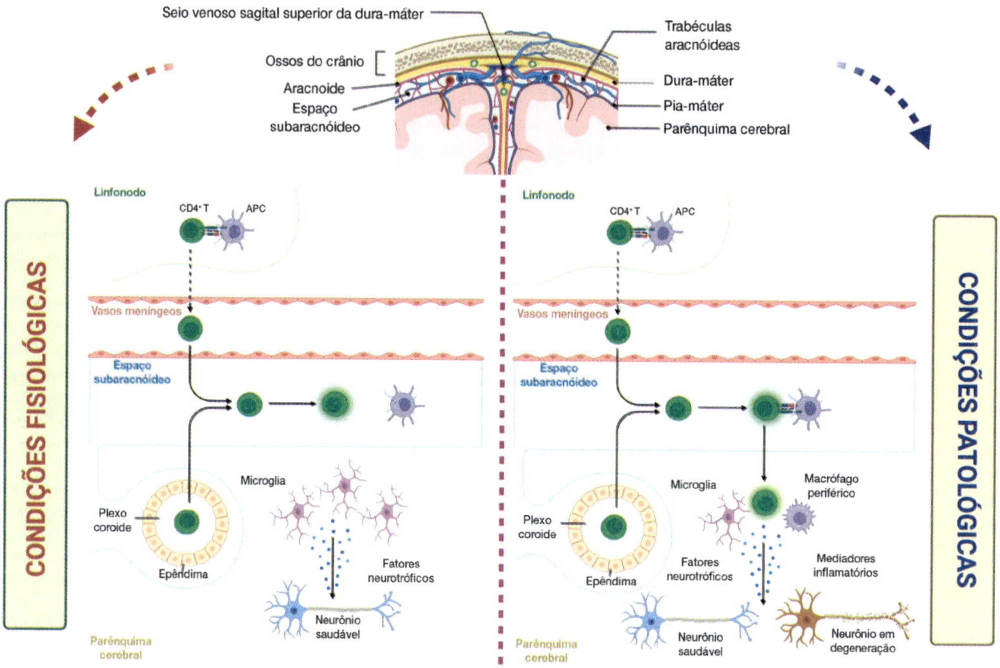

Figura 8.1. **Papel dos linfócitos TCD4+ no sistema nervoso central.** Em condições fisiológicas, os linfócitos TCD4+ de memória, previamente ativados na periferia, podem entrar no sistema nervoso central e alcançar os espaços subaracnóideos pelos plexos coroides ou pelo extravasamento através das paredes dos vasos meníngeos. Uma vez nos espaços subaracnóideos, os linfócitos TCD4+ circulam no líquido cefalorraquidiano, o qual também pode conter células apresentadoras de antígenos (APC, do inglês *antigen-presenting cell*). No contexto fisiológico, os linfócitos TCD4+ geralmente não reconhecem nenhum dos antígenos apresentados pelas APC e são drenados do sistema nervosos central pelos vasos linfáticos nasais e durais. Em condições patológicas, ao encontrarem com APC nos espaços subaracnóideos, os linfócitos TCD4+ são reativados e recrutados para o parênquima cerebral. No tecido cerebral, esses linfócitos produzem mediadores inflamatórios, ativam células microgliais residentes, podendo contribuir com morte neuronal. Por outro lado, há evidências de que, sob algumas condições, os linfócitos T reativados e recrutados para o tecido cerebral podem modular a resposta microglial para um perfil protetor, contribuindo para a sobrevida neuronal, a neurogênese e o restabelecimento da homeostase do sistema nervoso central. Fonte: Ilustração produzida com o *software* BioRender®.

é também muito importante para a retirada de solutos e conteúdo aquoso do SNC. O LI é drenado do parênquima cerebral para linfonodos cervicais adjacentes à artéria carótida interna através de vias constituídas por membranas basais espessas localizadas nas paredes de capilares, arteríolas e artérias cerebrais. Essa via de drenagem perivascular intramural do LI não permite o transporte de células do sistema imune em direção aos linfonodos regionais, e pode ser um dos fatores-chaves envolvidos no imunoprivilégio do parênquima cerebral (Carare *et al.*, 2014).

Estudos recentes que envolvem a aplicação de técnicas avançadas de microscopia apontaram a existência de uma via paravascular de depuração de água, metabólitos e resíduos intersticiais do parênquima cerebral. Essa via, por se assemelhar ao sistema linfático periférico e depender da ação do canal de água Aquaporina 4

(AQP4) expresso nas membranas dos astrócitos, foi denominada de sistema glinfático (Iliff *et al.*, 2012; Hablitz; Nedergaard, 2021). Aspectos anatômicos e funcionais do sistema glinfático estão representados na Figura 8.2. O LCR, após circular pelos ventrículos cerebrais e pelo espaço subaracnóideo, é direcionado para o espaço perivascular conhecido como espaço Virchow-Robin. Esse espaço origina-se de invaginações do espaço subpial formando uma bainha de revestimento vascularizada que separa o espaço subaracnóideo do subpial (Jessen *et al.*, 2015). Uma vez no espaço de Virchow-Robin, o LCR alcança espaços para-arteriais ao redor de artérias que penetram o parênquima cerebral. A pulsação das artérias e a pressão arterial contribuem para o fluxo do LCR ao longo dos espaços para-arteriais, já que o LCR segue o mesmo trajeto do fluxo sanguíneo. Por sua vez, os canais de APQ4 presentes nos astrócitos que circundam os microvasos sanguíneos cerebrais facilitam o contato e a mistura do LCR e do LI no parênquima cerebral. O fluido resultante da mistura do LCR com o LI

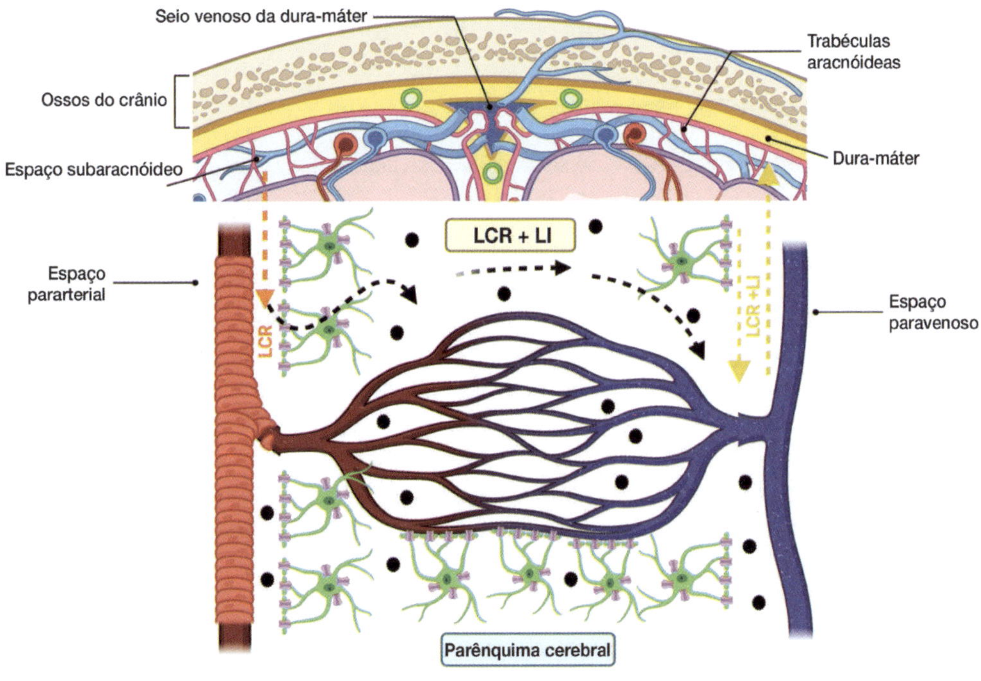

Figura 8.2. **Sistema glinfático.** Os aspectos anatômicos e funcionais do sistema glinfático ainda precisam ser elucidados, sendo atualmente consideradas três vias principais:
1) o líquido cefalorraquidiano (LCR) entra em contato com o parênquima cerebral via espaços paravasculares arteriais (extramurais). Essa via contribui para entrada de nutrientes e moléculas no tecido cerebral pelo LCR; 2) o LCR é misturado ao líquido intersticial (LI) e seus solutos por processos mediados por canais de aquaporina APQ4 nos astrócitos; 3) O LCR misturado ao LI é removido do parênquima cerebral nos espaços paravenosos. Essa via contribui para eliminação de proteínas e solutos intersticiais provenientes do tecido cerebral. Não há evidência de circulação de células imunes no sistema glinfático. O transporte de macromoléculas e células do sistema imune presentes no LCR ocorre principalmente nos vasos linfáticos durais próximo aos seios venosos da dura-máter.
Fonte: Ilustração produzida com o *software* BioRender®.

e que contém metabólitos e resíduos provenientes do tecido cerebral é eliminado nos espaços paravenosos. Uma vez nos espaços paravenosos, o mais provável é que a mistura do LCR com o LI proveniente do sistema glinfático alcance novamente o espaço subaracnóideo e seja drenado do SNC junto com o LCR para os linfonodos cervicais profundos por meio dos vasos linfáticos durais e nasais (Sun *et al.*, 2018; Mongensen *et al.*, 2021). Outra possibilidade seria a drenagem direta para o sistema venoso através das paredes das veias cerebrais. Entretanto, não está bem estabelecida a via anatômica pela qual a mistura do LCR com o LI alcançaria os linfonodos regionais se fossem drenados pelas paredes das veias cerebrais (Engelhardt *et al.*, 2017).

Alterações nos sistemas glinfático e linfático durais têm sido descritas durante o envelhecimento e em condições inflamatórias agudas e crônicas. Prejuízos nos processos de drenagem do SNC, incluindo redução do LCR em espaços perivasculares e disfunção dos canais APQ4 expressos nos astrócitos, podem acarretar acúmulo de metabólitos tóxicos no tecido cerebral (Sun *et al.*, 2018; Mongensen *et al.*, 2021). Por exemplo, um estudo utilizou ensaios com radiofármacos investigou o funcionamento do sistema glinfático durante o envelhecimento. Camundongos idosos apresentaram redução significativa da drenagem do peptídeo beta-amiloide Aβ1-40 administrado diretamente no parênquima cerebral quando comparados com camundongos jovens. O prejuízo na eliminação do peptídeo Aβ1-40 relacionou-se com alterações nos canais de APQ4 dos astrócitos e na eficiência da troca e mistura do LCR com o LI no tecido cerebral, indicando disfunção do sistema glinfático com o envelhecimento (Kress *et al.*, 2014). A reduzida capacidade de o sistema glinfático drenar agregados proteicos tóxicos pode contribuir significativamente para o desenvolvimento de doenças degenerativas associadas ao envelhecimento, como a doença de Alzheimer (DA), caracterizada, entre outros fatores, por acúmulo de peptídeos beta-amiloides no SNC (Louveou *et al.*, 2016; Sun *et al.*, 2018). Por outro lado, estratégias focadas em prevenir disfunções do sistema glinfático, assim como a administração de fármacos em regiões do SNC relacionadas com a circulação do LCR, podem ser promissoras como potenciais tratamentos para doenças neurodegenerativas e autoimunes (Mongensen *et al.*, 2021). Estudos que ampliem a compreensão do funcionamento dos sistemas linfático e glinfático são necessários para que esse potencial terapêutico seja claramente definido (Hablitz; Nedergaard, 2021).

Papel das células mieloides e *natural killer* na comunicação imune com o cérebro

Em condições fisiológicas, os leucócitos podem ser encontrados no plexo coroide, nas meninges e no espaço perivascular. Nessas regiões, praticamente todos os subtipos leucocitários são encontrados, incluindo granulócitos, monócitos, células dendríticas, células *natural killer* (NK), linfócitos T e B. No entanto, a concentração de leucócitos no LCR ventricular é relativamente baixa: cerca de 1.000 vezes menos concentrada em comparação com a do sangue (Seabrook *et al.*, 1998). Enquanto microglia são as células imunes residentes do cérebro, os monócitos/macrófagos, sob algumas circunstâncias, também podem ter acesso ao parênquima cerebral. Esse trânsito celular é facilitado quando a BHE está comprometida, como no traumatismo craniano e em condições de neuroinflamação (p. ex., encefalites virais ou autoimunes). Microglia e macrófagos ativados são essenciais para o reparo neuronal, embora possam desempenhar papéis antagônicos (proteção e dano) em situações patológicas, como durante o envelhecimento (Minogue, 2017).

O recrutamento de monócitos da circulação para o cérebro é bastante estudado em condições inflamatórias, como traumatismo craniano e neuroinfecções. Esse recrutamento é influenciado por diversos fatores, incluindo envelhecimento e estresse. No envelhecimento, existe um maior recrutamento de monócitos com perfil inflamatório para o cérebro (Martin *et al.*, 2017). Interessantemente, o declínio da memória relacionado com o envelhecimento foi correlacionado com aumentos progressivos dos níveis plasmáticos de CCL2, uma quimiocina envolvida com recrutamento de monócitos (Bettcher *et al.*, 2019). Durante estresse crônico, ativação simpática prolongada ou repetida resulta em aumento da produção e liberação de células mieloides pela medula óssea - efeito dependente da ação da noradrenalina na medula óssea. A hematopoese aumentada de células mieloides resulta em um fenótipo de monócitos circulantes menos maduros e mais inflamatórios (Heidt *et al.*, 2014). Esses monócitos migram até o cérebro, onde se diferenciam em macrófagos cerebrais, promovendo sinalização inflamatória (Wohleb *et al.*, 2014). Em um modelo murino de estresse por derrota social repetida, observou-se que a infiltração de monócitos no cérebro é necessária para o desenvolvimento de comportamentos patológicos (tipo ansiedade) induzidos por estresse (Wohleb, 2015). O tráfego de monócitos para o cérebro é necessário também para induzir comportamento de ansiedade após dor neuropática (Sawada *et al.*, 2014), "comportamento de doente" (do inglês, *sickness behavior*) em virtude de inflamação (D'Mello *et al.*, 2013) e declínio cognitivo após trauma cirúrgico (Degos *et al.*, 2013). Além disso, cérebros de pacientes deprimidos apresentam quantidade maior de monócitos infiltrados quando comparados a cérebros de controles saudáveis (Torres-Platas *et al.*, 2014). No cérebro, esses monócitos adquirem um perfil inflamatório e podem contribuir diretamente para:

a. Neuroinflamação.
b. Alterações neuroquímicas associadas ao quadro depressivo (p. ex., aumento de glutamato, redução de monoaminas).
c. Redução da plasticidade sináptica (associada à disfunção cognitiva).

Existem várias evidências que indicam o papel da neuroinflamação em doenças neurodegenerativas ligadas ao envelhecimento, como na DA e na doença Parkinson (DP). As características neuropatológicas dessas doenças incluem agregação e acúmulo de proteínas intracelulares e/ou extracelulares que estão associadas à perda neuronal em regiões específicas do cérebro. Além disso, a proliferação e a ativação de células gliais (p. ex., "gliose") são bem estabelecidas nessas doenças. Nesse contexto, neuroinflamação é caracterizada essencialmente pela ativação da microglia e de vias inflamatórias inatas, como ativação do inflamassomo NLRP3, aumento da expressão de fatores de transcrição de genes codificantes de proteínas inflamatórias (p. ex., fator nuclear de transcrição κ-B, NF-κB), aumento da secreção de citocinas pró-inflamatórias e quimiocinas. Com efeito, grande parte da literatura aponta para um papel relevante de células fagocitárias teciduais (principamente microglia, mas também macrófagos perivasculares) na patogênese da DA. Por outro lado, células imunes periféricas, como linfócitos, monócitos ou granulócitos, podem ter funções moduladoras, mas a contribuição dessas células para a patogênese das doenças neurodegenerativas ainda é discutível (Prinz; Priller, 2017). Nos modelos experimentais de DA com camundongos transgênicos, p. ex., a depleção de neutrófilos ou a inibição do tráfego de neutrófilos por meio do bloqueio da integrina LFA-1 reduziu a neuropatologia semelhante à DA e melhorou a memória em camundongos que já apresentavam disfunção cognitiva (Saederup *et al.*, 2010). Essas descobertas sugerem que neutrófilos possam estar envolvidos em processos patológicos da DA. Contudo, a invasão de neutrófilos não é uma marca neuropatológica da DA em humanos ou em modelos de roedores, questionando a relevância do achado experimental.

Um estudo recente descreveu o papel das células NK como peças-chave na vigilância imune do cérebro envelhecido, com implicações para a neurogênese e o declínio cognitivo (Jin *et al.*, 2021). Durante o envelhecimento, há um grande acúmulo de células NK no nicho neurogênico do giro denteado do hipocampo. Essa expansão *in situ* das células NK supera outros subtipos de células imunes no cérebro de pessoas idosas ou camundongos velhos. Os neuroblastos envelhecidos apresentam um "fenótipo secretor associado à senescência" (SASP, do inglês *senescence-associated secretory phenotype*), com liberação de várias citocinas e quimiocinas que induzem expansão das células NK no parênquima cerebral, resultando na eliminação dos neuroblastos envelhecidos. No entanto, a depleção das células NK protegeu os neuroblastos, melhorando a neurogênese e o desempenho cognitivo durante o envelhecimento. Além de revelarem um processo inflamatório localizado (nicho neurogênico) contrariamente à noção de inflamação sistêmica ("*inflammaging*"), esses achados atribuem um papel-chave às células NK no declínio cognitivo durante o envelhecimento, abrindo novas perspectivas terapêuticas.

Papel das células T na comunicação imune com o cérebro

Há evidências de que os linfócitos T, em especial os linfócitos T $CD4^+$ de memória, exerçam um papel fundamental na vigilância imune do SNC. Em condições fisiológicas, essas células não estão presentes no parênquima cerebral, mas circulam em compartimentos ricos em LCR, como os espaços subaracnóideos, nos quais podem facilmente interagir com células apresentadoras de antígenos. Ao reconhecerem um antígeno específico, os linfócitos T $CD4^+$ de memória são reativados e podem cruzar a BHE em direção ao parênquima cerebral, desencadeando neuroinflamação (Ransohoff; Engelhardt, 2012; Engelhardt *et al.*, 2017). Sob algumas condições, os linfócitos T reativados e recrutados para o tecido cerebral podem modular a resposta microglial no sentido de um perfil mais protetor, contribuindo para a sobrevida neuronal, a neurogênese e o restabelecimento da homeostase do SNC (Figura 8.1) (Yoles *et al.*, 2001; Kipnis *et al.*, 2002; Ziv *et al.*, 2006).

Estudos *in vitro* e *in vivo* demonstraram o envolvimento dos linfócitos T na neurogênese hipocampal, um fenômeno complexo de formação de novos neurônios no giro denteado do hipocampo e altamente dependente da ação de células microgliais (Miranda *et al.*, 2017). Microglia ativada *in vitro* por citocinas derivadas de linfócitos T, como a IL-4 e o IFN-γ, expressam moléculas associadas à indução de neurogênese, como o fator de crescimento semelhante à insulina tipo 1 (IGF-1) (Butovsky *et al.*, 2006). Camundongos transgênicos com deficiência em linfócitos T apresentaram redução significativa da proliferação e diferenciação neuronal no giro denteado do hipocampo. Por outro lado, a administração de linfócitos T maduros provenientes do baço de camundongos não transgênicos foi capaz de prevenir a redução da neurogênese hipocampal nos camundongos deficientes de células T (Ziv *et al.*, 2006). Interessantemente, aumento da neurogênese hipocampal foi observado em camundongos transgênicos nos quais os linfócitos T expressavam um receptor específico para um antígeno cerebral (camundongos T_{mbp}). O tratamento desses camundongos com o antibiótico minociclina, um supressor da ativação microglial, inibiu o efeito neurogênico, sugerindo que a regulação da neurogênese por linfócitos T depende, pelo menos em parte, da sua interação com a microglia. Por outro lado, nos animais transgênicos nos quais os linfócitos T apresentavam receptor para antígenos não cerebrais (camundongos T_{ova}) houve redução da neurogênese hipocampal, reforçando a ideia de que os linfócitos T envolvidos na restauração da homeostase do SNC precisam ser expostos a um antígeno cerebral (Ziv *et al.*, 2006). Os camundongos T_{mbp} apresentaram um desempenho melhor no labirinto aquático de Morris, um teste específico para memória e aprendizado associados ao hipocampo, quando comparados aos seus controles. O oposto foi observado para os camundongos T_{ova}, indicando que linfócitos T capazes de reconhecer antígenos cerebrais estão envolvidos não apenas na neurogênese hipocampal, mas também em funções cognitivas associadas ao hipocampo (Ziv *et al.*, 2006). Corroborando esses achados, a depleção farmacológica ou genética de linfócitos T $CD4^+$ em camundongos resultou em prejuízos significativos de memória e aprendizado, além de redução da neurogênese e da expressão de BDNF hipocampal (Wolf *et al.*, 2009). Os linfócitos T $CD4^+$ capazes de reconhecer antígenos cerebrais, como a glicoproteína da mielina de oligodendrócitos (MOG), mas não linfócitos T $CD8^+$ ou linfócitos B, estariam envolvidos na manutenção ou restauração de funções cognitivas (Radjavi *et al.*, 2014). Estudos em pacientes com quadros de demência secundários à infecção pelo vírus da imunodeficiência humana (HIV-1), marcada por redução significativa da população de linfócitos T $CD4^+$, corroboram o envolvimento dessas células na neurogênese e no desempenho cognitivo (Krathwohl; Kaiser, 2004; Okamoto *et al.*, 2007; Kaul, 2009).

Estudos mais recentes mostraram que linfócitos T participam de processos de memória e aprendizagem influenciando a resposta imune de macrófagos residentes nas meninges (Derecki *et al.*, 2010; Qi *et al.*, 2017). Camundongos treinados no labirinto aquático de Morris apresentaram um acúmulo nas meninges de linfócitos T expressando a citocina IL-4. A depleção desses linfócitos T resultou em prejuízo de memória e aprendizado, bem como em perfil inflamatório dos macrófagos residentes nas meninges. Observou-se esse mesmo achado em camundongos *knockout* para IL-4, sendo revertido pela administração de linfócitos T provenientes de camundongos não *knockout*. O transplante da medula óssea de animais *knockout* para IL-4 para camundongos não *knockout* irradiados também resultou em déficit cognitivo e na indução de um perfil inflamatório nos macrófagos residentes nas meninges, indicando que linfócitos T, via expressão de IL-4, e a regulação da função de macrófagos modulam processos cognitivos (Derecki *et al.*, 2010). Uma única dose subcutânea da vacina BCG em camundongos neonatos promoveu, por meio da produção sistêmica da citocina IFN-γ, o recrutamento de linfócitos T periféricos para o plexo coroide no SNC. A presença de linfócitos T nos plexos coroides induziu um perfil anti-inflamatório de macrófagos residentes nas meninges em paralelo ao aumento da expressão dos fatores neurotróficos BDNF e IGF-1, e a indução de microglia com perfil protetor no hipocampo. Além disso, a administração da vacina BCG melhorou o desempenho cognitivo no labirinto aquático de Morris, aumentou a neurogênese hipocampal e a plasticidade neuronal. Esses achados reforçam o papel da interação entre o SNC e o sistema imune - linfócitos T - em processos cerebrais complexos, como cognição, especialmente memória e aprendizado (Qi *et al.*, 2017).

A participação de linfócitos T também tem sido descrita em alterações comportamentais, como depressão e ansiedade (Toben; Baune, 2015; Rillet *et al.*, 2015; Alves de Lima *et al.*, 2020; Medina-Rodrigues *et al.*, 2020). A deleção genética de receptores associados à função de linfócitos T resultou em redução do comportamento do tipo ansioso em camundongos (Cushman *et al.*, 2003; Rillet *et al.*, 2015). Um estudo mais recente corroborou esses achados prévios e demonstrou que linfócitos T presentes nas meninges é capaz de regular o comportamento do tipo ansioso via sinalização promovida pela citocina IL-17A. A citocina IL-17A produzida por linfócitos T nas meninges ligar-se-ia a receptores específicos em neurônios glutamatérgicos do córtex pré-frontal, contribuindo para o comportamento ansiogênico. A deleção dos receptores para a IL-17 nos neurônios corticais, bem como a administração de anticorpos anti-IL-17 ou antirreceptores na cisterna magna dos animais reduziu o comportamento do tipo-ansioso (Alves de Lima *et al.*, 2020). Linfócitos T produtores de IL-17A foram também associados a comportamentos do tipo depressivo em camundongos, reforçando o papel dessas células e da sinalização pela IL-17 na regulação de processos comportamentais (Medina-Rodrigues *et al.*, 2020).

Alterações da imunidade adaptativa também estão relacionadas com a susceptibilidade ou resiliência a estímulos estressores (Beurel *et al.*, 2013; Clark *et al.*, 2016; Ambrée *et al.*, 2019). Camundongos com déficit na produção de linfócitos T e B pela deleção do gene *RAG2* apresentaram redução na resposta de sobressalto ao som após exposição ao odor de um predador comparado a controles imunocompetentes, o que indica maior resiliência diante de estresse (Clark *et al.*, 2014, Clark *et al.*, 2016). Adicionalmente, os camundongos *knockout* para *RAG2* apresentaram redução da resposta ao medo no teste de condicionamento ao medo. A administração endovenosa de linfócitos T $CD4^+$ provenientes de linfonodos e baço de camundongos imunocompetentes foi capaz de "resgatar" essa resposta ao medo (Clark *et al.*, 2016). Aumento significativo de linfócitos T produtores de IL-17 foi encontrado no tecido cerebral de camundongos expostos a protocolo de estresse crônico por contenção ou de desamparo aprendido. A administração endovenosa de linfócitos T produtores de IL-17 aumentou a susceptibilidade ao desamparo aprendido e interferiu nos comportamentos de interação social. Por outro lado, a inibição farmacológica ou genética de linfócitos T produtores de IL-17 aumentou a resiliência ao protocolo de desamparo aprendido, reforçando o envolvimento dessas células na indução de comportamentos do tipo-depressivo frente a estímulos estressores (Beurel *et al.*, 2013). Corroborando esse achados, estudo recente demonstrou que camundongos mais susceptíveis a estresse quando expostos a um protocolo crônico de derrota social apresentaram aumento significativo de linfócitos T $CD4^+$ e T $CD8^+$ produtores de IL-17 no baço quando comparado a camundongos resilientes. A maior susceptibilidade ao estresse associou-se também à redução significativa de linfócitos T reguladores e da expressão da citocina TGF-β no baço. Interessantemente, camundongos com aumento da diferenciação de linfócitos T produtores de IL-17 resultante da deleção condicional do receptor ativado por proliferadores de peroxissoma tipo gama (PPARγ) em linfócitos T $CD4^+$, um inibidor do desenvolvimento de células T produtoras de IL-17, não apresentaram maior susceptibilidade ao estresse induzido pelo protocolo de derrota social. Isso sugere que o desequilíbrio na relação periférica entre o número de linfócitos T produtores de IL-17 e linfócitos T reguladores, mais do que apenas o aumento da diferenciação de célula T produtoras de IL-17, modula a susceptibilidade ao estresse crônico (Ambrée *et al.*, 2019).

Durante o envelhecimento, alterações nas respostas imunes periférica e central parecem contribuir para o desenvolvimento e progressão de doenças neurodegenerativas, como a DA e a DP. O foco do estudo da interação entre sistema imune e SNC durante o envelhecimento esteve principalmente na resposta imune inata (Stephenson *et al.*, 2018; Wendimu; Hooks, 2022). Evidências mais recentes sugerem um papel ativo da resposta imune adaptativa nos processos associados ao envelhecimento e na fisiopatologia de doenças neurodegenerativas (Dulken *et al.*, 2019; Yang *et al.*, 2020; Kaya *et al.*, 2022; Park *et al.*, 2022). Por exemplo, a produção da citocina IFN-γ por linfócitos T $CD8^+$ encontrados no cérebro de camundongos idosos reduziu a densidade de oligodendrócitos na substância branca cerebral e induziu um perfil pró-inflamatório da microglia. Esses eventos contribuíram para a perda da substância branca e para a inibição da formação de novos neurônios em nichos neurogênicos, fenômenos observados em condições neurodegenerativas (Dulken *et al.*, 2019; Kaya *et al.*, 2022). Por outro lado, em um modelo de neurodegeneração hipocampal induzida pela administração da neurotoxina cloreto de trifenilestanho, a administração endovenosa de linfócitos T reguladores em camundongos jovens inibiu a morte neuronal, a ativação microglial e a produção de mediadores inflamatórios, além de promover o aumento de moléculas associadas à neurogênese no hipocampo. Esses animais apresentaram ainda redução dos níveis de ansiedade e melhora do aprendizado e memória espacial no labirinto aquático de Morris (Park *et al.*, 2022). Em um modelo transgênico da DA, a inibição da resposta de linfócitos T reguladores periféricos em estágios precoces da doença contribuiu para a ativação microglial e para a remoção de placas beta-amiloide do tecido cerebral com a consequente melhora da função cognitiva. A restauração da atividade desses linfócitos T reguladores na periferia suprimiu os efeitos neuroprotetores (Yang *et al.*, 2020). Esses resultados refletem a complexidade da comunicação entre o SNC e o sistema imune em contextos fisiológicos e patológicos, indicando que o papel da resposta adaptativa é dependente de fatores como o estágio da doença, o tipo de célula e sua localização (periferia *vs.* SNC).

Considerações finais

O avanço científico, em especial relacionado com técnicas de microscopia e de análises moleculares, trouxe contribuições significativas para o entendimento da estrutura e da função do SNC e suas interações com outros sistemas, especialmente o sistema imune. Consequentemente, foi necessário revisar alguns dogmas, sobretudo o conceito de imunoprivilégio do SNC, e mecanismos imunes envolvidos na vigilância e na homeostase cerebral. Destaca-se, p. ex., o reconhecimento do papel de linfócitos T em processos neurais fisiológicos e patológicos, determinando alterações cognitivas e comportamentais, como ansiedade e depressão. Essas células do sistema imune adaptativo influenciam diversas funções do SNC por meio da regulação da atividade de microglia residente no parênquima cerebral e de macrófagos presentes nos espaços meníngeos e paravasculares. A descoberta dos vasos glinfáticos também ampliou as perspetivas terapêuticas para doenças neurodegenerativas associadas ao agregado de proteínas tóxicas como a DA e a DP. O desafio atual é viabilizar a tradução clínica desses achados que foram obtidos primariamente em em modelos animais.

Bibliografia

Alves de Lima K, Rustenhoven J, Da Mesquita S, Wall M, Salvador AF, Smirnov I, et al. Meningeal gd T cells regulate anxiety-like behavior via IL-17a signaling in neurons. Nat Immunol. 2020; 21(11):1421-29.

Ambrée O, Ruland C, Zwanzger P, Klotz L, Baune BT, Arolt V, et al. Social Defeat Modulates T Helper Cell Percentages in Stress Susceptible and Resilient Mice. Int J Mol Sci. 2019;20(14):3512.

Bettcher BM, Neuhaus J, Wynn MJ, Elahi FM, Casaletto KB, Saloner R, Fitch R, et al. Increases in a Pro-inflammatory Chemokine, MCP-1, Are Related to Decreases in Memory Over Time. Front Aging Neurosci. 2019;11:25.

Beurel E, Harrington LE, Jope RS. Inflammatory T helper 17 cells promote depression-like behavior in mice. Biol Psychiatry. 2013;73(7):622-30.

Billingham RE, Brent L, Medawar PB. Actively acquired tolerance of foreign cells. Nature. 1953; 172(4379):603-6.

Butovsky O, Ziv Y, Schwartz A, Landa G, Talpalar AE, Pluchino S, et al. Microglia activated by IL-4 or IFN-gamma differentially induce neurogenesis and oligodendrogenesis from adult stem/progenitor cells. Mol Cell Neurosci. 2006;31(1):149-60.

Carare RO, Hawkes CA, Weller RO. Afferent and efferent immunological pathways of the brain. Anatomy, function and failure. Brain Behav Immun. 2014;36:9-14.

Clark SM, Sand J, Francis TC, Nagaraju A, Michael KC, Keegan AD, et al. Immune status influences fear and anxiety responses in mice after acute stress exposure. Brain Behav Immun. 2014;38:192-201.

Clark SM, Soroka JA, Song C, Li X, Tonelli LH. CD4(+) T cells confer anxiolytic and antidepressant-like effects, but enhance fear memory processes in Rag2(-/-) mice. Stress. 2016;19(3):303-11.

Cushman J, Lo J, Huang Z, Wasserfall C, Petitto JM. Neurobehavioral changes resulting from recombinase activation gene 1 deletion. Clin Diagn Lab Immunol. 2003;10(1):13-8.

Da Mesquita S, Fu Z, Kipnis J. The Meningeal Lymphatic System: A New Player in Neurophysiology. Neuron. 2018;100(2):375-88.

D'Mello C, Riazi K, Le T, Stevens Km, Wang A, Mckay Dm, et al. P-selectin-mediated monocyte-cerebral endothelium adhesive interactions link peripheral organ inflammation to sickness behaviors. J Neurosci. 2013;33(37):14878-88.

Decimo I, Fumagalli G, Berton V, Krampera M, Bifari F. Meninges: From Protective Membrane to Stem Cell Niche. Am J Stem Cells. 2012;1(2):92-105.

Degos V, Vacas S, Han Z, Van Rooijen N, Gressens P, Su H, et al. Depletion of bone marrow-derived macrophages perturbs the innate immune response to surgery and reduces postoperative memory dysfunction. Anesthesiology. 2013;118(3):527-36.

Derecki NC, Cardani AN, Yang CH, Quinnies KM, Crihfield A, Lynch KR, et al. Regulation of learning and memory by meningeal immunity: a key role for IL-4. J Exp Med. 2010;207(5):1067-80.

Dulken BW, Buckley MT, Negredo PN, Saligrama N, Cayrol R, Leeman DS, et al. Single cell analysis reveals T cell infiltration in old neurogenic niches. Nature. 2019;571(7764):205-10.

Engelhardt B, Carare RO, Bechmann I, Flügel A, Laman JD, Weller RO. Vascular, glial, and lymphatic immune gateways of the central nervous system. Acta Neuropathol. 2016;132(3):317-38.

Engelhardt B, Vajkoczy P, Weller RO. The movers and shapers in immune privilege of the CNS. Nat Immunol. 2017;18(2):123-131.

Galea I, Bechmann I, Perry VH. What is immune privi- lege (not)? Trends Immunol. 2007;28(1):12-8.

Ghersi-Egea J-F, Strazielle N, Catala M, Silva-Vargas V, Doetsch F, Engelhardt B. Molecular anatomy and functions of the choroidal blood- cerebrospinal fluid barrier in health and disease. Acta Neuropathol. 2018;135(3):337-61.

Hablitz LM, Nedergaard M. The Glymphatic System: A novel component of fundamental neurobiology. J Neurosci. 2021;41(37):7698-7711.

Heidt T, Sager HB, Courties G, Dutta P, Iwamoto Y, Zaltsman A, et al. Chronic variable stress activates hematopoietic stem cells. Nat Med. 2014;20(7):754-8.

Jessen NA, Munk AS, Lundgaard I, Nedergaard M. The glymphatic system: a beginner's guide. Neurochem Res. 2015;40(12):2583-99.

Jin WN, Shi K, He W, Sun JH, Van Kaer L, Shi FD, et al. Neuroblast senescence in the aged brain augments natural killer cell cytotoxicity leading to impaired neurogenesis and cognition. Nat Neurosci. 2021;24(1):61-73.

Kaul M. HIV-1 associated dementia: update on pathological mechanisms and therapeutic approaches. Curr Opin Neurol. 2009;22(3):315-20.

Kaya T, Mattugini N, Liu L, Ji H, Cantuti-Castelvetri L, Wu J, et al. CD8+ T cells induce interferon-responsive oligodendrocytes and microglia in white matter aging. Nat Neurosci. 2022;25(11):1446-57.

Kipnis J, Mizrahi T, Hauben E, Shaked I, Shevach E, Schwartz M. Neuroprotective autoimmunity: naturally occurring CD4+CD25+ regulatory T cells suppress the ability to withstand injury to the central nervous system. Proc Natl Acad Sci U S A. 2002;99(24):15620-5.

Kivisäkk P, Mahad DJ, Callahan MK, Trebst C, Tucky B, Wei T, et al. Human cerebrospinal fluid central memory CD4+ T cells: evidence for trafficking through choroid plexus and meninges via P-selectin. Proc Natl Acad Sci U S A. 2003;100(14):8389-94.

Krathwohl MD, Kaiser JL. HIV-1 promotes quiescence in human neural progenitor cells. J Infect Dis. 2004;190(2):216-26.

Iliff JJ, Wang M, Liao Y, Plogg BA, Peng W, Gundersen GA, et al. A paravascular pathway facilitates CSF flow through the brain parenchyma and the clearance of interstitial solutes, including amyloid. Sci Transl Med. 2012;4(147):147ra111.

Louveau A, Da Mesquita S, Kipnis J. Lymphatics in neurological disorders: a neuro-lympho-vascular component of multiple sclerosis and Alzheimer's disease? Neuron. 2016;91(5):957-73.

Mapunda JA, Tibar H, Regragui W, Engelhardt B. How does the immune system enter the brain? Front Immunol. 2022;13:805657.

Martin E, Boucher C, Fontaine B and Delarasse C. Distinct inflammatory phenotypes of microglia and monocyte-derived macrophages in Alzheimer's disease models: effects of aging and amyloid pathology. Aging Cell. 2017;16(1):27-38.

Mason DW, Charlton HM, Jones AJ, Lavy CB, Puklavec M, Simmonds SJ. The fate of allogeneic and xenogeneic neuronal tissue transplanted into the third ventricle of rodents. Neuroscience. 1986;19(3):685-94.

Medawar PB. Immunity to homologous grafted skin; the fate of skin homografts transplanted to the brain, to subcutaneous tissue, and to the anterior chamber of the eye. Br J Exp Pathol. 1948;29(1):58-69.

Medina-Rodriguez EM, Madorma D, O'Connor G, Mason BL, Han D, Deo SK, et al. Identification of a signaling mechanism by which the microbiome regulates Th17 cell-mediated depressive-like behaviors in mice. Am J Psychiatry. 2020;177(10):974-90.

Minogue AM. Role of infiltrating monocytes/macrophages in acute and chronic neuroinflammation: Effects on cognition, learning and affective behaviour. Prog Neuropsychopharmacol Biol Psychiatry. 2017;79(Pt A):15-18.

Miranda AS, Zhang CJ, Katsumoto A, Teixeira AL. Hippocampal adult neurogenesis: Does the immune system matter? J Neurol Sci. 2017;372:482-95.

Mogensen FL, Delle C, Nedergaard M. The glymphatic system (en)during inflammation. Int J Mol Sci. 2021;22(14):7491.

Okamoto S, Kang YJ, Brechtel CW, Siviglia E, Russo R, Clemente A, et al. HIV/gp120 decreases adult neural progenitor cell proliferation via checkpoint kinase-mediated cell-cycle withdrawal and G1 arrest. Cell Stem Cell. 2007;1(2):230-6.

Park SY, Yang H, Ye M, Liu X, Shim I, Chang YT, Bae H. Neuroprotective effects of ex vivo-expanded regulatory T cells on trimethyltin-induced neurodegeneration in mice. J Neuroinflammation. 2022;19(1):143.

Prinz M, Priller J. The role of peripheral immune cells in the CNS in steady state and disease. Nat Neurosci. 2017;20(2):136-44.

Proulx ST. Cerebrospinal fluid outflow: a review of the historical and contemporary evidence for arachnoid villi, perineural routes, and dural lymphatics. Cell Mol Life Sci. 2021;78(6):2429-57.

Qi F, Zuo Z, Yang J, Hu S, Yang Y, Yuan Q, et al. Combined effect of BCG vaccination and enriched environment promote neurogenesis and spatial cognition via a shift in meningeal macrophage M2 polarization. J Neuroinflammation. 2017;14(1):32.

Radjavi A, Smirnov I, Kipnis J. Brain antigen-reactive CD41 T cells are sufficient to support learning behavior in mice with limited T cell repertoire. Brain Behav Immun. 2014;35:58-63.

Ransohoff RM, Engelhardt B. The anatomical and cellular basis of immune surveillance in the central nervous system. Nat Rev Immunol. 2012;12(9):623-35.

Rilett KC, Friedel M, Ellegood J, MacKenzie RN, Lerch JP, Foster JA. Loss of T cells influences sex differences in behavior and brain structure. Brain Behav Immun. 2015;46:249-60.

Saboori P, Sadegh A. Histology and Morphology of the Brain Subarachnoid Trabeculae. Anat Res Int. 2015;2015:279814.

Saederup N, Cardona AE, Croft K, Mizutani M, Cotleur Ac, Tsou Cl, et al. Selective chemokine receptor usage by central nervous system myeloid cells in CCR2-red fluorescent protein knock-in mice. PLoS One. 2010;5(10):e13693.

Sawada A, Niiyama Y, Ataka K, Nagaishi K, Yamakage M, Fujimiya M. Suppression of bone marrow-derived microglia in the amygdala improves anxiety-like behavior induced by chronic partial sciatic nerve ligation in mice. Pain. 2014;155(9):1762-72.

Seabrook TJ, Johnston M, Hay JB. Cerebral spinal fluid lymphocytes are part of the normal recirculating lymphocyte pool. J Neuroimmunol. 1998;91(1-2):100-7.

Stephenson J, Nutma E, Valk P, Amor S. Inflammation in CNS neurodegenerative diseases. Immunology. 2018;154(2):204-19.

Sun BL, Wang L, Yang T, Sun JY, Mao LL, Yang MF, et al. Lymphatic drainage system of the brain: A novel target for intervention of neurological diseases. Prog Neurobiol. 2018;163-164:118-143.

Toben C, Baune BT. An act of balance between adaptive and maladaptive immunity in depression: a role for T lymphocytes. J Neuroimmune Pharmacol. 2015;10(4):595-609.

Torres-Platas SG, Cruceanu C, Chen GG, Turecki G, Mechawar N. Evidence for increased microglial priming and macrophage recruitment in the dorsal anterior cingulate white matter of depressed suicides. Brain Behav Immun. 2014;42:50-9.

Yang Y, He Z, Xing Z, Zuo Z, Yuan L, Wu Y, et al. Influenza vaccination in early Alzheimer's disease rescues amyloidosis and ameliorates cognitive deficits in APP/PS1 mice by inhibiting regulatory T cells. J Neuroinflammation. 2020;17(1):65.

Yoles E, Hauben E, Palgi O, Agranov E, Gothilf A, Cohen A, et al. Protective autoimmunity is a physiological response to CNS trauma. J Neurosci. 2001;21(11):3740-8.

Weller RO. Microscopic morphology and histology of the human meninges. Morphologie. 2005; 89(284):22-34.

Wendimu MY, Hooks SB. Microglia Phenotypes in Aging and Neurodegenerative Diseases. Cells. 2022;11(13):2091.

Wohleb ES, Mckim DB, Sheridan JF, Godbout JP. Monocyte trafficking to the brain with stress and inflammation: a novel axis of immune-to-brain communication that influences mood and behavior. Front Neurosci. 2015;8:447.

Wolf SA, Steiner B, Akpinarli A, Kammertoens T, Nassenstein C, Braun A, et al. CD4-positive T lymphocytes provide a neuroimmunological link in the control of adult hippocampal neurogenesis. J Immunol. 2009;182(7):3979-84.

Seção 2

Neuroinflamação em Doenças do Sistema Nervoso

Capítulo 9

Impactos da Neuroinflamação no Transtorno do Espectro Autista

Júlio Santos Terra Machado
Iohanna Deckmann
Isabela Drehmer
Victorio Bambini-Junior
Carmem Gottfried

Resumo

O transtorno do espectro autista (TEA) faz parte do grupo de transtornos do neurodesenvolvimento e representa uma importante questão de saúde pública em razão de sua alta prevalência. Os mecanismos etiológicos do TEA ainda são desconhecidos, mas as alterações do sistema imune – especialmente a ativação imune materna durante a gestação – representam um reconhecido fator de risco associado ao TEA. Sabe-se que o sistema imune periférico pode se comunicar com o sistema nervoso central – modulando comportamentos, alterando a permeabilidade de barreiras neurais, bem como remodelando toda organização neural. Ainda, mesmo que a neuroinflamação tenha um gatilho na janela biológica do desenvolvimento encefálico durante a gestação, os impactos desse fenômeno podem ser percebidos ainda na vida adulta, envolvendo falhas na integridade de barreiras, ativação de células gliais e alterações na composição neuronal, aspectos claramente envolvidos na fisiopatologia do TEA. Dessa forma, esse capítulo reúne os achados mais relevantes relacionados com neuroinflamação e neurodesenvolvimento, dando ênfase ao TEA.

Palavras-chave: neurodesenvolvimento; neuroinflamação; transtorno do espectro autista.

Transtornos do neurodesenvolvimento

Os transtornos do neurodesenvolvimento compreendem condições que se manifestam cedo no período da infância, antes da idade escolar, as quais perduram na vida adulta causando déficits no funcionamento pessoal, social, acadêmico ou profissional (American Psychiatric Association, 2022). Conforme a 5ª edição revisada do *Manual de Diagnóstico e Estatístico de Transtornos Mentais* (DSM, do inglês *Diagnostic and Statistical Manual of Mental Disorders*) são incluídos nesse grupo deficiências intelectuais, transtornos da comunicação, transtorno de déficit de atenção/hiperatividade, transtornos motores e transtorno do espectro autista (TEA), entre outros (American Psychiatric Association, 2022).

Nos últimos anos, calcula-se um aumento de 23% nos diagnósticos de TEA entre os anos de 2006 e 2008, com frequência quatro vezes maior em pessoas do sexo masculino com relação ao feminino (Gottfried *et al.*, 2015). Dados obtidos no ano 2020 nos Estados Unidos, estimaram que esse transtorno afeta uma em 36 crianças de até 8 anos (Maenner *et al.*, 2023). Considerando essa crescente prevalência do TEA, aliada ao alto custo econômico e social, o presente capítulo aborda o atual estado da arte no TEA com relação a fatores de risco, sintomas comportamentais e alterações moleculares.

Impactos do sistema imune durante estágios embrionários

Perturbações no desenvolvimento encefálico durante períodos críticos, como o período pré-natal (o qual compreende uma janela biológica altamente regulada e, por consequência, vulnerável a danos) podem interferir biológica e fenotipicamente com alterações permanentes ao longo da vida. Embora muitos fatores de risco possam estar relacionados com o gatilho de transtornos do neurodesenvolvimento, o envolvimento do sistema imune é, sem dúvida, um dos pontos mais convergentes. Eventos adversos induzidos por infecções maternas podem promover não apenas alterações fisiopatológicas no microambiente fetal, mas também desencadear consequências duradouras na vida pós-natal, tanto a nível encefálico quanto comportamental (Fontes-Dutra *et al.*, 2020; Gottfried; Bambini-Junior, 2018).

O sistema imune na gravidez é capaz de, ao mesmo tempo, evitar a rejeição materna ao feto, garantir o crescimento, o desenvolvimento fetal e proteger o feto de patógenos, bem como manter a resposta imunológica da mãe contra infecções, estressores ambientais e até mesmo afetar a tolerância com relação à presença do próprio feto no útero. Dessa maneira bastante específica, a imunidade materna preserva a gestação (Fontes-Dutra *et al.*, 2020). Os modelos de ativação imunitária materna (AIM) fornecem um paradigma importante para o estudo de respostas do sistema imune durante a gestação. Embora inúmeras tentativas tenham sido feitas para avaliação dessas respostas, o perfil de expressão de moléculas do sistema imune na interface materno-fetal ao longo do tempo ainda carece de melhor caracterização. A capacidade das citocinas maternas e de outros fatores imunes circulantes de cruzar a interface materno-fetal também é pouco caracterizada, mas sabe-se que tem implicações importantes para a patogênese fetal. De modo geral, o bom funcionamento do sistema imune na gravidez é um dos processos-chave para um neurodesenvolvimento típico do feto, e as alterações do sistema imune inerentes ao período gestacional são cruciais na modulação do desenvolvimento encefálico na vida uterina (Lu-Culligan; Iwasaki, 2020).

Resposta pró-inflamatória durante a gestação

Curiosamente, o delicado equilíbrio que envolve a tolerância imunológica na gravidez inclui também eventos pró-inflamatórios em diferentes estágios. Primeiro, durante a implantação, há um aumento de quimiocinas pró-inflamatórias, citocinas e fatores de crescimento; durante todo primeiro trimestre, são recrutadas células apresentadoras de antígenos (como mastócitos, células dendríticas, monócitos e macrófagos) que auxiliam no desenvolvimento placentário. Nesse primeiro momento, o padrão de macrófagos M1 é dominante. Nos trimestres seguintes, o perfil M2 anti-inflamatório é dominante, o que facilita o pleno desenvolvimento fetal, além de auxiliar a placenta no transporte de anticorpos para o feto via expressão dos receptores de imunoglobulina G (IgG), criando uma via transplacentária de imunidade humoral materna. Por fim, nos momentos finais da gestação, o sistema imune novamente adquire um perfil pró-inflamatório com o intuito de "expulsar" o feto, ou seja, promover o parto. A orquestração dessas cascatas é de suma importância nesse delicado período (Fontes-Dutra *et al.*, 2020).

Além do papel materno, o feto também é capaz de expressar uma gama de moduladores imunes como receptores Toll-*like* (TLRs, do inglês *Toll-like receptors*) e citocinas. Assim, a interface materno-fetal dá suporte a todo evento gestacional desde a concepção, implantação do blastocisto, desenvolvimento da tolerância imunológica materno-fetal, bem como os processos que levam ao parto (Lu-Culligan & Iwasaki, 2020).

Transtornos do neurodesenvolvimento e fatores ambientais de risco

É importante compreender o papel natural do sistema imune no neurodesenvolvimento para dimensionar como as perturbações sistêmicas da imunidade podem impactar a funcionalidade neural. As primeiras evidências de que o sistema imune poderia estabelecer uma relação íntima com o sistema nervoso central (SNC) - configurando, assim, um aspecto neuroimune - deram-se no início do século XX, quando se percebeu uma associação entre infecções maternas por influenza e o desencadeamento de um transtorno psicótico nos filhos. Ainda, nos anos 1960, diversos casos de autismo foram coincidentes com infecções maternas por rubéola - além, claro, de outras questões como convulsões, paralisia cerebral, microcefalia, surdez, entre outros. A partir de 2014, as infecções maternas pelo Zika vírus (Fontes-Dutra *et al.*, 2020; Lu-Culligan; Iwasaki, 2020) e, mais recentemente, por Covid-19, trouxeram novamente à tona as alterações imunológicas maternas e seu impacto não só para o neurodesenvolvimento fetal, como também para possíveis consequências na vida pós-natal.

Além de infecções, a exposição pré-natal a alguns fármacos, como o antiepiléptico ácido valproico (VPA, do inglês *valproic acid*), também são considerados fatores ambientais de risco para transtornos do neurodesenvolvimento, associando alterações no sistema imune (Gottfried; Bambini-Junior, 2018).

Além disso, vias metabólicas envolvidas em alterações neuroimunes vêm ganhando destaque em estudos sobre a fisiopatologia de transtornos do neurodesenvolvimento, como o TEA. Essa maior compreensão do eixo neuroimune como um participante ativo não só modifica nossa visão corrente sobre os transtornos do neurodesenvolvimento, como também abre um leque de possibilidades para novas terapias e ferramentas de diagnóstico.

Transtorno do espectro autista, resposta imune e neuroinflamação

O TEA é um transtorno do neurodesenvolvimento caracterizado por uma díade comportamental definida por dificuldades de interação e comunicação social em múltiplos contextos, além da presença de comportamentos repetitivos, estereotipias e interesses restritos (American Psychiatric Association, 2022). Além da díade, podem manifestar-se algumas comorbidades, como transtornos de déficit de atenção/hiperatividade, ansiedade, depressão, déficits na aprendizagem, comprometimento intelectual e de linguagem, além de condições como epilepsia, distúrbio do sono e constipação (American Psychiatric Association, 2022).

Sistema imune e transtorno do espectro autista

Apesar de a etiologia do TEA ainda permanecer desconhecida, uma das hipóteses mais difundidas envolve desbalanço no sistema imune (Gottfried *et al.*, 2015; Hughes *et al.*, 2023). Em estudos com sequenciamento do genoma humano, demonstrou-se que alterações em genes envolvidos nos processos imunológicos estavam associadas a transtornos neurológicos, como o TEA e a esquizofrenia. Por exemplo, em uma dessas investigações, demonstrou-se que um polimorfismo no gene do receptor metabotrópico glutamatérgico 5 desregula processos como plasticidade sináptica, modula a imunidade inata e gera ativação microglial. Além disso, o fenótipo pró-inflamatório – característico do transtorno – já foi correlacionado com a intensificação de sintomas comportamentais estereotipados, ansiedade, diminuição da interação social e déficit nas habilidades cognitivas em pessoas com TEA (Gottfried *et al.*, 2015).

Existe uma importante comunicação entre sistema imune e SNC que ocorre pela presença de células imunes, as quais liberam moduladores bidirecionais da expressão gênica (Gottfried *et al.*, 2015). Macrófagos e linfócitos são responsáveis pela liberação de citocinas e quimiocinas, as quais agem na função encefálica e na resposta a infecções (tanto sistêmica quanto local), danos teciduais e inflamação. A liberação de citocinas inflamatórias, incluindo interleucina (IL)-1, IL-6, IL-12, interferon (IFN)-γ, e fator de necrose tumoral (TNF)-α, estão envolvidas diretamente durante o neurodesenvolvimento e são alvos comuns de estudo no transtorno (Gottfried *et al.*, 2015; Hughes *et al.*, 2023). No geral, esses dados indicam uma função imune celular adaptativa significativamente alterada no TEA, que pode refletir ativação imune disfuncional, assim como evidências de que essas perturbações que ocorrem desde período embrionário podem estar ligadas a distúrbios no comportamento.

A alteração do sistema imune na gestação tem sido associada a alterações na modulação epigenética no SNC e no estado de ativação celular com evidências em humanos e modelos animais (Fontes-Dutra *et al.*, 2020).

De forma complementar, mais recentemente, descobriu-se a presença de vasos linfáticos nas meninges que protegem o encéfalo (Louveau *et al.*, 2018). Um dos principais fenômenos que justificava o privilégio imunológico encefálico era a aparente falta de drenagem linfática do parênquima cerebral. Na busca por mecanismos de transporte de células T para dentro e para fora das meninges, descobriram-se vasos linfáticos funcionais que revestem os seios durais. Essas estruturas expressam todas as características moleculares das células endoteliais linfáticas, são capazes de transportar fluidos e células imunes do líquido cefalorraquidiano, e estão conectadas aos linfonodos cervicais profundos. A localização única desses vasos pode ter impedido sua descoberta até o momento, contribuindo, assim, para o conceito de longa data da ausência de vasculatura linfática no SNC. A descoberta do sistema linfático do SNC pode exigir uma reavaliação dos pressupostos básicos da neuroimunologia e lançar uma nova luz sobre a etiologia das doenças neuroinflamatórias e neurodegenerativas associadas à disfunção do sistema imune. Esses resultados podem ajudar a descobrir a etiologia do desequilíbrio imunológico, típico de processos neuroinflamatórios, com implicações promissoras para estratégias terapêuticas. Assim, a comunicação entre o SNC e a periferia, envolvendo permeabilidade de barreiras neurais e vasos linfáticos encefálicos, tem sido um ponto-chave no entendimento do processo que estabelece a neuroinflamação como um aspecto fundamental no TEA ao longo do neurodesenvolvimento.

Permeabilidade da barreira hematoencefálica e neuroinflamação no transtorno do espectro autista

A barreira hematoencefálica (BHE) é formada pela chamada unidade neurovascular, a qual é composta por células endoteliais, pericitos (ambas células que compartilham a mesma membrana basal) e pés astrocíticos; também células microgliais e neurônios podem fazer parte desse arranjo. Entre as células endoteliais, estão presentes as junções de oclusão, que atuam no sentido de unir fortemente as células, impedindo o transporte paracelular de grandes moléculas. Ainda, existem transportadores especializados na passagem de moléculas específicas priorizando a homeostase do SNC. Por fim, com relação aos aspectos neuroimunes, pode-se comentar que, fisiologicamente, existe uma entrada basal de células imunes da periferia sanguínea em direção ao SNC. Uma das células que têm importante papel de "vigilância" são os macrófagos perivasculares, que se apresentam como sensores de perturbações imunológicas tanto no SNC quanto na periferia. Por serem células intimamente associadas à corrente sanguínea e com uma localização privilegiada entre as células endoteliais e os pés-terminais dos astrócitos na BHE, são capazes de proporcionar um fino controle da homeostasia encefálica e da integridade da BHE (Gottfried *et al.*, 2015; Hughes *et al.*, 2023).

Um dos principais impactos da neuroinflamação no SNC é o afrouxamento de barreiras neurais – especialmente a BHE. Isso possibilita que uma ampla gama de elementos que não deveriam estar no ambiente encefálico passe a ter acesso ao mesmo. Esse aumento de permeabilidade é associado, entre outros aspectos, a astrocitose reativa, problemas de migração neuronal, alterações na citoarquitetura de diversos córtices e também alterações comportamentais, o que é bastante relevante no TEA (Bambini-Junior *et al.*, 2014; Deckmann *et al.*, 2021; Gottfried *et al.*, 2015; Gottfried; Bambini-Junior, 2018). Além disso, o dano à BHE está associado ao desenvolvimento de edema encefálico, que pode ser tanto iniciado quanto regulado por vários mediadores pró-inflamatórios (entre eles citocinas e quimiocinas) que coordenam a extensão da entrada de leucócitos no parênquima cerebral, causando afrouxamento das junções de oclusão, levando ao quadro de edema vasogênico (Deckmann *et al.*, 2021; Gottfried *et al.*, 2015).

Disfunções em órgãos linfoides, ativação de sinais pró-inflamatórios por células do sistema imune, produção de autoanticorpos, alterações no padrão de expressão de citocinas e outros aspectos periféricos modulam a permeabilidade das barreiras encefálicas a mediadores inflamatórios, induzindo mudanças no perfil de células neurais, estabelecendo um elo importante no estudo da fisiopatologia do TEA. Em indivíduos com TEA, já se observou aumento de citocinas pró-inflamatórias circulantes como IL-1β, IL-4, IL-6, IL-12, TNF-α, IFN-γ e outros marcadores imunológicos em componentes sanguíneos (plasma, sangue total e células mononucleares de sangue periférico) (Gottfried *et al.*, 2015). Interessantemente, em modelos animais de TEA, já foi possível observar aumento na expressão encefálica (especialmente hipocampal) das citocinas IL-1β e IL-6, além de TNF-α (Gottfried *et al.*, 2015; Hughes *et al.*, 2023) e redução no número de células T $CD3^{+}CD4^{+}$ em linfonodos (Baronio *et al.*, 2018). Essa diminuição consistente do número de células T $CD4^{+}$ pode estar relacionada com os sintomas alérgicos frequentemente observados no TEA. Já o aumento de citocinas circulantes é de extrema relevância para a neuroinflamação, pois são capazes de passar com relativa facilidade pela BHE, especialmente através de mecanismos de transporte (incluindo axonal retrógrado) e em regiões nas quais a barreira é fenestrada. Assim, é provável que essa seja uma rota que prontamente comunica a alteração periférica com o SNC, contribuindo para alterações progressivas de maior dimensão como alterações na permeabilidade da própria BHE.

Outros elementos do sistema imune também são capazes de entrar no SNC, induzindo diversas alterações que contribuem para a neuroinflamação. Em indivíduos com TEA, já foi observada a produção de autoanticorpos com reatividade antigênica para antígenos neurais, como receptores de serotonina, proteína básica de mielina, neurofilamentos, proteína fibrilar glial ácida, enzima GAD65, proteína P ribossomal, entre outros. Além disso, também se observou a produção de autoanticorpos voltados a antígenos encefálicos em mães de crianças com TEA, ressaltando uma outra possível origem desse componente (Hughes *et al.*, 2023).

O influxo de células periféricas do sistema imune para o SNC representa um ponto mais drástico dessa comunicação, tendo em vista que a permeabilidade para elementos como citocinas e anticorpos é relativamente mais simples. Interessantemente, no TEA, já se observou o influxo de células como mastócitos, monócitos e linfócitos. Dessa forma, é possível observar que os mais diversos fatores periféricos, desde pequenas moléculas até células, apresentam envolvimento relevante nas vias que desencadeiam a neuroinflamação.

No TEA, já se demonstrou, p. ex., tanto em humanos quanto em modelos animais, a formação de edema encefálico e aumento da permeabilidade da BHE (Deckmann *et al.*, 2021; Gottfried *et al.*, 2015; Hughes *et al.*, 2023). A Figura 9.1 ilustra os aspectos relacionados com a manutenção da BHE em condições fisiológicas e

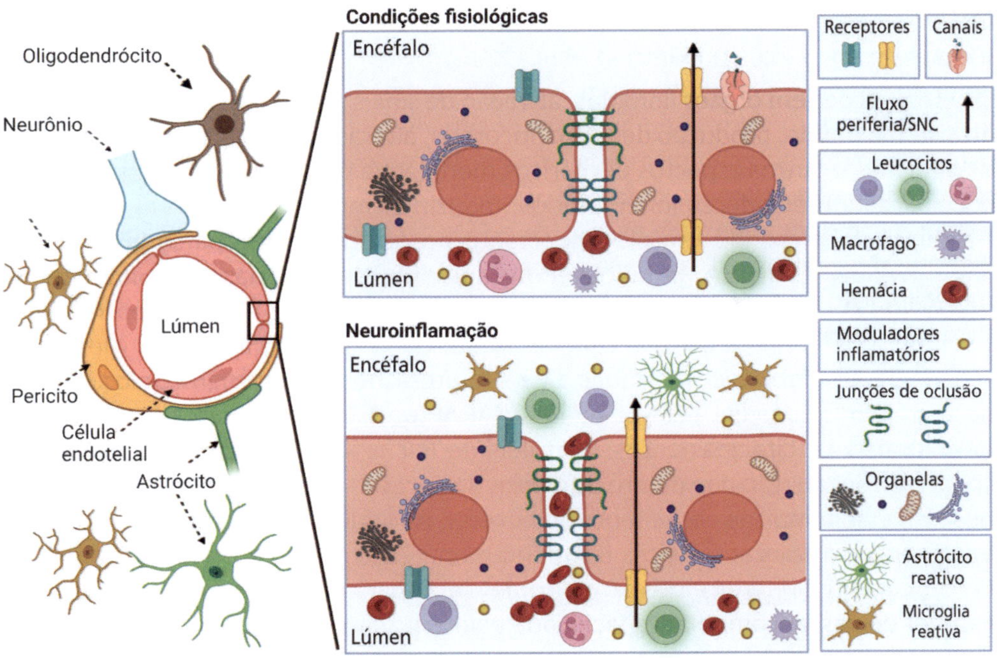

Figura 9.1. **Barreira hematoencefálica em condições fisiológicas e durante processos neuroinflamatórios.** À esquerda, são indicadas as estruturas que compõem a unidade neurovascular, contendo células endoteliais, astrócitos, pericitos e membrana basal, além de neurônio, microglia e oligodendócitos, que podem fazer parte desse microambiente. A imagem à direita, ilustra uma ampliação do contato entre as células endoteliais demonstrando que, em condições fisiológicas (imagem superior) as junções de oclusão são capazes de impedir a passagem de moléculas em direção ao SNC e, em condições neuroinflamatórias (imagem inferior), há perda da integridade da BHE em decorrência do afrouxamento dessas junções, permitindo a passagem de moléculas da periferia em direção ao SNC, o qual passa a responder a esse evento principalmente por meio da ativação de células como microglia e astrócito. Fonte: Imagem produzida com o *software* BioRender®.

durante processos de neuroinflamação. Esses achados reforçam a relação da neuroinflamação e das alterações de permeabilidade da BHE na fisiopatologia do TEA ao longo do desenvolvimento.

Alterações em células gliais e neuroinflamação no transtorno do espectro autista

Um dos aspectos que caracteriza a neuroinflamação é a ativação de células gliais (especialmente astrócitos e microglia) após algum evento que envolve dano ao tecido encefálico. Essas células atuam como mediadoras, liberando uma gama de moléculas anti e pró-inflamatórias e modificando sua morfologia em resposta a esse dano, adquirindo um perfil reativo (o qual pode exacerbar uma resposta imunológica anormal e, posteriormente, afetar a sinalização neural e a função cognitiva). Astrócitos e microglia, por serem altamente dinâmicos, também estão envolvidos em processos homeostáticos como formação de sinapses, poda e plasticidade (Hughes *et al.*, 2023).

Estudos com roedores demostram que durante a embriogênese, a microglia origina-se entre os dias embrionários 8 e 10 em camundongos e coloniza imediatamente o encéfalo, enquanto as astrócitos povoam o parênquima encefálico por volta do 18º dia embrionário até o 7º dia pós-natal. A microglia é a primeira célula glial a responder a danos neurais e liberar citocinas e prostaglandinas para recrutar astrócitos e exacerbar ainda mais a inflamação, removendo as células danificadas e reparando o tecido por meio da fagocitose. Por outro lado, os astrócitos, atuam na manutenção da homeostase fisiológica no SNC, dando suporte à função neuronal, transmissão glial e sinalização via liberação e captação de Ca^{2+}, além de auxiliarem na recaptação de glutamato – outro processo alterado durante eventos de neuroinflamação (Verkhratsky; Butt, 2023).

No TEA, já foram identificadas diversas alterações a nível glial, como aumento de marcador microglial TREM2, DAP12/KARAP e CX3CR1, aumento da densidade de microglia reativa, mudanças morfológicas, incluindo aumento do tamanho da soma microglial, retração e espessamento dos processos e extensão dos filopódios dos processos microgliais, bem como aumento na imunorreatividade dos astrócitos em diversas regiões encefálicas (Gottfried *et al.*, 2015; Hughes *et al.*, 2023).

Em virtude da dependência das células gliais, a depuração de resíduos metabólicos do SNC via vasos linfáticos é chamada de sistema glinfático (glia + linfa). O fluxo intersticial de líquido cefalorraquidiano (ou liquor) é mediado, entre outros aspectos, mas especialmente, pela aquaporina 4, um canal de água presente majoritariamente nos pés astrocíticos (e, portanto, componente da BHE). Interessantemente, já se mostraram em modelo animal de TEA alterações no perfil de aquaporina 4 e de astrócitos de forma região-dependente (Deckmann *et al.*, 2021). Embora nunca tenha sido descrito qualquer alteração nesse novo sistema linfático no TEA, ele emerge como um mecanismo promissor de estudo e de busca por estratégias terapêuticas. A Figura 9.2 contempla alterações envolvendo neurônios e células gliais no SNC e no sistema nervoso entérico (SNE). Mais detalhes sobre SNE serão abordados na pág. 121.

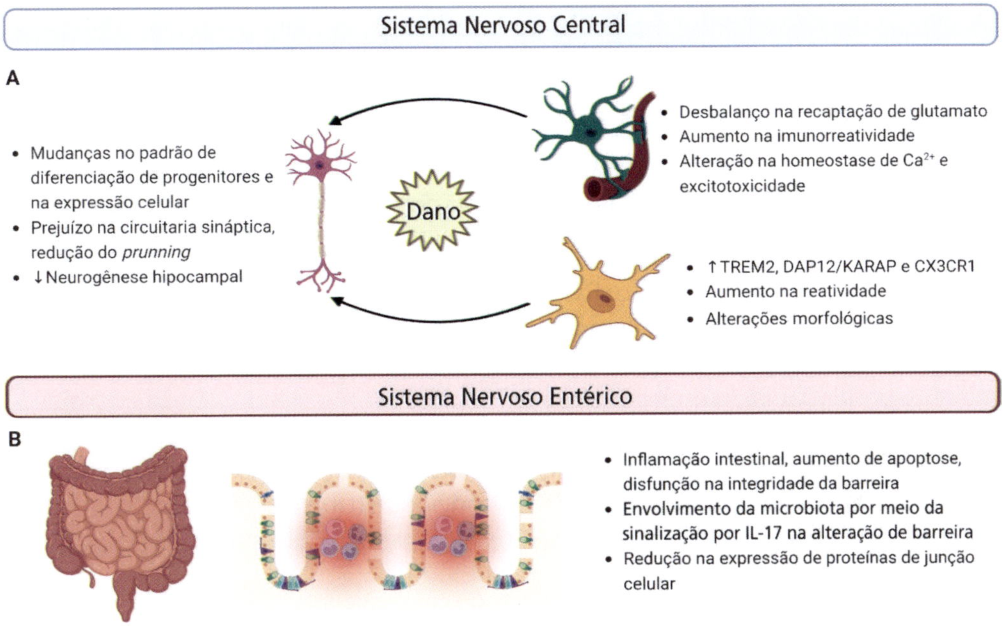

Figura 9.2. **Compilado das principais alterações observadas no sistema nervoso central e no sistema nervoso entérico no TEA.** (**A**) Impacto das alterações em astrócitos (verde) e da microglia (amarelo) na funcionalidade dos neurônios envolvendo alterações imunológicas identificadas no TEA. (**B**) Disfunções na barreira intestinal induzidas por desequilíbrios na microbiota no TEA, um importante elemento para alterações neuroimunes e do elo das disfunções entre SNE e o SNC. CX3CR1: receptor 1 de quimiocina do motivo CX3C; DAP12/KARAP: (também conhecido como TYROBP) é expresso por células NK e células mieloides; IL: interleucina; TREM2: receptor desencadeante expresso nas células mieloides 2. Fonte: Imagem produzida com o *software* BioRender®.

Neurogênese e neuroinflamação no transtorno do espectro autista

O desenvolvimento neuronal é um processo complexo, que envolve uma miríade de vias de sinalização e demanda uma refinada organização espaço temporal por meio de quimiocinas e citocinas fundamentais para correta geração e posicionamento adequado das células neuronais.

Estudos com neuroesferas expostas ao ácido propiônico (considerado um modelo *in vitro* para o estudo de TEA), demonstram aumento na expressão de fatores inflamatórios como o TNF-α e a modulação da via da PTEN/AKT, com alteração na dinâmica de diferenciação celular, promovendo diferenciação de células gliais (Abdelli *et al.*, 2019). Em modelo de AIM em ratos, sinais pró-inflamatórios induziram alterações na expressão gênica de interneurônios durante o processo de migração, levando essas células a uma condição voltada ao estresse oxidativo e à apoptose (Oskvig *et al.*, 2012). Esses experimentos demonstram que o processo de neuroinflamação pode alterar o destino de células progenitoras neurais em etapas precoces do desenvolvimento. Tendo em vista que a citoarquitetura é um aspecto fundamental para a circuitaria encefálica e para a integração entre diferentes regiões, é possível que impactos precoces no desenvolvimento, associados à neuroinflamação, possam prejudicar processos de formação e maturidade sináptica e de balanço eletrofisiológico em estágios posteriores no desenvolvimento.

Interessantemente, mediadores do sistema imune têm função pleiotrópica em aspectos de migração neuronal, como é o caso do receptor MET, do repressor transcricional JARID2 e da enzima tireoperoxidase (TPO), entre outros. Essas proteínas apresentam funções relevantes na migração neuronal e no desenvolvimento sináptico, além de participarem de rotas de sinalização na hematopoiese e na regulação anti-inflamatória. Os genes codificantes para essas proteínas já foram descritos como alterados em estudos com TEA, sugerindo outros possíveis elos entre a ativação imunológica e os distúrbios precoces do desenvolvimento neuronal (Ohja *et al.*, 2018).

Durante a neurogênese, os prejuízos induzidos pelo desbalanço em parâmetros imunológicos prejudicam a realização de processos de refinamento das circuitárias – um dos exemplos mais proeminentes é o prejuízo na poda sináptica, classicamente demonstrado no TEA. Evidências apontam que em processos de ativação imunológica, como AIM, a microglia perde sua capacidade de realizar a fagocitose de vesículas, prejudicando a eliminação de sinapses nas células neuronais. Consequentemente, o excesso de contatos sinápticos possivelmente contribui para a hiperconectividade local observada em diferentes regiões do encéfalo em indivíduos com TEA (Gottfried *et al.*, 2015).

Outro aspecto relevante afetado por processos neuroinflamatórios na vida pós-natal é a neurogênese hipocampal, um processo essencial para a manutenção dos circuitos neuronais nessa região. Já foi possível observar, em diversos modelos de AIM, alterações na vida pós-natal como redução de proliferação e sobrevivência, alteração nas quantidades de espinhos dendríticos nos neurônios recém-formados, aumento no conteúdo de citocinas como IL-1β e outras alterações, especialmente na sub-região do giro denteado (Green; Nolan, 2014).

Além do modelo de TEA induzido por AIM, o modelo por exposição ao VPA também apresentou alterações na quantidade de neurônios em algumas regiões como córtex pré-frontal medial, na distribuição de interneurônios ao longo das camadas corticais e disfunções hipocampais (Santos-Terra *et al.*, 2022). Essas observações são relevantes, pois indicam a possibilidade de uma raiz comum em modelos animais de TEA envolvendo neuroinflamação. Interessantemente, a utilização de moléculas anti-inflamatórias como o resveratrol foi capaz de prevenir as alterações em diversos desses aspectos, consolidando novamente a hipótese de que o desbalanço imune é o fator preponderante no surgimento de uma série de alterações envolvidas no fenótipo do TEA (Deckmann *et al.*, 2021).

De forma geral, é possível observar que os neurônios são células potencialmente afetadas pelo processo neuroinflamatório desde o momento em que ainda estamos tratando de progenitores neurais até fases adultas do desenvolvimento. No TEA, além dos impactos diretos na dinâmica neuronal como os prejuízos na circuitaria e na interação entre as células, a neuroinflamação também impacta profundamente a funcionalidade e ativação das células gliais como astrócito e microglia. A perda desse arcabouço de proteção dos neurônios, a sobrevivência em um ambiente metabolicamente não favorável e a disposição espacial alterada potencialmente contribuem para as alterações observadas a nível eletrofisiológico e também comportamental, ressaltando a relevância de intervenções nesse sentido.

Comprometimento do sistema nervoso entérico no transtorno do espectro autista

O SNE vem ganhando destaque no TEA nos últimos anos, inicialmente com a observação de grande prevalência de distúrbios do trato gastrointestinal nessa desordem. Entretanto, essa relação apresenta uma complexidade muito mais ampla, tendo em vista todas as particularidades desse sistema, especialmente no componente imunológico. O intrincado balanço entre sistema imune e microbiota, a permeabilidade das barreiras e o impacto dos componentes nutricionais são fatores potencialmente envolvidos nas alterações observadas no TEA. A Figura 9.2B ilustra as principais alterações envolvendo o SNC e o SNE no TEA, a partir de estudos com humanos e com modelos animais.

No modelo animal de TEA induzido por VPA ocorre inflamação no intestino delgado com perdas na camada epitelial e infiltração de neutrófilos, situação associada à redução nos níveis de serotonina nessa região (De Theije *et al.*, 2014).

Complementarmente, animais do modelo de AIM também apresentam inflamação intestinal, com aumento de permeabilidade de barreira com uma relação importante entre a sinalização de IL-17 e a microbiota local. A transferência de amostras fecais de ratas prenhes expostas à ativação imune e, consequentemente, com altos níveis de IL-17 para ratas prenhes *germ-free* foi capaz por si só de induzir alterações imunológicas na prole, especialmente em células T $CD4^+$ (Kim *et al.*, 2022). Isso demonstra que a modulação da população constituinte de microbiota pela sinalização de IL-17 é capaz de ter um impacto pró-inflamatório na prole.

Em indivíduos com TEA já foram identificados indícios de afrouxamento da barreira intestinal. Um estudo realizado com biópsias de duodeno demonstrou que 75% dos indivíduos apresentavam redução na expressão de proteínas associadas à integridade da barreira como CLDN-1, OCLN e TRIC, enquanto em 66% havia o aumento na expressão de proteínas formadoras de poros (ou seja, que aumentam a permeabilidade), especialmente CLDN-2, CLDN-10 e CLDN-15 (Fiorentino *et al.*, 2016).

Assim, é possível observar que no TEA, o SNE apresenta alterações relacionadas com processos inflamatórios que incluem aumento da permeabilidade intestinal, bem como mudanças celulares e sinalização com o SNC por meio da corrente sanguínea e do nervo vago. Potencialmente, a microbiota luminal pode afetar comportamento, humor e desenvolvimento encefálico por meio de sinais transmitidos pelo nervo vago. Para uma leitura mais detalhada sobre envolvimento da microbiota em transtornos do neurodesenvolvimento, recomenda-se a leitura do Capítulo 7 – *Eixo Intestino-Encéfalo – da Fisiologia à Neuroinflamação em Transtornos do Neurodesenvolvimento e Psiquiátricos.*

Considerações finais

Os mediadores inflamatórios são essenciais durante o neurodesenvolvimento, desempenhando um importante papel fisiológico. Contudo, quaisquer alterações imunológicas que se originaram no período embrionário podem desencadear alterações encefálicas e comportamentais na vida pós-natal, como nos transtornos do neurodesenvolvimento. No caso do TEA, o perfil de moduladores inflamatórios pode ser associado à intensidade de sintomas comportamentais característicos, o que lança uma luz sobre as interações neuroimunes envolvidas nesse espectro.

De forma geral, já foram descritas disfunções em linfócitos, produção de autoanticorpos, aumento na permeabilidade da BHE e, por consequência, ativação de células gliais, problemas de migração neuronal, alterações na citoarquitetura de diversos córtices, alterações comportamentais e desenvolvimento de edema encefálico em decorrência da propagação da neuroinflamação. Dessa forma, a elucidação de como as condições de inflamação alteram as estruturas celulares vem sendo apontada como um dos mecanismos importantes de entendimento do transtorno.

Tomados em conjunto, os tópicos abordados nesse capítulo demonstram a relação entre alterações imunes periféricas e centrais com a neuroinflamação. Para estudos futuros, análises longitudinais dos perfis de imunidade celular são importantes para determinar a possível relação direta entre disfunção imunológica e progressão de alterações comportamentais ao longo do desenvolvimento.

Bibliografia

Abdelli LS, Samsam A, Naser SA. Propionic acid induces gliosis and neuro-inflammation through modulation of pathway in autism spectrum disorder. Sci Rep. 2019;9(1):8824.

American Psychiatric Association. Diagnostic and statistical manual of mental disorders – DSM-V-TR. (5th ed.). American Psychiatric Association Publishing.

Bambini-Junior V, Zanatta G, Della Flora Nunes G, Mueller de Melo G, Michels M, Fontes-Dutra M, et al. Resveratrol prevents social deficts in animal model of autism induced by valproic acid. Neurosci Lett. 2014;583:176-81.

Baronio D, Bauer-Negrini G, Castro K, Della-Flora Nunes G, Riesgo R, Mendes-da-Cruz DA, et al. Reduced CD4 T Lymphocytes in Lymph Nodes of the Mouse Model of Autism Induced by Valproic Acid. Neuroimmunomodulation. 2018;25(5-6):280-4.

de Theije CG, Koelink PJ, Korte-Bouws GA, Lopes da Silva S, Korte SM, Olivier B, et al. Intestinal inflammation in a murine model of autism spectrum disorders. Brain Behav Immun. 2014 Mar;37:240-7.

Deckmann I, Santos-Terra J, Fontes-Dutra M, Körbes-Rockenbach M, Bauer-Negrini G, et al. Resveratrol prevents brain edema, blood-brain barrier permeability, and altered aquaporin profile in autism animal model. Int J Dev Neurosci. 2021;81(7):579-604.

Fiorentino M, Sapone A, Senger S, Camhi SS, Kadzielski SM, Buie TM, et al. Blood-brain barrier and intestinal epithelial barrier alterations in autism spectrum disorders. Mol Autism. 2016;7:49.

Fontes-Dutra M, Rabelo B, Santos-Terra J, Deckmann I, Schwingel GB, Gottfried C. Maternal immune activation and neuropsychiatric disorders: the intricate puzzle of autism spectum disorder. *In*: Teixeira AL, Macedo D, Baune BT (eds.). Perinatal inflammation and adult psychopathology. New York: Springer, Cham; 2020. p. 167-205.

Gottfried C, Bambini-Junior V. Insights into the relationship of the immune system with neurodevelopmental and psychiatric disorders. Neuroimmunomodulation. 2018;25(5-6):243-5.

Gottfried C, Bambini-Junior V, Francis F, Riesgo R, Savino W. The impact of neuroimmune alterations in autism spectrum disorder. Front Psychiatry. 2015;6:121.

Green HF, Nolan YM. Inflammation and the developing brain: Consequences for hippocampal neurogenesis and behavior. Neurosci Biobehav Rev. 2014;40:20-34.

Hughes HK, R J Moreno, Ashwood P. Innate immune dysfunction and neuroinflammation in autism spectrum disorder (ASD). Brain Behav Immun. 2023;108:245-54.

Kim E, Paik D, Ramirez RN, Biggs DG, Park Y, Kwon HK, et al. Maternal gut bacteria drive intestinal inflammation in offspring with neurodevelopmental disorders by altering the chromatin landscape of CD4+ T cells. Immunity. 2022;55(1):145-58.

Louveau A, Herz J, Alme MN, Salvador AF, Dong MQ, Viar KE, et al. CNS lymphatic drainage and neuroinflammation are regulated by meningeal lymphatic vasculature. Nat Neurosci. 2018; 21(10):1380-91.

Lu-Culligan A, Iwasaki A. The role of immune factors in shaping fetal neurodevelopment. Annu Rev Cell Dev Biol. 2020;36:441-68.

Maenner MJ, Warren Z, Williams AR, Amoakohene E, Bakian AV, Bilder DA, et al. Prevalence and characteristics of autism spectrum disorder among children aged 8 years – autism and developmental disabilities monitoring network, 11 sites, United States, 2020. MMWR Surveill Summ. 2023;72(2):1-14.

Ohja K, Gozal E, Fahnestock M, Cai L, Cai J, Freedman JH, et al. Neuroimmunologic and neurotrophic interactions in autism spectrum disorders: relationship to neuroinflammation. Neuromolecular Med. 2018;20(2):161-73.

Oskvig DB, Elkahloun AG, Johnson KR, Phillips TM, Herkenham M. Maternal immune activation by LPS selectively alters specific gene expression profiles of interneuron migration and oxidative stress in the fetus without triggering a fetal immune response. Brain Behav Immun. 2012;26(4):623-34.

Santos-Terra J, Deckmann I, Carello-Collar G, Nunes GD, Bauer-Negrini G, Schwingel GB, et al. Resveratrol Prevents Cytoarchitectural and Interneuronal Alterations in the Valproic Acid Rat Model of Autism. Int J Mol Sci. 2022;23(8):4075.

Verkhratsky A, Butt A. Neuroglia: function and pathology. 15th ed. New York: Elsevier Academic Press; 2023.

Capítulo 10

Neuroinflamação nas Doenças de Alzheimer e Parkinson

Giselle Fazzioni Passos
Mychael Vinícius da Costa Lourenço
Rudimar Luiz Frozza

Introdução

Os avanços na tecnologia farmacêutica e médica têm levado a uma redução na incidência e na morte causada por infecções e outras doenças com um consequente aumento na expectativa de vida. Estima-se que até o ano de 2050 o número de adultos com mais de 80 anos seja o triplo daquele registrado em 2015. Ainda que esses avanços tenham melhorado as condições de saúde, o aumento da expectativa de vida tem levado a um número cada vez maior de pessoas acometidas por doenças relacionadas com a idade. Entre essas doenças, as doenças neurodegenerativas constituem um desafio global à saúde humana e um importante ônus social e econômico em todo o mundo, principalmente em razão da sua crescente prevalência em uma população que se encontra em crescente fase de envelhecimento.

As doenças neurodegenerativas, como a doença de Alzheimer (DA) e a doença de Parkinson (DP), são caracterizadas pela perda progressiva de neurônios em regiões cerebrais específicas, resultando na sintomatologia clínica característica de cada uma das doenças (Figura 10.1). Apesar das diferenças clínicas, o desenvolvimento da DA e da DP tem início muitos anos antes da manifestação clínica e ambas as doenças compartilham mecanismos patológicos como o acúmulo de proteínas mal enoveladas e alterações imunológicas. A DA e a DP constituem uma classe de doenças

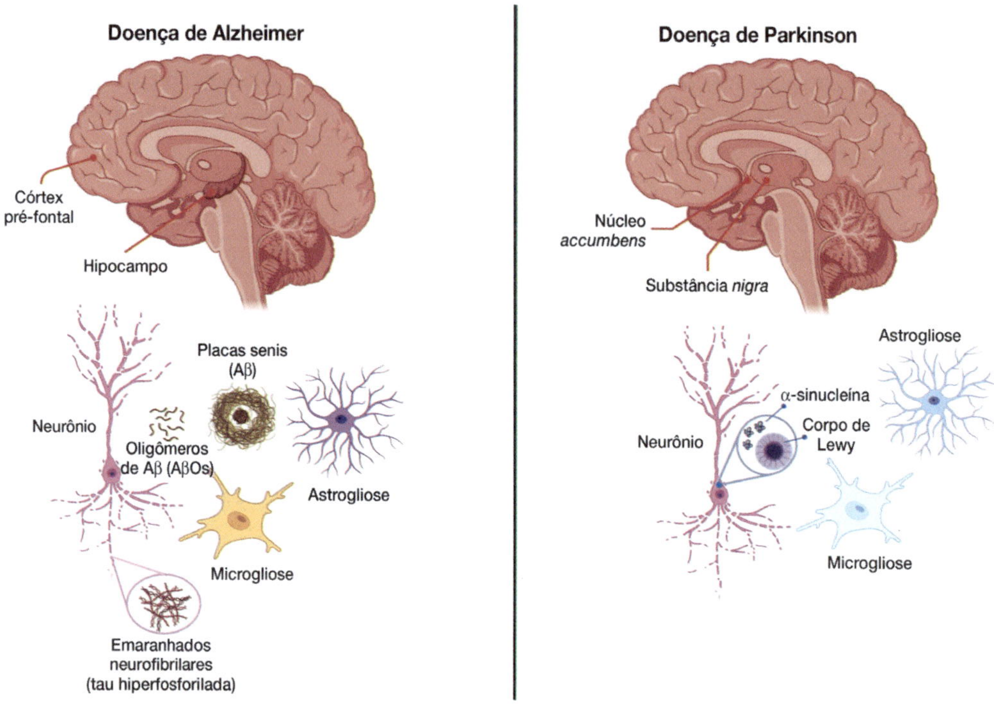

Figura 10.1. **Visão geral das principais características patológicas da doença de Alzheimer (DA) e doença de Parkinson (DP).** O processo neurodegenerativo envolvido em ambas as doenças é complexo e compreende alterações moleculares em diferentes tipos celulares. Embora vários fatores de risco tenham sido identificados, a etiologia de ambos distúrbios ainda é desconhecida. A DA é caracterizada pelo acúmulo extracelular do peptídeo β-amiloide (Aβ), solúvel em agregados oligoméricos (AβOs) nas fases iniciais da doença, que se encontram depositados em placas amiloide (ou senis) nos estágios mais avançados. Além disso, emaranhados neurofibrilares constituídos pela proteína tau em estado hiperfosforilado são observados intracelularmente, principalmente nos neurônios. Essas alterações moleculares são acompanhadas por estresse oxidativo, disfunção mitocondrial e alterações fisiopatológicas em astrócitos e microglia, com consequente indução de resposta inflamatória. Esses eventos levam a alterações sinápticas, perda neuronal e consequente disfunção cognitiva. Inicialmente afetando o hipocampo e algumas regiões do córtex, a deposição do Aβ e dos emaranhados neurofibrilares espalha-se para outras áreas do córtex e demais regiões cerebrais sensíveis conforme a doença progride. A DP é caracterizada pela perda de neurônios dopaminérgicos iniciando no prosencéfalo basal, que compreende a substância *nigra pars compacta* (SNpc), o núcleo *accumbens* e a área tegmental ventral (VTA, do inglês *ventral tegmental area*), e se espalhando para o corpo estriado. A principal característica histopatológica da DP compreende a presença de agregados citoplasmáticos nos neurônios remanescentes, constituídos majoritariamente pela proteína α-sinucleína e chamados de corpos de Lewy. Semelhantemente ao Aβ, a deposição da α-sinucleína desencadeia uma cascata de eventos que incluem estresse oxidativo, disfunção mitocondrial, ativação microglial e astrocitária, e intensa neuroinflamação. Essas alterações moleculares e celulares levam à redução da produção do neurotransmissor dopamina no estriado dorsal, região crucial para o controle motor, com consequente desenvolvimento das alterações motoras características da DP. Fonte: Figura criada com o *software* BioRender®.

devastadoras que levam a danos graves às habilidades do paciente, como declínio cognitivo, demência, déficits motores e a morte. Ainda que tenhamos testemunhado importantes avanços na compreensão dos mecanismos fisiopatológicos da DA e da DP nas últimas décadas, a disponibilidade de terapias efetivas ainda é bastante limitada. Dessa forma, compreender os mecanismos que desencadeiam o processo neurodegenerativo e desenvolver terapias efetivas para a DA e a DP são um dos maiores desafios da medicina contemporânea. Neste capítulo resumiremos e destacaremos as principais alterações moleculares e celulares envolvidas no processo neurodegenerativo da DA e da DP.

Doença de Alzheimer

A DA foi descrita inicialmente pelo neuropatologista e psiquiatra bávaro Alois Alzheimer em 1906 durante o acompanhamento de Auguste Deter, uma paciente de aproximadamente 50 anos que começou a apresentar sinais de delírio, perda de memória e confusão mental. Após o óbito da paciente, em torno de cinco anos desde o início do acompanhamento psiquiátrico, Alois Alzheimer identificou lesões no cérebro que viriam a se tornar os principais marcadores neuropatológicos da DA por décadas.

A DA é uma condição neurodegenerativa progressiva que tem a perda de memória e de orientação como principal sintoma inicial, mas que evolui para prejuízos não cognitivos, psiquiátricos e, eventualmente, autonômicos. Desde sua descrição inicial, o diagnóstico definitivo da DA era realizado em análises *post mortem* do tecido cerebral para detecção de placas amiloides (ou senis), que são depósitos proteicos extracelulares e emaranhados neurofibrilares, agregados intracelulares majoritariamente neuronais. Avanços recentes em metodologias diagnósticas em fluidos corporais (líquido cefalorraquidiano (LCR) e plasma) e por neuroimagem estrutural e funcional têm permitido o diagnóstico mais acurado com o paciente ainda em vida.

A DA é a doença neurodegenerativa mais frequente e a principal causa de demência em idosos. Estima-se que em torno de 40 milhões de pessoas sofram com demência associada à DA em todo mundo. No Brasil, embora dados oficiais não estejam disponíveis, alguns estudos estimaram em torno de 1 a 1,5 milhão de casos. É, possível, no entanto, que esses números estejam subestimados e projeções atuais indicam um crescimento abrupto dos casos de DA nas próximas décadas.

A DA é uma doença associada ao envelhecimento e em torno de 98% de todos os casos são percebidos como esporádicos, com apenas 2% dos casos tendo origem familial conhecida. Diversas mutações em genes que levam ao depósito de placas amiloides (APP, PSEN1, PSEN2) já foram descritas em famílias e clados investigados. No entanto, a frequência dessas mutações é rara e leva frequentemente a casos mais severos e de progressão mais rápida da DA. Recentemente, identificou-se também uma mutação rara na presenilina 1 (PSEN1), que protege os portadores do desenvolvimento da DA mesmo na presença de risco genético causado por outra variante.

A patogênese da DA é complexa e as razões para o seu desenvolvimento não são completamente estabelecidas. Do ponto de vista molecular, a cascata patogênica da

DA parece iniciar-se com o acúmulo cerebral do peptídeo β-amiloide (Aβ) em espécies solúveis (oligômeros) e insolúveis (fibras e placas), muito provavelmente por falhas de depuração cerebral em casos da DA esporádica (Masters *et al.*, 2015). O acúmulo de formas agregadas do Aβ dispara diversas vias de sinalização aberrantes e leva, também, ao acúmulo intracelular da proteína tau em versões oligoméricas solúveis e em emaranhados neurofibrilares insolúveis. Em termos fisiológicos, a proteína tau contribui para a estabilidade de microtúbulos, componentes do citoesqueleto notavelmente importantes em neurônios maduros. Na DA, a proteína tau passa por um acúmulo patológico de diversas modificações pós-traducionais, especialmente hiperfosforilação, que levam à sua perda de função fisiológica e ao ganho de função tóxica em neurônios.

A deposição patológica de espécies de Aβ e tau seguem rotas específicas no cérebro ao longo da progressão da DA, mas compartilham a preferência por regiões associadas a capacidades cognitivas e executivas, como regiões do córtex cerebral, *locus coeruleus* e hipocampo (Figura 10.1). Embora haja extensos debates sobre a importância relativa das diferentes espécies moleculares de Aβ e tau, sabe-se que a ação combinada dessas formas tóxicas provoca alterações na homeostase das células cerebrais, perda de plasticidade sináptica, alterações estruturais nas sinapses e perda de memória (Spires-Jones; Hyman, 2014; Masters *et al.*, 2015).

Estudos de associação genética realizados nas últimas décadas identificaram também variantes genômicas (p. ex., APOE4, TREM2) que aumentam significativamente o risco de desenvolver DA esporádica, embora os mecanismos subjacentes a essas variações ainda sejam tema de debates extensos na comunidade científica. Apesar desses achados, no entanto, o principal fator de risco para o estabelecimento da DA esporádica permanece sendo a idade (Masters *et al.*, 2015). Outras doenças, incluindo resistência à insulina associada à obesidade, diabetes e depressão, também se mostram como fatores que predispõem à DA em estágios mais tardios da vida. Ainda, a adoção de hábitos de vida modernos e pouco saudáveis, como má alimentação, privação de sono, sedentarismo e baixa reserva cognitiva, parecem aumentar o risco para a DA esporádica (De Felice, 2013).

Atualmente, existem três classes de medicamentos aprovados para pacientes da DA: inibidores de acetilcolinesterase (galantamina, rivastigmina e donepezila), um antagonista de receptores de glutamato do subtipo N-metil-D-aspartato (NMDA) (memantina) e, mais recentemente, um anticorpo monoclonal que reconhece espécies de Aβ (aducanumabe) foi aprovado pela agência reguladora estadunidense *Food and Drug Administration* (FDA). No entanto, esses medicamentos têm um efeito moderado nas fases iniciais da doença e nenhum deles é efetivo em interromper ou reverter o quadro de demência nos pacientes. Ainda, os pacientes da DA frequentemente utilizam medicamentos para controlar sintomas associados, como agitação, ansiedade e depressão. Assim, o entendimento da sequência temporal dos mecanismos fisiopatológicos associados à DA parece essencial para o desenvolvimento e a identificação de novas terapias que possam ser utilizadas com segurança e eficácia para interromper o quadro de neurodegeneração e demência associado à DA.

Doença de Parkinson

A doença de Parkinson (DP), descrita inicialmente pelo médico inglês James Parkinson em 1817, é uma doença neurodegenerativa progressiva caracterizada principalmente por alterações motoras. Os sintomas motores da DP incluem rigidez muscular, tremor de repouso, bradicinesia e instabilidade postural. Além disso, a doença é associada a diversos sintomas não motores, incluindo alterações intestinais, olfatórias e do sono, disfunção cognitiva, sintomas psiquiátricos, disfunção autonômica, fadiga e dor. Esses sintomas não motores são frequentemente observados antes do surgimento de alterações motoras (Kalia; Lang, 2015).

Os sinais neuropatológicos característicos da DP são a perda de neurônios dopaminérgicos na parte compacta da substância *nigra pars compacta* (SNpc) e a presença de agregados citoplasmáticos nos neurônios remanescentes, constituídos pela proteína α-sinucleína e chamados corpos de Lewy (Figura 10.1). Os sintomas motores da doença são reflexo da perda de 50% a 90% dos neurônios dopaminérgicos na SNpc, que leva à redução dos níveis do neurotransmissor no estriado dorsal, uma região crucial para o controle motor. Também se observa a degeneração significativa de sistemas modulatórios colinérgicos, noradrenérgicos e serotoninérgicos. Estudos demonstram que o processo progressivo de degeneração neuronal está associado a disfunção mitocondrial e estresse oxidativo, agregação e processamento anormal de proteínas, além de neuroinflamação, associada à ativação de células gliais e liberação de citocinas pró-inflamatórias.

A DP é a segunda doença neurodegenerativa mais comum na população idosa, com uma prevalência de até 2% na faixa entre 55 e 65 anos, chegando a 3,5% entre 85 e 89 anos. No Brasil, estima-se que existam cerca de 200 mil pessoas com a doença e projeções indicam que o número de indivíduos afetados deve chegar a 340 mil até 2030 (Dorsey *et al.*, 2007). A etiologia da doença ainda é pouco conhecida, mas evidências indicam o envolvimento de fatores multifatoriais incluindo, além da idade, também fatores genéticos e ambientais. As formas familiares correspondem a somente 5% a 10% dos casos, enquanto a grande maioria dos indivíduos apresenta a forma esporádica, com origem multifatorial (Kalia; Lang, 2015). Até o momento, foram relatadas 20 mutações em genes autossômicos associadas às formas familiares da DP, incluindo: α-sinucleína (SNCA/PARK1); proteína cinase-2 com repetições ricas em leucina (LRRK2/PARK8); proteína ubiquitina ligase E3 parquina (PARKIN/PARK2); proteína de Parkinson 7 (DJ-1/PARK7); fosfatase e cinase induzível tensina homóloga-1 (PINK1/PARK6); glicocerebrosidase (GBA); e ubiquitina hidrolase carboxil-teminal-L1 (UCH-L1/PARK5). Por outro lado, as formas esporádicas de DP estão fortemente relacionadas com a idade, mas fatores como predisposição genética, exposição a toxinas ambientais como pesticidas e metais pesados, traumatismo craniano e infecções também têm sido implicados no aumento do risco para o desenvolvimento da doença (Kalia; Lang, 2015).

As terapias disponíveis atualmente para a DP são sintomáticas e visam normalizar a neurotransmissão dopaminérgica, aliviando assim os sintomas motores, sem, contudo, impedir a progressão da doença. Esses fármacos incluem levodopa, agonistas dopaminérgicos, anticolinérgicos, inibidores de monoamina oxidase B e amantadina, um antagonista de receptores NMDA. No entanto, o uso contínuo desses fármacos leva a efeitos colaterais severos que incluem flutuações motoras e não motoras, como discinesia e psicose, que podem reduzir a qualidade de vida do paciente submetido à terapia. Com isso, o melhor entendimento dos mecanismos envolvidos na fisiopatologia da doença pode permitir o desenvolvimento de novas estratégias neuroprotetoras e/ou modificadores da doença, capazes de frear ou suprimir a perda neuronal e os sintomas associados.

Interações neuroimunes nas doenças de Alzheimer e Parkinson

A comunicação bidirecional entre o sistema nervoso central (SNC) e os demais órgãos e sistemas é essencial para a homeostase cerebral, bem como de todo o organismo. O SNC tem sido historicamente considerado um órgão imunoprivilegiado em virtude de sua habilidade em tolerar a introdução de antígenos sem desenvolver uma resposta imune inflamatória semelhantemente àquela desenvolvida pelos demais tecidos e pela aparente falta de drenagem linfática. O imunoprivilégio do SNC foi visto como uma prova do seu completo isolamento da imunidade periférica mantida pela presença de um sistema de barreiras biológicas, como a barreira hematoencefálica, a barreira hematoliquórica e a barreira encefaloliquórica. Em decorrência dessas características, assumiu-se que o SNC era amplamente desprovido de entidades imunes, sendo a microglia uma reconhecida exceção.

A presença de células imunes periféricas dentro do parênquima cerebral foi associada exclusivamente a condições patológicas, como algumas infecções e na esclerose múltipla, sustentando a hipótese de que a resposta imune teria um papel prejudicial ao SNC. Entretanto, essa visão tem sido dramaticamente modificada ao longo dos últimos anos. Resultados de pesquisas experimentais e clínicas sugerem que a função cerebral é dependente do suporte do sistema imune periférico, que é fornecido em vários níveis, e a comunicação entre esses sistemas é agora reconhecida como um componente essencial na plasticidade e no reparo cerebral ao longo da vida. Sob condições fisiológicas, os benefícios do sistema imune ao cérebro provêm essencialmente da microglia residente no parênquima. A presença de células do sistema imune periférico no parênquima cerebral ainda é assunto de intenso debate, uma vez que o *homing* destas ao SNC é rigidamente controlado; entretanto, tem sido proposto que o plexo coroide funcione como uma via fisiológica para a entrada de leucócitos periféricos, servindo como uma porta imunológica seletiva para células imunes derivadas da medula óssea. A recente descoberta de reservatórios imunológicos de células imunes derivadas da medula óssea localizados no crânio e nas vértebras (Figura 10.2) sugere que o SNC conta com uma fonte estratégica de células mieloides e linfoides (Brioschi *et al.*, 2021; Cugurra *et al.*, 2021). Essas reservas demonstram uma via alternativa pela qual o SNC contorna o sistema de patrulha circulatória e a mobilização

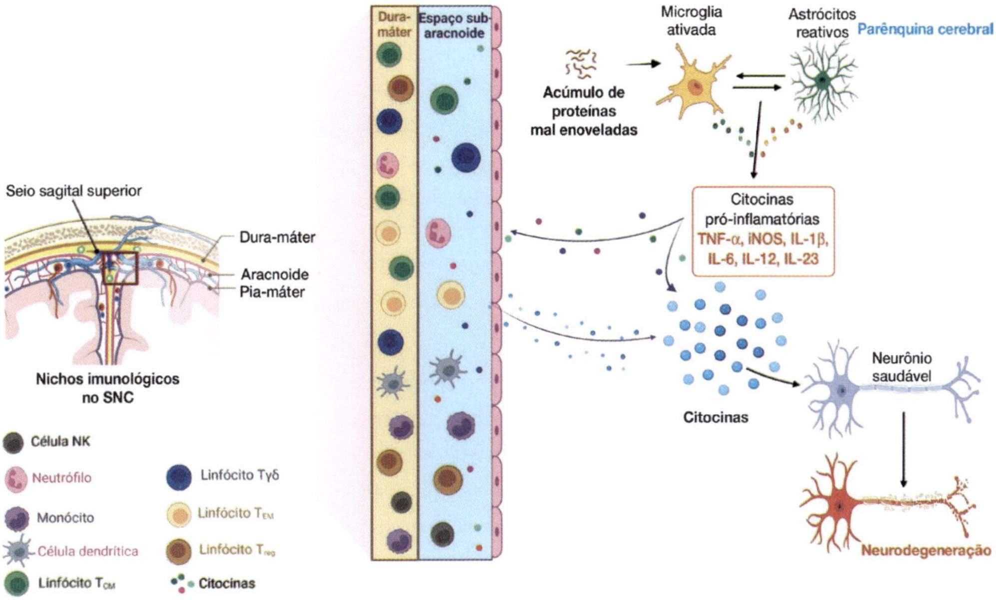

Figura 10.2. **Interações neuroimunes e a neuroinflamação na doença de Alzheimer (DA) e na doença de Parkinson (DP).** Recentes avanços na compreensão das interações neuroimunes demonstraram que a função do cérebro, historicamente considerado um órgão imunoprivilegiado, é dependente do suporte do sistema imune periférico de forma que a comunicação entre esses sistemas é agora reconhecida como um componente essencial na plasticidade e no reparo cerebral ao longo da vida. Além disso, a interação entre as células gliais com células do sistema imune periférico desempenha uma função central no processo neurodegenerativo da DA e da DP. A (re)descoberta de um sistema de vasos linfáticos presente na dura-máter (meninge mais externa ao parênquima cerebral) que conecta o SNC a linfonodos cervicais profundos demonstra como antígenos cerebrais são transportados para moldar respostas imunes na periferia. Nichos de células imunológicas são encontrados nas meninges, principalmente na dura-máter, e no líquido cefalorraquidiano (liquor). O acúmulo de proteínas mal enoveladas no parênquima cerebral, como o Aβ e a α-sinucleína, leva à ativação da microglia e dos astrócitos, os quais secretam diversas citocinas inflamatórias. Além disso, células gliais ativadas comunicam-se com células imunes periféricas, principalmente com linfócitos T, que passam a produzir elevada quantidade de citocinas pró-inflamatórias. Essas citocinas permeiam a barreira hematoencefálica, acentuando a neuroinflamação e contribuindo para a neurodegeneração, levando à perda de memória e às alterações motoras características da DA e da DP, respectivamente. Linfócito T_{CM}: linfócito T de memória central; Linfócito Tγδ: linfócitos T que carregam receptores γδ; Linfócito T_{EM}: linfócito T de memória efetora; Linfócito T_{reg}: linfócito T regulatório; Célula NK: célula *natural killer*. Fonte: Figura criada com o *software* BioRender®.

de células imunes inatas, estratégia de defesa primária em resposta à infecção ou inflamação, e supre as meninges com células mieloides e linfoides funcionalmente distintas por meio de canais diretos que atravessam a medula óssea do crânio para a entrega dessas células às bordas do SNC.

A conversa entre o sistema imune e o SNC foi ainda mais fundamentada pela descoberta de um sistema linfático presente nas meninges capaz de transportar antígenos do cérebro para os linfonodos cervicais profundos, moldando, assim, a geração de respostas imunes periféricas. Esse conjunto de evidências demonstra que o SNC é um órgão imunologicamente distinto, não imunoprivilegiado, mas cercado pelo seu próprio conjunto de células imunes especializadas. Dessa maneira, em contraste com o dogma prevalecente anteriormente, tem-se tornado amplamente aceito que células imunes circulantes são necessárias tanto para manter a homeostase quanto para lidar com patologias cerebrais, e que seu efeito ideal depende do seu tipo, localização e atividade. Portanto, torna-se aparente, e em retrospectiva não é surpreendente, que os dois sistemas que conectam o corpo com o mundo exterior, enquanto o protegem de ameaças externas e internas, coordenam mutuamente suas atividades.

As interações multidirecionais entre os sistemas parecem exercer um papel central nos processos cognitivos e comportamentais. A disfunção imunológica como causa da patogênese e progressão de doenças neurodegenerativas foi previamente pensada ser restrita à ativação de células imunes residentes no SNC, mas diversos estudos demonstram contribuições fundamentais do sistema imunológico periférico. Nesse contexto, as citocinas, anteriormente apenas consideradas a linguagem do sistema imune, são agora reconhecidas por desempenharem uma importante via de comunicação com as células neurais, afetando inclusive as funções cerebrais superiores. Inversamente, neurotransmissores e neuropeptídeos, classicamente vistos como os únicos mediadores da comunicação neuronal, são agora reconhecidos por modular diversas funções das células imunológicas. Dessa forma, alterações no desenvolvimento cerebral bem como no comportamento social, em doenças psiquiátricas e neurodegenerativas, são influenciadas pela imunidade inata e adaptativa.

Evidências recentes apontam que células imunes originadas na medula óssea desempenham um papel essencial na neuroproteção, na plasticidade cerebral e no reparo de lesões do SNC. O tipo, a persistência e a localização das células imunes no cérebro determinam a natureza de sua contribuição. A compreensão emergente do papel central exercido pela comunicação das células imunes periféricas com o SNC nos mecanismos patogênicos de diversas doenças neurodegenerativas tem levado a um avanço significativo na compreensão da fisiopatologia e no desenvolvimento de novas estratégias terapêuticas para doenças como DA, DP, doença de Huntington (DH), esclerose múltipla e encefalites.

O acúmulo anormal de proteínas anormalmente agregadas na DA e na DP induz uma estimulação de respostas neuroimunológicas as quais levam a mudanças na sinalização mediada por citocinas, com a neuroinflamação desempenhando um papel central no processo neurodegenerativo (Figura 10.2). Nesse contexto, tem-se tornado evidente o papel do sistema imune na neurodegeneração associada a ambas doenças, ainda que cada uma delas apresente fenótipos clinicopatológicos distintos. Dessa forma, diversos estudos ao longo da última década têm levado a uma mudança na percepção da DP e da DA, as quais passaram de uma condição patológica centrada em alterações neuronais para doenças que envolvem alterações em diversas células não neuronais no SNC e na periferia.

A resposta imune no SNC é primeiro atribuída à ativação do sistema imune inato, sendo a microglia, o macrófago do SNC, a célula imune residente no parênquima cerebral. Pensada ser meramente uma espectadora inerte na fisiologia cerebral, a sua contínua imunovigilância tem sido amplamente reconhecida nos últimos anos. A microglia é uma célula multifuncional que interage com diversas células no SNC, incluindo neurônios, astrócitos e oligodendrócitos. Sob condições de homeostase tecidual, a microglia madura apresenta uma morfologia ramificada com muitas extensões e desempenha funções centrais na proteção contra danos e ameaças, bem como no refinamento e na manutenção das redes neuronais. Além disso, apresenta capacidade de autorrenovação sob estímulos que induzem a sua ativação. Uma vez ativada, passa a exibir morfologia ameboide e aumenta sua capacidade fagocítica e de liberação de citocinas pró-inflamatórias, respondendo e migrando rapidamente para sítios de dano tecidual, infecções, morte neuronal ou alterações na barreira hematoencefálica.

A microglia tem sido reconhecida por ser dotada com funções de memória imune para permitir respostas dependentes a cada contexto. Embora a barreira hematoencefálica mantenha o SNC isolado da periferia, a microglia mantém contato com as células endoteliais. Estudos recentes têm demonstrado que a microglia comunica-se com células do sistema imune periférico, sendo a interação com linfócitos T $CD4^+$ essencial para sua correta maturação e função. Ainda nesse contexto, fatores produzidos pela microbiota intestinal desempenham uma função central no controle da maturação e fisiologia microglial. Entretanto, se os fatores produzidos pela microbiota intestinal atuam diretamente sobre a microglia ou se modulam linfócitos T e estes interagem com a microglia, permanece por ser determinado.

Diferentemente da neuroinflamação que ocorre em resposta a infecções virais ou bacterianas ou ainda na esclerose múltipla, no processo degenerativo da DA e da DP não se observa significativa infiltração de células do sistema imune adaptativo no SNC. Dessa forma, a fonte dessas citocinas inflamatórias é, portanto, principalmente a microglia e outras células imunes periféricas infiltrantes. A avaliação da atividade microglial em humanos, e também em estudos pré-clínicos, tem sido realizada por tomografia por emissão de pósitrons (PET) por meio do uso de ligantes para medir e rastrear a neuroinflamação no cérebro de pacientes com DA e DP. Um aumento na densidade da proteína translocadora TSPO tem sido observada no tecido cerebral de pacientes acometidos por doenças neurodegenerativas, e a expressão de TSPO colocaliza com a microglia ativada e com astrócitos reativos. Entretanto, em decorrência de polimorfismos no gene da TSPO que podem afetar a afinidade de ligação dos radioligantes, a interpretação deve ser realizada com cautela para não gerar percepções errôneas.

A microglia circunda os depósitos de Aβ no cérebro de pacientes com DA, assim como é encontrada em modelos animais. Ela tem funções complexas e desempenha um papel duplo na DA, podendo ser benéfica ou prejudicial à patogênese. Inicialmente, a microglia promove a fagocitose e a degradação das placas amiloides. Entretanto, conforme a doença progride, a função da microglia é alterada. A ativação microglial crônica, mediada pela ação do Aβ e da tau aos receptores padrão associados ao dano (DAMPs), tornam a microglia neurotóxica com elevada produção de citocinas pró-inflamatórias. A elevada sinalização pró-inflamatória resultante da microglia reativa reduz a remoção do Aβ, contribui para a disfunção sináptica e leva a alterações de memória e de humor. Proteínas do sistema complemento são frequentemente elevadas na DA, e o aumento da expressão do receptor microglial do complemento C3 leva à magnificação da perda sináptica. Dessa forma, recentes estudos sugerem que a mesma via que controla a eliminação do excesso de sinapses durante o desenvolvimento está inapropriadamente ativada e mediando a perda sináptica no processo neurodegenerativo, uma característica clínica dos estágios iniciais da DA e considerada um forte correlato do declínio cognitivo.

O papel da microglia na DP também é amplamente reconhecido. A SNpc e o estriado, áreas significativamente afetadas na DP, apresentam uma densa população microglial. Semelhantemente ao observado na DA, a microglia pode contribuir para a morte neuronal por meio da produção de fatores inflamatórios, além de interagir com a α-sinucleína promovendo sua agregação e transmissão pelos exossomas. Alternativamente, a microglia pode exercer funções protetoras pela produção de fatores neurotróficos. Evidências do envolvimento da microglia no processo neurodegenerativo da DP surgiram a partir de estudos *post mortem*, que mostram a presença de microglia reativa HLA-DR$^+$ em amostras de tecido de pacientes que foram diagnosticados com DP (McGeer *et al.*, 1988). A degeneração neuronal pela via nigroestriatal é acompanhada por um aumento no número de microglias HLA-DR$^+$. A microglia ativada é parcialmente responsável pelos elevados níveis de TNF, IL1-β, TGF-β, IL-6, espécies reativas de oxigênio, óxido nítrico e proteínas pró-apoptóticas encontradas na SNpc, estriado e no LCR de pacientes com DP. Embora análises de imagem por PET tenham demonstrado um aumento na ativação da microglia na DP, o nível de ativação microglial não se correlaciona com a severidade clínica da doença. Entretanto, é consenso que a microglia é ativada nos estágios iniciais da doença, promovendo uma resposta neuroinflamatória em regiões cerebrais vulneráveis à DP.

Embora a microglia seja amplamente reconhecida como a principal célula do sistema imune no SNC, os astrócitos têm sido reconhecidos como um componente heterogêneo e funcionalmente poderoso da imunidade inata do SNC. Além da função na manutenção da homeostase do SNC, os astrócitos são rapidamente ativados em resposta a vários insultos, desempenhando um importante papel na imunidade cerebral. A reatividade astrocitária é marcada pelo aumento na expressão de GFAP, acompanhado de alterações morfológicas e funcionais. Além da resposta desencadeada por patógenos, toxinas e danos teciduais, a microglia pode modular a função astrocitária e essas interações funcionais podem influenciar a patogênese da DA e da DP. A inflamação no SNC e a sinalização aberrante mediada pela microglia ativada induz a polarização dos astrócitos em um perfil A1, os quais se mostram poderosamente neurotóxicos. Além da liberação de TNF e IL-1α pela microglia ativada, a liberação de C1q desencadeia a conversão dos astrócitos homeostáticos em astrócitos reativos neurotóxicos, perdendo sua habilidade na promoção de sobrevivência neuronal e sinaptogênese e contribuindo para a neurodegeneração, bem como para o dano de diversas funções sinápticas e neuronais. A presença abundante de astrócitos com fenótipo A1 tem sido observada no tecido cerebral de pacientes com doenças neurodegenerativas, incluindo DA e DP.

Em contraste com o papel do sistema imune inato, o envolvimento do sistema imune adaptativo no desenvolvimento e na progressão das doenças neurodegenerativas não tem sido adequadamente explorado. Entretanto, nas últimas duas décadas, temos testemunhado um impressionante aumento no conhecimento sobre as interações entre o sistema imune periférico e o SNC. Nesse contexto, crescentes dados de estudos em humanos demonstram que a imunidade adaptativa celular e as interações neuroimunes associadas desempenham um papel instrumental na fisiopatologia da DA e da DP. Linfócitos T representam a maioria das células imunes no LCR de indivíduos saudáveis e linfócitos T $CD4^+$ constitutivamente habitam o estroma do plexo coroide. Além disso, as meninges são dinamicamente permissivas à entrada de linfócitos e abrigam linfócitos T residentes que podem modular o fenótipo de células mieloides. A microglia e as células T infiltrantes foram encontradas próximas umas das outras e também com neurônios em várias doenças do SNC, sugerindo um potencial para interações. Praticamente todos os linfócitos T detectados no LCR e no parênquima de doadores humanos saudáveis exibem um fenótipo de memória e expressam marcadores relacionados com citotoxicidade e genes semelhantes a outros linfócitos T tecidorresidentes. Linfócitos T com diferentes perfis de ativação existem no SNC, e o mesmo fenótipo pode estar relacionado com funções benéficas ou prejudiciais, dependendo da sua localização, número e persistência, além do microambiente cerebral. Linfócitos que patrulham o SNC são cruciais para o controle de uma variedade de patógenos. Entretanto, quando excessivamente ativados, os linfócitos T podem mediar dano cerebral pela liberação descontrolada de citocinas e quimiocinas pró-inflamatórias, podendo ter um papel prejudicial tanto em doenças neuroinflamatórias agudas quanto na neurodegeneração. Por outro lado, a deficiência sistêmica de linfócitos T resulta na manifestação precoce e na progressão mais rápida da DA e de esclerose lateral amiotrófica em modelos animais.

Um aumento na resposta de linfócitos T $CD4^+$ e linfócitos B específicos para o Aβ foi encontrado em amostras de sangue de pacientes com a DA, sugerindo que o Aβ pode servir como um antígeno para induzir respostas imunes adaptativas. Em um modelo animal da DA que utilizou camundongos sem linfócitos T e B e também sem células *natural killers*, observou-se um aumento significativo na quantidade de placas de Aβ. Essa alteração foi acompanhada por uma microglia exacerbadamente polarizada em um perfil neuroinflamatório e com reduzida fagocitose. Diversos estudos demonstram que a homeostase de linfócitos T está desregulada na DA, sugerindo que a distribuição e os estados de ativação alterados de uma subpopulação funcional de linfócitos T na periferia tem complexas implicações na patogênese da DA. De acordo com essa ideia, alterações periféricas em subpopulações de linfócitos T $CD4^+$ *naive* e em linfócitos T de memória foram documentadas em pacientes com demência leve em comparação com idosos saudáveis. De maneira semelhante, outros estudos demonstraram que linfócitos T $CD4^+$ periféricos de pacientes com DA incluem uma elevada proporção de linfócitos T *helper* (TH) 1 circulantes que secretam IFN-γ e são desviados para um fenótipo Th17 e Th9. Algumas evidências clínicas indicam que a imunomodulação mediada por linfócitos T regulatórios (Tregs) também está alterada na DA. Embora ainda esteja em estágio de investigação, estudos sugerem que a proporção global de linfócitos Tregs periférica está reduzida ou que uma subpopulação de linfócitos Tregs e o seu papel de supressão está aumentada em pacientes com comprometimento cognitivo moderado. Em modelos animais da DA, p. ex., demonstrou-se que a depleção de linfócitos Tregs $Foxp3^+$ pode contribuir para a remoção das placas de Aβ, redução da neuroinflamação e reversão das alterações cognitivas (Baruch *et al.*, 2015). Além disso, demonstrou-se que durante o envelhecimento a expressão do receptor de quimiocina C-C 7 (CCR7) está reduzida, promovendo um acúmulo de linfócitos Tregs nas meninges com consequente piora na circulação glinfática, cognição, neuroinflamação e no acúmulo de Aβ (Da Mesquita *et al.*, 2021). Embora os resultados sobre o papel de linfócitos Tregs em modelos animais sejam controversos, eles sugerem que nos estágios iniciais da doença os linfócitos Tregs podem promover a ativação benéfica da microglia e a inibição da neuroinflamação. Entretanto, nos estágios mais avançados os linfócitos Tregs sistêmicos exercem um papel negativo na patologia da DA por alterar a função do plexo coroide e, dessa forma, reduzir o recrutamento de leucócitos ao SNC.

Além da ativação periférica de linfócitos T, pacientes com DA apresentam uma proporção muito maior de linfócitos T $CD8^+$ ativados no LCR quando comparados a pacientes idosos saudáveis, e essa alteração correlaciona-se com os resultados cognitivos e neuroanatômicos relacionados com a DA (Gate *et al.*, 2020). Além disso, a expansão clonal de linfócitos T $CD8^+$ de memória efetora no LCR também foi associada a uma maior proporção de linfócitos T $CD8^+$ positivos para granzima A no hipocampo de pacientes com DA. Linfócitos T $CD8^+$ também foram encontrados adjacentes às placas de Aβ, e evidências apontam para uma correlação entre a infiltração de linfócitos T e o nível de tau fosforilada no cérebro de pacientes com AD (Gate *et al.*, 2020).

Assim como na DA, há um crescente consenso do envolvimento da imunidade adaptativa na patogênese da DP. Diversos estudos têm focado em subpopulações de linfócitos T no cérebro e na periferia para entender o seu papel na resposta inflamatória associada à DP. Linfócitos T $CD4^+$ e $CD8^+$ foram encontrados na SNpc de pacientes com DP em maior número do que aqueles encontrados em pacientes saudáveis (Brochard *et al.*, 2008). A resposta imune provocada pela presença desses linfócitos promove degeneração de neurônios dopaminérgicos. Resultados semelhantes foram encontrados em modelos animais administrados com 1-metil-4-fenil-1,2,3,6-tetraidropiridina (MPTP) para indução de um modelo da DP. Múltiplos estudos identificaram uma redução de linfócitos T $CD4^+$ circulantes em pacientes com DP. Especificamente, linfócitos T HLA-DR^+ e linfócitos T de memória $CD45RO^+$ foram aumentados em pacientes com DP comparados aos seus relativos controles, enquanto o número de linfócitos T CD4+ *naive* estão reduzidos. Com relação aos linfócitos Tregs, os resultados obtidos até agora são inconclusivos. A elevada atividade supressiva dos linfócitos Tregs em pacientes com DP tem sido correlacionada com os achados de que a dopamina, a qual é deficiente nos pacientes com DP, reduz a função dos linfócitos Tregs. Curiosamente, a expressão de receptores dopaminérgicos específicos encontrados em subpopulações de linfócitos T correlacionam-se com a severidade da doença, destacando o potencial papel dos receptores dopaminérgicos nas células imunes no desenvolvimento e na progressão da DP.

A desregulação de linfócitos T na DP tem sido sugerida à medida que estes exibem um aumento na expressão do receptor de TNF associado à elevada produção de IFN-γ e TNF por linfócitos T efetores, mesmo na presença de linfócitos Tregs. Além disso, demonstrou-se que linfócitos T CD4+ reconhecem alguns peptídeos derivados da α-sinucleína em pacientes com DP (Sulzer *et al.*, 2017). Mais recentemente, identificou-se que a atividade imunorreativa dos linfócitos T à α-sinucleína em células mononucleares do sangue periférico está associada à sintomatologia pré-clínica e às alterações motoras iniciais da DP, sugerindo que o monitoramento dessas alterações em indivíduos com risco para desenvolver a DP poderia potencialmente facilitar o diagnóstico precoce da doença (Lindestam Arlehamn *et al.*, 2020). Ainda que exista discrepância entre as alterações em determinadas populações de linfócitos T e o seu papel na patogênese da DP, permanece claro que a desregulação no tráfego das células imunes pode promover um ambiente pró-inflamatório, o qual contribui para a morte neuronal associada à DP.

O papel dos linfócitos B na DP é bem menos compreendido e está sendo ativamente explorado. Ainda que não seja consistente entre os estudos, o número de linfócitos B parece estar reduzido no sangue de pacientes com a DP comparado a indivíduos saudáveis. Depósitos de IgG foram encontrados em neurônios dopaminérgicos e o receptor de IgG FcγRI está ativo na microglia, sugerindo que a imunidade humoral pode desempenhar um papel central na neuroinflamação e na neurodegeneração associada à DP. Autoanticorpos contra α-sinucleína, dopamina e melanina estão presentes no soro e no LCR de pacientes com DP. Os níveis de autoanticorpos para α-sinucleína no LCR e no plasma de pacientes com DP leve a moderada têm sido correlacionados com a atividade da doença, suportando a hipótese de que esses autoanticorpos poderiam servir como um potencial biomarcador para a DP.

O papel da neuroinflamação nas alterações cognitivas da doença de Alzheimer

O declínio cognitivo progressivo é uma característica marcante da DA e envolve diversos domínios, incluindo principalmente memória, atenção e capacidade executiva. A complexa fisiopatologia da DA torna-se ainda mais intrigante quando se considera a heterogeneidade de sua manifestação clínica, com períodos de progressão variáveis e quadros de neuropatologia que diferem consideravelmente entre pacientes.

Embora por décadas tenha se concebido que a morte neuronal e a neurodegeneração induzidas pelas fibras amiloides e emaranhados neurofibrilares seriam as causas do declínio cognitivo na DA, o entendimento mais atual considera que o acúmulo inicial de espécies solúveis de Aβ e tau e a perda sináptica decorrente já são suficientes para iniciar o comprometimento cognitivo em humanos. Em suporte dessa hipótese estão as observações de que a perda sináptica e a presença de espécies oligoméricas de Aβ correlacionam-se melhor com a perda de memória do que a densidade de placas amiloides em pacientes com DA. Ainda, uma série de estudos experimentais revelou que Aβ e tau, preferencialmente em conformações solúveis, causam alterações de neurotransmissão, impactam mecanismos de plasticidade sináptica e prejudicam a formação e manutenção de memórias em modelos experimentais.

Um vasto conjunto de evidências também suporta que alterações neuroimunes e processos neuroinflamatórios contribuam de forma significativa para os prejuízos cognitivos observados na DA. Do ponto de vista genético, as variantes genômicas descobertas mais recentemente que aumentam o risco para a DA parecem desempenhar seus papeis por meio da modulação de respostas imunes inatas e homeostáticas realizadas pela microglia. Mutações que levam à perda de função em genes associados a proteínas transmembranares, como TREM2 e CD33, estão ligados à redução da fagocitose microglial e são considerados fatores de risco para a DA. O alelo APOE4 também parece causar diversas alterações metabólicas na microglia, o que parece contribuir para alterações na homeostase microglial. Além disso, estudos de associação genômica ampla identificaram variantes gênicos da microglia, como o inibidor de lise do complemento e CR1, que codifica o receptor para o componente do complemento C3b.

Alterações na função microglial, seja por ativação aberrante ou diminuição de sua funcionalidade, podem ocorrer durante o envelhecimento normal e patológico, e acredita-se que a inflamação resultante contribua para doenças neurodegenerativas. Elevados níveis de citocinas pró-inflamatórias, como TNF, IL-1β e IL-6 são encontrados no cérebro, fluido cerebrospinal e no soro de pacientes com DA. De forma importante, essas citocinas foram implicadas causalmente no prejuízo de memória induzido por Aβ em modelos animais. Achados da última década indicam ainda que o cenário de disfunção microglial é mais complexo do que parecia inicialmente. Análises de sequenciamento de RNA em células individuais têm revelado diversos perfis de expressão gênica característicos de processos neuroinflamatórios e de doenças neurodegenerativas. Ainda há alguma discordância acerca das alterações transcriptômicas típicas da DA. Por outro lado, espera-se que a microglia apresente perfis transcricionais diferentes para estágios distintos da doença. A identificação desses perfis não apenas permitirá melhor entendimento do componente neuroinflamatório da fisiopatologia da DA, mas também facilitará o desenvolvimento de abordagens de intervenção potencialmente mais eficazes.

As interações entre microglia, astrócitos e outros tipos celulares do SNC e suas contribuições para o desenvolvimento do déficit cognitivo na DA é outro ponto que merece destaque, ainda que uma melhor compreensão dessa conversa cruzada seja necessária. Diversos trabalhos recentes têm identificado novos mecanismos justácrinos e parácrinos de comunicação entre microglia, astrócitos e neurônios. Por fim, novas camadas de complexidade têm sido adicionadas à fisiopatologia da DA com o crescente reconhecimento da interação da microglia e de neurônios com as células infiltrantes do sistema imune e também com as células imunes perimeningeais. Assim, estima-se que a combinação de alterações autônomas com perturbações na comunicação intercelular e na homeostase imunológica do SNC deve formar um ambiente propício para o estabelecimento do declínio cognitivo e da DA.

Evidências obtidas ao longo da última década têm sugerido que a patogênese da DA pode ser desencadeada por extensivos e repetitivos estímulos inflamatórios centrais ou periféricos. Uma hipótese proposta nos últimos anos advoga que o acúmulo de agregados proteicos e a neuroinflamação observada na DA podem ser o resultado da presença de patógenos no cérebro. Essa possibilidade está alinhada com o acúmulo de injúrias infecciosas e inflamatórias ao longo da vida como causa para demência em etapas avançadas da vida e torna-se ainda mais relevante em um mundo acometido por surtos virais que têm o potencial de infectar o cérebro, como é o caso do vírus Zika e do SARS-CoV-2. Em suporte a essa hipótese "neuroinfecciosa" da DA, alguns trabalhos demonstraram a capacidade antibacteriana de agregados de Aβ, e detectaram a presença de patógenos como a bactéria associada à gengivite e o vírus causador do herpes (HSV) em tecido cerebral *post mortem* de pacientes com DA. No entanto, evidências mais concretas e causais ainda são necessárias para dar suporte a essa hipótese.

O papel da neuroinflamação nas alterações cognitivas da doença de Parkinson

Alterações cognitivas estão entre os sintomas não motores mais prevalentes em pacientes com DP, atingindo entre 17% a 31% dos indivíduos. Essas alterações podem ocorrer em qualquer estágio da doença, afetando profundamente a qualidade de vida dos pacientes, e constituem um fator de risco significativo para mortalidade precoce (Saredakis *et al.*, 2019). O espectro completo de alterações cognitivas pode ser observado na DP, podendo variar de declínio cognitivo subjetivo e comprometimento cognitivo leve até demência. Múltiplos domínios são afetados, incluindo memória, atenção, habilidades visuoespaciais e funções executivas. Contudo, a caracterização dos mecanismos envolvidos nessas alterações, bem como o desenvolvimento de estratégias terapêuticas, têm apresentado poucos avanços quando comparados às alterações motoras da DP.

Evidências recentes apontam o envolvimento do processo inflamatório associado à doença no comprometimento cognitivo. Foram encontrados níveis séricos elevados dos marcadores inflamatórios homocisteína e cistatina C em pacientes com DP que apresentavam comprometimento cognitivo leve, quando comparados a indivíduos com DP sem alterações cognitivas (Chen *et al.*, 2015). Dados semelhantes foram observados com relação à expressão da proteína inibidora do ativador do plasminogênio tipo 1 (PAI-1), um mediador da neuroinflamação indutor de neurodegeneração (Xu *et al.*, 2021). Além disso, polimorfismos no gene que codifica a PAI-1 foram associados à função cognitiva em pacientes com DP. Recentemente, uma análise proteômica identificou alteração no perfil inflamatório plasmático de pacientes com DP associada a déficit cognitivo, e os níveis circulantes das citocinas pró-inflamatórias IL-1β, IL-6, e TNF foram significativamente associados à severidade da disfunção cognitiva na DP, reforçando a hipótese de que a inflamação é fator central no desenvolvimento de alterações cognitivas associadas à doença (Chan *et al.*, 2021). Além disso, tem sido observado que a ativação da microglia não é limitada ao estriado e à SNpc, áreas de perda de neurônios dopaminérgicos, mas também ocorre no hipocampo e no córtex de pacientes com DP, estando inversamente correlacionada com a *performance* cognitiva. Com isso, a ativação microglial e a consequente produção de citocinas pró-inflamatórias, como TNF e IL-6, podem resultar em plasticidade sináptica alterada e disfunção neuronal no hipocampo, contribuindo assim para o declínio cognitivo na doença.

Além da resposta inflamatória, o acúmulo de α-sinucleína especialmente em regiões límbicas e neocorticais também parece contribuir para o declínio cognitivo associado à DP, uma vez que níveis elevados da proteína no LCR e no plasma estão associados a declínio acelerado da *performance* cognitiva. Estudos em animais indicam que agregados oligoméricos de α-sinucleína são as principais formas indutoras de alterações cognitivas. Os oligômeros de α-sinucleína ativam células gliais e induzem neuroinflamação por meio da ativação de receptores de reconhecimento padrão do tipo *Toll* (TLR), resultando em disfunção sináptica. Uma análise *post mortem* recente de cérebros de pacientes com demência associada à DP reforça essa ideia, uma vez que foram encontradas evidências de aumento da expressão de TLR4, ativação microglial e infiltração de linfócitos T $CD4^+$ correlacionadas ao acúmulo de α-sinucleína em áreas envolvidas na cognição. Além do acúmulo de α-sinucleína, muitos pacientes apresentam também alterações observadas na DA, incluindo agregados de Aβ e tau fosforilada, e a combinação dessas proteinopatias está correlacionada com a severidade da disfunção cognitiva (Smith *et al.*, 2019). Essa correlação pode estar relacionada com a perda de mecanismos supressores da inflamação observada na DP.

Uma análise genética recente identificou polimorfismos em genes envolvidos na sinalização dos interferons (IFN) do tipo I, importantes reguladores da neuroinflamação, em pacientes com alterações cognitivas. Um estudo subsequente demonstrou em um modelo experimental de demência associada à DP que, na ausência da sinalização de IFN do tipo I, ocorre exacerbação da sinalização de TNF, maior acúmulo de placas amiloides e emaranhados neurofibrilares e morte neuronal. Essas evidências sugerem que a modulação da resposta inflamatória pode ser uma estratégia para o manejo da demência associada à DP. De fato, um estudo clínico recente demonstrou dados promissores em pacientes com DP tratados com o fármaco vimpocetina, que apresentaram níveis reduzidos de expressão dos receptores TLR2 e TLR4, do fator de transcrição nuclear NF-κB e de TNF, acompanhados de melhora na função cognitiva

(Ping *et al.*, 2019). Apesar de os mecanismos envolvidos no declínio cognitivo associados à DP ainda estarem pouco caracterizados, a inflamação tem emergido como um importante fator, com relevância análoga àquela descrita na DA. Com isso, estratégias capazes de modular esse aspecto da DP apresentam potencial para o tratamento desse importante sintoma não motor.

Considerações finais

A incidência das doenças neurodegenerativas cresce à medida que a população envelhece. As doenças de Alzheimer e Parkinson têm um impacto devastador nos pacientes e suas famílias, colocando uma carga cada vez maior nos sistemas de saúde em todo o mundo. O sistema médico atual está sendo desafiado pela inexistência de terapias modificadoras para essas doenças e os resultados desanimadores em diversos ensaios clínicos refletem os desafios para o tratamento dessas complexas patologias do SNC.

Evidências atuais sugerem que a neuroinflamação desempenha um papel central no estabelecimento e na progressão da DA e da DP. Nos últimos 20 anos, um grande conjunto de estudos tem investigado o papel das citocinas na neuroinflamação envolvidas em ambas as patologias. O desafio é descobrir como as citocinas individuais e, finalmente, como um grupo de citocinas contribui para a lesão tecidual *versus* o reparo no processo neurodegenerativo. A interseção da regulação imune e a neurodegeneração introduziu complexidade ao nosso entendimento da patogênese da DA e da DP. Nesse contexto, evidências convincentes sugerem que a DA e a DP devem ser vistas como doenças sistêmicas que envolvem respostas dinâmicas nos compartimentos imunes periférico e central. Portanto, examinar o sistema imunológico central sem contabilizar o papel da periferia e da interface periférico-central será insuficiente para uma compreensão completa da fisiopatologia da DA e da DP e de seus processos imunológicos envolvidos. Ainda que diversas lacunas do nosso conhecimento sobre a interseção do sistema imune e a neurodegeneração necessitem ser preenchidas, examinar a fisiopatologia das doenças neurodegenerativas por meio da visão de um processo imunológico sistêmico representa um caminho excitante para a identificação de novos biomarcadores e alvos terapêuticos eficazes.

Bibliografia

Baruch K, Rosenzweig N, Kertser A, Deczkowska A, Sharif AM, Spinrad, et al. Breaking immune tolerance by targeting Foxp3+ regulatory T cells mitigates Alzheimer's disease pathology. Nat Commun. 2015;6:7967.

Brioschi S, Wang W-L, Peng V, Wang M, Shchukina I, Greenberg ZJ, et al. Heterogeneity of meningeal B cells reveals a lymphopoietic niche at the CNS borders. Science. 2021;373(6553):eabf9277.

Brochard V, Combadière B, Prigent A, Laouar Y, Perrin A, Beray-Berthat V, et al. Infiltration of CD4+ lymphocytes into the brain contributes to neurodegeneration in a mouse model of Parkinson disease. J Clin Invest. 2009;119(1):182-92.

Chan L, Chung CC, Chen JH, Yu RC, Hong CT. Cytokine profile in plasma extracellular vesicles of Parkinson's disease and the association with cognitive function. Cells. 2021;10(3):604.

Chen WW, Cheng X, Zhang X, Zhang QS, Sun HQ, Huang WJ, et al. The expression features of serum Cystatin C and homocysteine of Parkinson's disease with mild cognitive dysfunction. Eur Rev Med Pharmacol Sci. 2015;19(16):2957-63. Disponível na Internet: https://www.europeanreview.org/article/9349.

Cugurra A, Mamuladze T, Rustenhoven J, Dykstra T, Beroshvili G, Greenberg ZJ, et al. Skull and vertebral bone marrow are myeloid cell reservoirs for the meninges and CNS parenchyma. Science. 2021;373(6553):eabf7844.

Da Mesquita S, Herz J, Wall M, Dykstra T, de Lima KA, Norris GT, et al. Aging-associated deficit in CCR7 is linked to worsened glymphatic function, cognition, neuroinflammation, and β-amyloid pathology. Sci Adv. 2021;7(21):eabe4601.

De Felice FG. Alzheimer's disease and insulin resistance: translating basic science into clinical applications. J Clin Invest. 2013;123(2):531-9.

Dorsey ER, Constantinescu R, Thompson JP, Biglan KM, Holloway RG, Kieburtz K, et al. Projected number of people with Parkinson disease in the most populous nations, 2005 through 2030. Neurology. 2007;68(5):384-6.

Gate D, Saligrama N, Leventhal O, Yang AC, Unger MS, Middeldorp J, et al. Clonally expanded CD8 T cells patrol the cerebrospinal fluid in Alzheimer's disease. Nature. 2020;577(7790):399-404.

Kalia LV, Lang AE. Parkinson's disease. Lancet. 2015;386:896-912.

Lindestam Arlehamn CS, Dhanwani R, Pham J, Kuan R, Frazier A, Rezende Dutra J, et al. α-Synuclein-specific T cell reactivity is associated with preclinical and early Parkinson's disease. Nat Commun. 2020;11(1):1875.

Masters CL, Bateman R, Blennow K, Rowe CC, Sperling RA, Cummings JL. Alzheimer's disease. Nat Rev Dis Primers. 2015;1:15056.

McGeer PL, Itagaki S, Boyes BE, and McGeer EG. Reactive microglia are positive for HLA-DR in the substantia nigra of Parkinson's and Alzheimer's disease brains. Neurology. 1988;38(8):1285-91.

Ping Z, Xiaomu W, Xufang X, Liang S. Vinpocetine regulates levels of circulating TLRs in Parkinson's disease patients. Neurol Sci. 2019;40(1):113-20.

Saredakis D, Collins-Praino LE, Gutteridge DS, Stephan BCM, Keage HAD. Conversion to MCI and dementia in Parkinson's disease: a systematic review and meta-analysis. Parkinsonism Relat Disord. 2019;65:20-31.

Smith C, Malek N, Grosset K, Cullen B, Gentleman S, Grosset DG. Neuropathology of dementia in patients with Parkinson's disease: A systematic review of autopsy studies. J Neurol Neurosurg Psychiatry. 2019;90(11):1234-43.

Spires-Jones T, Hyman BT. The intersection of amyloid beta and tau at synapses in Alzheimer's disease. Neuron. 2014;82(4):756-71.

Sulzer D, Alcalay RN, Garretti F, Cote L, Kanter E, Agin-Liebes J, et al. T cells from patients with Parkinson's disease recognize α-synuclein peptides. Nature. 2017;546(7660):656-61.

Xu Q, Lai Q, Wang J, Zhuang L, Cheng L, Mo Y, et al. Association between plasminogen activator inhibitor-1 gene polymorphisms and susceptibility to Parkinson's disease in Chinese patients. Acta Neurol Belg. 2022;122(6):1557-66.

Capítulo 11

Neuroinflamação na Esclerose Lateral Amiotrófica

Wilson Savino
Liliane Patrícia Gonçalves Tenório
Júlia Pereira Lemos
Daniella Arêas Mendes da Cruz
Piera Smeriglio

Introdução

A esclerose lateral amiotrófica (ELA) é uma doença neurológica caracterizado pela perda de neurônios motores e paralisia da musculatura esquelética, com uma expectativa de vida de 3 a 5 anos após diagnóstico (Valko, Ciesla, 2019; Feldman *et al.*, 2022).

Nos últimos anos, a prevalência global da ELA foi de aproximadamente 5,4 casos por 100 mil pessoas ao ano, com maior taxa em homens que em mulheres. Estima-se que a incidência média global de novos casos seja de 1,79/100 mil pessoas ao ano. As maiores taxas de prevalência e incidência da ELA foram identificadas em pessoas com idade entre 50 e 79 anos, associadas a uma baixa de sobrevida e localizadas em países desenvolvidos, como Europa, América do Norte e Ásia (Xu *et al.*, 2020).

No Brasil, a prevalência de ELA é cerca de dois casos por 100 mil habitantes ao ano. Em São Paulo a prevalência estimada é de 1,5 caso por 100 mil habitantes, com uma incidência de 0,4 caso por 100 mil habitantes ao ano. Estudos realizados no Rio Grande do Norte, com umacoorte de mais de 150 pacientes portadores ELA, mostraram uma taxa próxima aos estudos feitos na Região Sudeste, com incidência de 0,37 caso por 100 mil habitantes ao ano (Brown *et al.*, 2021; Oliveira *et al.*, 2022). Estudo multicêntrico feito em 25 estados do Brasil, mostraram que 62,7%

dos pacientes tinham ELA de início espinal, 14,7% bulbar, 0,7% respiratório e 0,9% cognitivo. Os fenótipos clínicos de início bulbar e respiratório apresentaram menor taxa de sobrevida (Marques Couto *et al.*, 2021).

Cerca de 10% dos casos de ELA são de etiologia genética (familiar) e 90% de causa esporádica, ou seja, desconhecida. Atualmente, foram identificados 30 genes associados à ELA familiar, dos quais 12% estão associados a mutações no gene cobre-zinco superóxido-dismutase 1 (mSOD1), 40% no gene 72 do cromossoma 9 (C9ORF72), 4% no gene de proteína ligadora do elemento de transativição de resposta de DNA (TARDBP) e 4% no gene que codifica a proteína FUS (do inglês *fused in sarcoma*), ligante de DNA/RNA (Nunes-Gonçalves *et al.*, 2021). Além disso, 2% dos pacientes acometidos por ELA diagnosticada como esporádica apresentam mutações em SOD1, 7% em C9ORF72, 1% TARDBP e 1% de FUS (Akçimen *et al.*, 2023), conforme resumido na Figura 11.1.

A agregação de proteínas defeituosas, estresse oxidativo, excitotoxicidade em virtude da liberação exacerbada de glutamato e neuroinflamação são mecanismos marcantes envolvidos na ELA. Múltiplas mutações genéticas associadas à ELA podem contribuir para o aumento da neuroinflamação, com desregulação da atividade imune na patogênese de ELA (Lawrence *et al.*, 2023; Beers; Appel, 2019).

Neuroinflamação na esclerose lateral amiotrófica

A neuroinflamação é uma característica patológica comum em muitas doenças neurodegenerativas. Vários são os componentes do sistema imune que desempenham algum papel no desenvolvimento da ELA. Comentários específicos sobre a neuroinflamação e os componentes celulares e moleculares envolvidos na patogênese da ELA serão descritos detalhadamente neste capítulo, e resumidos nos Quadros 11.1 e 11.2.

Ativação da microglia e de astrócitos na esclerose lateral amiotrófica

Como visto em capítulos anteriores, a neuroinflamação desempenha papel crítico em doenças neurodegenerativas, como Alzheimer, esclerose múltipla e ELA. A ativação da microglia e de astrócitos são eventos marcantes na ELA que, por sua vez, estão associados ao aumento na liberação de espécies reativas de oxigênio (ROS, do inglês *reactive oxygen species*) e mediadores pró-inflamatórios, como IL-1, IL6 e IL-17, envolvidos na degeneração de neurônios motores (McCombe *et al.*, 2020; Motataianu *et al.*, 2020). Alterações de atividade da microglia, levam ao fenótipo pro-inflamatório sustentado. Além disso, estudos mostram células gliais ativadas, recrutamento e infiltração de monócitos e linfócitos T adjacentes aos neurônios degenerados, na medula espinal e no tecido cerebral de pacientes e modelo animal de ELA (Rajabinejad *et al.*, 2020; Trias *et al.*, 2013).

No cérebro adulto saudável, a microglia em repouso monitora o microambiente circundante, interage com as células próximas e desempenha um papel fundamental no desenvolvimento, na homeostase e no reparo do sistema nervoso central (SNC).

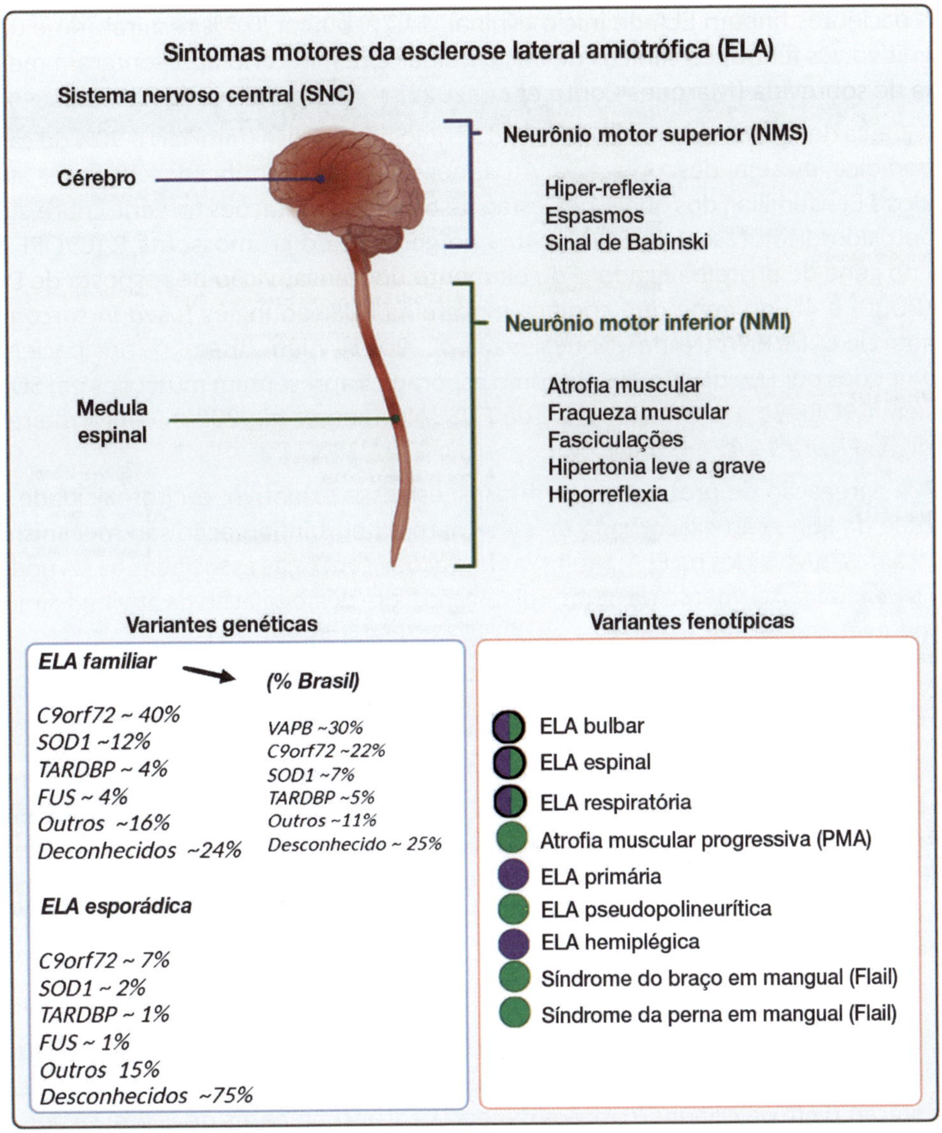

Figura 11.1. **Aspectos motores, variantes genéticas e fenotípicas associados à esclerose lateral amiotrófica (ELA).** Pacientes com ELA apresentam degeneração dos neurônios motores superiores (NMS) e inferiores (NMI). O comprometimento dos neurônios reflete-se em sinais motores como hiper-reflexia, espasmos e sinal de Babinski em resposta aos NMS afetados. Atrofia, fraqueza muscular, fasciculações e hiporreflexia correspondem aos NMI encontrados na ELA. Essas características estão envolvidas nos fenótipos clínicos da doença. A ELA de início bulbar, espinal ou respiratória acomete respectivamente os NMS e NMI (*círculo roxo e verde*), além de serem consideradas os tipos mais graves da doença. Com isso, as formas de ELA primária e hemiplégica apresentam o comprometimento dos NMS (*círculo roxo*); e atrofia medular progressiva, síndrome do braço em mangual e síndrome da perna em mangual afetam os NMI (*círculo verde*). No quadro à esquerda podemos ver as frequências global e regional (Brasil) das variantes genéticas associadas à ELA familiar e esporádica. Fonte: A figura foi criada usando o *software* de biblioteca de ícones BioRender®, e feita a partir de dados já publicados (Akçimen *et al.*, 2023; Feldman *et al.*, 2022; Nunes Gonçalves *et al.*, 2021).

Quadro 11.1 - Componentes celulares e moleculares da resposta imune inata envolvidos na evolução da esclerose amiotrófica lateral

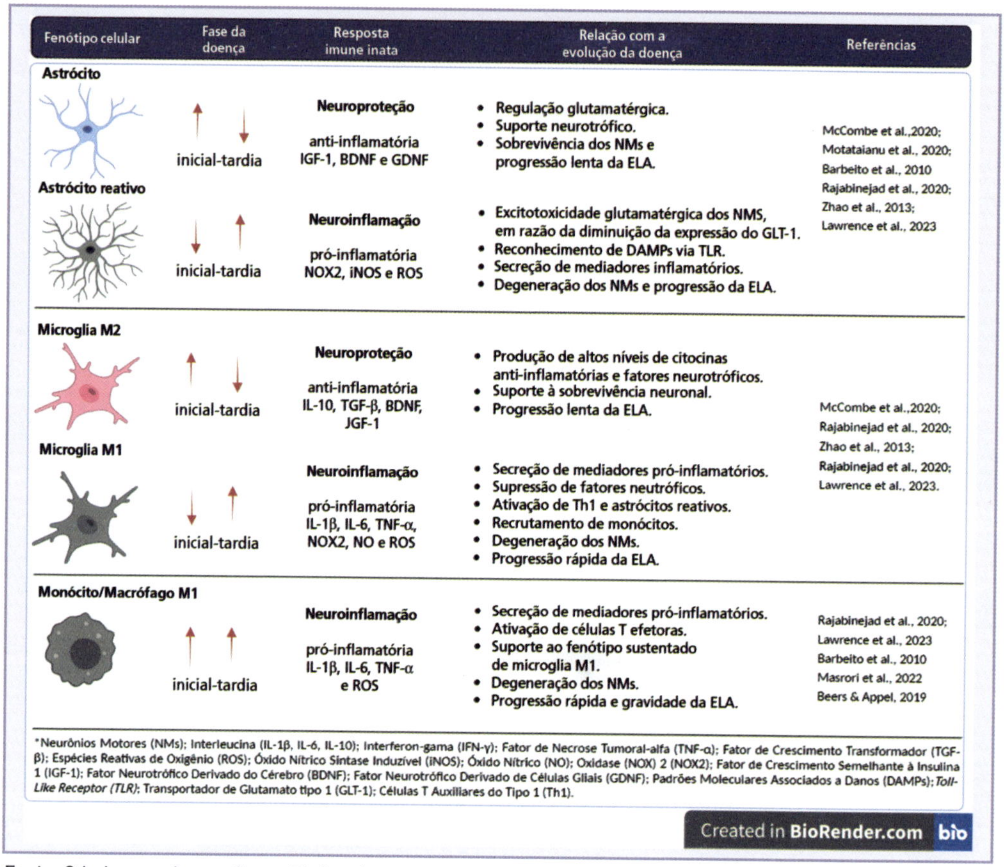

Fenótipo celular	Fase da doença	Resposta imune inata	Relação com a evolução da doença	Referências
Astrócito	↑ ↓ inicial-tardia	**Neuroproteção** anti-inflamatória IGF-1, BDNF e GDNF	• Regulação glutamatérgica. • Suporte neurotrófico. • Sobrevivência dos NMs e progressão lenta da ELA.	McCombe et al.,2020; Motataianu et al., 2020; Barbeito et al., 2010 Rajabinejad et al., 2020; Zhao et al., 2013; Lawrence et al., 2023
Astrócito reativo	↓ ↑ inicial-tardia	**Neuroinflamação** pró-inflamatória NOX2, iNOS e ROS	• Excitotoxicidade glutamatérgica dos NMS, em razão da diminuição da expressão do GLT-1. • Reconhecimento de DAMPs via TLR. • Secreção de mediadores inflamatórios. • Degeneração dos NMs e progressão da ELA.	
Microglia M2	↑ ↓ inicial-tardia	**Neuroproteção** anti-inflamatória IL-10, TGF-β, BDNF, JGF-1	• Produção de altos níveis de citocinas anti-inflamatórias e fatores neurotróficos. • Suporte à sobrevivência neuronal. • Progressão lenta da ELA.	McCombe et al.,2020; Rajabinejad et al., 2020; Zhao et al., 2013; Rajabinejad et al., 2020; Lawrence et al., 2023.
Microglia M1	↓ ↑ inicial-tardia	**Neuroinflamação** pró-inflamatória IL-1β, IL-6, TNF-α, NOX2, NO e ROS	• Secreção de mediadores pró-inflamatórios. • Supressão de fatores neutróficos. • Ativação de Th1 e astrócitos reativos. • Recrutamento de monócitos. • Degeneração dos NMs. • Progressão rápida da ELA.	
Monócito/Macrófago M1	↑ ↑ inicial-tardia	**Neuroinflamação** pró-inflamatória IL-1β, IL-6, TNF-α e ROS	• Secreção de mediadores pró-inflamatórios. • Ativação de células T efetoras. • Suporte ao fenótipo sustentado de microglia M1. • Degeneração dos NMs. • Progressão rápida e gravidade da ELA.	Rajabinejad et al., 2020; Lawrence et al., 2023 Barbeito et al., 2010 Masrori et al., 2022 Beers & Appel, 2019

*Neurônios Motores (NMs); Interleucina (IL-1β, IL-6, IL-10); Interferon-gama (IFN-γ); Fator de Necrose Tumoral-alfa (TNF-α); Fator de Crescimento Transformador (TGF-β); Espécies Reativas de Oxigênio (ROS); Óxido Nítrico Sintase Induzível (iNOS); Óxido Nítrico (NO); Oxidase (NOX) 2 (NOX2); Fator de Crescimento Semelhante à Insulina 1 (IGF-1); Fator Neurotrófico Derivado do Cérebro (BDNF); Fator Neurotrófico Derivado de Células Gliais (GDNF); Padrões Moleculares Associados a Danos (DAMPs); *Toll-Like Receptor (TLR)*; Transportador de Glutamato tipo 1 (GLT-1); Células T Auxiliares do Tipo 1 (Th1).

Created in BioRender.com bio

Fonte: Criado usando o *software* BioRender®.

Por meio de receptores de reconhecimento de padrões (PRR, do inglês *pattern recognition receptors*), as células da microglia detectam moléculas frequentemente encontradas em patógenos (padrões moleculares associados a patógenos; PAMPs, do inglês *pathogen-associated molecular patterns*) ou moléculas liberadas por células danificadas (padrões moleculares associados à lesão; DAMPs, do inglês *damage-associated molecular patterns*), levando à produção de moléculas solúveis e modificações em suas interações com os neurônios (Masrori *et al.*, 2022).

O acúmulo de proteínas mal dobradas nos neurônios motores, representa um dos eventos iniciais na neurodegeneração, desencadeando inflamação após a liberação de DAMPs. Esse processo, acompanhado pela geração de ROS, posteriormente ativa células gliais e o sistema imune (Masrori *et al.*, 2022), conforme exemplificado na Figura 11.2.

Quadro 11.2 - Componentes celulares e moleculares da resposta imune adaptativa envolvidos na evolução da esclerose amiotrófica lateral

Fenótipo celular	Fase da doença	Resposta imune adaptativa	Relação com a evolução da doença	Referências
Célula T *helper* 1 Th1 T-bet	↓ ↑ inicial-tardia	**Neuroinflamação** pró-inflamatória IL-1β, IL-6, TNF-α e IFN-γ	• Liberação de citocinas e ativação de microglia/macrófagos M1. • Degeneração dos NMs. • Progressão da rápida e maior gravidade da ELA.	Motataianu et al., 2020 Hooten et al., 2015 Beers & Appel, 2019 Zhao et al., 2013 Jin et al., 2020a Chiu et al., 2008
Célula T *helper* 17 Th17 RORγt	↓ ↑ inicial-tardia	**Neuroinflamação** pró-inflamatória IL-17 e IL-22	• Liberação de citocinas e ativação de microglia/macrófagos M1. • Possível indução de autoimunidade. • Degeneração dos NMs. • Progressão rápida da ELA.	Hooten et al., 2015; Beers & Appel, 2019; Zhao et al., 2013; Jin et al., 2020a; Chiu et al., 2008
Célula T *helper* 2 Th2 GATA3	↑ ↓ inicial-tardia	**Neuroproteção** anti-inflamatória IL-4, IL-5 e IL-13	• Indução de microglia para fenótipo M2. • Progressão lenta, com resposta anti-inflamatória precoce.	Motataianu et al., 2020; Ni et al., 2016; Jin et al., 2020a; Beers et al., 2017; Beers et al., 2008; Iyer & Jones, 2017; Olson et al., 2023
Célula T reguladora Treg Foxp3⁺	↑ ↓ inicial-tardia	**Neuroproteção** anti-inflamatória IL-4, IL-10 e TGF-β	• Supressão da proliferação e da função citotóxica em células Th1/Th17 e microglia M1. • Retardo no início da doença. • Aumento da sobrevida e inibição da produção de NOX2 em modelo animal de ELA.	McCombe et al.,2020; Motataianu et al., 2020; Ni et al., 2016; Jin et al., 2020a; Rajabinejad et al., 2020; Beers et al., 2017; Beers et al., 2008; Beers & Appel, 2019; Iyer & Jones, 2017; Sheean et al., 2018 Olson et al., 2023; Yazdani et al., 2022;
Treg disfuncional Treg Foxp3⁺	↓ ↑ inicial-tardia	**Neuroinflamação**	• Disfunção na capacidade supressiva de Tregs em pacientes com ELA de progressão lenta e progressão rápida. • Diminuição de Tregs circulantes, correlacionada com rápida progressão da doença.	
Célula T citotóxica T CD8⁺	↑ ↑ inicial-tardia	**Neuroinflamação** pró-inflamatória IFN-γ, TNF-α, granzimas e perforinas	• Aumento da expressão de PD-1. • Morte seletiva dos MNs. • Atrofia dos membros anteriores e diafragma. • Progressão e gravidade da ELA. • Diminuição da sobrevida dos pacientes.	Hooten et al., 2015; McCombe et al., 2020; Beers & Appel, 2019; Nardo et al., 2018; Coque et al., 2019; Campisi et al., 2022;

*Neurônios Motores (NMs); Interleucina 1 beta (IL-1β); Interleucina 4 (IL-4); Interleucina 5 (IL-5); Interleucina 6 (IL-6); Interleucina 10 (IL-10); Interleucina 17 (IL-17); Interleucina 13 (IL-13); Interleucina 22 (IL-22); Interferon-gama (IFN-γ); Fator de Necrose Tumoral-alfa (TNF-α); Fator de Crescimento Transformador beta (TGF-β); Oxidase 2 (NOX2); Fenótipo pró-inflamatório de microglia (M1); Fenótipo anti-inflamatório de microglia (M2); Célula T Reguladora (Treg); Forkhead Box P3 (Foxp3); Receptor Orfano Nuclear Gama T (RORγt); Fator de Transcrição T-bet (T-bet); Fator de Transcrição GATA3 (gata3); Células T *Helper* tipo 1 (Th1); Células T *Helper* tipo 2 (Th2); Células T *Helper* tipo 17 (Th17).

Created in BioRender.com bio

Fonte: Criado usando o *software* BioRender®.

Estudos que utilizaram modelos animais de ELA mostraram que a ativação da microglia ocorre antes do início da doença, concomitante à perda das junções neuromusculares, e aumenta durante a progressão da doença (Zhao *et al.*, 2013).

Conforme detalhado no Capítulo 2, os astrócitos são as células gliais mais abundantes e componentes-chave no microambiente do SNC, estando envolvidos em várias funções homeostáticas, por meio da secreção de fatores neurotróficos. Eles são capazes de amplificar os efeitos neuroprotetores ou neurotóxicos mediados pela microglia e podem influenciar direta ou indiretamente o destino dos neurônios motores. Experimentos que utilizaram uma abordagem de transplante de células

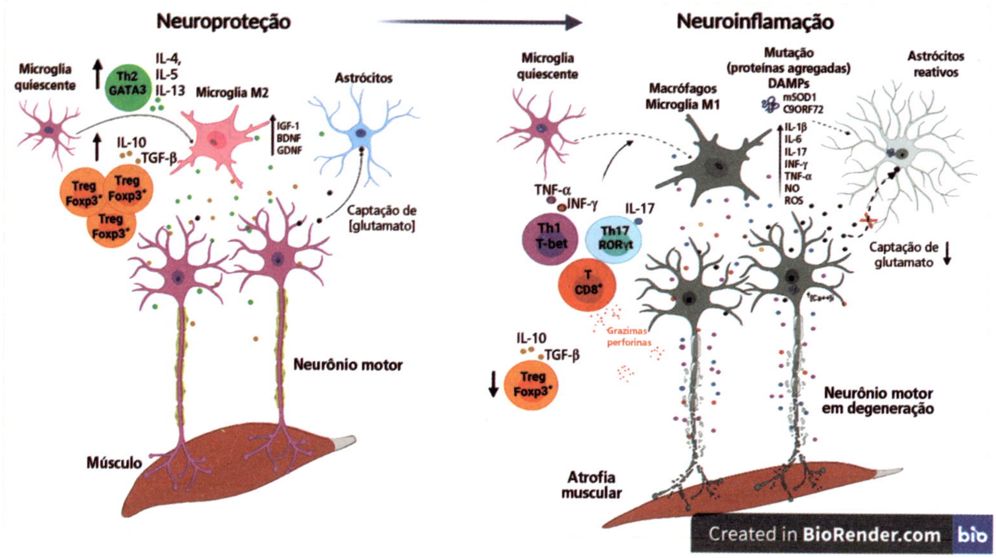

Figura 11.2. **Diferentes respostas fenotípicas prejudiciais *versus* protetoras do sistema imune na ELA.** A neuroinflamação é uma característica da ELA e definida pela ativação generalizada de células imunes residentes no SNC, como microglia e astrócitos, e células imunes adaptativas periféricas, como linfócitos T CD4+ e CD8+. Proteínas mutantes relacionadas com ELA que se agregam e se acumulam nos neurônios motores são provavelmente um dos primeiros eventos em sua degeneração, e levam à inflamação em decorrência da liberação de DAMPs. A ativação de células T CD4+ gera diferentes subtipos de células T auxiliares (Th, do inglês T *helper*). Paralelamente, microglias quiescentes e astrócitos são ativados e secretam fatores pró-inflamatórios, como ROS, fator de necrose tumoral-α (TNF-α, do inglês *tumor necrosis factor*), interferon gama (IFN-γ), entre outros. O microambiente inflamatório atrai células infiltrantes Th1 e Th17, que aumentam a inflamação pela liberação de TNF-α, IL-6 e IFN-γ e IL-17. Com isso, a microglia pró-inflamatória ativada exacerba a proliferação e a função das células Th1 que, por sua vez, promovem uma maior ativação da microglia M1. Da mesma forma, as citocinas pró-inflamatórias inibem o desenvolvimento das células T reguladoras anti-inflamatórias (Treg) causando um desbalanço. Além disso, os astrócitos na ELA apresentam expressão reduzida do transportador de glutamato-1 (GLT-1) e não conseguem regular efetivamente os níveis extracelulares de glutamato. A estimulação excessiva dos receptores de glutamato causa excitotoxicidade, em razão do aumento do influxo de cálcio intracelular, que é tóxico para os neurônios motores. Os antígenos liberados durante o insulto axonal também ativam respostas protetoras que contribuem para a neuroproteção, suprimindo a inflamação, limpando os detritos celulares e promovendo a reconstrução da matriz extracelular. A ativação da microglia protetora com fenótipo M2 produz fatores neurotróficos, como fator de crescimento semelhante à insulina 1 (IGF-1, do inglês *insulin-like growth factor* 1), fator neurotrófico derivado do cérebro (BDNF, do inglês *brain-derived neurotrophic factor*), fator neurotrófico derivado de células gliais (GDNF, do inglês *glial cell derived neurotrophic factor*) e Th2 Células CD4+, que, por sua vez, conferem neuroproteção ao produzir citocinas anti-inflamatórias, como IL-4, IL-5 e IL-13, aumentando os efeitos neuroprotetores da microglia ativada M2. As células Tregs anti-inflamatórias também estão aumentadas em número, favorecendo a resposta neuroprotetora, ao inibir o ambiente inflamatório nocivo, por meio da secreção de IL-10, IL-4 e TGF-β.
Fonte: Figura criada usando o *software* de biblioteca de ícones BioRender®.

revelaram um papel prejudicial para os astrócitos no modelo de mSOD1-ELA (Barbeito *et al.*, 2010; Lepore *et al.*, 2008). De fato, os astrócitos reativos cercam os neurônios motores em degeneração.

Várias moléculas têm sido associadas à toxicidade mediada por astrócitos na ELA. Com isso, os astrócitos da ELA exibem capacidade reduzida de fornecer suporte metabólico aos neurônios motores e de regular efetivamente os níveis extracelulares de neurotransmissores, como o glutamato. A estimulação excessiva dos receptores de glutamato causa excitotoxicidade, aumentando, assim, o influxo de cálcio, que pode ser tóxico para os neurônios.

Outras moléculas secretadas por astrócitos ativados que podem causar neurotoxicidade são citocinas pró-inflamatórias e mediadores inflamatórios, como oxidase (NOX) 2, óxido nítrico sintase induzível (iNOS, do inglês *inducible nitric oxide synthase*), ROS, IFN-γ, prostaglandina D2 (PGD2) e fator de crescimento transformador (TGF-β, do inglês *transforming growth factor*) (Barbeito *et al.*, 2010). Demonstrou-se, ainda, que astrócitos de pacientes com ELA secretam mais IL-6 e têm níveis elevados de produção de NOX2, iNOS e ROS, exacerbando a resposta inflamatória e a degeneração de neurônios motores (Lawrence *et al.*, 2023).

A ligação entre microglia, astrócitos e a resposta imune adaptativa é demonstrada por interações bidirecionais (*crosstalk*) entre células residentes ativadas e os componentes imunes periféricos, que infiltram o SNC, p. ex., linfócitos T. De fato, microglia reativa, juntamente com células T infiltrantes, foram encontradas em autópsias de pacientes com ELA. A infiltração de células T $CD4^+$ provavelmente está relacionada com um aumento na quimiocina CCL2 e ativação da microglia. No entanto, a expressão de outras quimiocinas, como CXCR3, CXCR4 e CCL5, também está aumentada em células T de pacientes com ELA, em comparação com controles saudáveis, e, portanto, talvez possam contribuir na fisiopatologia da doença (Motataianu *et al.*, 2020; Perner *et al.*, 2018).

Durante a desorganização da junção neuromuscular, com retração axonal e desmielinização, vários antígenos são apresentados no local da lesão, o que leva à ativação da resposta imune adaptativa, com participação de diferentes linfócitos T. Nesse sentido, dados recentes destacaram o papel protetor das células $CD4^+$ e o papel neurotóxicos de $CD8^+$ infiltradas na ELA (Hooten *et al.*, 2015; McCombe *et al.*, 2020).

Linfócitos T citotóxicos

Como anteriormente mencionado, há fortes evidências de que uma desregulação imune contribua para a progressão da ELA. Vários estudos têm evidenciado a importância da atividade dos linfócitos T na patogênese da ELA, bem como nos estágios iniciais e tardios da doença (Beers; Appel, 2019; McCombe *et al.*, 2020).

Observou-se que infiltrados de linfócitos T $CD8^+$ no SNC de pacientes com ELA são prejudiciais aos neurônios motores. Em modelo de animais mSOD1-ELA, deficientes para a expressão de MHC de classe I, observou-se uma diminuição de células

T CD8+ no sangue e na medula espinal, diminuição da expressão de citocinas pró-inflamatórias, redução da inflamação na medula espinal cervical e lombar, retardo da atrofia dos membros anteriores e diafragma, bem como aumento da sobrevida dos animais mSOD1. Em contrapartida, animais mSOD1 que expressam MHC classe I têm maior infiltrado de células T CD8+ e aumento de moléculas inflamatórias que expressam CD48, INF-γ e CCL2 na medula espinal durante o percurso da doença. Além disso, viu-se que o MHC classe I regula positivamente a expressão de citocinas IL1-β e IL-23 na microglia de animais mSOD1, além de promover a morte dos neurônios motores e diminuir a sobrevida dos animais portadores de ELA (Nardo *et al.*, 2018).

As células T CD8+ na ELA reconhecem e induzem a morte de neurônios motores de uma maneira dependente de MHC classe I e produção de interferon-γ (IFN-γ). De fato, os níveis de IFN-γ aumentam na medula espinal com o avanço da doença, e linfócitos T CD8+ encontrados no SNC de animais mSOD1 expressam altos níveis dessa citocina. Além disso, estudos *in vitro* demostraram que linfócitos T CD8+ que expressam mSOD1 podem destruir seletivamente neurônios motores. Esses efeitos podem ser mediados por granzimas e apoptose via ligante de Fas. Por outro lado, a supressão de células T CD8+ em animais mSOD1 aumenta de forma significativa a vida dos neurônios motores (Coque *et al.*, 2019).

Recentes estudos mostraram que, nos estágios pré-sintomáticos e sintomáticos da ELA, há aumento na frequência de células T CD8+ que expressam a proteína 1 de morte celular programada (PD-1) na medula espinal, no cérebro e no sangue, em modelo animal de ELA juvenil. Nos estágios pré-sintomáticos as células T CD8+PD-1+ parecem infiltrar-se inicialmente no SNC. Conforme a doença progride, o número de CD8+PD-1+ circulantes aumenta, as células T CD8+ continuam expressando IFN-γ, TNF-α e altos níveis do fator de transcricão T-Bet, caracterizando um perfil de célula ativada (Campisi *et al.*, 2022). Além disso, análise de sequenciamento de células T CD8+PD-1+ de memória feito a partir de animais no estágio sintomático de ELA juvenil mostrou altos níveis de TEMRA, (do inglês ***t**erminally differentiated **e**ffector **m**emory, TEM, re-expressing CD45 (**RA**)*, molécula encontrados em células T senescentes. Esse processo parece favorecer o estabelecimento da neuroinflamação; tendo sido demostrado que células T CD8 expandidas clonalmente com fenótipo TEMRA estão aumentadas no sangue periférico de pacientes com ELA juvenil (Campisi *et al.*, 2022).

Com isso, vemos que os linfócitos T CD8 ativados podem exercer funções autorreativas e contribuir para patogêneses da ELA, bem como para o desequilíbrio da atividade imune vista na ELA, e em outras desordens degenerativas.

Linfócitos T CD4+ (fenótipos Th1, Th2 e Th17)

As células Th1 e Th17 são subtipos de células T CD4+ que promovem neuroinflamação, por meio da produção de citocinas pró-inflamatórias. As células Th1 produzem IFN-γ, que promove a ativação de microglia, aumentando a liberação de ROS e NO. Por sua vez, a microglia exacerba a proliferação e função das células Th1, formando uma interação recíproca, como visto na ELA (Zhao *et al.*, 2013), na Figura 11.2.

Efeitos neurotóxicos também foram atribuídos à IL-6 liberada pelas células Th1. Além disso, as células Th1 e células Th17 produzem grandes quantidades de TNF-α. Ambos, IL-6 e TNF-α, são conhecidos por inibir o desenvolvimento das células T reguladoras (Tregs) produtoras da citocina anti-inflamatória IL-10. Esses eventos colaboram para a neuroinflamação em várias doenças degenerativas (Beers; Appel, 2019; Ni *et al.*, 2016).

As células T isoladas do líquido cefalorraquidiano de pacientes com ELA parecem sofrer expansão clonal, sugerindo também ativação mediada por antígeno. De fato, a apresentação de antígeno mediada por MHC de classe II é necessária para que as células T $CD4^+$ confiram neuroproteção (Giovannelli *et al.*, 2020). Após a degeneração axonal, as células apresentadoras de antígenos MHC-II nos gânglios linfáticos de drenagem inicialmente ativam as células T $CD4^+$ periféricas, que são subsequentemente reativadas por células apresentadoras de antígeno, MHC Classe II-positivas, residentes no SNC, e que expressam o mesmo antígeno, também apoiando a ideia de que as células gliais podem apresentar antígenos às células T (Sheean *et al.*, 2018).

As células $CD4^+$ Th2 conferem neuroproteção ao produzir citocinas anti-inflamatórias, como IL-4, IL-5 e IL-13 que, por sua vez, aumentam os efeitos neuroprotetores da microglia ativada. No entanto, a apresentação do antígeno após a desconexão axonal leva à diferenciação de várias subpopulações de células $CD4^+$ nos gânglios linfáticos de drenagem, e uma resposta Th1 e Th17 predominante é observada em camundongos mSOD1. Esse fenótipo pró-inflamatório Th1/Th17 está correlacionado positivamente com a gravidade da doença em pacientes com ELA (Giovannelli *et al.*, 2020; Jin *et al.*, 2020) (Figura 11.2).

Subpopulações de células T apresentam mudanças de perfil anti-inflamatório para resposta pró-inflamatória dos tipos Th1 e Th17; fenômeno visto no sangue periférico de pacientes com ELA, em que células Th1 ($CD3^+CD4^+IFN\text{-}\gamma^+$) e Th17 ($CD3^+CD4^+$ $IL\text{-}17^+$) estão significativamente aumentadas com relação aos indivíduos saudáveis. Além disso, o percentual de células Th1 está aumentado com relação a Th2, bem como o percentual de células Th17 com relação à frequência de Tregs no sangue de pacientes com ELA (Jin *et al.*, 2020).

De fato, parece haver uma mudança de uma resposta Th2 de suporte para uma resposta Th1 deletéria à medida que a doença progride. Nesse sentido, alguns estudos mostraram números reduzidos de células T $CD4^+$ e proporções aumentadas de células T efetoras pró-inflamatórias em pacientes com ELA (Beers *et al.*, 2017; Jin *et al.*, 2020b).

Embora ao longo do curso da doença, parte da resposta das células T $CD4^+$ seja prejudicial, demonstrou-se que a deleção total das células T $CD4^+$ acelera a doença. Quando camundongos mSOD1 foram cruzados com camundongos deficientes em cadeia β do receptor de células T ($TCR\beta^{-/-}$), que não apresentam células $TCR\alpha\beta^+CD4^+$ nem $TCR\alpha\beta^+CD8^+$), houve aumento nos índices de progressão da doença, embora o tempo de início da doença não tenha sido modificado (Chiu *et al.*, 2008). Resultados semelhantes foram observados quando camundongos mSOD1 foram cruzados com camundongos Rag2$^{-/-}$ (sem linfócitos B e T) ou camundongos CD4$^{-/-}$ (deficientes em linfócitos T CD4^{+}), atribuindo assim um papel neuroprotetor às células T CD4^{+}, mas não às células T CD8^{+} ou mesmo linfócitos B. De fato, a reconstrução das populações de células T CD4^{+} após transplante de medula óssea de tipo selvagem para camundongos receptores mSOD1/RAG2$^{-/-}$ em uma fase estável da doença foi capaz de conferir neuroproteção e aumento da sobrevida (Beers *et al.*, 2008; Iyer & Jones, 2017).

Linfócitos T CD4^{+} reguladores

As Tregs representam uma subpopulação de células T supressoras que promovem tolerância imunológica; parte delas sendo diferenciadas no timo. Importante notar que deficiências na atividade das Tregs pode contribuir para o desenvolvimento de doenças autoimunes (Olson *et al.*, 2023).

Nos estágios iniciais da ELA parece haver uma atividade neuroprotetora correlacionada com o aumento dos níveis células T reguladoras CD4^{+}CD25^{hi}FoxP3^{+} (Tregs). No entanto, o número de Tregs circulantes diminui significativamente com a rápida progressão da doença (Beers *et al.*, 2017a, 2017b; Yazdani *et al.*, 2022).

Os pacientes com ELA mostram uma proporção desregulada entre as diferentes subpopulações de células T, com aumento de células T pró-inflamatórias, incluindo Th1 e Th17, e redução de linfócitos Treg/Th2. Além disso, a transferência adotiva de células mSOD1 Treg endógena durante a fase estável da ELA, para camundongos receptores mSOD1/RAG2$^{-/-}$, promoveu neuroproteção, retardou o início da doença, e aumentou consideravelmente a sobrevida (Jin *et al.*, 2020; Beers *et al.*, 2011).

Assinalamos aqui que uma disfunção na atividade de Treg pode influenciar diretamente a ativação da microglia pró-inflamatória, contribuindo para a excitotoxicidade dos neurônios motores (Giovannelli *et al.*, 2020). Observou-se que as Tregs na fase lenta da doença são capazes de suportar um fenótipo anti-inflamatório da microglia e a expressão de fatores neurotróficos na medula espinal pela secreção de IL-4. Paralelamente, as Tregs suprimem a proliferação de células T efetoras pela secreção de IL-4, IL-10 e TGF-β (Olson *et al.*, 2023), como mostrado na Figura 11.2.

Quando Tregs isoladas de baço e gânglios linfáticos de camundongos mSOD1 transgênicos são cocultivadas com microglia mSOD1 adulta, elas inibem a produção de NOX2 e induzem a expressão de óxido nítrico-sintase, pela secreção de IL-4 (Zhao *et al.*, 2012). Assim, a infiltração de Tregs CD4^{+}CD25^{+}FoxP3^{+} no SNC parece suprimir a neuroinflamação, promovendo ativação da microglia protetora, com a regulação positiva de citocinas anti-inflamatórias, e predominância de um fenótipo neuroprotetor (Olson *et al.*, 2023; Sheean *et al.*, 2018).

Por outro lado, Tregs isoladas de camundongos mSOD1-trangênicos, em um estágio mais avançado da doença, não são capazes de prolongar a sobrevida de camundongos receptores mSOD1/RAG2$^{-/-}$. De fato, à medida que a doença progride, os níveis de citocinas pró-inflamatórias aumenta, enquanto o número de Treg diminui, possivelmente em decorrência da perda da expressão de FoxP3 (Beers *et al.*, 2011).

Além disso, o aumento da liberação de TNF-α pelas células Th1 e Th17 induz uma disfunção nas Treg, inibindo a fosforilação de FoxP3, bem como níveis elevados de IL-6 liberados pelas células Th1 inibem o desenvolvimento de Tregs FoxP3$^+$, levando à perda da capacidade das células Treg em sustentar uma resposta anti-inflamatória na microglia, exacerbando, assim, um fenótipo prejudicial (Olson *et al.*, 2023).

À semelhança do que se relatou em camundongos, o número de Tregs no sangue de pacientes com ELA é significativamente reduzido, o que se correlaciona com um aumento de Tregs no SNC, na fase inicial da doença. À medida que a doença progride, o desenvolvimento de Tregs é inibido e seu número diminui (Beers; Appel, 2019).

Em pacientes, subtipos específicos de Treg foram correlacionados com a progressão da ELA. No sangue de pacientes portadores de ELA com rápida progressão da doença, há uma redução no número de CD45RO$^+$ Tregs, as células de memória, que são classificadas como funcionalmente ativas com níveis mais elevados de expressão de FoxP3, quando comparadas com as células CD45RA$^+$ Tregs *naïve* em repouso. Além disso, a progressão e a gravidade da ELA foram inversamente correlacionadas com a contagem total de Treg, contagem total de Treg FoxP3$^+$ e contagem de Treg CD45RO$^+$ efetora. Não se observou essa correlação para o número de Treg CD45RA$^+$ em repouso (Sheean *et al.*, 2018).

Além dessa redução no número, as Tregs de pacientes com progressão rápida da doença são menos eficazes em inibir a proliferação de células T efetoras correspondentes, quando comparadas às de pacientes com progressão lenta da doença ou com controles saudáveis. Interessante notar que, a capacidade de supressão de Treg foi também correlacionada com os níveis de transcritos de FoxP3 e os níveis da proteína respectiva, indicando que uma expressão estável de FoxP3 é essencial manter a capacidade reguladora das Tregs.

Estudos que avaliaram o sangue e o líquido cefalorraquidiano de cerca de 90 pacientes com ELA mostraram que a resposta de células T no momento do diagnóstico prediz a velocidade de progressão da doença. A alta frequência de células T efetoras CD4$^+$FoxP3$^-$ no sangue e no líquido cefalorraquidiano está associada a uma sobrevida pior, enquanto a alta frequência de células Treg e a alta proporção entre células Treg ativadas e em repouso no sangue estão associadas a uma melhor sobrevida (Yazdani *et al.*, 2022).

Atualmente, estima-se que haja um atraso de mais de um ano entre o início da doença e o diagnóstico clínico, e a maioria dos pacientes é diagnosticada em estágios intermediários de progressão, em que a reversão da neurodegeneração pode ser muito difícil, demonstrando a importância de um fator preditivo para a doença. Por esse motivo, aumentar o número e a atividade funcional das células Treg parece ser uma boa estratégia terapêutica, e vários ensaios clínicos visam atingir as células Treg, promovendo sua expansão *in vivo* ou por estimulação funcional *in vitro* seguida de transplante autólogo, como forma de melhorar a qualidade de vida dos pacientes com ELA.

Alterações do timo na ELA

Considerando as alterações de linfócitos T na vigência de ELA, poderíamos pensar que a disfuncionalidade dessas células já pudesse ser vista no órgão primário de diferenciação de células T, o timo. Apesar da paucidade de estudos visando caracterizar detalhadamente o papel do timo na ELA, as evidências existentes sugerem diminuição da função tímica (exportação de timócitos para a periferia) em pacientes com ELA (com mutações em SOD1) e no modelo de camundongo transgênico para mSOD1, além de redução no número absoluto de timócitos totais em camundongos mSOD1. Essa redução pode ser vista em todas as populações de timócitos definidas pela expressão dos correceptores CD4 e CD8, ou seja, células imaturas $CD4^-CD8^-$, $CD4^+CD8^+$ e timócitos maduros $CD4^+CD8^-$ e $CD4^-CD8^+$. De fato, a análise dos círculos de excisão do rearranjo do receptor de células T (TRECs) em células linfócito do sangue periférico de pacientes com ELA revelou diminuição no número de TRECs, em comparação com controles saudáveis, independentemente da idade dos pacientes, indicando uma redução na exportação de células T do timo de pacientes com ELA (Seksenyan *et al.*, 2010). Por outro lado, os mecanismos que levam à desregulação da resposta imune associada à disfunção tímica na ELA ainda não estão claros, bem como o papel do timo na progressão da ELA.

Considerações finais

Os dados discutidos anteriormente mostram a complexidade das interações celulares e moleculares que envolvem o sistema imune na ELA, e que podem refletir defeitos semelhantes, comuns a outras doenças neuromusculares degenerativas. Entre outras, podemos citar a produção de citocinas/quimiocinas, interações célula-célula e célula-matriz extracelular, entre os linfócitos T e outras células do sistema imune com células-alvo dos tecidos muscular ou nervoso. No entanto, essa complexidade também pode ser vista como uma janela de oportunidade para desenhar estratégias terapêuticas (incluindo substâncias sintéticas, terapia celular e gênica, bem como imunoterapia) atuando sobre um ou mais alvos. O foco em células Tregs tem mostrado resultados promissores. Além disso, o desenvolvimento no uso de marcadores que possibilitem ajudar no diagnóstico são extremamente necessários para melhora da qualidade de vida a aumento da sobrevida dos pacientes com ELA.

Bibliografia

Akçimen F, Lopez ER, Landers JE, Nath A, Chiò A, Chia R, et al. Amyotrophic lateral sclerosis: translating genetic discoveries into therapies. Nat Rev Genet. 2023;24(9):642-58.

Barbeito AG, Mesci P, Boillée S. Motor neuron–immune interactions: the vicious circle of ALS. J Neural Transm (Vienna). 2010;117(8):981-1000.

Beers DR, Appel SH. Immune dysregulation in amyotrophic lateral sclerosis: mechanisms and emerging therapies. Lancet Neurol. 2019;18(2):211-220.

Beers DR, Henkel JS, Zhao W, Wang J, Appel SH. CD4+ T cells support glial neuroprotection, slow disease progression, and modify glial morphology in an animal model of inherited ALS. Proc Natl Acad Sci U S A. 2008;105(40):15558-63.

Beers DR, Henkel JS, Zhao W, Wang J, Huang A, Wen S, et al. Endogenous regulatory T lymphocytes ameliorate amyotrophic lateral sclerosis in mice and correlate with disease progression in patients with amyotrophic lateral sclerosis. Brain. 2011;134(Pt 5):1293-314.

Beers DR, Zhao W, Wang J, Zhang X, Wen S, Neal D, et al. ALS patients' regulatory T lymphocytes are dysfunctional and correlate with disease progression rate and severity. JCI Insight. 2017;2(5):e89530.

Brown CA, Lally C, Kupelian V, Flanders WD. Estimated Prevalence and Incidence of Amyotrophic Lateral Sclerosis and SOD1 and C9orf72 Genetic Variants. Neuroepidemiology. 2021;55(5):342-53.

Campisi L, Chizari S, Ho JSY, Gromova A, Arnold F, Mosca L, et al. Clonally expanded CD8 T cells characterize amyotrophic lateral sclerosis 4. Nature, 2022:945-52.

Chiu IM, Chen A, Zheng Y, Kosaras B, Tsiftsoglou SA, Vartanian TK, et al. T lymphocytes potentiate endogenous neuroprotective inflammation in a mouse model of ALS. Proc Natl Acad Sci U S A. 2008;105(46):17913-8.

Coque E, Salsac C, Espinosa-Carrasco G, Varga B, Degauque N, Cadoux M, et al. Cytotoxic CD8 + T lymphocytes expressing ALS-causing SOD1 mutant selectively trigger death of spinal motoneurons. Proc Natl Acad Sci U S A. 2019;116(6):2312-17.

Feldman EL, Goutman SA, Petri S, Mazzini L, Savelieff MG, Shaw PJ, et al. Amyotrophic lateral sclerosis. Lancet. 2022 Oct 15;400(10360):1363-80.

Giovannelli I, Heath P, Shaw PJ, Kirby J. The involvement of regulatory T cells in amyotrophic lateral sclerosis and their therapeutic potential. Amyotroph Lateral Scler Frontotemporal Degener. 2020;21(5-6):435-44.

Hooten KG, Beers DR, Zhao W, Appel SH. Protective and Toxic Neuroinflammation in Amyotrophic Lateral Sclerosis. Neurotherapeutics. 2015;12(2):364-75.

Jin M, Günther R, Akgün K, Hermann A, Ziemssen T. Peripheral proinflammatory Th1/Th17 immune cell shift is linked to disease severity in amyotrophic lateral sclerosis. Sci Rep. 2020;10(1):5941.

Lawrence JM, Schardien K, Wigdahl B, Nonnemacher MR. Roles of neuropathology-associated reactive astrocytes: a systematic review. Acta Neuropathol Commun. 2023;11(1):42.

Lepore AC, Rauck B, Dejea C, Pardo AC, Rao MS, Rothstein JD, et al. Focal transplantation-based astrocyte replacement is neuroprotective in a model of motor neuron disease. Nat Neurosci. 2008;11(11):1294-301

Iyer AK, Jones KJ. A tale of motor neurons and CD4+ T cells: moving forward by looking back. Neural Regen Res. 2017;12(4):562-65.

Marques Couto C, de Melo Queiroz E, Nogueira R, Pires Duarte Küsel AP, J M Nascimento O. A Brazilian multicentre study on the clinical and epidemiological profiles of 1116 patients with amyotrophic lateral sclerosis and its phenotypic variants. Amyotroph Lateral Scler Frontotemporal Degener. 2022;23(5-6):353-362.

Masrori P, Beckers J, Gossye H, Van Damme P. The role of inflammation in neurodegeneration: novel insights into the role of the immune system in C9orf72 HRE-mediated ALS/FTD. Mol Neurodegener. 2022;17(1):22.

McCombe PA, Lee JD, Woodruff TM, Henderson RD. The peripheral immune system and amyotrophic lateral sclerosis. Front Neurol. 2020;11:279.

Motataianu A, Barcutean L, Balasa R. Neuroimmunity in amyotrophic lateral sclerosis: focus on microglia. Amyotroph Lateral Scler Frontotemporal Degener. 2020;21(3-4):159-66.

Nardo G, Trolese MC, Verderio M, Mariani A, de Paola M, Riva N, et al. Counteracting roles of MHCI and CD8+ T cells in the peripheral and central nervous system of ALS SOD1G93A mice. Mol Neurodegener. 2018;13(1):42.

Ni A, Yang T, Mesnard-Hoaglin NA, Gutierrez R, Stubbs EB Jr, McGuire SO, et al. Th17 cell response in SOD1G93A mice following motor nerve injury. Mediators Inflamm. 2016;2016:6131234.

Nunes Gonçalves JP, Leoni TB, Martins MP, Peluzzo TM, Dourado MET Jr, Saute JAM, et al. Genetic epidemiology of familial ALS in Brazil. Neurobiol Aging. 2021;102:227.e1-227.e4.

Oliveira RTG, Santana GC, Gonçalves MJ, Fregonezi GAF, Vale SHL, Leite-Lais L, et al. A geographical study on amyotrophic lateral sclerosis in Rio Grande Do Norte, Brazil, from 2005 to 2018. Amyotroph. Lateral Scler. Amyotroph Lateral Scler Frontotemporal Degener. 2023;24(1-2):117-24.

Olson KE, Mosley RL, Gendelman HE. The potential for treg-enhancing therapies in nervous system pathologies. Clin Exp Immunol. 2023;211(2):108-21.

Perner C, Perner F, Stubendorff B, Förster M, Witte OW, Heidel FH, et al. Dysregulation of chemokine receptor expression and function in leukocytes from ALS patients. J Neuroinflammation. 2018;15(1):99.

Rajabinejad M, Ranjbar S, Afshar Hezarkhani L, Salari F, Gorgin Karaji A, Rezaiemanesh A. Regulatory T cells for amyotrophic lateral sclerosis/motor neuron disease: A clinical and preclinical systematic review. J Cell Physiol. 2020;235(6):5030-40.

Seksenyan A, Ron-Harel N, Azoulay D, Cahalon L, Cardon M, Rogeri P, et al. Thymic involution, a co-morbidity factor in amyotrophic lateral sclerosis. J Cell Mol Med. 2010;14(10):2470-82.

Sheean RK, McKay FC, Cretney E, Bye CR, Perera ND, Tomas D, et al. Association of regulatory T-cell expansion with progression of amyotrophic lateral sclerosis: A Study of Humans and a Transgenic Mouse Model. JAMA Neurol. 2018;75(6):681-9.

Trias E, Díaz-Amarilla P, Olivera-Bravo S, Isasi E, Drechsel DA, Lopez N, et al. Phenotypic transition of microglia into astrocyte-like cells associated with disease onset in a model of inherited ALS. Front Cell Neurosci. 2013;7:274.

Valko K, Ciesla L. Amyotrophic lateral sclerosis. Prog Med Chem. 2019;58:63-117.

Xu L, Liu T, Liu L, Yao X, Chen L, Fan D, et al. Global variation in prevalence and incidence of amyotrophic lateral sclerosis: a systematic review and meta-analysis. J Neurol. 2020 Apr;267(4):944-53.

Yazdani S, Seitz C, Cui C, Lovik A, Pan L, Piehl F, et al. T cell responses at diagnosis of amyotrophic lateral sclerosis predict disease progression. Nat Commun. 2022;13(1):6733.

Zhao W, Beers DR, Appel SH. Immune-mediated mechanisms in the pathoprogression of amyotrophic lateral sclerosis. J Neuroimmune Pharmacol. 2013 Sep;8(4):888-99.

Capítulo 12

Vias Inflamatórias Associadas à Neuroprogressão no Transtorno Bipolar

Bianca Wollenhaupt de Aguiar
Bianca Pfaffenseller
Carmem Gottfried
Flavio Kapczinski

Resumo

Há evidências que sugerem progressão clínica em um subconjunto de pacientes com transtorno bipolar (TB). Essa progressão está associada a piores desfechos clínicos e alterações biológicas, incluindo vias inflamatórias. Algumas alterações moleculares e marcadores biológicos de progressão clínica foram identificados e podem ajudar a explicar as alterações progressivas associadas a esse transtorno. A base biológica para a progressão clínica no TB tem sido denominada neuroprogressão, desencadeada por meio de processos pró-inflamatórios e aumento do estresse oxidativo, levando a prejuízos na sinalização por cálcio, disfunção mitocondrial, e impactos sobre a neuroplasticidade. A interação não linear dessas vias pode piorar os resultados clínicos, a cognição e a função neural. Compreender a neuroprogressão no TB é crucial para identificar novos alvos terapêuticos, prevenir a progressão da doença e, finalmente, promover melhores resultados. Dessa forma, o presente capítulo contempla aspectos relacionados com a neuroprogressão no TB e sua relação com vias inflamatórias.

Palavras-chave: biomarcadores; transtorno bipolar; neuroprogressão, neuroinflamação.

Introdução

O transtorno bipolar (TB) é uma doença crônica caracterizada por alterações de humor que alternam entre episódios de mania e hipomania ou depressão, muitas vezes associadas a prejuízo cognitivo e funcional. Embora os sintomas depressivos normalmente predominem em indivíduos com TB, a marca diagnóstica clínica é a presença de episódios de mania ou hipomania. Um robusto corpo de evidências aponta o TB como um transtorno neuroprogressivo, onde em um subgrupo de pacientes há um risco crescente de recorrência a cada novo episódio de humor durante o curso da doença. Além disso, os pacientes com TB podem apresentar uma expectativa de vida reduzida de 8 a 12 anos (Kessing, Vradi e Andersen, 2015).

O impacto de episódios repetidos de humor nos sintomas clínicos ao longo do tempo é conhecido como progressão clínica (Kessing; Andersen, 2017). A progressão clínica no TB estaria associada ao número crescente de episódios de humor, aumentando o risco de novos episódios, episódios de humor mais graves e duração mais longa dos episódios (Kessing; Andersen, 2017). A base biológica para a progressão clínica no TB é chamada de neuroprogressão.

O TB é conhecido por ter um curso heterogêneo de doença, em que um subgrupo de pacientes pode apresentar alterações biológicas no encéfalo e na periferia, incluindo alterações na estrutura neuroanatômica, fatores neurotróficos, marcadores inflamatórios e marcadores de estresse oxidativo (Kapczinski *et al.*, 2011; Grewal *et al.*, 2022). À medida que a doença progride, as alterações clínicas e biológicas associadas aos episódios de humor tornam-se mais pronunciadas, aumentando a vulnerabilidade do paciente ao estresse e a novos episódios, o que, por sua vez, reforça o ciclo de alterações longitudinais e progressivas no TB (Figura 12.1). A pesquisa em biomarcadores no TB possibilitou o desenvolvimento do conceito de neuroprogressão e sistemas de estadiamento (Grewal *et al.*, 2022). Esse conceito tem contribuído para mudar o foco do manejo de sintomas para o manejo da trajetória da doença. Compreender as bases biológicas da neuroprogressão no TB é fundamental para melhorar esse manejo da doença, visando a tratamentos mais adequados e melhores prognósticos para os indivíduos com TB.

Ainda não está claro como ocorre a interação entre as vias moleculares que podem ser responsáveis pela neuroprogressão, assim como não é claro por que apenas um subconjunto de pacientes apresenta um curso progressivo associado a bases neurobiológicas distintas e piores desfechos clínicos, como resposta reduzida ao tratamento, episódios recorrentes de humor e déficits na cognição e no funcionamento. Embora tenha havido um aumento substancial na compreensão da progressão da doença, os mecanismos associados são complexos e heterogêneos e envolvem diversos sistemas e vias de sinalização. Entre os achados mais consistentes estão as alterações inflamatórias em pacientes com TB. Compreender essa heterogeneidade ao nível biológico pode fornecer informações valiosas para essa área do conhecimento. Este capítulo tem como objetivo revisar as vias inflamatórias associadas à neuroprogressão no TB.

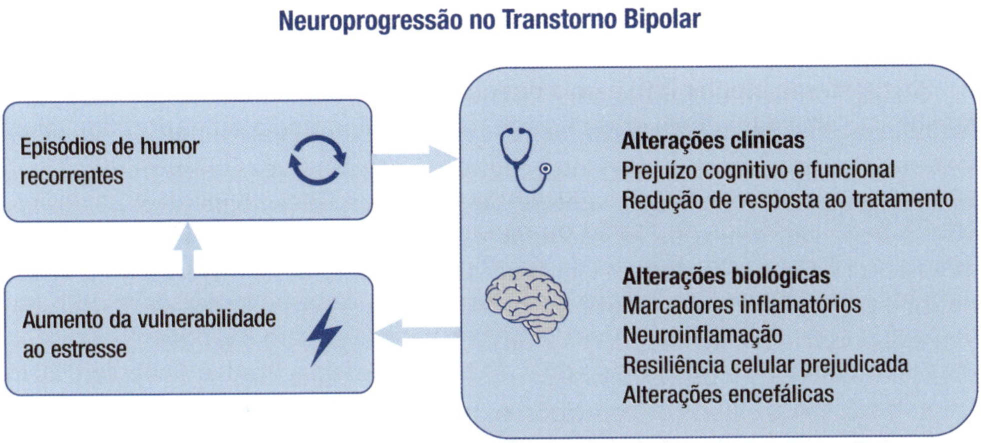

Figura 12.1. **Neuroprogressão no transtorno bipolar (TB).** Episódios de humor recorrentes estão associados às alterações clínicas (comprometimento cognitivo e funcional e redução de resposta ao tratamento) e biológicas (inflamação e neuroinflamação, resiliência celular prejudicada e alterações estruturais), aumentando a vulnerabilidade do paciente ao estresse. À medida que a doença progride, as alterações clínicas e biológicas tornam-se mais pronunciadas, aumentando a vulnerabilidade do paciente ao estresse e a novos episódios, o que, por sua vez, reforça o ciclo de neuroprogressão no TB. Fonte: Elaborada por Cezar Augusto Farias Pereira.

Neuroinflamação e alterações encefálicas no transtorno bipolar

Nas últimas décadas, estudos robustos detectaram consistentes alterações imunoinflamatórias e alterações neurais no TB. A neuroinflamação envolve ativação de macrófagos e células gliais, bem como a liberação de citocinas pró-inflamatórias. Essas alterações inflamatórias podem afetar a função neuronal e a plasticidade sináptica, o que pode levar a mudanças na comunicação entre as células neurais no TB. Além disso, observaram-se níveis circulantes aumentados de células T $CD4^+$ e T $CD8^+$, juntamente com ativação e aumento de níveis periféricos de monócitos e ativação da microglia, representando ativação imunológica com predominância de perfil pró-inflamatório e formação de inflamassoma no TB (Magioncalda; Martino, 2021).

Estudos longitudinais demonstram evidências de perda neuroprogressiva do volume da substância cinzenta no TB, principalmente em áreas frontais, e isso também tem sido relacionado com neuroprogressão. Na substância branca, as alterações mais consistentes foram encontradas no cíngulo (anterior e posterior) no corpo caloso, nas áreas frontais (especialmente orbitofrontal), nas áreas para-hipocampais e nos tratos como o fascículo uncinado e fórnix, que conectam regiões do sistema límbico (Magioncalda; Martino, 2021).

No sistema límbico, observou-se aumento do volume da amígdala, juntamente com reduções de volume no hipocampo, refletido por aumento do metabolismo basal na amígdala. Por sua vez, alterações no sistema límbico podem ter um papel complexo na interação entre resposta ao estresse, inflamação e desregulação de neurotransmissores no TB (Lee *et al.*, 2022).

O eixo hipotálamo hipófise adrenal (HHA), que normalmente fica ativo durante estresse, apresenta-se hiperativo no TB, com aumento da atividade do hormônio liberador de corticotrofina (CRH, do inglês *corticotropin-releasing hormone*), particularmente durante episódios maníacos mistos ou episódios depressivos. O estresse crônico pode causar atrofia hipocampal, especificamente em neurônios da região CA3. Além disso, em virtude do estresse crônico presente no TB, o eixo HHA pode reduzir a expressão do fator neurotrófico derivado do encéfalo (BDNF, do inglês *brain-derived neurotrophic factor*). Como o BDNF tem um papel essencial para a sobrevivência e maturação de estruturas dendríticas estabelecidas, sua redução no TB pode refletir em prejuízo na manutenção da arborização dendrítica, especialmente em neurônios piramidais, levando a uma poda excessiva no adulto (Lee *et al.*, 2022).

Como o hipocampo desempenha um papel fundamental na regulação da memória e tem um envolvimento na depressão, uma atrofia hipocampal, como observado no TB, faz dessa estrutura um importante elo entre envelhecimento, transtornos do humor e declínio da memória. Em modelos animais, comportamentos do tipo depressivo também têm sido relacionados com as alterações estruturais e funcionais do hipocampo, incluindo diminuição da neurogênese (Brietzke; Kapczinski, 2008; Moigneu *et al.*, 2023). Juntos, esses dados sugerem que a resposta ao estresse e à neuroinflamação são fisiologicamente favoráveis a induzir alterações na disponibilidade de neurotransmissores, e isso poderia afetar a arquitetura funcional da atividade cerebral no TB. Por exemplo, prejuízos na via da serotonina (5HT, do inglês *5-hydroxytryptamine*) têm sido associados a sintomas do tipo mania, como impulsividade comportamental, enquanto alterações na via da dopamina (DA) têm sido associadas à sintomatologia do tipo depressiva, como inibição motora (Grewal *et al.*, 2022; Magioncalda; Martino, 2021).

Marcadores inflamatórios no transtorno bipolar

Embora a fisiopatologia do TB não esteja completamente esclarecida, estudos mostram que os processos inflamatórios crônicos apresentariam um papel relevante no TB (Magioncalda; Martino, 2021). Evidências indicam que um subgrupo de pacientes apresenta uma ativação imunológica crônica de baixo grau no decorrer da doença com alterações tanto na periferia quanto no sistema nervoso central (SNC) (neuroinflamação).

Essas alterações estariam associadas aos diferentes estados de humor, à progressão da doença, assim como às altas taxas de comorbidade apresentadas nesses pacientes. Nesse contexto, estudos mostram aumento de marcadores pró-inflamatórios durante as fases agudas do TB, mania e depressão (Kapczinski *et al.*, 2011); assim como alterações em marcadores inflamatórios e encurtamento de telômeros foram encontrados em pacientes em estágio tardio, quando comparados a pacientes em estágio inicial da doença (Grewal *et al.*, 2022).

Dentre os marcadores inflamatórios, estudos originais, de revisão e metanálises, destacam alteração nos níveis de citocinas pró-inflamatórias, p. ex., interleucina IL-6, fator de necrose tumoral (TNF, do inglês *tumor necrosis factor*)-α, interferon IFN-γ e outros fatores solúveis, como proteína C reativa (PCR), receptor solúvel de interleucina IL-2, receptor solúvel de TNF1 e IL-4 (Brietzke; Kapczinski, 2008; Kapczinski *et al.*, 2011; Grewal *et al.*, 2022; Wollenhaupt-Aguiar *et al.*, 2021). Os achados de uma revisão sistemática recente, que avaliou os níveis de diferentes biomarcadores em pacientes com TB de acordo com a progressão da doença, reportaram que os marcadores inflamatórios foram os mais avaliados entre os estudos incluídos. Em particular, estudos mostraram o aumento dos níveis da citocina pró-inflamatória TNF-α nos estágios mais tardios do TB em comparação com seus respectivos grupos de controle (Grewal *et al.*, 2022).

Evidências apontam que essa resposta imunológica pode ser gerada e amplificada por meio dos padrões moleculares associados ao dano (DAMPs, do inglês *damage-associated molecular patterns*). DAMPs são moléculas intracelulares que são lançadas para o meio extracelular após uma lesão celular, ativando assim o sistema imune inato e desencadeando uma resposta inflamatória. Entre eles, o DNA circulante livre de células e as proteínas de choque térmico (do inglês, *heat shock protein* (HSP)70 e HSP90a) foram encontrados aumentados durante episódios de humor no TB (Stertz *et al.*, 2015). Além disso, evidências apontam que os episódios de humor podem levar à lesão neuronal, causando a liberação de DAMPs que, por sua vez, ativam a microglia. Após múltiplos episódios de humor, a liberação excessiva de citocinas pró-inflamatórias pode inibir a neurogênese e continuar a ativar células microgliais, o que pode levar à redução e ao remodelamento da plasticidade sináptica e, finalmente, à morte neuronal (Stertz *et al.*, 2013). Estudos *postmortem* no TB corroboram com esses achados, indicando ativação microglial e astroglial, com consequente redução na densidade glial e no *turnover* de oligodendrócitos, o que poderia estar associado a um aumento na permeabilidade da barreira hematoencefálica (BHE) (Wollenhaupt-Aguiar, Kapczinski; Pfaffenseller, 2021). O aumento da permeabilidade da BHE pode levar à migração de células imunes para o tecido encefálico, juntamente com ativação da microglia e aumento de mediadores pró-inflamatórios e consequente atividade citotóxica em oligodendrócitos e mielina, podendo resultar em dano generalizado da substância branca cerebral (Magioncalda; Martino, 2021). Tomadas em conjunto, essas alterações indicam uma potencial ligação entre neuroinflamação e inflamação periférica no TB.

Também é importante notar que o aumento dos níveis de citocinas pode levar a alterações na produção e liberação de neurotransmissores no SNC. Nesse contexto, alterações nos neurotransmissores monomaníacos, como dopamina, noradrenalina eserotonina, têm sido consistentemente relatadas no TB e estão associadas aos mecanismos de ação dos antidepressivos (Wollenhaupt-Aguiar *et al.*, 2021). As citocinas pró-inflamatórias estão associadas à síntese reduzida de serotonina e ao aumento de metabólitos neurotóxicos da via da quinurenina, que podem desempenhar um papel fundamental no desenvolvimento de sintomas de humor (Magioncalda; Martino,

2021). Estudos também mostraram que o aumento da neurotransmissão de dopamina está associado a sintomas maníacos, enquanto a diminuição da neurotransmissão de dopamina está associada a sintomas depressivos (Berk *et al.*, 2003).

Resiliência celular prejudicada

O processo de resiliência quando prejudicado pode ser um dos mecanismos responsáveis por uma maior vulnerabilidade a eventos estressantes e a recorrência de episódios de humor experienciados por alguns indivíduos com TB que apresentam pior prognóstico. A resiliência, ao nível celular, é a capacidade de as células se adaptarem a diferentes danos ou condições estressantes, ativando vias moleculares específicas para restaurar o equilíbrio celular. Nesse contexto, há evidências científicas de que alguns pacientes com TB podem apresentar prejuízos na neuroplasticidade e na resiliência celular, tanto em neurônios quanto em células periféricas, apresentando uma maior vulnerabilidade a condições de estresse celular. Esse processo pode estar subjacente às alterações biológicas observadas no TB com a progressão da doença, incluindo alterações anatômicas cerebrais e alterações nos níveis periféricos de marcadores inflamatórios, neurotróficos e de estresse oxidativo, vias biológicas propostas como vias potenciais da neuroprogressão no TB (Wollenhaupt-Aguiar *et al.*, 2021).

Várias vias de sinalização intracelular têm sido associadas à fisiopatologia do TB, incluindo mecanismos que envolvem neurotransmissores, fatores neurotróficos, glicocorticoides, mediadores inflamatórios, vias de sobrevivência celular e sinalização de cálcio (Jones *et al.*, 2021). No entanto, os mecanismos subjacentes à neuroplasticidade e à resiliência celular prejudicada no TB ainda requerem mais estudos. Os mecanismos responsáveis por essa resiliência reduzida provavelmente envolvem organelas celulares tipicamente responsáveis pela homeostase celular, como as mitocôndrias e o retículo endoplasmático (RE). Sabe-se que sinais inflamatórios, estresse oxidativo, distúrbios da homeostase do cálcio e outros estímulos estressantes celulares podem prejudicar a função do RE e das mitocôndrias. Sabe-se também que o RE e as mitocôndrias são compartimentos subcelulares com uma estreita interação física e funcional, crucial para a homeostase celular. Por exemplo, as chaperonas do RE podem controlar a apoptose mitocondrial prontamente sem envolver a regulação positiva de fatores de transcrição pró-apoptóticos. Portanto, distúrbios nessas organelas podem contribuir para processos patológicos. Nesse contexto, é importante ressaltar que evidências têm demonstrado que o TB está associado a prejuízos nas respostas de estresse relacionadas com RE, disfunção mitocondrial e aumento de apoptose.

Disfunção mitocondrial e estresse oxidativo no transtorno bipolar

A disfunção mitocondrial no TB tem sido evidenciada por níveis reduzidos de respiração mitocondrial, alterações na morfologia mitocondrial, deleções e polimorfismos no DNA mitocondrial, bem como regulação negativa de mRNA e proteínas envolvidas no metabolismo mitocondrial (conforme revisado por Scaini *et al.*, 2021).

A disfunção mitocondrial pode levar a um aumento de radicais livres, causando um desequilíbrio entre oxidantes e mecanismos antioxidantes e danos potencialmente oxidativos. Nesse sentido, evidências têm indicado dano oxidativo em proteínas no TB, como aumento de 3-nitrotirosina e teor de carbonila proteica. A maioria dos achados são em pacientes em estágios avançados, incluindo níveis aumentados de substâncias reativas ao ácido tiobarbitúrico (TBARS, do inglês *thiobarbituric acid reactive substances*), glutationa redutase, glutationa S-transferase, óxido nítrico e estado oxidante total, o que reforça a hipótese de que as alterações biológicas mais pronunciadas são observadas com a progressão da doença, como aumento do estresse oxidativo e dano celular (Grewal *et al.*, 2022). Essas alterações que envolvem o funcionamento mitocondrial suportam um papel fundamental dessa organela na redução da resiliência celular subjacente à neuroprogressão no TB.

Disfunção do retículo endoplasmático no transtorno bipolar

Pesquisas realizadas nas últimas décadas sugeriram uma associação entre o funcionamento do RE e a fisiopatologia do TB, incluindo estudos que mostraram que as chaperonas relacionadas com o RE são moduladas por estabilizadores de humor e que a disfunção do RE está possivelmente envolvida na fisiopatologia da doença. Nesse sentido, estudos genéticos encontraram associação de polimorfismos na região promotora de XBP1 (fator de transcrição que induz a expressão de chaperonas do RE) e na chaperona GRP78 com o TB, sugerindo esses polimorfismos como potenciais fatores de risco para o desenvolvimento da doença. Além disso, células linfoblastoides de pacientes com TB apresentaram uma resposta diminuída quando expostas a indutores de estresse do RE (conforme revisado por Suliman *et al.*, 2021).

Esses achados indicaram que pacientes com TB podem apresentar uma resposta disfuncional ao estresse do RE, impactando a homeostase celular. Interessantemente, um estudo demonstrou que os linfócitos de pacientes com TB em estágios avançados de progressão do transtorno apresentavam uma resposta prejudicada ao estresse do RE induzido *in vitro* (células dos pacientes não induziram proteínas essenciais envolvidas na sinalização de resposta ao estresse do RE) e também um aumento pronunciado na morte celular induzida por estresse do RE quando comparado a pacientes em estágios iniciais e indivíduos saudáveis (Pfaffenseller *et al.*, 2014). Esses achados representam uma importante evidência ao nível celular de progressão do TB, demonstrando que a disfunção na resposta ao estresse do RE pode estar associada à diminuição da resiliência celular no TB e que os mecanismos celulares protetores podem tornar-se menos eficazes com a progressão da doença.

Disfunções celulares e vias inflamatórias associadas à neuroprogressão no transtorno bipolar

O conhecimento sobre os mecanismos biológicos da neuroprogressão tem avançado consideravelmente no campo da psiquiatria, porém pouco se sabe sobre a interação entre vias moleculares que podem ser responsáveis por desfechos clínicos.

Como mencionado anteriormente, o envelhecimento costuma estar associado a deficiências cognitivas graves, perda de memória, sintomas do tipo depressivo e estímulos pró-inflamatórios. Independentemente da idade, o TB afeta cerca de 20% da população e correlaciona-se com prejuízos de memória de trabalho e de curto prazo (de Liyis *et al.*, 2022; Moigneu *et al.*, 2023). Além disso, esse subconjunto de pacientes que pode desenvolver um curso progressivo com piores resultados clínicos, como resposta reduzida ao tratamento, episódios recorrentes de humor e cognição e funcionamento prejudicados requer ainda mais estudos para ampliar a compreensão sobre esse intrigante desfecho (Brietzke; Kapczinski, 2008; Moigneu *et al.*, 2023).

A inflamação crônica associada à neuroprogressão pode estar implicada na resiliência celular diminuída, provavelmente relacionada com uma cascata de alterações na função mitocondrial e do RE. O RE e as mitocôndrias estão fortemente interconectados em microdomínios específicos e dinâmicos chamados membranas associadas a mitocôndrias (do inglês *mitochondria-associated membranes* – MAMs). As MAMs representam uma importante comunicação entre o RE e as mitocôndrias, tanto no aspecto físico como bioquímico, proporcionando uma troca rápida de estímulos físicos e de moléculas sinalizadoras, incluindo cálcio e espécies reativas de oxigênio. As MAMs desempenham papéis cruciais na sinalização de cálcio, homeostase lipídica, dinâmica mitocondrial, autofagia e na inflamação. Distúrbios nas interações RE-mitocôndrias têm sido associados à progressão de diferentes doenças, especialmente distúrbios neurológicos, e também apresentam um potencial papel na fisiopatologia do TB (Resende *et al.*, 2020). A disfunção da via de sinalização envolvendo o RE e as mitocôndrias por meio das MAMs também pode estar associada à progressão do TB, considerando que o TB tem sido fortemente associado a disfunções nessas organelas, a uma desregulação das respostas imunes (incluindo inflamação, estresse oxidativo e liberação de DAMPs) e os pacientes apresentam comorbidades associadas à inflamação crônica, como doenças cardiovasculares e metabólicas. As vias inflamatórias que influenciam a função das MAMs podem ser a ligação entre as alterações sistêmicas e a resiliência celular prejudicada observadas em pacientes com TB.

O comprometimento da resiliência celular pode ser subjacente às alterações cerebrais e aos comprometimentos sistêmicos observados no TB. Assim, as vias relacionadas com inflamação, disfunção mitocondrial e do RE, neuroplasticidade e resiliência prejudicadas podem estar conectadas na neuroprogressão do TB em um ciclo de retroalimentação, promovendo alterações mais pronunciados em biomarcadores periféricos e cerebrais e impactando os desfechos clínicos do paciente, levando a um curso progressivo da doença.

A neuroinflamação parece orquestrar as vias biológicas que são fundamentais para a fisiopatologia de transtornos associados ao comprometimento cognitivo (Bradburn *et al.*, 2019). Considerando consistentes evidências de declínio cognitivo no TB, bem como alterações nos marcadores inflamatórios, a inflamação pode ter um papel-chave na progressão multissistêmica do TB.

Terapias inovadoras no transtorno bipolar

Recentes pesquisas têm demonstrado que a administração de fatores de diferenciação e crescimento (GDF, do inglês *growth differentiation factors*) celular tem atenuado prejuízos na neurogênese associados à idade adulta, declínio da memória e percepção olfativa (de Liyis *et al.*, 2022; Moigneu *et al.*, 2023). Um desses fatores sanguíneos, o GDF11, membro da superfamília do fator de crescimento tumoral beta (TGF-β, do inglês *tumor growth factor*-β), tem um papel crítico no desenvolvimento embrionário, como um regulador-chave da padronização e formação de vários tecidos, como encéfalo, coração, músculo esquelético, rim, ossos e pele (de Liyis *et al.*, 2022).

No SNC em desenvolvimento, o GDF11 regula a progressão da neurogênese, bem como a diferenciação de subtipos neurais. Porém, na fase adulta, o GDF11 regula negativamente a neurogênese, muito provavelmente porque seus níveis celulares diminuem com a idade. Em recente trabalho, pesquisadores demonstraram que tanto a administração sistêmica quanto a infusão intracerebroventricular de GDF11 resultaram na regulação positiva da autofagia hipocampal. Adicionalmente, demonstrou-se que o GDF11 atua diretamente nos neurônios por meio da fosforilação de SMAD2/3 e que o processo autofágico é necessário para o aumento da atividade neuronal mediada por GDF11 (Moigneu *et al.*, 2023). Sabe-se que a autofagia é um processo crucial para a função neuronal adequada e plasticidade sináptica, e que uma disfunção autofágica pode induzir neurodegeneração, com comprometimento da memória e alterações nos estados de humor, tendo como consequência o envelhecimento avançado. Assim, a melhora da memória observada em camundongos idosos pode resultar da atuação do GDF11 como um indutor de autofagia por meio da via da mTOR. Além disso, essa via está comprometida no córtex pré-frontal de pacientes com transtorno depressivo maior. Moigneu *et al.* sugerem que o GDF11 possa atuar como um antidepressivo por meio da modulação das vias autofágicas e da mTOR. Entretanto, ainda falta desvendar o mecanismo preciso de ação de GDF11 no SNC, e se promove melhora em prejuízos cognitivos.

O Quadro 12.1 ilustra vias alteradas no TB, bem como possíveis vias neuroprotetoras do GDF11, com potencial aplicabilidade farmacológica em transtornos que possam ter declínio cognitivo e processos de neuroprogressão, como o TB.

O GDF11 pode modular a via do fator nuclear kappa B (NF-κB) por meio de mecanismos que ainda são parcialmente compreendidos, mas envolve a via do TNF-α. O TNF-α é uma citocina pró-inflamatória de 157 aminoácidos, produzida em resposta a estímulos inflamatórios ou infecciosos por macrófagos, linfócitos, neutrófilos e células estruturais, incluindo fibroblastos, células musculares lisas, astrócitos e microglia (Brietzke; Kapczinski, 2008; Moigneu *et al.*, 2023). O NF-κB atua como um fator de transcrição regulador da resposta inflamatória celular. Em condições normais, a atividade do NF-κB está suprimida por uma proteína inibidora chamada IκB. Quando a célula é estimulada por estímulos inflamatórios, como lesões teciduais, infecções ou processos crônicos, a IκB é degradada e o NF-κB é liberado para o núcleo da célula, onde ativa a transcrição de genes envolvidos na resposta inflamatória. Estudos

Quadro 12.1 – Vias alteradas no TB e potenciais efeitos neuroprotetores do GDF11

<table>
<tr><th colspan="3">Vias alteradas no TB</th><th>GDF11*</th><th>Potenciais efeitos do GDF11 para o TB</th></tr>
<tr><td colspan="2">Volume hipocampal</td><td>⇓</td><td>nd</td><td rowspan="3">Como o GDF11 estimula a neurogênese hipocampal, apresenta potencial para impedir a atrofia hipocampal observada no TB.</td></tr>
<tr><td colspan="2">Neurogênese</td><td>⇓</td><td>⇑</td></tr>
<tr><td colspan="2">Substância cinzenta</td><td>⇓</td><td>nd</td></tr>
<tr><td colspan="2">Fenótipo do tipo depressivo</td><td>⇑</td><td>⇓</td><td>Molécula com potencial efeito antidepressivo.</td></tr>
<tr><td rowspan="3">Morte celular programada</td><td>Autofagia</td><td>⇓</td><td>⇑</td><td rowspan="3">O GDF11 apresenta aspectos neuroprotetores, por estimular a autofagia e por diminuir apotose e piropoptose.</td></tr>
<tr><td>Apoptose</td><td>⇑</td><td>⇓</td></tr>
<tr><td>Piroptose</td><td>⇑</td><td>⇓</td></tr>
<tr><td colspan="2">Disfunção HHA</td><td>⇑</td><td>nd</td><td>Como o eixo HHA fica hiperativo no TB, esse efeito pode contribuir para a hipertrofia hipocampal, associada a menor produção de BDNF (importante para a neurgênese). Como já se tem evidências de que o GDF11 pode restaurar níveis de BDNF, o seu efeito sobre a neurogênese pode ocorrer por essa via.</td></tr>
<tr><td colspan="2">Disfunção mitocondrial</td><td>⇑</td><td>nd</td><td rowspan="2">Por reduzir processos inflamatórios, o GDF11 tem potencial para restaurar a disfunção mitocondrial.</td></tr>
<tr><td colspan="2">Disfunção RE-Mitocôndria</td><td>⇑</td><td>nd</td></tr>
<tr><td colspan="2">Comprimento de telômeros</td><td>⇓</td><td>⇑</td><td>Por estimular a atividade de telomerases, o GDF11 tem potencial para restaurar o encurtamento de telômeros observado no TB.</td></tr>
<tr><td colspan="2">Estresse oxidativo
Radicais livres
Resposta pró-inflamatória
DAMPS
Inflamassoma</td><td>⇑</td><td>⇓</td><td>Como os efeitos biológicos do GDF11 atenuam a resposta inflamatória, apresenta um grande potencial para modular impactos neuroimunes no TB, promovendo neuroproteção.</td></tr>
<tr><td colspan="2">Permeabilidade da BHE</td><td>⇑</td><td>nd</td><td>Por reduzir processos inflamatórios, o GDF11 tem potencial para restaurar BHE.</td></tr>
<tr><td colspan="2">Resiliência celular</td><td>⇓</td><td>⇑</td><td>Com todos os efeitos benéficos do GDF11, a resiliência celular pode ficar mais fortalecida.</td></tr>
</table>

*Efeitos do GDF11 em diferentes contextos biológicos; nd, não determinado.

Fonte: Elaborado pelos autores.

recentes sugerem que o GDF11 pode modular a via do NF-κB por meio da inibição da atividade da proteína cinase IκBα, envolvida na degradação da IκB. Assim, o GDF11 pode suprimir a liberação do NF-κB e, consequentemente, a resposta inflamatória celular, reduzindo o processo de inflamassoma.

A ativação do inflamassoma envolve a clivagem de uma família de proteínas denominadas de gasdermina (GSDM). O fragmento N-terminal resultante da clivagem de GSDM do tipo D induz uma forma pró-inflamatória de morte celular programada distinta da apoptose, conhecida como piroptose. É uma forma importante de controle da resposta imunológica, pois permite que as células infectadas ou danificadas sejam eliminadas de maneira segura antes que possam causar mais danos. Em suma, a piroptose é uma forma importante de controle da resposta imunológica, que permite que as células danificadas ou infectadas sejam rapidamente eliminadas de maneira segura, o que é crucial para o funcionamento adequado do sistema imunológico. A interação da piroptose com o SNC e com os transtornos psiquiátricos ainda é objeto de estudo, mas já se sabe que independentemente da rota de ativação, a morte celular piropoptótica libera uma segunda série de DAMPs que podem causar aumento parácrino da resposta do inflamassoma. Da mesma forma, o aumento de IL-1β e IL-18 promove o recrutamento de populações adicionais de células inflamatórias/efetoras. Dependendo da natureza do dano, da quantidade de *feedback* anti-inflamatório e do estado funcional dos mecanismos endógenos de restauração, a perpetuação desse ciclo inflamatório pode culminar no reparo do dano ou na progressão da doença crônica, com comprometimento de estruturas encefálicas.

Além disso, o GDF11 facilita a conversão de macrófagos no fenótipo M2 (anti-inflamatório). Essa capacidade do GDF11 de modular a via do NF-κB pode ter implicações importantes na proteção contra danos celulares e na prevenção de doenças neurodegenerativas, entre outras aplicações. No entanto, é importante destacar que essas descobertas ainda são preliminares e mais pesquisas são necessárias para compreender melhor os efeitos do GDF11 (Wang *et al.*, 2019).

Direções futuras e conclusões

Em resumo, como a etiologia neurobiológica do TB é multifatorial. Melhor compreensão molecular ainda requer esforços contínuos que envolvem análises de célula única em genômica, transcriptômica e proteômica. No entanto, de maneira integrativa, pode-se estimar que episódios de humor, respostas ao tratamento e comorbidades associadas ao TB possam ter origem na fisiopatologia neuromolecular do TB. Além disso, avanços no conhecimento sobre moléculas associadas à neuroplasticidade serão fundamentais para o desenho de novas estratégias farmacológicas para o controle do humor e a prevenção do curso neuroprogressivo presente em parte dos indivíduos com TB. Por fim, identificar a etiologia neurobiológica do TB pode auxiliar no tratamento personalizado ou no desenvolvimento de terapia direcionada.

Bibliografia

Berk M, Dodd S, Kauer-Sant'anna M, Malhi GS, Bourin M, Kapczinski F, et al. Dopamine dysregulation syndrome: implications for a dopamine hypothesis of bipolar disorder. Acta Psychiatr Scand Suppl. 2007;(434):41-9.

Bradburn S, Murgatroyd C, Ray N. Neuroinflammation in mild cognitive impairment and Alzheimer's disease: A meta-analysis. Ageing Res Rev. 2019;50:1-8.

Brietzke E, Kapczinski F. TNF-α as a molecular target in bipolar disorder. Prog Neuropsychopharmacol Biol Psychiatry. 2008;32(6):1355-61.

de Liyis BG, Halim W, Widyadharma IPE. Potential role of recombinant growth differentiation factor 11 in Alzheimer's disease treatment. Egypt J Neurol Psychiatr Neurosurg. 2022;58(1):1-7.

Grewal S, McKinlay S, Kapczinski F, Pfaffenseller B, Wollenhaupt-Aguiar B. Biomarkers of neuroprogression and late staging in bipolar disorder: A systematic review. Aust N Z J Psychiatry. 2023;57(3):328-43.

Jones GH, Rong C, Shariq AS, Mishra A, Machado-Vieira R. Intracellular Signaling Cascades in Bipolar Disorder. Curr Top Behav Neurosci. 2021;48:101-132.

Kapczinski F, Dal-Pizzol F, Teixeira AL, Magalhaes PV, Kauer-Sant'Anna M, Klamt F, et al. Peripheral biomarkers and illness activity in bipolar disorder. J Psychiatr Res. 2011;45(2):156-61.

Kessing LV, Andersen PK. Evidence for clinical progression of unipolar and bipolar disorders. Acta Psychiatr Scand. 2017;135(1):51-64.

Kessing LV, Vradi E, Andersen PK. Life expectancy in bipolar disorder. Bipolar Disord. 2015;17(5):543-8.

Lee JG, Woo YS, Park SW, Seog DH, Seo MK, Bahk WM. Neuromolecular etiology of bipolar disorder: possible therapeutic targets of mood stabilizers. Clin Psychopharmacol Neurosci. 2022;20(2):228-39.

Magioncalda P, Martino M. A unified model of the pathophysiology of bipolar disorder. Mol Psychiatry. 2022;27(1):202-11.

Moigneu C, Abdellaoui S, Ramos-Brossier M, Pfaffenseller B, Wollenhaupt-Aguiar B, de Azevedo Cardoso T, et al. Systemic GDF11 attenuates depression-like phenotype in aged mice via stimulation of neuronal autophagy. Nat Aging. 2023;3(2):213-28.

Pfaffenseller B, Wollenhaupt-Aguiar B, Fries GR, Colpo GD, Burque RK, Bristot G, et al. Impaired endoplasmic reticulum stress response in bipolar disorder: cellular evidence of illness progression. Int J Neuropsychopharmacol. 2014;17(9):1453-63.

Resende R, Fernandes T, Pereira AC, De Pascale J, Marques AP, Oliveira P, et al. Mitochondria, endoplasmic reticulum and innate immune dysfunction in mood disorders: Do Mitochondria-Associated Membranes (MAMs) play a role? Biochim Biophys Acta Mol Basis Dis. 2020;1866(6):165752.

Scaini G, Andrews T, Lima CNC, Benevenuto D, Streck EL, Quevedo J. Mitochondrial dysfunction as a critical event in the pathophysiology of bipolar disorder. Mitochondrion. 2021;57:23-36.

Stertz L, Fries GR, Rosa AR, Kauer-Sant'anna M, Ferrari P, Paz AV, et al. Damage-associated molecular patterns and immune activation in bipolar disorder. Acta Psychiatr Scand. 2015;132(3):211-7.

Stertz L, Magalhães PV, Kapczinski F. Is bipolar disorder an inflammatory condition? The relevance of microglial activation. Curr Opin Psychiatry. 2013;26(1):19-26.

Suliman M, Schmidtke MW, Greenberg ML. The role of the UPR pathway in the pathophysiology and treatment of bipolar disorder. Front Cell Neurosci. 2021;15:735622.

Wang W, Qu R, Wang X, Zhang M, Zhang Y, Chen C, et al. GDF11 antagonizes psoriasis-like skin inflammation via suppression of NF-κB signaling pathway. Inflammation. 2019;42(1):319-30.

Wollenhaupt-Aguiar B, Kapczinski F, Pfaffenseller B. Biological pathways associated with neuroprogression in bipolar disorder. Brain Sci. 2021;11(2):228.

Seção 3

Neuroinflamação em Doenças Metabólicas

Capítulo 13

Inflamação e Disfunção do Hipotálamo no Contexto da Obesidade

Natália Ferreira Mendes
Bruna Bombassaro
Lício A. Velloso

Introdução

O hipotálamo é uma região do cérebro localizada na porção ventral do diencéfalo, ocupando um volume de 2,5 cm^3, aproximadamente. Anatomicamente, o hipotálamo é composto por três regiões que se dispõem numa sequência anteroposterior, sendo elas supraóptica, tuberal e mamilar; e três áreas dispostas numa sequência médiolateral a partir do terceiro ventrículo, sendo elas periventricular, medial e lateral. Os neurônios hipotalâmicos organizam-se em pequenos núcleos que se distribuem por todas as regiões e áreas do hipotálamo (Figura 13.1), formando complexas redes neurais que participam do controle de várias funções autonômicas.[1] A manutenção do balanço energético corporal é uma dessas funções coordenadas por neurônios hipotalâmicos.

Por balanço energético entende-se a relação entre a ingestão de alimentos e o gasto de energia com as diversas funções orgânicas necessárias para conservação da vida. Sob condições fisiológicas, o balanço energético deve garantir a estabilidade da massa corpórea ao longo do tempo. Entretanto, sob algumas condições patológicas, o equilíbrio entre ingestão calórica e o gasto de energia pelo organismo pode ser perdido, resultando em redução ou aumento da massa corpórea.[2] Na obesidade, o organismo desenvolve um estado de balanço energético positivo que leva a um

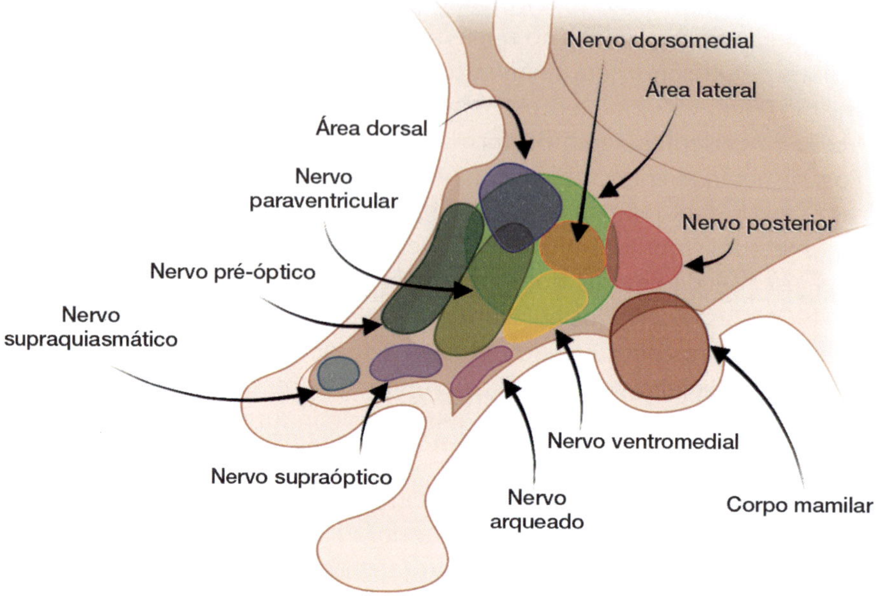

Figura 13.1. **Esquema ilustrativo apresentando todos os núcleos e áreas do hipotálamo.**
Fonte: Imagem criada utilizando o *software* BioRender® – Subscrição oficial do autor Lício A. Velloso.

gradativo incremento da massa de tecido adiposo corporal. A elevada prevalência, a natureza crônica e a refratariedade a intervenções profiláticas e terapêuticas fazem com que a obesidade tenha se tornado uma das doenças com pior espectro de comorbidades, afetando a sociedade contemporânea.

A maior parte dos casos de obesidade decorre da associação entre fatores ambientais e genéticos. Entretanto, considerando-se que até o início da década de 1970 a prevalência global da obesidade era inferior a 5%, fica evidente que as mudanças comportamentais, tecnológicas e socioeconômicas ocorridas nos últimos 50 anos tiveram um impacto determinante sobre o avanço do número de casos de obesidade em todo o planeta. Estudos epidemiológicos revelaram que estratégias governamentais que promoveram incentivo fiscal à produção, distribuição e, particularmente, industrialização dos alimentos, foram os fatores que mais contribuíram para o aumento da prevalência da obesidade a partir de meados dos anos 1970. Essas iniciativas resultaram no desenvolvimento de alimentos ultraprocessados, que são energeticamente densos, de fácil armazenamento e distribuição, de baixo custo e muito palatáveis. Estudos longitudinais demonstram que nas últimas décadas o consumo de alimentos ultraprocessados tem aumentado e que existe uma relação direta entre o consumo desse tipo de alimento e o desenvolvimento de distúrbios metabólicos e cardiovasculares associados à obesidade. Componentes dos alimentos ultraprocessados, particularmente os ácidos graxos saturados, atuam sobre diferentes células do hipotálamo, ativando uma resposta inflamatória que promove disfunção hipotalâmica e predispõe ao desenvolvimento de um quadro de balanço energético positivo.[3] Neurônios localizados no núcleo arqueado do hipotálamo atuam como a primeira linha de sensores para sinais sistêmicos que indicam as reservas de energia do organismo (Figura 13.2). A leptina, a insulina, alguns peptídeos gastrointestinais, como GLP1, e nutrientes agem de forma combinada, regulando a função desses neurônios, os quais se conectam com neurônios de outras regiões cerebrais, hipotalâmicas ou extra-hipotalâmicas, para controlar a ingestão alimentar, o gasto energético e o metabolismo sistêmico de nutrientes. Em momentos pós-prandiais ou quando as reservas de energia do organismo estão altas, neurônios pró-opiomelanocortina (POMC) são ativados pela leptina, insulina, GLP1 e nutrientes, e induzem a ativação de circuitos neurais que reduzem a fome e aumentam o gasto energético. Em períodos de jejum prolongado ou quando as reservas energéticas do organismo estão baixas, neurônios AgRP são ativados e induzem o aumento da fome e a redução do gasto energético.

Estudos experimentais que avaliaram o impacto do consumo de uma dieta rica em gordura no hipotálamo de roedores revelaram que poucas horas após o início do consumo, ocorre um aumento da expressão de quimiocinas e modificação do padrão de clivagem da POMC, dando início a um processo que leva a danos hipotalâmicos que favorecem o desenvolvimento de um estado de balanço energético positivo. Após um dia de início do consumo de dieta rica em gordura, há aumento de transcritos hipotalâmicos que codificam citocinas inflamatórias. Após uma semana, há alterações estruturais de mitocôndrias de neurônios hipotalâmicos. Se a dieta for mantida por mais de quatro semanas surgem alterações na regulação da autofagia

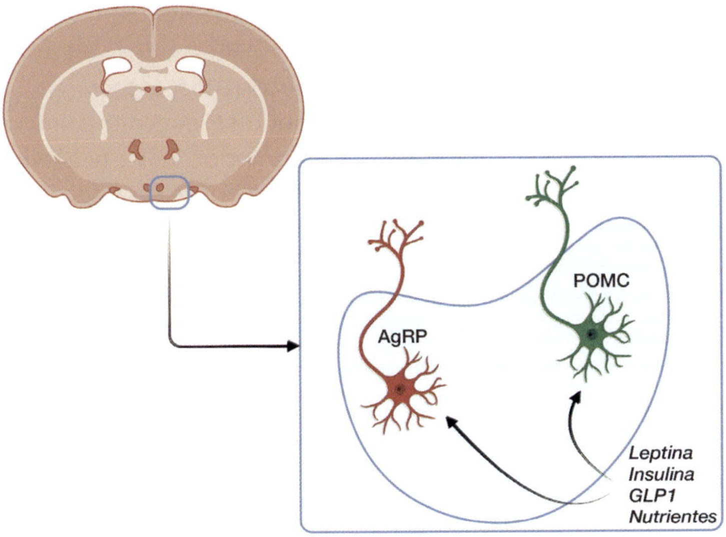

Figura 13.2. Esquema ilustrativo que apresenta os dois principais tipos de neurônios do núcleo arqueado do hipotálamo e os principais mecanismos reguladores de suas funções.
AgRP: *agouti-related peptide*; POMC: Pro-opiomelanocortina.
Fonte: Imagem criada utilizando o *software* BioRender® – Subscrição oficial do autor Lício A. Velloso.

e proteostase neuronal, distúrbios funcionais das mitocôndrias e, finalmente, apoptose de neurônios, afetando predominantemente neurônios POMC.[4] Neste capítulo serão apresentados os principais mecanismos envolvidos no desenvolvimento da disfunção hipotalâmica associada à obesidade.

Inflamação hipotalâmica

Os primeiros indícios revelando que a obesidade estaria associada a distúrbios funcionais do hipotálamo foram gerados a partir da identificação da leptina em 1994. Em camundongos magros, a leptina tem uma potente ação, reduzindo a ingestão de alimentos; porém, quando alimentados por várias semanas com uma dieta hiperlipídica, os camundongos desenvolvem hiperleptinemia, mas perdem a capacidade de responder adequadamente ao hormônio, mesmo quando este é injetado diretamente no hipotálamo. Assim, definiu-se que na obesidade ocorre o desenvolvimento de um fenômeno de resistência hipotalâmica à ação da leptina; entretanto, em um primeiro momento, o mecanismo responsável pelo desenvolvimento desse fenômeno permaneceu desconhecido.

Um passo importante na elucidação dos mecanismos responsáveis pelo desenvolvimento da resistência hipotalâmica à leptina foi a demonstração de que o consumo de dieta rica em gordura promove o aumento da expressão da proteína 3 *supressor of cytokine signalling-3* (SOCS-3) no núcleo arqueado do hipotálamo, região na qual se localizam os neurônios POMC. A SOCS-3 é uma proteína capaz de desativar a transdução de sinais pela via JAK-STAT, sendo esta a principal via transdutora dos sinais da leptina. A SOCS-3 tem funções reguladoras importantes, controlando negativamente a inflamação; no entanto, ela pode ser também ativada por sinais inflamatórios. Nesse contexto, De Souza *et al.*, demonstraram que há um aumento na expressão gênica de inúmeras citocinas pró-inflamatórias no hipotálamo, assim como a ativação de suas vias de sinalização quando roedores são alimentados com dieta rica em gordura.[5] Duas importantes vias inflamatórias ativadas são a JNK e NF-κB; e quando roedores obesos são tratados com um inibidor farmacológico da JNK ocorre uma redução da ingestão alimentar e recuperação da transdução do sinal da leptina no hipotálamo.[5] Assim, ficou claro que a inflamação desencadeada pelo consumo excessivo de ácidos graxos da dieta constitui-se um importante mecanismo que leva à disfunção hipotalâmica associada à obesidade.

Outro avanço importante foi obtido ao se identificarem os principais tipos de ácidos graxos da dieta responsáveis pela ativação da resposta inflamatória no hipotálamo. Milanski *et al.* testaram diferentes misturas de óleos vegetais e gordura animal e observaram que aqueles ricos em gorduras saturadas de cadeia longa eram os mais eficientes em incitar a produção de citocinas inflamatórias no hipotálamo. Por outro lado, quando as misturas eram ricas em ácidos graxos insaturados, a resposta inflamatória era atenuada.[6] O estudo identificou ainda os receptores de padrão molecular de patógenos, TLR2 e TLR4, como componentes importantes do aparato sensor presentes em células da microglia. Ao serem ativados por ácidos graxos saturados,

TLR2 e TLR4 induzem a produção de citocinas inflamatórias pelas células da micro-glia, dando início, portanto, ao processo inflamatório hipotalâmico.[6]

A resposta inflamatória hipotalâmica induzida pela dieta instala-se em duas fases, assim como ocorre no contexto da resposta imune clássica desencadeada por patógenos. A primeira fase é desencadeada entre 12 e 24 horas após a exposição a grandes quantidades de gorduras do alimento, e é caracterizada pela expressão aumentada de quimiocinas (e proteínas relacionadas com quimiocinas), como fractalcina, fator inibidor de leucemia, MCP1 e ACKR2; assim como as citocinas TNF-α e IL-6. Mesmo que uma dieta rica em gordura seja mantida, a magnitude da resposta inflamatória atenua-se após uma semana. Porém, a persistir o consumo da dieta rica em gordura, uma segunda fase de inflamação instala-se após quatro semanas.[7] A inflamação é uma resposta do sistema imune a um agente agressor. Em geral, quando a inflamação é desencadeada por um agente patogênico, há um processo inflamatório de grande magnitude que se acompanha dos sinais clássicos da inflamação, como dor, hiperemia, edema, calor e, muitas vezes, redução do apetite. Entretanto, no caso da inflamação hipotalâmica associada à obesidade, a magnitude do processo é menor, constituindo-se com uma inflamação subclínica, a qual, em um primeiro momento causa pouco dano, porém sua persistência de forma crônica, leva invariavelmente a distúrbios funcionais e estruturais importantes.

No contexto da estrutura hipotalâmica, a inflamação associada à obesidade promove a redução do número de autofagossomas neuronais, o aumento de agregados proteicos neuronais, alterações no número e morfologia das mitocôndrias, o desenvolvimento de gliose e, eventualmente, o aumento da apoptose neuronal.[7] No contexto das alterações funcionais, a inflamação hipotalâmica associada à obesidade promove resistência às ações da leptina e da insulina, o que resulta em aumento da ingestão calórica e redução do gasto energético. Há ainda redução da tolerância sistêmica à glicose em virtude da regulação anormal da secreção de insulina e da gliconeogênese hepática e regulação anormal do processo de envelhecimento do organismo. Vários tipos de células e vários processos biológicos estão envolvidos na inflamação hipotalâmica. Nas secções subsequentes apresentaremos os principais componentes desse complexo fenômeno.

Estresse de retículo endoplasmático

O retículo endoplasmático (RE) é uma organela formada pela invaginação da membrana plasmática, formando uma rede de túbulos que garante uma grande área de superfície na qual ocorrem vários processos biológicos indispensáveis para o funcionamento adequado da célula. É no RE que proteínas são organizadas estruturalmente para adquirir sua conformação terciária; é ainda nessa organela que as proteínas são empacotadas para serem exportadas para a membrana celular ou para fora da célula. Inúmeras situações de estresse, como níveis elevados de citocinas, hiperglicemia ou privação de glicose, excesso de ácidos graxos, alguns fármacos e alterações do estado redox, podem interferir na homeostase do RE, prejudicando o correto dobramento das proteínas. Quando em excesso, as proteínas mal dobradas sobrecarregam o RE desencadeando uma resposta denominada resposta a proteínas malformadas (UPR, do inglês *unfolded protein response*). A UPR tem três principais vias de resposta: a via do IRE1-α (*inositol requiring enzime 1*α), da PERK (*protein kinase RNA-like endoplasmic reticulum kinase*) e do ATF6 (*activating transcription factor 6*). Em condições normais, IRE1-α, PERK e ATF6 encontram-se na membrana do retículo em sua forma inativa por interagirem com chaperonas, proteínas responsáveis por auxiliar outras proteínas a serem enoveladas da forma correta. O aumento de proteínas malformadas recruta as chaperonas que se desligam das proteínas citadas.

A IRE1-α, agora ativada, autofosforila-se e oligomeriza-se, promovendo o *splicing* da proteína XBP-1 (*X-box binding protein 1*), que é um fator de transcrição que aumenta a expressão gênica de MHC de classe II, aumentando a apresentação antigênica de proteínas e também a produção de mais chaperonas. A IRE1-α ativa também a JNK que, por sua vez, ativa o NF-κB e ativa também a autofagia, descrita adiante neste capítulo. A PERK também autofosforila-se e ativa-se quando se desliga da chaperona GRP78; essa ativação causa a fosforilação e inibição do eif2-α (*elongation initiation factor-2alpha*), reduzindo e freando a tradução de proteínas. Uma das proteínas que não é regulada pela eif2α e continua sendo traduzida é a ATF4 (*transcription fator 4*), que promove a transcrição de genes relacionados com a apoptose. A ATF 6, após se dissociar da chaperona GRP78, é encaminhada ao complexo de Golgi, onde é clivada para atuar no núcleo como fator de transcrição, promovendo a transcrição de genes semelhantes ao da ATF4.

Vários tipos de neurônios hipotalâmicos sinalizam por meio de neurotransmissores peptídicos que precisam ser constantemente produzidos, enovelados e liberados nas sinapses, e por isso o RE tem papel fundamental em seu funcionamento. Em condições homeostáticas, a UPR está ativada nesses neurônios, garantindo seu correto funcionamento. Em jejum, os neurônios AgRP, que são envolvidos em resposta orexigênica, estão ativados, assim como a UPR, promovendo o aumento de XBP-1, ATF4, ATF6 e chaperonas. Após a alimentação, há inibição funcional de neurônios AgRP, o que se acompanha de redução da UPR; por outro lado, há ativação funcional de neurônios POMC, nos quais a UPR é ativada. Apesar da resposta homeostática, alterações nesse sistema podem levar a modificações do controle metabólico. A deleção de ATF4 em neurônio AgRP protege contra o ganho de peso, resistência à insulina e leptina e acúmulo hepático de lipídeos frente à dieta hiperlipídica; essas alterações são acompanhadas de redução da ingestão alimentar e do aumento do gasto energético. Parte desses efeitos ocorrem em decorrência de uma redução da FOXO1, proteína que regula negativamente a sinalização de insulina e leptina nos neurônios.[8] A deleção de ATF4 em neurônios POMC também protege os animais contra os efeitos deletérios causados pelo consumo de dieta hiperlipídica, aumentando o gasto energético; nesse contexto, os efeitos ocorrem em virtude do aumento de ATG5 (*autophagy-related 5*), proteína da via da autofagia. Quando os pesquisadores fizeram uma deleção dupla (ATF4 e ATG5), especificamente em neurônios POMC, os animais ganharam mais peso, revelando a importância da autofagia na regulação dos circuitos neurais que controlam o balanço energético. Este tema será apresentado na seção sobre autofagia, mais adiante neste capítulo.

No parágrafo anterior, foram apresentados estudos nos quais alterações metabólicas foram obtidas a partir de intervenções em proteínas envolvidas na função do RE em neurônios específicos do hipotálamo, sem que necessariamente os animais fossem obesos ou estivessem alimentando-se com dieta hiperlipídica. Esses estudos consolidaram o conceito da importância da UPR no hipotálamo como reguladora do balanço energético. Entretanto, o consumo de dieta hiperlipídica e a obesidade, podem, *per se*, promover alterações da UPR em neurônios hipotalâmicos, estabelecendo, assim, uma conexão entre o estresse de RE, a obesidade e a inflamação hipotalâmica. Em roedores alimentados com dieta hiperlipídica há menor expressão de α-MSH, peptídeo com ação anorexigênica produzido a partir da clivagem do neuropeptídeo POMC; essa alteração decorre da indução da fosforilação da PERK e eif2-α, promovendo modificação da expressão da enzima PC2, uma das responsáveis pela clivagem de POMC para formação de α-MSH. Essas alterações hipotalâmicas são acompanhadas de intolerância à glicose e redução do gasto energético. Os ácidos graxos saturados da dieta atuam de forma independente, induzindo alterações da homeostase do RE. Em linhagem de célula hipotalâmica, o tratamento com palmitato promove redução da fosforilação da AKT, reduzindo a transdução do sinal da insulina e promovendo o estresse de RE pela via da JNK. Por meio desse sistema de sinalização, ativa-se também a via da NF-κB, um fator de transcrição que tem papel central na ativação da resposta inflamatória.

O sistema ubiquitina/proteassoma

O sistema ubiquitina/proteassoma (SUP) é responsável por marcar e modificar proteínas de inúmeras formas, atuando em diversos processos celulares, controlando atividade, estabilidade e localização das mesmas. Pode-se observar seu impacto em alterações na progressão de ciclo celular, reciclagem e biogênese de organelas, por meio, p. ex., da autofagia, e até mesmo apoptose, bem como atividade enzimática e interação com outras proteínas. A regulação por meio do SUP ocorre em diversos processos celulares, p. ex., na ativação da inflamação pelo NF-κB; nesse contexto, a ubiquitinação do IκB, inibidor do fator de transcrição NF-κB, leva o inibidor à degradação, permitindo a translocação do fator de transcrição para o núcleo. Outro exemplo é a ubiquitinação e degradação dos substratos do receptor de insulina, IRS1 e 2, após sinalização exacerbada de insulina ou demais sinais estressores, levando à inibição na via de sinalização. No tecido adiposo, a sinalização inflamatória via TNF-α também pode levar à ubiquitinação e degradação da AKT1, proteína importante para sinalização do hormônio nesse tecido.

Estudos demonstraram que na obesidade há alteração funcional do SUP no hipotálamo. Em um estudo de 2008, os pesquisadores deletaram um dos genes responsáveis pela produção de ubiquitina e observaram uma desordem neurodegenerativa nos animais, especialmente em neurônios do núcleo arqueado do hipotálamo, o que ocasionou um desbalanço energético com aumento da massa adiposa e redução da massa magra nos animais. Em outro estudo, os pesquisadores identificaram uma classe diferente de enzimas do sistema ubiquitina/proteassoma, uma E4, um fator de elongação. Camundongos transgênicos para essa proteína apresentavam acúmulo de ubiquitina e da proteína adaptadora p62 no hipotálamo e apresentavam, também, maior adiposidade e menor responsividade à leptina, pior tolerância à glicose e maior resistência à insulina.

Estudando ratos propensos e resistentes à obesidade e alimentados com HFD, pesquisadores mapearam inúmeras proteínas diferentemente expressas entre os dois modelos no hipotálamo. Eles observaram aumento de ubiquitina nos animais resistentes e redução de uma deubiquitinase nos animais propensos, mostrando uma importante modulação nesse sistema frente a fenótipos diferentes de obesidade. No hipotálamo de camundongos alimentados por período prolongado com dieta hiperlipídica há um grande aumento na concentração de cadeias de poliubiquitina, aumento de p62, redução do proteassoma e da A20, uma deubiquitinase, indicando uma falha na degradação de proteínas que continuam sendo marcadas com concomitante redução nos marcadores de autofagia. Em linhagens de animais protegidos da inflamação, mesmo quando alimentados com dieta hiperlipídica, não há aumento nos marcadores do sistema ubiquitina/proteassoma. A inibição farmacológica do proteassoma ou da proteína p62 diretamente no hipotálamo acelera o ganho de peso dos animais. Assim, de forma similar ao que ocorre no estresse de RE, uma intervenção que promova perda de função do SUP no hipotálamo induz a obesidade; por outro lado, caso a obesidade seja induzida por dieta, ocorre uma perda de função do SUP no hipotálamo, demonstrando a importância desse sistema na regulação do balanço energético do organismo.[4]

Autofagia

A autofagia é um processo celular responsável pela manutenção da homeostase por meio da degradação e reciclagem de componentes celulares, desde organelas até lipídeos, proteínas e citoplasma. Nesse processo, ocorre a formação de vesículas que contêm o material a ser degradado que serão fusionadas com lisossomos. De acordo com a via que esse material chega aos lisossomos podemos dividir a autofagia em macroautofagia, microautofagia e autofagia mediada por chaperonas. A macroautofagia é comumente chamada de autofagia e será o mecanismo abordado nessa secção.

O processo autofágico ocorre de forma sequencial por meio das etapas de nucleação, elongação e maturação dos autofagossomos. Esse mecanismo é finamente regulado em resposta ao aporte nutricional e ao crescimento celular, e seu controle depende de inúmeras proteínas relacionadas com a autofagia, as ATGs, e também pelas duas vias principais: a via da mTOR (*target of rapamicyn*) que responde ao balanço energético do organismo, e uma via independente de mTOR, desencadeada por estressores como agentes infecciosos. O complexo da mTOR, quando em condições nutricionais favoráveis, está ativado, aumentando vias anabólicas e inibindo a autofagia. No citoplasma, o complexo mTOR encontra-se na membrana do lisossomo e quando ativado, ele fosforila e inativa proteínas-chave para a autofagia. Em condições de baixo aporte energético ou na presença de rapamicina, a mTOR é inativada e deixa de inibir o complexo proteico ULK1/2, o qual agora se associa ao complexo Beclin1/PI3K para iniciar o processo. Para elongar a membrana do autofagossomo, dois outros processos são iniciados; o primeiro é parte do sistema ubiquitina-proteassoma; as proteínas Atg12 e Atg5 são conjugadas pelas enzimas Atg7 e Atg10 e, posteriormente, conjugam-se a Atg16 formando um complexo Atg5-Atg12-Atg16, que atua em uma segunda etapa, que é a adição de fosfoetanolamina (PE) à proteína LC3, previamente clivada e ativada pelas proteínas Atg4, 7 e 3. Atg5-12-16 mais a LC3-PE atuam juntas formando o autofagossomo, que contém o material a ser degradado. Esse autofagossomo é fusionado com um lisossomo, formando o autofagolisossomo, em que diversas enzimas degradam o material.

Em condições fisiológicas, o consumo excessivo de calorias inibe a autofagia em virtude da ativação da mTOR. Na obesidade, no entanto, o dano causado pelas gorduras saturadas altera o fluxo autofágico de diversas maneiras. O consumo crônico de dieta rica em gorduras, por vários meses, reduz a autofagia no hipotálamo médio basal de camundongos. A inibição da proteína Atg7 especificamente nessa região leva a um aumento da ingestão alimentar e redução do gasto energético, mesmo que os animais estejam sendo alimentados com dieta padrão. Como consequência do aumento da ingestão, os animais desenvolvem obesidade e resistência à insulina em HFD. O fenômeno decorre da redução da autofagia, aumentando a resposta inflamatória e levando às consequências destacadas.

Em outro estudo, observou-se que é necessário um período bastante prolongado de consumo de dieta hiperlipídica para que ocorra alterações na regulação da autofagia hipotalâmica. Nessa condição, os camundongos apresentaram redução dos níveis hipotalâmicos de LC3, o que se acompanhou do aumento na expressão de genes que codificam proteínas envolvidas na iniciação do processo de autofagia, ULK1, Beclin1 e p62. Esse aumento nos transcritos pode não representar um aumento no fluxo autofágico, já que alterações pós-traducionais podem estar ocorrendo. O tratamento com rapamicina, um indutor da autofagia por inibir a mTOR, melhorou a tolerância à glicose dos animais sem levar a alterações no peso corporal. Estudos demonstraram ainda o papel da autofagia em subpopulações específicas de neurônios hipotalâmicos. Quando a inibição da autofagia ocorre em neurônios AgRP, os camundongos desenvolvem um fenótipo magro; por outro lado, quando a inibição é feita em neurônios POMC, os camundongos desenvolvem obesidade acompanhada de intolerância à glicose e avanço no processo de envelhecimento.[9]

Alterações da barreira hematoencefálica

A barreira hematoencefálica (BHE) é uma estrutura de permeabilidade altamente seletiva que regula a passagem de moléculas de diferentes tamanhos para o sistema nervoso central (SNC). Isso se deve à sua complexa arquitetura: formada por células endoteliais, que são unidas por junções de adesão e oclusão e alinhadas com os capilares; e um espaço perivascular, que separa a membrana basal dos capilares, onde residem os pericitos, os macrófagos perivasculares e os pés astrocitários. Embora na eminência mediana do hipotálamo os capilares sejam fenestrados, sem a proteção da BHE, ao longo do parênquima hipotalâmico os capilares sanguíneos são protegidos pela BHE. Por isso, a manutenção da integridade da BHE é fundamental para o controle das funções autonômicas mediadas pelo hipotálamo.[10]

Em camundongos, logo após a introdução de uma dieta hiperlipídica, observam-se alterações da função e estrutura dos vasos da eminência mediana; há ainda alteração do padrão de distribuição dos tanicitos, que são células progenitoras neurais, ao longo do terceiro ventrículo e na zona de transição entre a eminência mediana e o núcleo arqueado. O fator neurotrófico derivado do cérebro (BDNF, do inglês *brain-derived neurotrophic factor*) atua no início desse processo, prevenindo danos subsequentes, o que é perdido com a manutenção da ingestão de grandes quantidades de ácidos graxos saturados por um longo período.[11] Essas alterações na vascularização do hipotálamo caracterizam-se pelo aumento da densidade e do comprimento dos vasos sanguíneos, indicativo de angiopatia. Nesse contexto, células mieloides hipotalâmicas e macrófagos perivasculares têm sido descritas como importantes fontes de fator de crescimento endotelial vascular (VEGF, do inglês *vascular endothelial growth factor*), um fator-chave angiogênico para a formação de novos vasos sanguíneos. Astrócitos e tanicitos também aumentam a secreção de VEGF durante a inflamação hipotalâmica, contribuindo com o aumento da permeabilidade da BHE. Em conjunto, essas alterações resultam em maior permeabilidade dos capilares e reorganização do complexo de junções de oclusão e aderência na região do núcleo arqueado e eminência mediana, facilitando o acesso de substratos metabólicos à rede neuronal hipotalâmica.

Curiosamente, após longos períodos de uma dieta rica em gordura, os macrófagos perivasculares, distribuídos ao longo dos capilares sanguíneos, também aumentam a síntese de iNOS e diminuem a produção endotelial de NOS (eNOS), potencializando esse aumento da permeabilidade vascular e desestruturação da BHE. Por outro lado, a inibição da produção de iNOS por esses macrófagos leva à diminuição do acúmulo de gotículas lipídicas nos astrócitos e da gliose no hipotálamo de camundongos obesos.

Microglia

O envolvimento da microglia no início do processo inflamatório hipotalâmico na obesidade ocorre em virtude de suas funções clássicas de imunovigilância e eliminação de restos celulares. Na presença de níveis elevados de ácidos graxos da dieta, a microglia rapidamente responde produzindo citocinas inflamatórias, como TNF-α, IL1-β e IL-6. Essa ativação ocorre em resposta a ácidos graxos saturados, porém não em resposta aos insaturados.[6] Uma vez ativadas, as células da microglia passam por um rápido processo de alteração de sua morfologia no qual há aumento do tamanho do corpo celular e redução do número de prolongamentos e ramificações, o que caracteriza o desenvolvimento de gliose. No estágio inicial, essas mudanças são restritas à região do núcleo arqueado do hipotálamo.

A resposta inflamatória desencadeada pela microglia ocorre, em parte, em razão do estímulo promovido pelos ácidos graxos saturados que participam da ativação de TLR4 e, subsequentemente, JNK e NF-κB. Uma vez ativo o NF-κB, este induz a expressão de vários genes pró-inflamatórios, incluindo aqueles que codificam citocinas e quimiocinas, e também genes envolvidos na regulação do inflamassoma. A inibição farmacológica de TLR4 ou a sua depleção genética (TLR4 *knockout*) reduz a inflamação hipotalâmica induzida pela dieta hiperlipídica, evitando o desenvolvimento da obesidade e a intolerância à glicose.[6] Um outro desfecho importante que resulta da ativação do TLR4 é a reprogramação metabólica da fosforilação oxidativa favorecendo a glicólise;[12] há ainda aumento dos níveis de UCP2 microglial, o que leva a uma interrupção na dinâmica mitocondrial na microglia. Quando a UCP2 é inibida especificamente na microglia, há redução da gliose hipotalâmica, indicando que a dinâmica mitocondrial dessas células é importante para a resposta a ácidos graxos saturados presentes na dieta.

Além dos receptores do tipo *Toll-like* (TLRS, do inglês *Toll-like receptors*), as células da microglia também expressam outros receptores de ácidos graxos, como TREM2 e CD36. O TREM2, assim como o TLR4, reconhece padrões moleculares associados a danos (DAMPS, do inglês *damage-associated molecular patterns*), apolipoproteínas e lipídios, porém atua regulando negativamente a ativação de NFkB. O CD36, por sua vez, está envolvido na captação de ácidos graxos de cadeia longa e lipoproteínas de baixa densidade oxidadas. O TNF-α, sintetizado em grandes quantidades pela microglia reativa, liga-se ao seu receptor TNFR, também resultando na ativação de JNK e NF-κB, contribuindo, assim, com o desenvolvimento de resistência à insulina e leptina no hipotálamo de camundongos com obesidade induzida por dieta hiperlipídica.

A microglia expressa vários receptores de neurotransmissores, como ácido gama-aminobutírico (GABA, do inglês *gamma-aminobutyric acid*), hormônio liberador de corticotrofina (CRH, do inglês *corticotropin-releasing hormone*), neuropeptídeo Y, dopamina e noradrenalina, modulando a comunicação sináptica de neurônios fundamentais para a regulação do balanço energético. Por esse motivo, na inflamação hipotalâmica, além de produzir citocinas pró-inflamatórias em resposta aos ácidos graxos saturados, as células da microglia também interferem nos sistemas de regulação do balanço energético no núcleo arqueado e, consequentemente, promovem, ainda que indiretamente, o aumento da ingestão alimentar. Apesar de o papel da microglia na inflamação hipotalâmica ter sido bastante estudado nos últimos anos, algumas lacunas ainda precisam ser preenchidas, especialmente no que se refere à sua heterogeneidade e às diferenças no transcriptoma que essas células apresentam entre si.

Até meados de 2018, as células da microglia eram genericamente identificadas como macrófagos do SNC e, por isso, nomeadas de acordo com o seu fenótipo. No estado pró-inflamatório, eram chamadas de microglia do tipo M1, e no estado quiescente, microglia do tipo M2. Contudo, avanços nos estudos de sequenciamento de RNA e de células únicas (do inglês, *single-cell RNA sequencing*), em roedores e humanos, resultaram em avanços na caracterização da heterogeneidade transcripcional que essas células apresentam, tanto em condições fisiológicas como em condições patológicas. Com base na assinatura transcricional identificam-se distintos subgrupos com algumas características intrínsecas e funções distintas. Componentes dos distintos subgrupos são encontrados em condições fisiológicas, e sofrem modificações especificas frente a diferentes tipos de estímulo. Na inflamação hipotalâmica induzida por dieta hiperlipídica, a utilização do marcador Iba1 possibilita visualizar o processo de gliose na região do núcleo arqueado do hipotálamo, diferentemente de outros marcadores, como *Cx3cr1*, *P2ry12* e *Tmem119*.[13] Isso porque nem todas as células da microglia Iba1^{+} expressam CX3CR1, e nem todas as células CX3CR1^{+} expressam Iba1. O mesmo princípio aplica-se aos outros marcadores. Curiosamente, essa heterogeneidade não se restringe ao hipotálamo, podendo variar dependendo da região cerebral, das características das células vizinhas, do tempo e intensidade dos insultos inflamatórios e/ou infecciosos, do estágio de vida e da espécie estudada.

A maioria dos estudos desenvolvidos nas últimas duas décadas sobre o papel da microglia no SNC tem utilizado linhagens de camundongos transgênicos que têm mutação direcionada para um promotor específico, geralmente o gene *Cx3cr1*, receptor da fractalcina - *Cx3cl1*, ou a linhagem celular BV2, que foi originalmente obtida do córtex cerebral de camundongos neonatos, ou seja, provenientes de uma área encefálica e de um estágio de vida bem específicos. Isso não prejudica a credibilidade dos resultados desses estudos, mas mostra a necessidade de uma interpretação cautelosa dos achados por parte dos pesquisadores e leitores, que devem considerar a existência dessa ampla diversidade celular.

Como alternativas a esse viés metodológico, novos modelos experimentais vêm sendo desenvolvidos nos últimos anos, possibilitando a manipulação de diferentes subpopulações de microglia, como os camundongos Tmem119-tdTomato, Tmem119-eGFP, Tmem119-CreER e P2ry12-CreER.

A implementação de novas linhagens transgênicas nos experimentos possibilitarão, nos próximos anos, compreender com mais precisão como diferentes subpopulações de microglia participam não apenas da resposta inflamatória hipotalâmica induzida por dieta, mas também de outras condições patológicas no SNC nas quais essas células desempenham papel fundamental.

Macrófagos perivasculares

Além da microglia, há outras células mieloides residentes no SNC, identificadas como macrófagos cerebrais não parenquimatosos. São nomeadas dessa maneira porque, diferentemente das células da microglia, que estão amplamente distribuídas por todo o parênquima cerebral, essas células residem nas áreas que circundam as regiões de fronteira do SNC, como as meninges, o espaço perivascular e o plexo coroide. Entre as células mieloides não parenquimatosas, os macrófagos perivasculares são os que apresentam maior potencial de envolvimento na inflamação hipotalâmica induzida por dieta rica em gordura e de recrutamento de células imunes periféricas, descrito com mais detalhes no próximo tópico. Isso ocorre em razão de sua distribuição anatômica característica, uma vez que envolvem os capilares fenestrados da eminência mediana, e distribuem-se nos espaços perivasculares da BHE de toda a rede vascular hipotalâmica.

Os macrófagos perivasculares da região do hipotálamo influenciam a permeabilidade vascular dependendo de estímulos nutricionais e hormonais. A angiogênese hipotalâmica, descrita anteriormente, é mediada pela via do fator induzível por hipóxia-1α (HIF-1) e VEGF; esta é ativada pela ação da leptina nos astrócitos, que fazem contato com os macrófagos perivasculares. Os pericitos, componentes importantes da BHE, também desempenham papel crucial nesse processo, mediando a entrada da leptina no parênquima hipotalâmico. Embora os pericitos também mantenham contato físico com os macrófagos perivasculares, ainda não se sabe se eles participam diretamente das alterações da rede vascular hipotalâmica induzidas pela dieta hiperlipídica. Como mencionado anteriormente, os macrófagos perivasculares aumentam a permeabilidade dos capilares sanguíneos por meio da síntese de VEGF e iNOS, e reorganizam o complexo de junções de oclusão e aderência na região do núcleo arqueado e da eminência mediana.

Assim como a microglia, os macrófagos perivasculares detectam alterações mínimas na circulação sanguínea, como mudanças nos níveis de hormônios e nutrientes, desencadeando rapidamente uma resposta inflamatória. Por expressarem receptores envolvidos na resposta de citocinas, fagocitose e apresentação de antígenos, os macrófagos perivasculares também coordenam respostas imunes inatas e adaptativas no SNC. No SNC de roedores, o consumo crônico de uma dieta rica em gordura aumenta a expressão gênica do HIF-1α e de várias citocinas pró-inflamatórias (IL-1β, IL-6 e TNF-α), enquanto diminui a expressão de VEGF. A expressão de VEGF por essas células é transitória; aumenta três dias após a introdução de uma dieta rica em gordura e reduz-se após um período crônico.

Os macrófagos perivasculares também acumulam gotículas lipídicas citoplasmáticas frente a uma dieta rica em gordura. Em virtude dessa atividade fagocítica, quando a depuração lipídica mediada pela microglia é insuficiente para prevenir o acúmulo de AGS no parênquima, os macrófagos perivasculares são recrutados para o parênquima hipotalâmico; no parênquima, adquirem um fenótipo semelhante ao da microglia e passam a expressar LysM (lisozima M) e CD169.[13] Os mecanismos moleculares pelos quais esses macrófagos iniciam essa mudança fenotípica, e como eles se deslocam ou são atraídos para o parênquima hipotalâmico, ainda não foram descritos.

Recrutamento de monócitos periféricos

As redes neuronais hipotalâmicas são altamente sensíveis aos efeitos deletérios causados pelo influxo de ácidos graxos saturados no hipotálamo. Por esse motivo, quando a inflamação hipotalâmica causada pela ingestão elevada de gordura torna-se crônica, o organismo aciona um mecanismo de proteção adicional, e passa a recrutar monócitos periféricos para o hipotálamo. Estes infiltram o parênquima hipotalâmico através dos capilares fenestrados da eminência mediana e da BHE fragilizada. Essa migração celular, conhecida como quimiotaxia, ocorre por causa da secreção aumentada de quimiocinas por diferentes tipos celulares, e é direcionada ao longo do gradiente de concentração da substância quimioatrativa.[13] Na inflamação crônica de baixo grau observada na obesidade, a quimiotaxia ocorre não apenas no SNC, mas em vários tecidos periféricos. Os monócitos recrutados para os tecidos adiposos, diferenciam-se em macrófagos e passam a produzir e secretar citocinas pró-inflamatórias, promovendo um influxo ainda maior de outras células imunes para o local inflamado. No SNC, diferentes células são capazes de sintetizar e liberar quimiocinas para atrair essas células imunes. A fractalcina (CX3CL1) foi a primeira quimiocina identificada na quimiotaxia de monócitos durante o processo inflamatório hipotalâmico.[14] Ela é produzida por neurônios, enquanto seu receptor, CX3CR1, é expresso em células da microglia. Em virtude dessas características, a fractalcina está envolvida no recrutamento de células imunes para o SNC e na regulação neuronal da atividade microglial.[14] Em camundongos alimentados com dieta hiperlipídica, a supressão da ativação da microglia pela ligação de CX3CL1 no receptor CX3CR1 reduz a suscetibilidade ao desenvolvimento de obesidade. Isso ocorre em virtude do aumento da excitabilidade do neurônio POMC, uma vez que a superexpressão hipotalâmica de CX3CL1 aumenta a sensibilidade à leptina e a expressão do gene *Pomc*, reduzindo a ingestão alimentar e o ganho de peso nesses animais.

A microglia e os astrócitos também promovem a quimiotaxia de monócitos periféricos durante a inflamação. Em cultura de astrócitos tratados com ácido palmítico, ocorre aumento da síntese da proteína quimioatraente de monócitos-1 (MCP-1), também conhecida como CCL2. Demonstrou-se que a ligação do MCP-1 ao seu receptor, CCR2, promove o recrutamento de células imunes periféricas para o núcleo paraventricular do hipotálamo após estímulos inflamatórios. O bloqueio desse recrutamento, pela administração periférica de um antagonista de CCR2, resulta em redução da inflamação local, sugerindo que essa quimiocina também possa estar envolvida na quimiotaxia de monócitos para o núcleo arqueado do hipotálamo na inflamação induzida por dieta hiperlipídica.

Células mieloides que expressam CD169 surgem no parênquima hipotalâmico após períodos crônicos de dieta hiperlipídica.[15] Como mencionado no tópico anterior, uma característica importante dessas células é o potencial de transformação em células com características de microglia. Embora ainda não se saiba quais são os fatores determinantes para essa modificação estrutural, nem se essa mudança morfológica é acompanhada de mudanças transcricionais e funcionais, acredita-se que possam contribuir para o desenvolvimento de gliose na inflamação hipotalâmica.[15] A constatação de que existe esse recrutamento de células periféricas e/ou do espaço perivascular para o hipotálamo durante a resposta inflamatória, e que essas células infiltrantes contribuem para o processo de gliose, têm várias implicações terapêuticas para o tratamento da obesidade e de comorbidades associadas. Isso porque essas células são alvos para abordagens farmacológicas de uma forma mais acessível que as células da microglia, que ficam concentradas no parênquima hipotalâmico, protegidas pela BHE. Ainda que essa barreira esteja mais vulnerável nesse contexto inflamatório, ela continua restringindo a passagem de várias outras moléculas, incluindo moléculas com potencial terapêutico.

Astrócitos

Enquanto a microglia corresponde apenas 5% a 10% das células do SNC, os astrócitos são o maior componente celular do cérebro, compreendendo pelo menos 50% de todas as células do SNC. Em virtude da morfologia complexa de seus numerosos processos, os astrócitos fazem contatos íntimos com sinapses, vasos sanguíneos e outras células da glia, controlando a transmissão sináptica, a estrutura e a função da BHE, e detectando nutrientes e hormônios no sangue. Curiosamente, 99,8% dos astrócitos do SNC estão conectados a pelo menos um vaso sanguíneo, o que lhes confere um posicionamento estratégico para a percepção de pequenas flutuações dos níveis hormonais e nutricionais na circulação sanguínea. Além disso, eles também expressam receptores de vários hormônios, como leptina, insulina, grelina e glicocorticoides. Em virtude dessas características estruturais e funcionais, eles desempenham um papel fundamental no armazenamento de lipídios e na regulação do metabolismo glicêmico e energético.

Apesar de também terem sido generalizados por muitos anos como células capazes de sofrerem polarização (A1 - fenótipo inflamatório e A2 - fenótipo anti-inflamatório), atualmente sabe-se que a reatividade dos astrócitos, assim como da microglia, não é um processo de tudo ou nada; pelo contrário, constitui um processo altamente heterogêneo, dinâmico e gradativo. Assim como a microglia, os astrócitos apresentam uma vasta heterogeneidade ao longo de todo o encéfalo e, dependendo das características genômicas de cada subgrupo astrocitário, adaptam-se de maneira distinta aos estímulos, sofrendo modificações estruturais e funcionais.[16] Uma característica comum de astrócitos reativos em diferentes espécies é a regulação positiva de células gliais pela proteína ácida fibrilar (GFAP, do inglês *glial fibrillary acidic protein*). O GFAP é regulado positivamente nos astrócitos em resposta à maioria dos tipos de lesão do SNC e, por isso, é amplamente utilizado como um marcador de reatividade dessas células.

No início da resposta inflamatória hipotalâmica induzida por dieta observa-se um aumento na expressão de GFAP. A resposta inflamatória mediada pelos astrócitos também depende da ativação de JNK e NF-κB, e apresenta estresse do retículo endoplasmático.[17] O fator transformador de crescimento beta 1 (TGF-β1) também participa dessa resposta, uma vez que o aumento da sua expressão no hipotálamo, induzido pela dieta hiperlipídica e pelo envelhecimento, promove redução dos níveis de RNA mensageiros de IκBα e, consequentemente, ativação do NF-κB em neurônios que expressam pró-opiomelanocortina (POMC).[18] Por outro lado, a redução da expressão de TGF-β1 nessa região atenua essa resposta inflamatória e protege o desenvolvimento de obesidade em camundongos alimentados com dieta hiperlipídica.[18] A inibição da sinalização de NF-κB por deleção de TGF-β1 especificamente em astrócitos também reduz a inflamação hipotalâmica induzida por HFD e astrogliose reativa, e atenua a obesidade induzida por dieta e a intolerância à glucose.[18] A existência de gliose hipotalâmica em indivíduos com obesidade já foi demonstrada pela imunomarcação com GFAP em amostras de encéfalo obtidas *post-mortem*. Por outro lado, em indivíduos submetidos à cirurgia bariátrica (*bypass* gástrico), observa-se uma redução desse processo, o qual é visualizado por ressonância magnética funcional por meio dos tempos de relaxamento T2, um marcador de gliose hipotalâmica.[19] O avanço nas técnicas de sequenciamento do genoma e o desenvolvimento acelerado de novas tecnologias de ponta na pesquisa experimental vêm possibilitando a identificação de novos subtipos de astrócitos e, nos próximos anos, deverá possibilitar a compreensão mais detalhada dos mecanismos moleculares que cada subtipo astrocitário desempenha na inflamação hipotalâmica induzida por dieta.

Linfócitos

As células mais bem caracterizadas na inflamação hipotalâmica são microglia e astrócitos. Entretanto, células do sistema imune adaptativo, aquele que apresenta especificidade, também estão presentes. Um estudo demonstrou que períodos curtos de consumo de uma dieta rica em ácidos graxos saturados é suficiente para aumentar o número de linfócitos T ($CD3^+$) no hipotálamo, e essas células estavam ativadas (aumento de marcador ICOS), mostrando que os ácidos graxos são capazes de ativar essas células; além disso, demonstrou-se que a quantidade de ácidos graxos saturados ingeridos é determinante para esse recrutamento. Essa resposta mais específica pode representar um mau prognóstico sobre o avanço da inflamação hipotalâmica na obesidade.[20]

Considerações finais

Neurônios do hipotálamo desempenham papel central na homeostase energética do organismo. O dano estrutural e funcional infligido ao hipotálamo por componentes da dieta, particularmente os ácidos graxos saturados, representa um importante mecanismo que explica a elevada refratariedade da obesidade. Entretanto, estudos desenvolvidos nas últimas duas décadas têm mapeado os componentes do processo que leva ao dano hipotalâmico e, com isso, abre novas perspectivas profiláticas e terapêuticas não apenas para a obesidade, mas também para várias de suas comorbidades.

Referência bibliográfica

1. Bear MH, Reddy V, Bollu PC. Neuroanatomy, hypothalamus. StatPearls. 2022.
2. Cheng W, Gordian D, Ludwig MQ, Pers TH, Seeley RJ, Myers MG Jr. Hindbrain circuits in the control of eating behaviour and energy balance. Nat Metab. 2022;4(7):826-35.

3. Razolli DS, Moura-Assis A, Bombassaro B, Velloso LA. Hypothalamic neuronal cellular and subcellular abnormalities in experimental obesity. Int J Obes (Lond). 2019;43(12):2361-69.
4. Ignacio-Souza LM, Bombassaro B, Pascoal LB, Portovedo MA, Razolli DS, Coope A, et al. Defective regulation of the ubiquitin/proteasome system in the hypothalamus of obese male mice. Endocrinology. 2014;155(8):2831-44.
5. De Souza CT, Araujo EP, Bordin S, Ashimine R, Zollner RL, Boschero AC, et al. Consumption of a fat-rich diet activates a proinflammatory response and induces insulin resistance in the hypothalamus. Endocrinology. 2005;146(10):4192-9.
6. Milanski M, Degasperi G, Coope A, Morari J, Denis R, Cintra DE, et al. Saturated fatty acids produce an inflammatory response predominantly through the activation of TLR4 signaling in hypothalamus: implications for the pathogenesis of obesity. J Neurosci. 2009;29(2):359-70.
7. Engel DF, Velloso LA. The timeline of neuronal and glial alterations in experimental obesity. Neuropharmacology. 2022;208:108983.
8. Deng J, Yuan F, Guo Y, Xiao Y, Niu Y, Deng Y, et al. Deletion of ATF4 in AgRP neurons promotes fat loss mainly via increasing energy expenditure. Diabetes. 2017;66(3):640-50.
9. Kaushik S, Rodriguez-Navarro JA, Arias E, Kiffin R, Sahu S, et al. Autophagy in hypothalamic AgRP neurons regulates food intake and energy balance. Cell Metab. 2011;14(2):173-83.
10. Haddad-Tóvolli R, Dragano NRV, Ramalho AFS, Velloso LA. Development and function of the blood-brain barrier in the context of metabolic control. Front Neurosci. 2017;11:224.
11. Ramalho AF, Bombassaro B, Dragano NR, Solon C, Morari J, Fioravante M, et al. Dietary fats promote functional and structural changes in the median eminence blood/spinal fluid interface-the protective role for BDNF. J Neuroinflammation. 2018;15(1):10.
12. Nair S, Sobotka KS, Joshi P, Gressens P, Fleiss B, Thornton C, et al. Lipopolysaccharide-induced alteration of mitochondrial morphology induces a metabolic shift in microglia modulating the inflammatory response in vitro and in vivo. Glia. 2019;67(6):1047-61.
13. Valdearcos M, Douglass JD, Robblee MM, Dorfman MD, Stifler DR, Bennett ML, et al. Microglial inflammatory signaling orchestrates the hypothalamic immune response to dietary excess and mediates obesity susceptibility. Cell Metab. 2017;26(1):185-97.
14. Morari J, Anhe GF, Nascimento LF, de Moura RF, Razolli D, Solon C, et al. Fractalkine (CX3CL1) is involved in the early activation of hypothalamic inflammation in experimental obesity. Diabetes. 2014;63(11):3770-84.
15. Lee CH, Kim HJ, Lee YS, Kang GM, Lim HS, Lee SH, et al. Hypothalamic macrophage inducible nitric oxide synthase mediates obesity-associated hypothalamic inflammation. Cell Rep. 2018; 25(4):934-46.
16. John Lin CC, Yu K, Hatcher A, Huang TW, Lee HK, Carlson J, et al. Identification of diverse astrocyte populations and their malignant analogs. Nat Neurosci. 2017;20(3):396-405.
17. Carraro RS, Souza GF, Solon C, Razolli DS, Chausse B, Barbizan R, et al. Hypothalamic mitochondrial abnormalities occur downstream of inflammation in diet-induced obesity. Mol Cell Endocrinol. 2018;460:238-45.
18. Yan J, Zhang H, Yin Y, Li J, Tang Y, Purkayastha S, et al. Obesity- and aging-induced excess of central transforming growth factor-beta potentiates diabetic development via an RNA stress response. Nat Med. 2014;20(9):1001-8.
19. van de Sande-Lee S, Melhorn SJ, Rachid B, Rodovalho S, De-Lima-Junior JC, Campos BM, et al. Radiologic evidence that hypothalamic gliosis is improved after bariatric surgery in obese women with type 2 diabetes. Int J Obes (Lond). 2020;44(1):178-85.
20. Bombassaro B, Ramalho AFS, Fioravante M, Solon C, Nogueira G, Nogueira PAS, et al. CD1 is involved in diet-induced hypothalamic inflammation in obesity. Brain Behav Immun. 2019;78:78-90.

Capítulo 14

Neuroinflamação e Diabetes

Vinícius Frias de Carvalho

Introdução

O diabetes *mellitus* é um grupo de doenças metabólicas caracterizadas por distúrbios na homeostasia do metabolismo dos carboidratos que resultam em hiperglicemia. Atualmente, o diabetes é uma das doenças crônicas mais graves e frequentes em todo o mundo. O diabetes não controlado é acompanhado pelo desenvolvimento de várias complicações incapacitantes que reduzem a expectativa de vida dos pacientes e que, inclusive, podem ser fatais. Em 2021, a prevalência global do diabetes atingiu proporções pandêmicas, com 537 milhões de pessoas com a doença no mundo, acompanhado por uma despesa de 699 bilhões de dólares em saúde global. Além disso, as projeções futuras sugerem que até 2045 o número de pessoas com diabetes aumentará em 46%, com uma estimativa de gastos em saúde para o cuidado dessa doença que ultrapassará um trilhão de dólares.

O diabetes é normalmente classificado como dos tipos 1 e 2 e relacionam-se com a baixa produção e falha na ação da insulina, respectivamente. No entanto, essa subdivisão é imprecisa, pois não leva em consideração as formas intermediárias do diabetes que apresentam características sobrepostas. O "duplo diabetes" ou diabetes do tipo 1,5 é uma doença com características metabólicas do diabetes tipo 2 em associação a produção de autoanticorpos para células β pancreáticas, que são típicos do diabetes tipo 1. Outra forma intermediária conhecida é o diabetes autoimune latente em adultos (LADA, do inglês *latent autoimmune diabetes in adults*), que compartilha a destruição autoimune das células β e a resistência à insulina, embora em menor grau do que o diabetes tipo 1. A redução dos níveis circulantes e/ou da atividade da insulina culmina em um profundo desequilíbrio hormonal em pacientes diabéticos, com impacto em diversos sistemas endócrinos como o eixo hipotálamo-hipófise-adrenal (HPA).

Diabetes e eixo hipotálamo-hipófise-adrenal

O eixo HPA é composto por hipotálamo, hipófise e adrenais, que produzem e liberam os hormônios liberador de corticotropina (CRH, do inglês *corticotropin-releasing hormone*), adrenocorticotrófico (ACTH, do inglês *adrenocorticotropic hormone*) e glicocorticoides, respectivamente, de forma sequencial como uma cascata. Os glicocorticoides são considerados hormônios do estresse, cuja principal função nesse sistema é induzir o metabolismo do glicogênio estocado no fígado e a rápida liberação de glicose na circulação, preparando o organismo para a reação de luta ou fuga. Ao nível molecular, a liberação do CRH para o sistema portal entre o hipotálamo e a hipófise ocorre por meio da ativação de células contidas no núcleo paraventricular do hipotálamo pela estimulação de neurônios excitatórios originários da amígdala. O CRH liga-se ao seu receptor CRF1 localizado nas células adrenocorticotróficas presentes na região anterior da hipófise, o que leva a liberação do ACTH na circulação. Por fim, o ACTH ativa seus receptores MC2R, presentes na zona fasciculada do córtex da adrenal, aumenta a expressão de enzimas esteroidogênicas e consequente síntese e liberação dos glicocorticoides. A regulação do eixo HPA ocorre concomitantemente à sua ativação, por meio de uma reação simultânea e inibitória após a secreção dos glicocorticoides. O mecanismo regulatório mais relevante para o bom funcionamento do eixo HPA é conhecido como retroalimentação negativa. Nesse caso, os glicocorticoides liberados atuam ao nível do hipotálamo e da hipófise, por meio da ativação dos receptores locais de glicocorticoides (GR) e mineralocorticoides (MR). No hipotálamo, os glicocorticoides reduzem a síntese e liberação do CRH, ao aumentarem a produção do ácido gama-aminobutírico (GABA) pela inervação dos núcleos paraventriculares pelo hipocampo, reduzindo a neurotransmissão excitatória. Na hipófise, os glicocorticoides inibem a liberação do ACTH pelas células adrenocorticotróficas.

Em pacientes diabéticos a hiperglicemia descontrolada está associada à hiperatividade do eixo HPA, com consequente aumento nos níveis circulantes de glicocorticoides. Além disso, o tratamento de animais diabéticos com insulina reduziu os altos níveis sistêmicos de glicocorticoides para concentrações compatíveis às observadas em animais não diabéticos, sem, no entanto, alterar os níveis de glicose circulante. Esses achados indicam que a redução na síntese de insulina é suficiente para o descontrole do funcionamento desse eixo neuroendócrino. A hiperatividade do eixo HPA em animais diabéticos foi relacionada com o aumento tanto dos níveis circulantes do ACTH quanto da expressão do receptor do ACTH e de enzimas esteroidogênicas nas glândulas adrenais. Adicionalmente, é conhecido que pacientes diabéticos apresentam uma falha na retroalimentação negativa do eixo HPA, evidenciada pelo teste de supressão com dexametasona. Em roedores, esse comprometimento da retroalimentação negativa do eixo HPA em modelo experimental de diabetes tipo 1 ocorreu em paralelo a uma redução na expressão dos receptores GR e MR no hipotálamo e hipófise.

Diabetes e microbiota intestinal

Pacientes com algumas condições patológicas, como p. ex., doenças inflamatórias, infecções, doenças neurodegenerativas e doenças metabólicas, apresentam um desequilíbrio na composição dos micróbios no intestino com predominância de bactérias patogênicas, caracterizando um quadro de disbiose. Dentre as doenças metabólicas que culminam no desenvolvimento da disbiose intestinal destaca-se o diabetes. Um desequilíbrio bacteriano comum na microbiota intestinal de pacientes diabéticos é a alteração na relação entre os *Firmicutes* e *Bacteroidetes*. Além disso, pacientes com diabetes tipo 1 apresentaram uma evidente depleção de espécies de bactérias probióticas, como *Prevotella copri* e *Bifidobacterium longum*, além de um enriquecimento de famílias de bactérias associadas à infecção e inflamação, incluindo *Ruminococcaceae*, *Clostridiaceae*, *Clostridiales* e *Oscillibacter*. Adicionalmente, camundongos diabéticos não obesos (NOD, do inglês *nonobese diabetic*), que desenvolvem diabetes do tipo I de forma espontânea, apresentaram redução na abundância de bactérias produtoras de butirato. O butirato é um ácido graxo de cadeia curta (SCFA, do inglês *short-chain fatty acids*) que inibe o estresse oxidativo e a inflamação e induz a produção de mucina, regulando a permeabilidade da barreira intestinal e reduzindo a translocação de bactérias e de seus produtos da luz intestinal para a circulação.

A disbiose em pacientes e animais diabéticos leva ao aumento da permeabilidade epitelial-intestinal em paralelo a um aumento dos níveis circulantes de produtos bacterianos, como o lipopolissacarídeo (LPS). De forma interessante, a suplementação de camundongos diabéticos com um metabólito anti-inflamatório produzido pela bactéria comensal *Faecalibacterium prausnitzii* melhorou a permeabilidade da barreira epitelial-intestinal e reduziu os níveis circulantes de LPS. Além disso, o tratamento de ratos diabéticos com probióticos retardou a progressão do diabetes em clara associação com uma diminuição dos níveis plasmáticos de LPS. O aumento da permeabilidade epitelial-intestinal foi acompanhado por uma inflamação de baixo grau (*low-grade inflammation*), incluindo o aumento dos níveis circulantes de IL-1β, IL-6 e TNF-α. O tratamento de animais diabéticos com probióticos que contêm o *Lactobacillus rhamnosus* NCDC17 melhorou a resistência à insulina, em paralelo à redução de IL-6 e TNF-α na gordura epididimal. Adicionalmente, o tratamento com butirato diminuiu a produção de espécies reativas de oxigênio (ROS, do inglês *reactive oxygen species*) e os níveis de marcadores inflamatórios em camundongos diabéticos. Em conjunto, esses dados indicam que o aumento da translocação de produtos de bactérias patogênicas para a circulação em paralelo a uma redução na produção de SCFAs em diabéticos culmina com a inflamação de baixo grau e estresse oxidativo, agravando a doença.

Ademais, o tratamento prolongado com glicocorticoides exógenos, incluindo dexametasona e prednisolona, leva a uma redução no enriquecimento e diversidade da microbiota com redução dos *Bacteroidetes* e aumento dos *Firmicutes* presebntes nas fezes. Observa-se, ainda, um enriquecimento das bactérias patogênicas e uma diminuição das bactérias comensais na microbiota intestinal. Essa disbiose induzida pelo tratamento crônico com glicocorticoides foi relacionada com o aumento da infiltração de células inflamatórias e redução na secreção de muco no intestino, além da baixa produção de SCFAs. Em conjunto, esses achados sugerem que o agravamento do diabetes ocasionado pela disbiose intestinal, pelo aumento da permeabilidade da barreira epitelial-intestinal e pela inflamação de baixo grau estão relacionados, ao menos em parte, com a hiperatividade do eixo HPA e consequente aumento dos níveis circulantes de glicocorticoides.

Diabetes e neuropatia periférica

A neuropatia é a morbidade mais prevalente do diabetes, ocorrendo em até metade de todas as pessoas que vivem com essa doença. Em comparação a outras morbidades associadas ao diabetes, a neuropatia é a que mais frequentemente leva à hospitalização dos pacientes. Embora a neuropatia seja o mais forte preditor de mortalidade no diabetes, ainda não há um tratamento específico para essa complicação. Esse cenário acarreta graves problemas para os pacientes diabéticos, incluindo dor, incapacidade para o trabalho, má qualidade de vida, múltiplas internações por úlceras e eventuais amputações.

No diabetes, o desenvolvimento da neuropatia é multifatorial, podendo estar relacionado com glicemia descontrolada, duração do diabetes e desgaste neuronal relacionado com a idade. Embora a ordem precisa da lesão celular no diabetes seja desconhecida, algumas alterações no sistema nervoso periférico que culminam na neuropatia diabética estão bem estabelecidas. Essas alterações incluem:

- Perda progressiva do polímero de neurofilamentos.
- Modificação no conteúdo das principais moléculas associadas à plasticidade nos gânglios da raiz dorsal (DRG, do inglês *dorsal root ganglion*), incluindo tanto a diminuição na síntese de proteína 43 associada ao crescimento (GAP43, do inglês *growth associated protein 43*) e β-tubulina quanto o aumento na expressão de proteínas de choque térmico (HSP, do inglês *heat shock protein*) e poli(ADP-ribose) polimerase (PARP).
- Degeneração axonal.
- Redução do número de células de Schwann que dão suporte aos axônios.
- Desmielinização, que ocorre em casos mais graves de neuropatia diabética.
- Redução do fluxo sanguíneo no DRG (Figura 14.1).

O mecanismo exato que promove as alterações no sistema nervoso periférico e, consequentemente, a dor neuropática em pacientes diabéticos ainda não está totalmente elucidado. No entanto, várias evidências mostraram que a hiperglicemia e a dislipidemia induzem alterações patológicas em neurônios, glia e células vasculares que culminam em disfunção nervosa e neuropatia. A hiperglicemia aumenta a atividade de diversas vias bioquímicas intracelulares como a da glicólise, dos polióis, dos produtos finais de glicação avançada, da proteína cinase C e da hexosamina em células de Schwann, neurônios do DRG e axônios. Essas alterações metabólicas

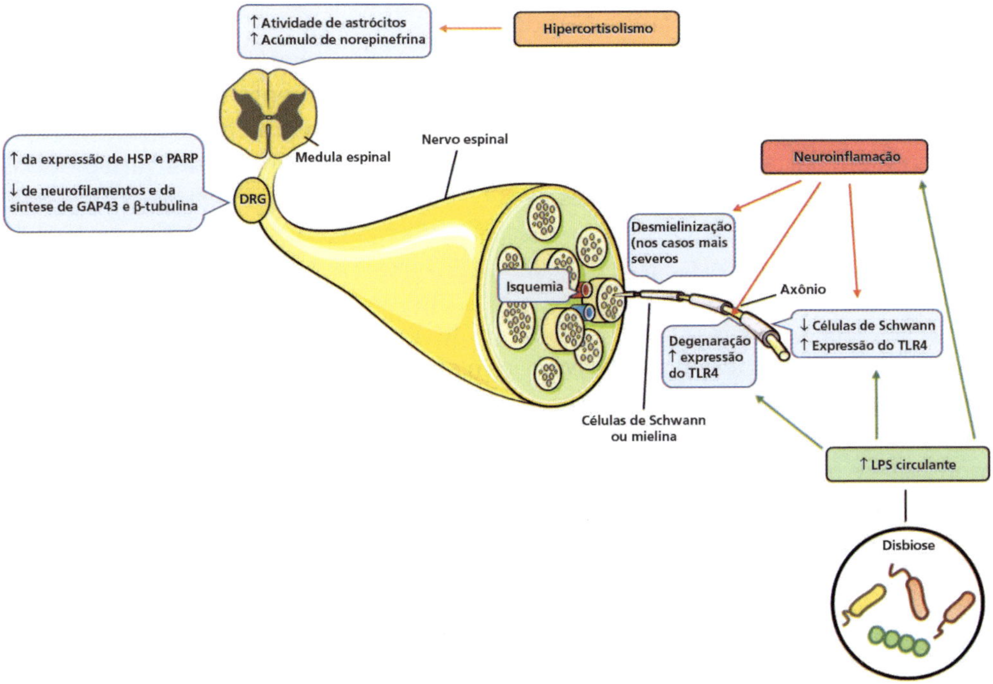

Figura 14.1. **Mecanismos envolvidos com o desenvolvimento da neuropatia diabética.**
No diabetes, algumas alterações que levam à neuropatia são conhecidas e incluem: i) aumento da expressão de HSP e PARP e redução de neurofilamentos e da síntese de GAP43 e β-tubulina no DRG; ii) aumento tanto da atividade dos astrócitos quanto do acúmulo de norepinefrina na medula espinal; iii) isquemia do nervo espinal; iv) degeneração axonal; v) redução do número de células de Schwann que dão suporte aos axônios; vi) desmielinização, nos casos mais severos. Sabe-se, ainda, que o aumento no número de bactérias patogênicas na microbiota intestinal de diabéticos culmina em maior translocação de LPS para circulação que leva à neuroinflamação periférica, além de ativar as células de Schwann e os axônios, que apresentam aumento da expressão do TLR4. No diabetes, a neuroinflamação associada aos níveis locais aumentados de LPS induzem degeneração axonal, redução do número de células de Schwann e, em casos mais severos, desmielinização. Além disso, o hipercortisolismo observado em diabéticos leva ao aumento tanto da atividade dos astrócitos quanto do acúmulo de norepinefrina na medula espinal. Em conjunto, essas alterações são responsáveis pela neuropatia diabética e dor.
DRG: gânglios da raiz dorsal. GAP43: proteína 43 associada ao crescimento. HSP: proteína de choque térmico. LPS: lipopolissacarídeo. PARP: poli (ADP-ribose) polimerase. TLR4: receptor do tipo toll 4.
Fonte: Desenvolvida pelos autores.

resultam no aumento da formação de ROS e liberação de mediadores pró-inflamatórios. Adicionalmente, a dislipidemia observada em pacientes diabéticos também induz aumento na produção de ROS e inflamação.

No diabetes, a superprodução de ROS induz a ativação de PARP-1 com concomitante diminuição da formação de adenosina trifosfato (ATP, do inglês *adenosine triphosphate)*. Em conjunto, os níveis elevados de ROS em associação à diminuição da produção de ATP causam falência mitocondrial e danos metabólicos e oxidativos nas células de Schwann e nos neurônios do DRG. O aumento da formação de ROS e mitocôndrias disfuncionais resulta em degeneração axonal e insuficiência microvascular no sistema nervoso periférico. Além disso, o dano oxidativo induz hiperexcitabilidade nos axônios e neurônios do DRG, causando a dor neuropática.

Vários estudos pré-clínicos e clínicos mostraram um aumento da atividade de vias envolvidas na inflamação em nervos periféricos de diabéticos. Além disso, vários modelos experimentais de neuropatia diabética mostraram uma resposta inflamatória, caracterizada por infiltração de macrófagos e células T e aumento dos níveis de citocinas pró-inflamatórias no nervo ciático. Em animais diabéticos, a resposta inflamatória foi acompanhada por perda de fibras nervosas mielinizadas e não mielinizadas, além de dano axonal com neuropatia. Em pacientes diabéticos, a presença de biomarcadores de inflamação também foi associada ao aparecimento e à progressão da neuropatia. Do mesmo modo, é conhecido que a inflamação de baixo grau que se observa no diabetes está envolvida na dor neuropática. Adicionalmente, células de Schwann incubadas em meio hiperglicêmico apresentaram um aumento da expressão do TLR4 em paralelo ao aumento da taxa de apoptose das mesmas (Figura 14.1). Animais diabéticos exibiram expressão elevada do TLR4 na medula espinal correlacionada positivamente com maior sensibilidade dolorosa após estímulos mecânico e térmico. Além disso, o tratamento das fibras nervosas do DGR de animais diabéticos com IL-10 inibiu a resposta nociceptiva em clara associação à diminuição da expressão local do TLR4. Esses achados reforçam a hipótese de que o aumento da expressão e a consequente ativação do TLR4 nas células de Schwann e nervosas parecem ser importantes para a neuropatia diabética.

De forma bastante interessante, a diversidade da microbiota intestinal de pacientes com diabetes tipo 2 com neuropatia autonômica gastrointestinal foi modificada em comparação com pacientes diabéticos tipo 2 sem essa condição. Pacientes diabéticos com neuropatia apresentaram um aumento na abundância relativa de bactérias patogênicas do filo *Proteobacteria*, um filo de bactérias produtoras de LPS. O tratamento com Jinmaitong, um composto natural rico em flavonoides e seus glicosídeos, triterpenoides e ácidos fenólicos, melhorou a velocidade de condução nervosa e a sensação dolorosa em ratos diabéticos com neuropatia, bem como a dor nas extremidades de pacientes diabéticos com neuropatia periférica. Em paralelo, Jinmaitong enriqueceu nove espécies da microbiota intestinal de ratos diabéticos com neuropatia, evitando a disbiose. Além disso, o flavonoide quercetina reverteu a dor mecânica e a densidade de fibras nervosas intraepidérmicas em ratos diabéticos, em clara associação à redução de espécies de bactérias patogênicas e ao enriquecimento de duas espécies probióticas. Esses dados sugerem que tanto Jinmaitong quanto quercetina melhoraram a neuropatia em indivíduos diabéticos, modulando a microbiota intestinal para um perfil menos patogênico ao organismo. Em concordância com a proposição de que a disbiose pode ser importante para o desenvolvimento de neuropatia no diabetes, um relato de caso mostrou que o transplante de microbiota fecal diminuiu a dor em pacientes diabéticos.

Pacientes diabéticos com complicações crônicas, como a neuropatia, apresentam aumento dos níveis plasmáticos de cortisol ao longo do dia quando comparados tanto com indivíduos saudáveis quanto com pacientes diabéticos que não desenvolveram essas complicações, sugerindo que o aumento dos níveis circulantes de glicocorticoides pode relacionar-se com o desenvolvimento dessas comorbidades. Em modelos animais de diabetes, a dor neuropática foi associada à ativação de astrócitos no corno dorsal espinal e com uma redução do *turnorver* de norepinefrina na medula espinal, com consequente aumento nos níveis dessa catecolamina. O tratamento dos animais diabéticos com antagonista do receptor de glicocorticoides foi capaz de inibir a ativação dos astrócitos no corno dorsal espinal e o acúmulo de norepinefrina na medula espinal, com evidente redução da dor neuropática (Figura 14.1). Esses achados sugerem fortemente que a hiperatividade do eixo HPA em diabéticos, com consequente aumento dos níveis circulantes de glicocorticoides, é importante para o desenvolvimento da dor neuropática.

Diabetes e transtornos do humor

Sabe-se que pacientes diabéticos apresentam maior susceptibilidade ao desenvolvimento de transtornos de humor, incluindo ansiedade e depressão, do que indivíduos não diabéticos. Pacientes diabéticos que apresentam transtornos de humor têm risco elevado de mortalidade por complicações micro e macrovasculares quando comparados a pacientes diabéticos que não desenvolvem essas comorbidades. Ademais, os transtornos de humor relacionados com o diabetes culminam em grande carga econômica para o cuidado do paciente. Portanto, o conhecimento dos mecanismos subjacentes ao estabelecimento dos transtornos de humor em diabéticos é de fundamental importância para o diagnóstico precoce e tratamento dos pacientes. A fisiopatologia dos transtornos de humor em diabéticos é complexa e multifatorial, incluindo fatores inerentes ao próprio diabetes, como a hiperglicemia e a disfunção microvascular relacionada com o diabetes. Além disso, alterações na homeostasia do hipocampo, incluindo neuroinflamação, estresse oxidativo, desequilíbrio nos níveis de neurotransmissores e diminuição do fator neurotrófico derivado do cérebro (BDNF, do inglês *brain-derived neurotrophic factor*), são fundamentais para a evolução dos transtornos de humor em pacientes diabéticos.

Embora os mecanismos subjacentes à depressão associada ao diabetes (DD) ainda não tenham sido completamente elucidados, foi mostrado que a apoptose dos neurônios na unidade neurovascular (NVU, do inglês *neurovascular unit*) hipocampal está associada ao seu estabelecimento. A NVU consiste em uma unidade funcional composta principalmente por neurônios, células endoteliais microvasculares, astrócitos e matriz extracelular que estão inter-relacionados, influenciando uns aos outros e mantendo um equilíbrio dinâmico entre a homeostase e a liberação de neurotransmissores. Em um modelo *in vitro* que simula a DD, a apoptose neuronal do hipocampo na NVU está diretamente relacionada com o aumento anormal dos níveis de glutamato (Figura 14.2).

A hiperatividade do eixo HPA e o aumento dos níveis ou da função dos glicocorticoides são responsáveis por algumas alterações comportamentais e bioquímicas características dos transtornos de humor. Sabe-se que o excesso de glicocorticoides

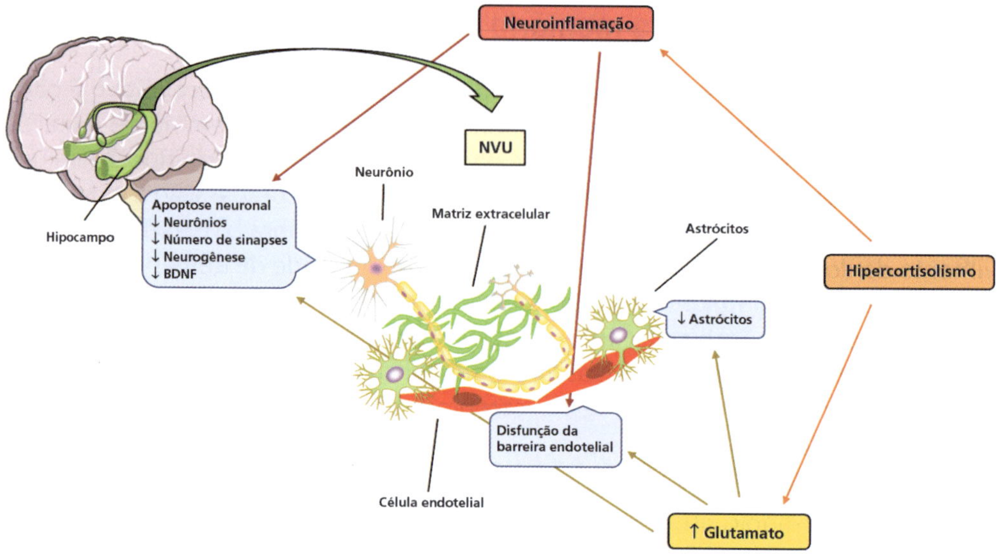

Figura 14.2. **Mecanismos envolvidos com o desenvolvimento da depressão associada ao diabetes (DD).** A DD está diretamente associada à alterações nas NVU encontradas no hipocampo. A NVU consiste de uma unidade funcional composta principalmente por neurônios, células endoteliais microvasculares, astrócitos e matriz extracelular. No diabetes, os distúrbios nas NVUs que estão associados ao desenvolvimento da depressão são: i) apoptose neuronal e redução do número de neurônios, do número de sinapses, da neurogênese e da produção de BDNF por neurônios; ii) redução no número de astrócitos; iii) disfunção da barreira endotelial. No diabetes, o hipercortisolismo leva ao desenvolvimento de neuroinflamação no hipocampo e ao aumento dos níveis locais de glutamato. A neuroinflamação culmina na apoptose neuronal e redução do número de neurônios, do número de sinapses, da neurogênese e da produção de BDNF por neurônios, além da disfunção da barreira endotelial. O aumento nos níveis de glutamato na fenda sináptica é responsável por todas as alterações observada na NVU na DD. BDNF: fator neurotrófico derivado do cérebro. DD: depressão associada ao diabetes. NVU: unidade neurovascular. Fonte: Desenvolvida pelos autores.

culmina na ativação da microglia com o consequente aumento na síntese de citocinas pró-inflamatórias. A exacerbação dos níveis circulantes de glicocorticoides e de citocinas pró-inflamatórias em associação com o aumento nos níveis de glutamato no hipocampo levam a alterações morfológicas e funcionais observadas durante os transtornos de humor, como a diminuição do volume do órgão, do número total de neurônios e astrócitos, do comprimento dos dendritos, da neurogênese no giro denteado, da densidade de ramificação ou do número de sinapses e dos níveis de BDNF.

Na DD, o aumento dos níveis de glutamato e a ativação dos seus receptores no hipocampo são exacerbados pelos altos níveis de glicocorticoides. O aumento da estimulação glutamatérgica induzida por glicocorticoides foi relacionada com o aumento na produção de ROS e com a disfunção da barreira endotelial microvascular da NVU, resultando na apoptose neuronal hipocampal observada na DD (Figura 14.2). Esses dados indicam um papel fundamental da hiperatividade do eixo HPA no desenvolvimento da depressão em pacientes diabéticos.

Diabetes, cognição e memória

O envelhecimento é o principal fator de risco para o declínio cognitivo e para o desenvolvimento da demência e da doença de Alzheimer, porém não é o único. Estudos epidemiológicos mostraram que pacientes com diabetes do tipo 2 têm um risco 2,5 vezes maior de apresentar disfunção cognitiva em comparação a indivíduos da mesma idade. Além disso, o diabetes do tipo 2 quase dobra o risco de desenvolvimento da doença de Alzheimer e aumenta a probabilidade de demência. As principais alterações fisiopatológicas da doença de Alzheimer incluem o acúmulo de emaranhados neurofibrilares (NFTs, do inglês *neurofibrillary tangles*) compostos de proteína tau hiperfosforilada, placas amiloides constituídas principalmente de agregados Aβ e perda neuronal em regiões cerebrais como o hipocampo.

De forma interessante, pacientes com doença de Alzheimer apresentam níveis reduzidos de insulina no líquido cefalorraquidiano em virtude da diminuição do transporte desse hormônio através da barreira hematoencefálica. Outrossim, mais de 80% dos pacientes com doença de Alzheimer têm resistência à insulina ou exibem níveis anormais de glicose no sangue. Por isso, muitas vezes denomina-se a doença de Alzheimer diabetes do tipo 3, a qual caracteriza-se por resistência central à insulina. No cérebro, sabe-se que a resistência à insulina é agravada em regiões associadas a funções cognitivas como o hipocampo, que contém uma alta densidade de receptores de insulina. Adicionalmente, estudos de neuroimagem mostraram que pacientes com diabetes do tipo 2, que apresentam resistência à insulina, apresentaram redução no volume do hipocampo. A resistência à insulina leva à progressão de placas senis compostas de agregados Aβ e NFTs com proteína tau hiperfosforilada, que são duas características principais da doença de Alzheimer. Além disso, camundongos alimentados com dieta hiperlipídica e que desenvolvem diabetes do tipo 2 apresentaram aumento da fosforilação da tau associada à desregulação da via de sinalização da insulina tanto central quanto periférica.

Atualmente, há um consenso de que a neuroinflamação desempenha um papel central na progressão da doença de Alzheimer. Dentre as células inflamatórias envolvidas nesse processo destaca-se a microglia, uma vez que pacientes com doença de Alzheimer apresentam maior ativação microglial em comparação aos indivíduos controle. A ativação microglial crônica culmina na liberação de mediadores inflamatórios, o que limita a remoção de proteínas β-amiloides e leva a maior acúmulo de placas amiloides que contêm agregados Aβ, disfunção neuronal e morte. Sabe-se, ainda, que a resistência à insulina resulta na ativação microglial e consequente neuroinflamação. Com isso, a resistência à insulina em conjunto com a neuroinflamação levam à exacerbação do acúmulo de placas β-amiloides e hiperfosforilação de tau, o que culmina em neurotoxicidade e neurodegeneração e acelera a progressão da doença de Alzheimer. Portanto, o diabetes do tipo 2 pode levar ao desenvolvimento de doença de Alzheimer de forma precoce e mais grave. De fato, camundongos db/db, que desenvolvem diabetes do tipo 2 de forma espontânea, desenvolvem déficits cognitivos precocemente associados ao estresse oxidativo, à neuroinflamação e à redução tanto da plasticidade sináptica hipocampal quanto da densidade de espinhas dendríticas (Figura 14.3).

De forma interessante, os agregados amiloides Aβ são capazes de interagir com os receptores TLR4 e induzir ativação microglial com consequente liberação de citocinas pró-inflamatórias. A ativação crônica de longo prazo dos TLR4 provoca ativação exacerbada da microglia que leva à liberação progressiva de produtos neurotóxicos, que é seguida de neuroinflamação e neurodegeneração. Além disso, a administração de LPS em camundongos transgênicos para APP/PS1, que desenvolvem comportamentos similares ao observado em pacientes com doença de Alzheimer, culmina em um aumento da expressão do TLR4 no cérebro e acelera a progressão dos sinais da doença de Alzheimer nesses animais, incluindo hiperativação microglial, perda neuronal e exacerbação das disfunções cognitivas. Esses dados sugerem que a disbiose seguida de aumento da translocação de produtos de bactérias Gram-negativas participa do risco aumentado de desenvolvimento de doença de Alzheimer em pacientes diabéticos.

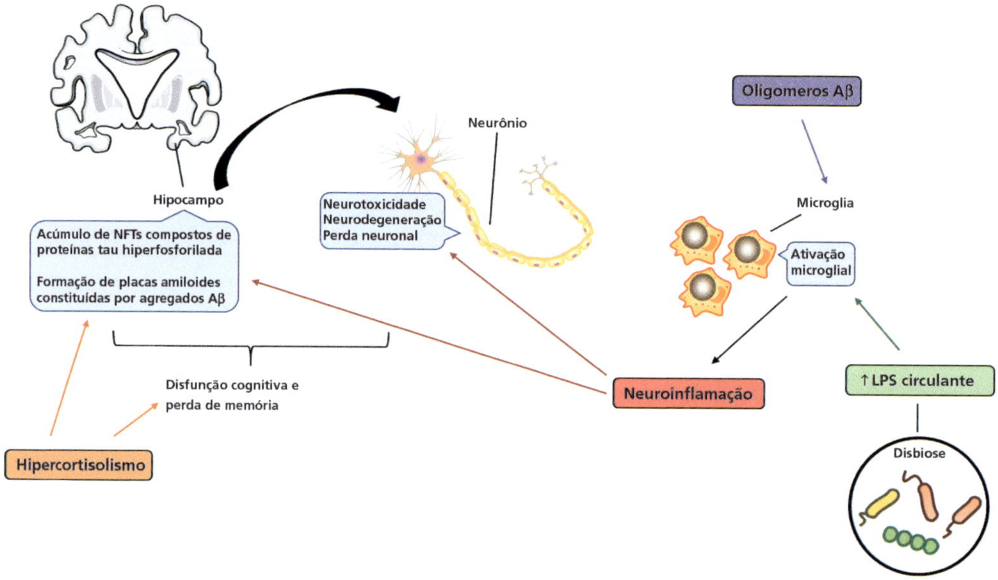

Figura 14.3. **Mecanismos envolvidos com a progressão acelerada da doença de Alzheimer no diabetes.** As principais alterações fisiopatológicas associadas ao desenvolvimento da doença de Alzheimer em diabéticos ocorrem no hipocampo e incluem: i) o acúmulo de NFTs compostos de proteína tau hiperfosforilada; ii) deposição de placas amiloides constituídas principalmente de agregados Aβ; iii) neurotoxicidade, neurodegeneração e perda neuronal; iv) ativação microglial. No diabetes, uma maior translocação de LPS para circulação, em virtude da disbiose intestinal e o aumento da barreira epitelial-intestinal, em associação aos oligômeros Aβ, leva à ativação microgial seguida de neuroinflamação no hipocampo. Essa neuroinflamação culmina no aparecimento precoce das alterações fisiopatológicas associadas ao desenvolvimento da doença de Alzheimer e na disfunção cognitiva e perda da memória. Além disso, o hipercortisolismo observado no diabetes leva ao acúmulo de NFTs compostos de proteínas tau hiperfosforilada seguida de disfunção cognitiva e perda da memória. LPS: lipopolissacarídeo. NFTs: emaranhados neurofibrilares. Fonte: Desenvolvida pelos autores.

A composição da microbiota intestinal difere entre animais diabéticos que apresentam déficit cognitivo e os que não apresentam essa alteração de memória. Os camundongos diabéticos com déficit cognitivo têm um aumento da abundância relativa do gênero *Odoribacter*, que são bactérias patogênicas oportunistas, anaeróbicas e Gram-negativas, em comparação aos camundongos não diabéticos e diabéticos que não apresentaram déficit cognitivo. A propósito, camundongos transgênicos para APP/PS1 apresentaram maior número de bactérias do gênero *Odoribacter* em comparação aos camundongos controle, sugerindo que a disfunção cognitiva induzida pelo diabetes está relacionada com a composição da microbiota intestinal. Embora o uso de grandes doses de antibióticos seja comum para estudos de transplante de microbiota fecal, foi demonstrado que esses animais tratados, ditos *pseudo-germ-free*, apresentaram distúrbios cognitivos. Observou-se, ainda, que o transplante de microbiota fecal de animais diabéticos sem prejuízos cognitivos reverteu os efeitos prejudiciais na função cognitiva dos camundongos *pseudo-germ-free*, fenômeno esse que não foi observado após o transplante da microbiota fecal de camundongos diabéticos com déficit cognitivo. Em conjunto, esses achados sugerem fortemente que a disbiose intestinal participa da disfunção cognitiva observada no diabetes.

O hipocampo apresenta expressão de receptores para glicocorticoides aumentada tanto em humanos quanto em roedores em comparação a outros órgãos, e é sensível aos efeitos deletérios dos glicocorticoides. Sabe-se que os níveis elevados de glicocorticoides contribuem para a disfunção cognitiva no envelhecimento. Em pacientes com doença de Alzheimer, observou-se uma correlação positiva entre os níveis aumentados de cortisol e a redução do volume hipocampal. Além disso, camundongos transgênicos para APP/PS1 apresentaram níveis elevados de glicocorticoides circulantes, e a adrenalectomia reduziu o declínio cognitivo nesses animais em clara associação com a redução da perda neuronal hipocampal. O tratamento de camundongos db/db com metirapone, que é um inibidor da síntese de glicocorticoides, reduziu os níveis circulantes de corticosterona em paralelo à diminuição da hiperfosforilação da proteína tau no hipocampo dos animais. Adicionalmente, o tratamento de camundongos diabéticos com antagonista do receptor de glicocorticoides manteve a integridade hipocampal e resgatou os déficits cognitivos dos animais. Em conjunto, essas evidências indicam que os níveis exacerbados de glicocorticoides em diabéticos responde, ao menos em parte, pela neurodegeneração e consequente perda cognitiva (Figura 14.3).

Considerações finais

O diabetes é uma doença silenciosa que, em muitos casos, é diagnosticada tardiamente. Indivíduos diabéticos com glicemia descontrolada cronicamente apresentam propensão a desenvolverem neuroinflamação tanto periférica quanto central. Essa neuroinflamação observada em pacientes diabéticos está associada tanto ao desenvolvimento de neuropatias periféricas quanto à maior susceptibilidade ao surgimento de transtornos de humor, incluindo ansiedade e depressão, e ao declínio cognitivo, que pode levar ao desenvolvimento precoce e mais grave da doença de Alzheimer. Embora seja conhecido que a neuroinflamação é crucial para o desenvolvimento dessas morbidades do sistema nervoso em diabéticos, os mecanismos subjacentes às alterações neuronais e cognitivas não são completamente conhecidos. Entretanto, tanto a disbiose intestinal, com consequente translocação de endotoxinas da microbiota intestinal para a circulação, quanto os níveis elevados de glicocorticoides mostram-se importantes para o estabelecimento da neuroinflamação e para a perda neural em clara associação com o desenvolvimento de neuropatias periféricas, transtornos de humor e declínios cognitivos em diabéticos. Assim, a compreensão da alteração do sistema neuroimunoendócrino na patogênese da neuroinflamação tanto periférica quanto central terá relevância clínica e terapêutica para as morbidades associadas ao sistema nervoso observadas em pacientes diabéticos.

Bibliografia

Carlsson S. Etiology and pathogenesis of latent autoimmune diabetes in adults (LADA) compared to type 2 diabetes. Front Physiol. 2019;10:320.

Chaves AS, Magalhães NS, Insuela DBR, Silva PMR, Martins MA, Carvalho VF. Effect of the renin-andiotensyn system on the exacerbation of adrenal glucocorticoid steroidogenesis in diabetic mice: role of angiotensin-II type 2 receptor. Front Endocrinol (Lausanne). 2022;13:1040040.

Du Y, Neng Q, Li Y, Kang Y, Guo L, Huang X, et al. Gastrointestinal autonomic neuropathy exacerbates gut microbiota dysbiosis in adult patients with type 2 diabetes mellitus. Front Cell Infect Microbiol. 2022;11:804733.

Feldman EL, Callaghan BC, Pop-Busui R, Zochodne DW, Wright DE, et al. Diabetic neuropathy. Nat Rev Dis Primers. 2019;5(1):41.

Feldman EL, Nave KA, Jensen TS, Bennett DLH. New horizons in diabetic neuropathy: mechanisms, bioenergetics, and pain. Neuron. 2017;93(6):1296-313.

Huang N, Jin H, Zhou S, Shi J, Jin F. TLR4 is a link between diabetes and Alzheimer's disease. Behav. Behav Brain Res. 2017;316:234-44.

Khaledi M, Haghighatdoost F, Feizi A, Aminorroaya A. The prevalence of comorbid depression in patients with type 2 diabetes: an updated systematic review and meta-analysis on huge number of observational studies. Acta Diabetol. 2019;56(6):631-50.

Lentle BC, Thomas JP. Adrenal function and the complications of diabetes mellitus. Lancet. 1964; 2(7359):544-9.

Liu J, Han YS, Liu L, Tang L, Yang H, Meng P, et al. Abnormal Glu/mGluR2/3/PI3K pathway in the hippocampal neurovascular unit leads to diabetesrelated depression. Neural Regen Res. 2021; 16(4):727-33.

Magalhães NS, Savino W, Silva PMR, Martins MA, Carvalho VF. Gut microbiota dysbiosis is a crucial player for the poor outcomes for Covid-19 in elderly, diabetic and hypertensive patients. Front Med (Lausanne). 2021;8:644751.

Pascale A, Marchesi N, Govoni S, Coppola A, Gazzaruso C. The role of gut microbiota in obesity, diabetes mellitus, and effect of metformin: new insights into old diseases. Curr Opin Pharmacol. 2019;49:1-5

Revsin Y, Rekers NV, Louwe MC, Saravia FE, De Nicola AF, de Kloet ER, et al. Glucocorticoid receptor blockade normalizes hippocampal alterations and cognitive impairment in streptozotocin-induced type 1 diabetes mice. Neuropsychopharmacology. 2009;34(3):747-58.

Sun H, Saeedi P, Karuranga S, Pinkepank M, Ogurtsova K, Duncan BB, et al. IDF Diabetes Atlas: Global, regional and country-level diabetes prevalence estimates for 2021 and projections for 2045. Diabetes Res Clin Pract. 2022;183:109119.

Torres RC, Magalhães NS, Silva PMR, Martins MA, Carvalho VF. Activation of PPAR-γ reduces HPA axis activity in diabetic rats by up-regulating PI3K expression. Exp Mol Pathol. 2016;101(2):290-301.

Wang Y, Yang H, Li W, Meng P, Han Y, Zhang X, et al. Zuogui Jiangtang Jieyu Formulation prevents hyperglycaemia and depressive-like behaviour in rats by reducing the glucocorticoid level in plasma and hippocampus. Evid Based Complement Alternat Med. 2015;2015:158361.

Xie J, Song W, Liang X, Zhang Q, Shi Y, Liu W, et al. Jinmaitong ameliorates diabetic peripheral neuropathy in streptozotocin-induced diabetic rats by modulating gut microbiota and neuregulin 1. Aging (Albany NY). 2020;12(17):17436-58.

Xie J, Song W, Liang X, Zhang Q, Shi Y, Liu W, et al. Protective effect of quercetin on streptozotocin-induced diabetic peripheral neuropathy rats through modulating gut microbiota and reactive oxygen species level. Biomed Pharmacother. 2020;127:110147.

Yu F, Han W, Zhan G, Li S, Xiang S, Zhu B, et al. Abnormal gut microbiota composition contributes to cognitive dysfunction in streptozotocin-induced diabetic mice. Aging (Albany NY). 2019;11(10):3262-79.

Zhang S, Cao L, Liang Y, Wang P. The molecular mechanism of chronic high-dose corticosterone-induced aggravation of cognitive impairment in APP/PS1 transgenic mice. Front Mol Neurosci. 2021;13:613421.

Zuo ZF, Liao YH, Ding T, Dong YL, Qu J, Wang J, et al. Astrocytic NDRG2 is involved in glucocorticoid-mediated diabetic mechanical allodynia. Diabetes Res Clin Pract. 2015;108(1):128-36.

Seção 4

Neuroinflamação em Doenças Infecciosas

Capítulo 15

Neuroinflamação e Infecção – Aspectos Cognitivos e Memória

Vanessa Estato de Freitas
Marcelo G. Granja
Patrícia Alves Reis
Hugo Caire de Castro Faria Neto

Introdução

A despeito de todos o avanço no desenvolvimento de medicamentos cada vez mais específicos e eficazes contra os diversos agentes patogênicos envolvidos, as doenças infecciosas ainda são importantes causas de mortalidade e morbidade no mundo atual. O sistema nervoso central muitas das vezes é acometido primariamente, como no caso de meningites, e outras vezes é acometido de maneira indireta, como consequência de um quadro inflamatório sistêmico, caso no qual a sepse constitui um exemplo clássico. O dano causado ao cérebro por infecções primárias desse órgão e seus periféricos, como as meninges, depende da natureza do agente patogênico, suas características biológicas, o local da infecção e da resposta do hospedeiro.

Diversas sequelas de longa duração, ou mesmo permanentes, podem resultar dos casos de infecção direta do sistema nervoso central, e seus mecanismos precisam ser estudados caso a caso em função das características individuais dos agentes causais. Entretanto, sequelas agudas, de longo prazo ou mesmo permanentes, muitas vezes envolvendo cognição e memória, também podem ser causadas quando o acometimento do sistema nervoso central se dá por via indireta, frente a um quadro inflamatório sistêmico decorrente de infecção. Nesse caso, o insulto acontece na direção da microcirculação cerebral para o parênquima e pode envolver mecanismos comuns a diversos agentes etiológicos diferentes que causam a infecção primária na periferia. Mediadores inflamatórios e/ou sinalizadores de danos gerados na periferia causam ativação das células endoteliais na microcirculação cerebral levando à disfunção da barreira hematoencefálica e ao extravasamento de mediadores que irão engatilhar e ampliar a inflamação no parênquima, alterando a unidade neurovascular, causando ativação de astrócitos e microglia e, por fim, acometendo funcional e/ou estruturalmente neurônios e sinapses. As consequências desse processo são várias, mas aprendizado, memória e comportamentos são invariavelmente comprometidos.

Nesse capítulo, abordaremos questões que envolvem o comprometimento cognitivo face à neuroinflamação em doenças infeciosas, ao acometimento da microcirculação cerebral e da barreira hematoencefálica, e aos mecanismos celulares e moleculares presentes.

Consequências cognitivas associadas às doenças infecciosas

Conforme abordaremos ao longo do capítulo, as doenças infecciosas medeiam alterações no sistema nervoso central associadas a mudanças nos padrões de resposta celular, tanto imunológicas quanto neurogliais. Além dessa mudança no perfil de resposta celular, modificações moleculares que ocorrem na periferia impactam diretamente a homeostase central, uma vez que a barreira hematoencefálica apresenta alguma sensibilidade aos sinais químicos que chegam até ela, levando a um aumento em sua permeabilidade e influenciando a atividade dos componentes desse sistema.

Em diferentes estágios do desenvolvimento encefálico, as regiões que o compõem apresentam janelas críticas temporais singulares que podem ser mais ou menos susceptíveis a regulações e modulações oriundas dos sinais externos e que estão de acordo com o estágio do desenvolvimento em que elas se encontram. Dentre os referidos sinais, vale destacar a participação dos agentes infecciosos, os quais levam a uma resposta orgânica desregulada e mediada pela presença do agente no local acometido ou como consequência da resposta do hospedeiro durante a infecção.[1]

Nos casos de infecção durante a gravidez, o espaço intrauterino pode ser atingido, levando a uma enorme agressão fetal durante o seu desenvolvimento. A infecção intrauterina pode levar a danos no desenvolvimento do feto em diferentes regiões cerebrais ou até mesmo de forma global no sistema nervoso central.[2] Esses danos podem ter efeitos diversos, incluindo problemas de interação social, anormalidades comportamentais, atrasos no desenvolvimento, além de déficits de memória e intelectuais.[3]

Até o presente, pouco se sabe sobre a fisiopatologia dos danos cerebrais permanentes associados a processos infecciosos que ocorrem durante o desenvolvimento, pois eles são complexos, de difícil estudo e, portanto, não totalmente compreendidos. Esses danos podem afetar os padrões comportamentais e sociais da prole, e estão associados a modulações nos sistemas de neurotransmissores, na unidade neurovascular, na indução da neuroinflamação e na apoptose celular durante o período fetal e pós-natal.

Considera-se a infecção pelo Zika virus como uma condição clínica neuropatológica que leva a um desenvolvimento cerebral atípico durante a vida uterina.[4] Identificar deficiências cognitivas em bebês expostos ao Zika vírus durante a vida intrauterina pode potencialmente permitir a adoção precoce de intervenções terapêuticas desde seu diagnóstico. Problemas comportamentais e desordens psiquiátricas secundárias ao dano neurológico são comumente comorbidades encontradas em crianças com transtornos do neurodesenvolvimento que afetam desenvolvimento social e aprendizado durante a infância e a adolescência.

Por meio de estudos em que se utilizou modelo animal de sepse gestacional, verificou-se que a ocorrência da sepse materna no terço final da gestação induz uma resposta inflamatória central e periférica em camundongos neonatos, a qual impacta diretamente o desenvolvimento encefálico e leva a danos no padrão de respostas associadas à cognição e a alterações comportamentais associadas a capacidade de aprendizado, resposta cognitiva e padrão comportamental associado à depressão, quando esses animais chegam à vida adulta.[5] Cada uma dessas alterações pode estar ligada a danos sinápticos, sugerindo que a sepse materna seja um fator de risco negligenciado para depressão, aprendizagem e consolidação de memória na infância e na vida adulta.

As sequelas ou a evolução das infecções do sistema nervoso central são muitas vezes menosprezadas em face das altas taxas de mortalidade que elas apresentam, principalmente quando tratamos de processos infecciosos centrais em crianças. Sabemos que as deficiências neurológicas não afetam apenas o desenvolvimento e as perspectivas futuras da criança, mas também representam um ponto de controle no manejo do acompanhamento clínico que elas possam necessitar no período pós-infecção.

Nas infecções infantis, podemos observar a ocorrência de danos neuronais por qualquer um dos mecanismos discutidos a seguir, mas o padrão desse dano é determinado pela localização e pelo tipo de agente infeccioso no cérebro e/ou na periferia, bem como pelos processos fisiopatológicos secundários iniciados, como depressão, déficit cognitivo e convulsões, por exemplo. Outros fatores, como idade e doença prévia do SNC, também podem influenciar o padrão de dano e recuperação do paciente após a resolução do quadro clínico.

Em virtude do dano neuronal irreversível que ocorre durante processos infecciosos cerebrais graves em crianças, o risco de desenvolver déficits cognitivos e dificuldades de aprendizagem a longo prazo é significativo.[6] As taxas de comprometimento cognitivo em todo o mundo são difíceis de estimar porque não há um método padronizado para avaliação dos sinais e sintomas, assim como os dados de sequelas a longo prazo das crianças sobreviventes raramente estão disponíveis.

Em alguns casos, as crianças sobreviventes de meningite bacteriana apresentam problemas de desempenho ou concentração durante as atividades escolares, fazendo com que essas crianças repitam o ano escolar duas vezes mais em comparação com crianças sem histórico de meningite.[7] Além disso, o grupo pós-meningite foi encaminhado para escolas especiais quatro vezes mais frequentemente do que as demais crianças. Os efeitos a curto prazo (30 a 40 dias) e a longo prazo (6 a 24 meses) revelam que uma importante porcentagem dos sobreviventes apresentou déficits no desenvolvimento mental e psicomotor.[8-10] No Brasil, 5,88% das crianças sobreviventes à meningite bacteriana desenvolveram dificuldades de aprendizagem e 7,35% dessas crianças tiveram atraso no desenvolvimento escolar.[11]

Por outro lado, os adultos com histórico de encefalites infecciosas graves durante a infância tiveram menor desempenho educacional e autossuficiência econômica em comparação a adultos sem histórico conhecido dessas infecções.[12] Em pacientes portadores de HIV, a invasão do vírus no sistema nervoso produz lesões em todo tecido cerebral, causando comprometimento cognitivo. Ocorre perda neuronal no córtex frontal, atrofia cerebral e desmielinização, principalmente nas zonas periventriculares, corpo caloso, cápsula interna, comissura anterior e trato óptico.[13] O vírus pode permanecer latente no SNC por muitos anos, mas mesmo sem apresentar atividade viral, a sua presença no tecido neuronal pode levar a déficits sutis no padrão de resposta cognitiva.[14,6] Esses achados não são observados em todos os pacientes, o que nos leva a acreditar que existe uma relação importante entre as regulações periféricas e a presença ou não de disfunção cognitiva em pacientes portadores de HIV.[15]

A Covid-19 é outra doença que afeta o sistema nervoso, levando a processos inflamatórios e neurodegenerativos [16]. As consequências a longo prazo dessa neuroinfecção ainda precisam ser mais elucidadas, porém já estão sendo associadas a prejuízos nas funções cognitivas, afetivas e comportamentais. Estudos neuropatológicos em pacientes mortos por Covid-19 revelaram a presença de edema e alteração neuronal parcial com envolvimento da substância branca.[17] Vários mecanismos fisiopatológicos e metabólicos têm sido propostos para explicar essas alterações. Acredita-se que o vírus poderia infectar o cérebro pelo receptor da enzima conversora de angiotensina 2 (ACE2, do inglês *angiotensin-converting enzyme 2*) porque a microglia e os neurônios possuem esse receptor.[18] O SARS-CoV-2 leva à hipóxia e à disfunção da coagulação, o que pode afetar o cérebro, e a presença do vírus também pode causar disfunções neuronais diretas se atingir o sistema nervoso. Ao chegar a esse tecido, o estado hiperinflamatório associado à infecção por SARS-CoV-2 pode levar à ativação glial e à desmielinização do SNC, uma vez que a desmielinização foi detectada junto com partículas virais no tecido cerebral de pessoas infectadas com SARS-CoV-2.[19]

Tem-se demonstrado que problemas psiquiátricos como estresse, ansiedade, depressão, perda de memória, psicose e distúrbios do sono estão presentes em indivíduos com Covid-19.[20] Adultos mais velhos podem demonstrar ainda mais dificuldades em lidar com a crise trazida pela pandemia. As questões da neurocognição e da capacidade de realizar as atividades diárias em idosos precisam ser abordadas em conjunto com outras transtornos psiquiátricos ao longo da vida, uma vez que essa população é mais sensível às disfunções centrais em comparação aos adultos jovens.[21] A infecção por SARS-CoV-2 tem um potencial impacto a longo prazo na cognição dos pacientes idosos. Assim como em outras doenças infecciosas que atingem essa população, as sequelas cognitivas a longo prazo podem se tornar um importante problema de saúde pública muito depois do fim da doença aguda. Atualmente, vários grupos de pesquisa realizam o acompanhamento dos idosos que se recuperaram da Covid-19 e buscam melhor compreensão do processo cognitivo e suas consequências a longo prazo, principalmente nos idosos que se recuperaram de uma doença grave.

Helicobacter pylori é uma bactéria Gram-negativa que coloniza o estômago e pode levar a gastrite crônica, úlceras pépticas e câncer gástrico. Na maioria das vezes, a infecção é adquirida na primeira infância e causa distúrbios inflamatórios gástricos ao longo da vida do paciente. As infecções por *H. pylori* são associadas a maior risco de desenvolvimento de demência em idosos, além da exacerbação dos sintomas de pacientes portadores da doença de Alzheimer.[22-24] Recentemente demonstrou-se que o estrogênio pode desempenhar um papel protetor contra danos neuronais causados por infecção crônica por *H. pylori*, suprimindo a inflamação sistêmica e reduzindo a neurodegeneração. Porém, ainda é necessário explorar a interação entre a infecção por *H. pylori* e o papel do estrogênio no comprometimento cognitivo.

Finalmente, doenças psiquiátricas, incluindo ansiedade e depressão, provavelmente são subestimadas e subnotificadas em idosos sobreviventes de encefalites infecciosas ou doenças infecciosas sistêmicas graves, e contribuem para dificuldades cognitivas e queda na qualidade de vida geral. A inflamação sistêmica aguda ocasionada por um processo infeccioso pode ter um grande impacto no cérebro e mediar a relação entre aumento da idade, neurodegeneração e *delirium*, assim como a relação entre *delirium* e deterioração cognitiva a longo prazo.[25] Ainda não é muito compreendido o padrão dos danos cognitivos de idosos após uma infecção aguda, que correlacionem a presença do declínio cognitivo com variáveis clínicas e dados relacionados com infecção, e que possam oferecer uma compreensão mais profunda da relação entre esses eventos.

Com relação à disfunção cerebral aguda causada pela sepse, observam-se *delirium* e coma em aproximadamente metade dos pacientes que apresentam sepse no momento da admissão na unidade de terapia intensiva (UTI).[26] Sabe-se que esses sintomas neurológicos não são ocasionados pela invasão cerebral direta pelos patógenos, mas mediadas por fatores celulares e moleculares desregulados em resposta ao patógeno.[27] A esse fenômeno, dá-se o nome de encefalopatia associada à sepse (EAS). Nos pacientes de todas as faixas etárias, o *delirium* representa um distúrbio agudo de atenção, consciência e cognição que pode durar por horas a dias, em que esses sintomas são normalmente minimizados com a melhora clínica geral do paciente. No entanto, as deficiências cognitivas persistem em um subconjunto de pacientes que sobrevivem à sepse e vivem com esses déficits por vários anos após a melhora do quadro de sepse.[28] O que determina a persistência das sequelas cognitivas permanece pouco compreendido; as evidências atuais indicam que a participação das respostas imunes inata e adaptativa podem ser a chave da resposta, pois apresentam-se alteradas no cérebro de diferentes formas em diferentes pacientes.

A microcirculação cerebral e a barreira hematoencefálica como alvos na neuroinflamação das doenças infecciosas

O cérebro é suprido por uma elaborada rede vascular que se origina no exterior do crânio e atinge profundamente o parênquima. A barreira hematoencefálica (BHE) regula o transporte de moléculas para dentro e para fora do SNC, impedindo que componentes neurotóxicos do plasma, células sanguíneas e patógenos entrem no cérebro, mantendo rigidamente controlada a composição química do microambiente neuronal, necessária para a perfeita função cerebral. Esta barreira altamente seletiva consiste em células endoteliais vasculares, junções apertadas (*tight junctions)* e membranas basais, pericitos ou células musculares lisas e terminações de pés astrócitários que envolvem os capilares.[29] O padrão da arquitetura dos vasos sanguíneos cerebrais segue os principais circuitos cerebrais responsáveis por funções sensitivas, cognitivas e motoras, desempenhando um papel importante no funcionamento normal do SNC. Sob condições fisiológicas, o cérebro humano recebe 20% do débito cardíaco e usa 20% do oxigênio e da glicose do corpo. Os substratos, como fonte energética, penetram no cérebro via transportadores de membrana na HE, de acordo com a demanda metabólica, já que o cérebro carece de reservas para armazenar energia.[30] Assim, um aumento da atividade neuronal induz um aumento adicional da circulação sanguínea local. Denomina-se acoplamento neurovascular essa comunicação entre a atividade neuronal e o fluxo sanguíneo cerebral.[31]

O conceito da unidade neurovascular (UNV) fornece uma estrutura útil para o entendimento de como os sinais neuronais regulam a microcirculação local, sem considerar o papel das grandes artérias cerebrais e dos sinais vasoativos sistêmicos, de modo a atender às necessidades metabólicas do cérebro. Os diferentes tipos celulares que compõe a UNV como neurônios, células da glia (astrócitos e microglia) e células vasculares (células endoteliais, musculares lisas e pericitos) contribuem para a regulação da permeabilidade da BHE, renovação de neurotransmissores, angiogênese e neurogênese.[32]

Embora as células vasculares e os neurônios do SNC tenham origens embrionárias distintas, compartilham o curso temporal de proliferação e diferenciação, além de um conjunto de moléculas de sinalização que regulam o desenvolvimento neuronal e vascular.[33] E, ainda, o fato de a neurogênese ocorrer em regiões de angiogênese reforça uma estreita relação entre os dois processos.[33]

Existe uma heterogeneidade estrutural da UNV nos diferentes níveis de ramificação da rede vascular cerebral, e esse conceito tem grandes implicações para a regulação da BHE em situações fisiológicas e patológicas. Já foi bem descrito que a integridade da UNV depende da sinalização recíproca entre os vasos sanguíneos e os astrócitos e entre astrócitos e microglia.[34,35] Os astrócitos são células gliais que envolvem os vasos sanguíneos com seus pés terminais. São células importantes na resposta à lesão do SNC, absorvendo o excesso de glutamato do espaço extracelular e convertendo-o em glutamina para auxiliar na geração de novos neurônios, regulando o equilíbrio de potássio extracelular e remodelando sinapses, além de secretarem uma variedade de moléculas vasoativas que modulam o tônus vascular. Os astrócitos constituem o elo entre os componentes vascular e nervoso da UNV. Assim, estudos experimentais em animais comprovam que a eficácia da sinalização e do contato entre astrócitos e vasos, assim como a manutenção da densidade adequada de microvasos cerebrais garantem o controle da perfusão tecidual e da função cognitiva de animais submetidos a modelos de isquemia cerebral[36] ou de síndrome metabólica.[37,38] Assim, estudos que quantificam a cobertura dos pés astrocitários nos capilares cerebrais fornecem informação sobre a função e a estrutura da UNV (Figura 15.1).

Outras células de fundamental importância na UNV são as microglias, células imunes primárias espalhadas pelo parênquima cerebral, que participam ativamente da resposta inflamatória no SNC e apresentam um papel importante na interação com astrócitos no processo de dano e reparo neuronal.[35] As microglias são as células mais sensíveis aos estímulos lesivos como lipopolissacarídeos (LPS), isquemia ou produtos da inflamação, atuando como sentinelas e sendo as primeiras a serem ativadas no SNC. Quando ativadas, polarizam para um fenótipo pró-inflamatório do tipo M1, via ativação dos receptores do tipo *Toll* 4 (TLR4, do inglês *Toll-like receptors* 4) altamente expressos em suas membranas.[39] A ativação microglial promove a secreção de diversos fatores inflamatórios, como TNF-α, IL-1, que, por sua vez, polarizam os astrócitos para um perfil pró-inflamatório A1. Simultaneamente, uma variedade de sinais moleculares provenientes do microambiente alterado promove a troca para o fenótipo anti-inflamatório A2 nos astrócitos, aumentando os níveis de fatores neurotróficos e citocinas como CLCF1, LIF, IL-6, IL-10 e de trombospondinas, capazes de promover a sobrevivência e o reparo neuronal. Os fatores do microambiente local

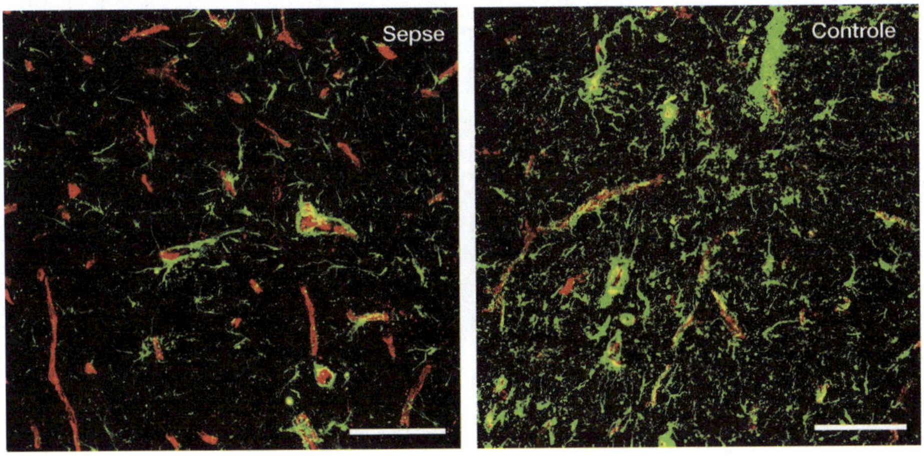

Figura 15.1. **Efeito da sepse gestacional na cobertura de astrócitos sobre os vasos cerebrais da prole.** Imagens de cortes de cérebro (hipocampo) de prole de camundongos fêmeas que tiveram sepse por infecção pulmonar por *Klebsiella pneumoniae* durante a gravidez. Imuno-histoquímica para marcação de astrócitos e com anticorpo antiproteína glial fibrilar ácida (GFAP – do inglês, *glial fibrillary acidic protein – verde*) e vasos com isolectina IB4 (*vermelho*). Nos animais do grupo sepse, observa-se menor cobertura dos astrócitos em torno dos capilares cerebrais. Aumento de 400×, barra de escala: 50 μm.
Fonte: Acervo pessoal dos autores.

promovem igualmente a mudança microglial para o fenótipo M2 produtor de citocina IL-10, que ativa os seus receptores expressos principalmente em astrócitos A2, e isso permite que os astrócitos secretem TGF-β, o que finalmente reduz a ativação microglial e o processo inflamatório.[35,39]

Neuroinflamação e alterações na microcirculação cerebral estão constantemente presentes em doenças infecciosas que acometem o SNC, como, p. ex., a malária cerebral (MC),[40] sepse[41,42] e toxoplasmose.[43] As mudanças fenotípicas das microglias e dos astrócitos determinam seu caráter neurotóxico e quando associadas à rarefação microvascular e à redução do fluxo sanguíneo microvascular cerebral podem facilitar processos neuroinflamatórios e desenvolvimento de déficit cognitivo (Figura 15.2).

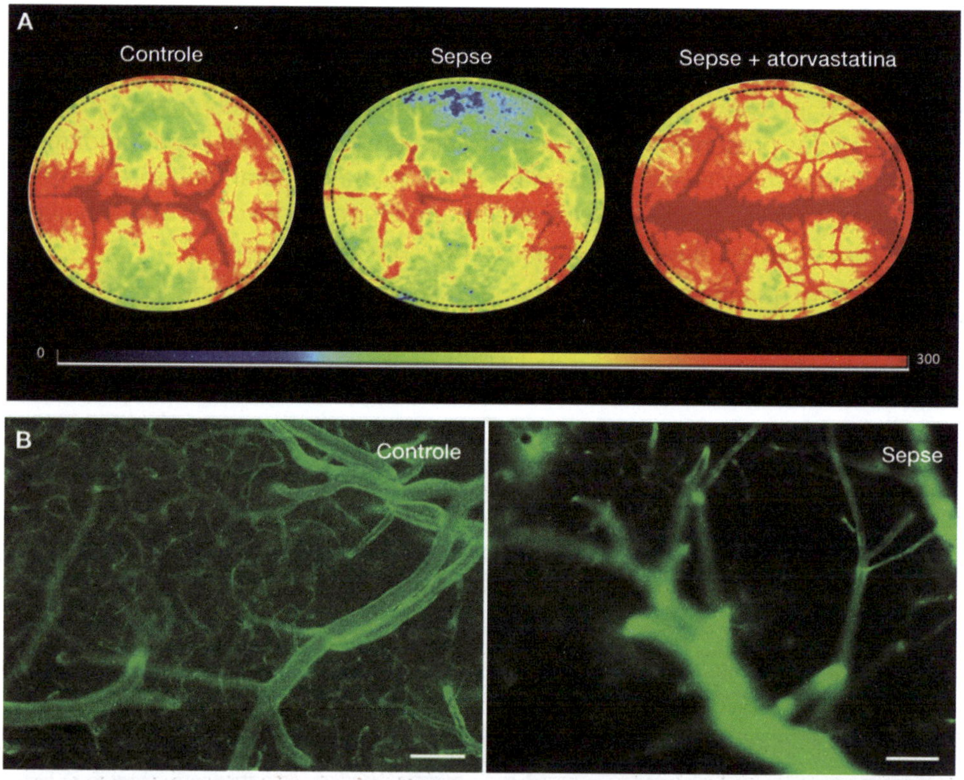

Figura 15.2. **Efeito da sepse na microcirculação cerebral.** (**A**) Imagens representativas do fluxo sanguíneo cerebral de camundongos durante experimento com a técnica de fluxometria por *laser speckle* com contraste de imagem (LSCI). Após 24 horas de sepse induzida por peritonite por injeção de fezes na cavidade abdominal, observa-se hipoperfusão microvascular no animal sem tratamento (imagem do centro – *sepse*) quando comparados ao animal controle (imagem da esquerda – *controle*). O tratamento com atorvastatina (20 mg/kg, via oral) iniciado duas horas após o início dos sinais de sepse protege e melhora o fluxo sanguíneo microvascular cerebral (imagem da direita – *sepse + atorvastatina*).
(**B**) Imagens representativas da densidade capilar cerebral de camundongos com a técnica de microscopia intravital com florescência. Após seis horas de sepse induzida por ligadura cecal e punção (CLP, do inglês *cecal ligation and puncture*) observam-se redução do número de capilares perfundidos e presença de áreas de rarefação microvascular. Barra de escala: 100 μm. Fonte: Acervo pessoal dos autores.

Estudos em modelos experimentais murinos de sepse neonatal[42] ou em ovelhas no período pré-termo[44] demonstraram que a exposição à inflamação prolongada com administração de LPS sistêmico está associada à redução significativa da densidade de microvasos e de pericitos no córtex cerebral e na substância branca do cérebro do feto e do neonato. Essas alterações vasculares são acompanhadas de astrogliose e de redução da cobertura dos astrócitos ao redor da microvasculatura na substância branca. Esses achados sugerem que essas alterações na UNV poderiam predispor ao dano neuronal, prejudicando o crescimento e a maturação do cérebro.[44]

Na encefalopatia causada pela MC os mecanismos patogênicos subjacentes à ocorrência de lesões cerebrais ainda não são totalmente compreendidos, mas estão relacionadas com a obstrução da microvasculatura e a inflamação cerebral[40,45] (Figura 15.3). A neuroinflamação na MC envolve o sequestro de células sanguíneas ativadas, particularmente monócitos e macrófagos, hemácias parasitadas e plaquetas nos vasos cerebrais, além da presença de astrócitos edematosos perivasculares que contribuem para o aparecimento do edema no parênquima cerebral. Demonstrou-se que os coágulos presentes na microcirculação cerebral têm um papel fundamental na ativação das microglias sentinelas no parênquima cerebral, que são capazes de causar sequelas neurológicas, o que sugere um efeito positivo dos anticoagulantes como futura terapia adjuvante para pacientes com MC.[46]

Um estudo quantitativo de microscopia eletrônica, trouxe evidências de edemas citogênico e vasogênico como características predominantes na MC experimental, que contribuem para a disfunção da UNV durante a doença. O edema vasogênico envolve o acúmulo de líquido no espaço extracelular do parênquima cerebral em

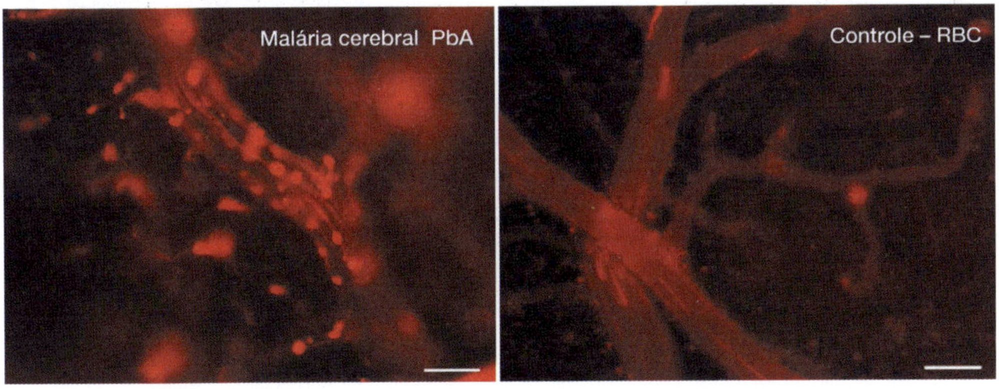

Figura 15.3. **Inflamação microvascular na malária cerebral.** Imagens obtidas por microscopia intravital por fluorescência demonstrando a interação de leucócitos (marcados com rhodamina 6G) com a parede intravascular de vênulas pós-capilares de camundongo com malária cerebral após seis dias de infecção com hemácias parasitadas com *Plasmodium berghei* ANKA (PbA) ou camundongo controle com injeção de hemácias não parasitadas (*red blood cells* – RBC). Nos animais com malária cerebral observa-se grande número de leucócitos que estavam rolando ou aderidos à parede vascular, enquanto no animal controle não se observou esse padrão de inflamação. Aumento de 200× e barra de escala: 100 μm. Fonte: Acervo pessoal dos autores.

virtude da maior permeabilidade da BHE, enquanto o edema citogênico consiste no acúmulo de líquido intracelular em astrócitos perivasculares, que ocorre durante condições geradoras de anoxia, como a hypóxia.[47]

A neuropatia observada na toxoplasmose também apresenta características de quebra da BHE, com redução da densidade capilar e do fluxo sanguíneo microvascular cerebral e aumento de interação de leucócitos ao endotélio vascular.[43] Em um modelo experimental de infecção congênita por *T. gondii*, demonstrou-se a ativação de astrócitos e células gliais, associada à migração de células imunes para o cérebro e liberação de citocinas e mediadores inflamatórios. Todos esses mecanismos podem alterar a morfologia e a função dos neurônios, mesmo após a fase aguda de infecção. No entanto, a expressão aumentada de GFAP por astrócitos no início da fase embrionária parece aumentar ainda mais com a idade. Essas alterações estão relacionadas com o processo de depleção neuronal via apoptose que é induzida pelo parasita ainda na vida embrionária, visando garantir a sua própria sobrevida no microambiente do SNC.[48]

Mecanismos celulares e moleculares associados ao dano cognitivo em doenças infecciosas

Um dos principais déficits associados a alterações cognitivas decorrentes de doenças infecciosas graves é a perda da memória. A memória é a capacidade de reter novas informações para uso futuro. As funções básicas da vida exigem o mecanismo de formação e consolidação da memória, que são fundamentais para a aprendizagem do reconhecimento de sinais perigosos e comportamento social. A memória pode ser hoje definida na psicologia como a faculdade de codificar, armazenar e recuperar informações e inclui três categorias: sensorial, de curto prazo e de longo prazo; cada uma delas tem diferentes atributos (a memória sensorial não é conscientemente controlada, a memória de curto prazo pode só conter informações limitadas e a memória de longo prazo pode armazenar uma quantidade indefinida de informações).[49,50] Alterações nas memórias de curta e longa duração são extensamente observadas associadas a doenças infecciosas sistêmicas.

A memória tem como local de formação e consolidação o hipocampo, que é localizado nos lobos temporais do cérebro humano, sendo uma importante estrutura do sistema límbico. O hipocampo atua conjuntamente com a amígdala na formação e consolidação de memórias de curta e longa duração. Para evocação da memória, participam ainda o córtex entorrinal e parietal. O córtex pré-frontal parece estar envolvido no processo de esquecimento ou extinção.[51,52]

A cascata de sinalização inicia-se com a ativação dos receptores do glutamato (que podem ser do tipo metabotrópicos ou ionotrópicos), um dos principais neurotransmissores do sistema nervoso central. Esses receptores compreendem os receptores ionotrópicos (NMDA, do inglês *N-methyl-D-aspartate*), o (AMPA, do inglês *α-amino-3-hydroxy-5-methyl-4-isoxazolepropionic acid*) e o cainato. Participam ainda os receptores GABAérgicos, colinérgicos do tipo muscarínicos, β-adrenérgicos, bem como os receptores serotoninérgicos.[53,54]

Durante o impulso neuronal, receptores de glutamato do tipo NMDA são ativados pelo glutamato, como resultado da despolarização pós-sináptica por meio de receptores AMPA e da ligação do glutamato. O aumento de cálcio intracelular pela ativação do NMDA ativa a calmodulina-cinase II dependente do cálcio (CaMKII), a proteína quinase C (PKC) e calcioneurina. Esse processo é fundamental para a memória a curto prazo.[55] Na sequência, a adenilato ciclase é ativada pelo aumento de cálcio ou pela ativação de receptores de glutamato tipo metabotrópicos, que são acoplados à proteína G, levando à ativação da adenilato ciclase e, consequentemente, à ativação da proteína quinase A (PKA), que se transloca para o núcleo no qual fosforila o fator de transcrição (CREB, do inglês *cAMP Response Element-Binding protein*). Outras proteínas quinases, como CaMKII, CaMKIV e MAP-quinase, também regulam a expressão gênica, mostrando que existe um extenso *crosstalk* entre as diferentes vias. Esses eventos levam à produção de várias proteínas, incluindo o fator neurotrófico derivado do cérebro (BDNF, do inglês *brain-derived neurotrophic factor*), que está intimamente associado à consolidação da memória.[55-57]

A ligação do BDNF ao seu receptor TrkB, pode modular os receptores de glutamato NMDA e AMPA na membrana neuronal ou pode, ainda, regular a transcrição e tradução por meio de três grandes cascatas de sinalização intracelular que incluem PLC-γ (fosfolipase C gama), da proteína quinase extracelular regulada (ERK), e vias de fosfatidilinositol 3 quinase (PI3K, do inglês *phosphoinositide 3-kinase*). A ativação do PLC- γ leva à liberação de cálcio do retículo endoplasmático e à ativação do CaMKII que, por sua vez, leva à fosforilação do CREB e à ativação da transcrição de genes – eventos que amplificam a sinalização para o armazenamento da memória. A transcrição dependente de CREB pode envolver a transcrição de mRNA de genes precoces que são importantes em um mecanismo denominado "consolidação sistêmica", que incorpora a memória por horas, dias, meses e anos.[57]

Os sistemas colinérgicos e dopaminérgicos também são importantes no processo de formação e consolidação da memória. O canal de íons (p. ex., ativação do receptor nicotínico) ou a ativação da proteína G levam à fosforilação de CREB e C/EPB com síntese de proteínas associadas à formação de memória, como descrito anteriormente e revisto por Stern e Alberini, 2013.[58] A acetilcolina é capaz de ativar tanto a via muscarínica (receptor acoplado à proteína G) quanto a via nicotínica (receptor de canal iônico). Uma vez liberada da fenda pós-sináptica, a acetilcolina é clivada pela acetilcolinesterase, terminando o seu sinal.

O desenvolvimento de dano cognitivo associado a doenças sistêmicas pode estar associado a diversos mecanismos. Os mecanismos mais comuns estão associados a neuroinflamação, estresse oxidativo e morte celular. Modelos experimentais de doenças têm dado algumas pistas sobre os mecanismos associados ao desenvolvimento de sequelas cognitivas, uma vez que esses estudos são de difícil realização no cenário clínico, além de eticamente limitados quanto ao poder de fazer abordagens mecanísticas. A maioria das alterações estão associadas à fase aguda da infecção, em que ocorre uma intensa resposta imune de caráter sistêmico. Em estudos realizados por Moraes *et al.*[58] em modelo de sepse experimental, o dano cognitivo foi associado à disfunção sináptica. Em observações *in vitro*, a colocalização das proteínas sinaptofisina, componente da vesícula pré-sináptica que contém glutamato, e PSD/95, componente pós-sináptico associada à função do receptor NMDA, foram reduzidas em neurônios estimulados pelo sobrenadante de células da microglia estimuladas com LPS, meio condicionado com altos níveis de IL-1β.[58]

Em modelos experimentais *in vivo* de sepse e malária observaram-se, no cérebro de animais durante a fase aguda da infecção, a ativação endotelial, aumento do rolamento e adesão de leucócitos, diminuição do fluxo sanguíneo e da densidade capilar funcional, além de disfunção na resposta colinérgica dos vasos sanguíneos, fenômenos bem característicos em repostas inflamatórias. Além disso, observaram-se desenvolvimento de edema cerebral, aumento de citocinas e quimiocinas e estresse oxidativo.[59,60] Como consequência desses eventos, comumente caracterizado como neuroinflamação, ocorre disfunção no metabolismo do glutamato, afetando a transmissão sináptica associada à ativação de receptores, especialmente o NMDA.[61-64]

Como já mencionado, o BDNF é um fator de transcrição responsável pelas alterações na plasticidade que culminam com o processo de memória e aprendizado, e pode ser uma molécula-chave na compreensão da perda cognitiva associada a eventos infecciosos sistêmicos. O BDNF é sintetizado como uma pré-proteína denominada pró-BDNF, que é clivado pelo fator tissular de ativação da plasmina (tPA) ao BDNF maduro.[65,66] De forma curiosa, o pró-BDNF e o BDNF maduro tem efeitos opostos na função neuronal: o pró-BDNF é capaz de se ligar ao receptor de neurotrofinas p75 (p75 NTR, do inglês *p75 neurotrophin receptor*), atuando no potencial depressão de longa duração (LTD, do inglês *long-term depression*), com consequente enfraquecimento da complexidade e formação de espinhas dendríticas, associadas a reforço de potencial de ação, além de disparar vias apoptóticas. Por outro lado, o BDNF maduro liga-se ao receptor tropomiosina quinase (TrkB), um receptor tipo tirosina quinase, promovendo sinais de sobrevivência e facilitando o potencial de longa duração, com aumento de complexidade de espinhas dendríticas.[67-72] O receptor p75NTR não apresenta atividade catalítica intrínseca e regula os processos celulares por meio da modulação da sinalização de Trk e/ou recrutamento de sobrevivência celular ou morte celular via moléculas adaptadoras associadas, incluindo fator de necrose tumoral associado ao receptor 1-6 (TRAF1-6), proteína de interação do receptor 2 (RIP2), entre outros.

A ligação do pró-BDNF à p75NTR pode causar a ativação das vias de sinalização RhoA e JNK que levam a alterações dendríticas, liberação de caspase, e/ou morte celular. A ligação do BDNF maduro a TrkB recruta proteínas adaptadoras Shc e proteína receptora de fator de crescimento 2 (Grb2) e ativa quinases, resultando em mais autofosforilação e sinalização por meio dos caminhos PLC/PKC, MAPK (Ras/Raf/MEK/ERK) e PI3K/AKT, fortalecendo sinais da LTP.[73] O papel do pró-BDNF/BDNF em infecções sistêmicas ainda não está claro, porém em modelos experimentais de sepse e malária há uma redução da forma madura da proteína.[65,74-76] A redução do BDNF pode estar associada a eventos de disfunção ou mesmo perda neuronal, mas ainda não há um consenso, e mais estudos são necessários para confirmar essa hipótese.

Diversos estudos têm sugerido fortemente que é possível reverter/prevenir o declínio cognitivo pela inibição dos eventos neuroinflamatório, especialmente associados à ativação de células gliais. O uso de anti-inflamatórios ou fármacos modificadores de doenças, como as estatinas, demonstrou a redução da ativação da glia (microglia e astrócitos) e consequente inibição da neuroinflamação. No caso de infecções, como malária e sepse, fármacos da classe das estatinas, com descrito efeito anti-inflamatório pleiotrópico, mostraram redução das citocinas pró-inflamatórias, incluindo TNF-α, IL-1β, IL-6, tanto sistêmica como diretamente no tecido cerebral e, assim, impactando a diminuição da disfunção da barreira hematoencefálica (Figura 15.2A), ativação e dano endotelial, e inibindo a ativação da microglia. Além disso, estudos comportamentais de memória e aprendizado mostraram a preservação de memórias de curto e longo prazos em animais tratados com esses fármacos no período da infecção.[59,60]

As células gliais, especialmente os astrócitos, participam mantendo a homeostase no tecido cerebral e controlando o fornecimento de neurotransmissores. Durante a neuroinflamação, a recaptura do glutamato é prejudicada, levando à exposição prolongada ao glutamato de células neuronais, com consequente aumento do fluxo de sódio e cálcio. Tanto os receptores ionotrópicos-NMDA (principalmente do tipo NR1/NR2B-subtipo) quanto os receptores metabotrópicos de glutamato estão associados ao efeito excitotóxico do excesso de glutamato na fenda sináptica. Esses eventos levam à disfunção mitocondrial, à produção de espécies reativas de oxigênio e nitrogênio em virtude da ativação excessiva da enzima óxido nítrico sintase neuronal, levando a liberação de peroxinitrito, liberação de fatores pró-apoptóticos e morte neuronal.[77,78] A excitotoxicidade está associada ao declínio cognitivo em várias doenças degenerativas e esse mecanismo poderia ser explorado para prevenir sequelas neurológicas associadas a doenças inflamatórias sistêmicas de origem infeciosa.[79-82]

Em conjunto, dados os diversos mecanismos que podem estar associados ao dano cognitivo relacionado com a falha de memória decorrente de doenças infecciosas, não há um consenso sobre causas ou mesmo estratégias para seu controle ou reversão. Ainda são necessários estudos que conectem esses mecanismos aqui propostos, bem como a validação em pacientes. Somente com a profunda compreensão desses mecanismos e daqueles ainda não descritos ou propostos, será possível, de fato, traçar uma estratégia eficiente para conter o desenvolvimento de sequelas cognitivas associadas a infecções sistêmicas.

Conforme visto ao longo do capítulo, as doenças infecciosas, sejam as que acometem diretamente o sistema nervoso central ou as infecções periféricas que cursam com síndrome inflamatória sistêmica, são importantes causa de sequelas neurológicas e cognitivas de longa duração. Entretanto, só recentemente a devida atenção vem sendo dada a essa questão. Assim, é seguro dizer que o entendimento dos mecanismos fisiopatológicos dessas sequelas, principalmente no segundo caso, ainda se encontra insipiente, apesar de alvos importantes e processos comuns já terem sido identificados. Portanto, não é inesperado que as opções terapêuticas disponíveis para essas situações sejam, na melhor das hipóteses, limitadas e não completamente comprovadas quanto a suas eficácias. O estudo continuado das sequelas cognitivas oriundas de quadros infecciosos é certamente o caminho adequado para mudar esse cenário e futuramente mitigar essas sequelas nos pacientes acometidos.

Referência bibliográfica

1. Abraham E. New definitions for sepsis and septic shock: continuing evolution but with much still to be done. JAMA. 2016;315(8):757-79.
2. Huleihel M, Golan H, Hallak M. Intrauterine infection/inflammation during pregnancy and offspring brain damages: Possible mechanisms involved. Reprod Biol Endocrinol. 2004;2(1):1-8.
3. Carter JA, Neville BGR, Newton CRJC. Neuro-cognitive impairment following acquired central nervous system infections in childhood: a systematic review. Brain Res Rev. 2003;43(1):57-69.
4. Valdes V, Zorrilla CD, Gabard-Durnam L, et al. Cognitive development of infants exposed to the zika virus in Puerto Rico. JAMA Netw Open. 2019;2(10):e1914061-e1914061.
5. Granja MG, Alves LP, Leardini-Tristão M, et al. Inflammatory, synaptic, motor, and behavioral alterations induced by gestational sepsis on the offspring at different stages of life. J Neuroinflammation. 2021;18(1):1-18.
6. Zainel A, Mitchell H, Sadarangani M. Bacterial meningitis in children: neurological complications, associated risk factors, and prevention. Microorganisms. 2021;9(3):535.
7. Mado SM, Aliyu I. Acute bacterial meningitis in nigerian children beyond neonatal period: A review. Niger J Basic Clin Sci. 2018;15(1):1.
8. Koomen I, Grobbee DE, Jennekens-Schinkel A, Roord JJ, Van Furth AM. Parental perception of educational, behavioural and general health problems in school-age survivors of bacterial meningitis. Acta Paediatr. 2003;92(2):177-185.
9. Roed C, Omland LH, Skinhoj P, Rothman KJ, Sorensen HT, Obel N. Educational achievement and economic self-sufficiency in adults after childhood bacterial meningitis. JAMA. 2013; 309(16):1714-21.
10. Zainel A, Mitchell H, Sadarangani M. Bacterial meningitis in children: neurological complications, associated risk factors, and prevention. Microorganisms. 2021;9(3):1-12.
11. Casella EB, Cypel S, Osmo AA, et al. Sequelae from meningococcal meningitis in children: a critical analysis of dexamethasone therapy. Arq Neuropsiquiatr. 2004;62(2B):421-28.
12. Lucas MJ, Brouwer MC, van de Beek D. Neurological sequelae of bacterial meningitis. J Infect. 2016;73(1):18-27.
13. Bell JE. An update on the neuropathology of HIV in the HAART era. Histopathology. 2004; 45(6):549-59.
14. Everall IP, Luthert PJ, Lantos PL. Neuronal loss in the frontal cortex in HIV infection. Lancet. 1991;337(8750):1119-21.
15. Christo PP. Alterações cognitivas na infecção pelo HIV e Aids. Rev Assoc Med Bras. 2010;56(2):242-7.
16. Merino JJ, Macho-González A, Benedi J, González MP. Neurological manifestations of COVID-19 in patients: from path physiology to therapy. Neurol Sci. 2021;42(12):4867-79.
17. Zanin L, Saraceno G, Panciani PP, et al. SARS-CoV-2 can induce brain and spine demyelinating lesions. Acta Neurochir (Wien). 2020;162(7):1491-4.
18. Kuba K, Yamaguchi T, Penninger JM. Angiotensin-converting enzyme 2 (ACE2) in the pathogenesis of ARDS in COVID-19. Front Immunol. 2021;12:732690.

19. Dacosta-Aguayo R, Lamonja-Vicente N, Chacon C, et al. Neurocognitive profile of the post-COVID condition in adults in catalonia-A mixed method prospective cohort and nested case-control study: study protocol. Vaccines. 2022;10(6):849.
20. Desai I, Manchanda R, Kumar N, Tiwari A, Kumar M. Neurological manifestations of coronavirus disease 2019: exploring past to understand present. Neurol Sci. 2021;42(3):773-85.
21. Liu YH, Wang YR, Wang QH, et al. Post-infection cognitive impairments in a cohort of elderly patients with COVID-19. Mol Neurodegener. 2021;16(1):48.
22. Han ML, Chen JH, Tsai MK, et al. Association between Helicobacter pylori infection and cognitive impairment in the elderly. J Formos Med Assoc. 2018;117(11):994-1002.
23. Shindler-Itskovitch T, Ravona-Springer R, Leibovitz A, Muhsen K. A systematic review and meta-analysis of the association between helicobacterpylori infection and dementia. J Alzheimers Dis. 2016;52(4):1431-42.
24. Honjo K, van Reekum R, Verhoeff NPLG. Alzheimer's disease and infection: do infectious agents contribute to progression of Alzheimer's disease? Alzheimers Dement. 2009;5(4):348-60.
25. Silva AR, Regueira P, Cardoso AL, Baldeiras I, Santana I, Cerejeira J. Cognitive trajectories following acute infection in older patients with and without cognitive impairment: an 1-year follow-up study. Front psychiatry. 2021;12.
26. Sonneville R, de Montmollin E, Poujade J, et al. Potentially modifiable factors contributing to sepsis-associated encephalopathy. Intensive Care Med. 2017;43(8):1075-84.
27. Stubbs DJ, Yamamoto AK, Menon DK. Imaging in sepsis-associated encephalopathy--insights and opportunities. Nat Rev Neurol. 2013;9(10):551-61.
28. Manabe T, Heneka MT. Cerebral dysfunctions caused by sepsis during ageing. Nat Rev Immunol. 2022;22(7):444-58.
29. Sweeney MD, Zhao Z, Montagne A, Nelson AR, Zlokovic B V. Blood-brain barrier: from physiology to disease and back. Physiol Rev. 2019;99(1):21-78.
30. Sweeney MD, Zhao Z, Montagne A, Nelson AR, Zlokovic B V. Blood-brain barrier: From physiology to disease and back. Physiol Rev. 2019;99(1):21-78.
31. Stackhouse TL, Mishra A. Neurovascular coupling in development and disease: Focus on Astrocytes. Front Cell Dev Biol. 2021;9:1745.
32. Sato Y, Falcone-Juengert J, Tominaga T, Su H, Liu J. Remodeling of the neurovascular unit following cerebral ischemia and hemorrhage. Cells. 2022;11(18):2823.
33. Wälchli T, Wacker A, Frei K, et al. Wiring the vascular network with neural cues: a CNS perspective. Neuron. 2015;87(2):271-96.
34. Liu CY, Yang Y, Ju WN, Wang X, Zhang HL. Emerging roles of astrocytes in neuro-vascular unit and the tripartite synapse with emphasis on reactive gliosis in the context of Alzheimer's disease. Front Cell Neurosci. 2018;12:193.
35. Liu LR, Liu JC, Bao JS, Bai QQ, Wang GQ. Interaction of microglia and astrocytes in the neurovascular unit. Front Immunol. 2020;11:1024.
36. Leardini-Tristão M, Andrade G, Garcia C, et al. Physical exercise promotes astrocyte coverage of microvessels in a model of chronic cerebral hypoperfusion. J Neuroinflammation. 2020;17(1):117.
37. Pekny M, Pekna M. Astrocyte reactivity and reactive astrogliosis: costs and benefits. Physiol Rev. 2014;94(4):1077-98.
38. Obadia N, Andrade G, Leardini-Tristão M, et al. TLR4 mutation protects neurovascular function and cognitive decline in high-fat diet-fed mice. J Neuroinflammation. 2022;19(1):104.
39. Liddelow SA, Guttenplan KA, Clarke LE, et al. Neurotoxic reactive astrocytes are induced by activated microglia. Nature. 2017;541(7638):481-7.
40. Reis PA, Estato V, da Silva TI, et al. Statins decrease neuroinflammation and prevent cognitive impairment after cerebral malaria. PLoS Pathog. 2012;8(12):e1003099.

41. Reis PA, Alexandre PCB, D'Avila JC, et al. Statins prevent cognitive impairment after sepsis by reverting neuroinflammation, and microcirculatory/endothelial dysfunction. Brain Behav Immun. 2017;60:293-303.
42. Cardoso FL, Herz J, Fernandes A, et al. Systemic inflammation in early neonatal mice induces transient and lasting neurodegenerative effects. J Neuroinflammation. 2015;12(1):82.
43. Estato V, Stipursky J, Gomes F, et al. The neurotropic parasite toxoplasma gondii induces sustained neuroinflammation with microvascular dysfunction in infected mice. Am J Pathol. 2018;188(11):2674-87.
44. Disdier C, Awa F, Chen X, et al. Lipopolysaccharide-induced changes in the neurovascular unit in the preterm fetal sheep brain. J Neuroinflammation. 2020;17(1):167.
45. Souza MC, Pádua TA, Torres ND, et al. Lipoxin A4 attenuates endothelial dysfunction during experimental cerebral malaria. Int Immunopharmacol. 2015;24(2):400-7.
46. Wilson KD, Ochoa LF, Solomon OD, et al. Elimination of intravascular thrombi prevents early mortality and reduces gliosis in hyper-inflammatory experimental cerebral malaria. J Neuroinflammation. 2018;15(1):173.
47. Ampawong S, Chaisri U, Viriyavejakul P, Nontprasert A, Grau GE, Pongponratn E. Electron microscopic features of brain edema in rodent cerebral malaria in relation to glial fibrillary acidic protein expression. Int J Clin Exp Pathol. 2014;7(5):2056.
48. Saad AE, Ashour DS, Dawood LM, El-Shorbagy SH. Age-related changes in cerebral congenital toxoplasmosis: Histopathological and immunohistochemical evaluation. J Neuroimmunol. 2020; 348:577384.
49. Squire LR. Memory and brain systems: 1969–2009. J Neurosci. 2009;29(41):12711-16.
50. Zlotnik G, Vansintjan A. Memory: an extended definition. Front Psychol. 2019;10:2523.
51. Asok A, Leroy F, Rayman JB, Kandel ER. Molecular mechanisms of the memory trace. Trends Neurosci. 2019;42(1):14-22.
52. Kandel ER, Dudai Y, Mayford MR. The molecular and systems biology of memory. Cell. 2014; 157(1):163-86.
53. Niciu MJ, Kelmendi B, Sanacora G. Overview of glutamatergic neurotransmission in the nervous system. Pharmacol Biochem Behav. 2012;100(4):656-64.
54. Izquierdo I, Medina JH. Memory formation: the sequence of biochemical events in the hippocampus and its connection to activity in other brain structures. Neurobiol Learn Mem. 1997; 68(3):285-316.
55. Abel T, Lattal KM. Molecular mechanisms of memory acquisition, consolidation and retrieval. Curr Opin Neurobiol. 2001;11(2):180-7.
56. Weng G, Bhalla US, Iyengar R. Complexity in biological signaling systems. Science. 1999; 284(5411):92-96.
57. Bekinschtein P, Cammarota M, Izquierdo I, Medina JH. BDNF and memory formation and storage. Neuroscientist. 2008;14(2):147-56.
58. Stern SA, Alberini CM. Mechanisms of memory enhancement. Wiley Interdiscip Rev Syst Biol Med. 2013;5(1):37-53.
59. Reis PA, Alexandre PCB, D'Avila JC, et al. Statins prevent cognitive impairment after sepsis by reverting neuroinflammation, and microcirculatory/endothelial dysfunction. Brain Behav Immun. 2017;60:293-303.
60. Reis PA, Estato V, da Silva TI, et al. Statins Decrease Neuroinflammation and Prevent Cognitive Impairment after Cerebral Malaria. PLoS Pathog. 2012;8(12):e1003099.
61. Juhász L, Rutai A, Fejes R, et al. Divergent effects of the N-methyl-D-aspartate receptor antagonist kynurenic acid and the synthetic analog SZR-72 on microcirculatory and mitochondrial dysfunction in experimental sepsis. Front Med. 2020;7:848.

62. Gordon EB, Hart GT, Tran TM, et al. Targeting glutamine metabolism rescues mice from late-stage cerebral malaria. Proc Natl Acad Sci U S A. 2015;112(42):13075-80.
63. Miranda AS, Vieira LB, Lacerda-Queiroz N, et al. Increased levels of glutamate in the central nervous system are associated with behavioral symptoms in experimental malaria. Brazilian J Med Biol Res. 2010;43(12):1173-7.
64. de Miranda AS, Brant F, Vieira LB, et al. A neuroprotective effect of the glutamate receptor antagonist MK801 on long-term cognitive and behavioral outcomes secondary to experimental cerebral malaria. Mol Neurobiol. 2017;54(9):7063-82.
65. Bekinschtein P, Cammarota M, Katche C, et al. BDNF is essential to promote persistence of long-term memory storage. Proc Natl Acad Sci. 2008;105(7):2711-16.
66. Lessmann V, Gottmann K, Malcangio M. Neurotrophin secretion: current facts and future prospects. Prog Neurobiol. 2003;69(5):341-74.
67. Gonçalves-Ribeiro J, Pina CC, Sebastião AM, Vaz SH. Glutamate transporters in hippocampal LTD/LTP: not just prevention of excitotoxicity. Front Cell Neurosci. 2019;13:357.
68. Zagrebelsky M, Holz A, Dechant G, Barde YA, Bonhoeffer T, Korte M. The p75 neurotrophin receptor negatively modulates dendrite complexity and spine density in hippocampal neurons. J Neurosci. 2005;25(43):9989-99.
69. McAllister AK, Katz LC, Lo DC. Neurotrophins and synaptic plasticity. Annu Rev Neurosci. 1999:22:295-318.
70. Friedman WJ. Proneurotrophins, seizures, and neuronal apoptosis. Neuroscientist. 2010; 16(3):244-52.
71. Woo NH, Teng HK, Siao CJ, et al. Activation of p75NTR by proBDNF facilitates hippocampal long-term depression. Nat Neurosci 2005 88. 2005;8(8):1069-77.
72. Volosin M, Song W, Almeida RD, Kaplan DR, Hempstead BL, Friedman WJ. Interaction of survival and death signaling in basal forebrain neurons: roles of neurotrophins and proneurotrophins. J Neurosci. 2006;26(29):7756-66.
73. Simmons DA. Modulating neurotrophin receptor signaling as a therapeutic strategy for huntington's disease. J Huntingtons Dis. 2017;6:303-25.
74. Bekinschtein P, Cammarota M, Izquierdo I, Medina JH. BDNF and memory formation and storage. Neuroscientist. 2008;14(2):147-56.
75. Comim CM, Reis PA, Frutuoso VS, et al. Effects of experimental cerebral malaria in memory, brain-derived neurotrophic factor and acetylcholinesterase acitivity in the hippocampus of survivor mice. Neurosci Lett. 2012;523(2):104-7.
76. Biff D, Petronilho F, Constantino L, et al. Correlation of acute phase inflammatory and oxidative markers with long-term cognitive impairment in sepsis survivors rats. Shock. 2013;40(1):45-8.
77. Wang Y, Qin ZH. Molecular and cellular mechanisms of excitotoxic neuronal death. Apoptosis. 2010;15(11):1382-02.
78. Dong XX, Wang Y, Qin ZH. Molecular mechanisms of excitotoxicity and their relevance to pathogenesis of neurodegenerative diseases. Acta Pharmacol Sin. 2009;30(4):379-87.
79. Allen NJ. Astrocyte regulation of synaptic behavior. Annu Rev Cell Dev Biol. 2014;30(1):439-63.
80. Armada-Moreira A, Gomes JI, Pina CC, et al. Going the extra (synaptic) mile: excitotoxicity as the road toward neurodegenerative diseases. Front Cell Neurosci. 2020;14:90.
81. Dong XX, Wang Y, Qin ZH. Molecular mechanisms of excitotoxicity and their relevance to pathogenesis of neurodegenerative diseases. Acta Pharmacol Sin. 2009;30(4):379-87.
82. Wang Y, Qin ZH. Molecular and cellular mechanisms of excitotoxic neuronal death. Apoptosis. 2010;15(11):1382-02.

Capítulo 16

Disfunções Neurocognitivas e Comportamentais na Malária

Pamela Rosa Gonçalves
Luciana Pereira de Sousa
Caio César de Araujo Evaristo
Beatriz Nogueira Siqueira e Silva
Cláudio Tadeu Daniel-Ribeiro

Malária – uma doença inflamatória sistêmica

A malária é uma doença infectoparasitária de regiões tropicais e subtropicais, que pode afetar o sistema nervoso central. Ela é causada por protozoários do gênero *Plasmodium* spp., que infectam e destroem eritrócitos, e é transmitida por vetores fêmeas de mosquitos do gênero *Anopheles* spp. Dados recentes estimam ter havido 249 milhões de casos e 608 mil óbitos no ano de 2022, sendo a maioria deles (95%) concentrados na África e causados principalmente por *P. falciparum* (WHO, 2023). Nas Américas, foram estimados cerca de 552 mil casos, sendo a República Bolivariana da Venezuela, o Brasil e a Colômbia os principais países acometidos, concentrando quase 75% dos casos da região, causados majoritariamente por *P. vivax*, a segunda espécie de maior interesse epidemiológico no planeta (WHO, 2023).

O ciclo biológico do plasmódio apresenta diferentes estágios de desenvolvimento – que não serão abordados aqui – em hospedeiros vertebrados e invertebrados. Para entendermos alguns aspectos da patogênese da malária, discorreremos apenas sobre a fase sintomática do ciclo, a fase eritrocítica. Ao fazer o repasto sanguíneo, o mosquito anofelino inocula, na derme do hospedeiro, esporozoítos que alcançam os hepatócitos pela circulação sanguínea. No fígado, eles se desenvolvem e diferenciam e, após a lise das células hospedeiras infectadas, ganham novamente a circulação sanguínea. Merozoítos são, então, liberados dos merossomos, infectam os eritrócitos e dão início à fase eritrocítica. Nessa fase, ocorre a diferenciação em trofozoítos jovens, que amadurecem, dando origem aos esquizontes, que formam novos merozoítos e multiplicam-se até romper a membrana do eritrócito e infectar novos eritrócitos. Essa fase é essencial na hiperativação do sistema imune (Dunst *et al.*, 2017).

Essa hiperativação resulta em importante desorganização da resposta imune que passa a ter o potencial de afetar o sistema nervoso central (Figura 16.1). Durante a infecção, os parasitos promovem aumento e deformação dos eritrócitos, além de alterações morfológicas e moleculares, que variam com a espécie plasmodial infectante, e resultam em ruptura e remoção dos restos celulares por macrófagos esplênicos, promovendo a liberação de citocinas pró-inflamatórias, além do sequestro de eritrócitos parasitados nos capilares profundos. O processo de ruptura libera mediadores que ativam neutrófilos e monócitos, e modulam a patogênese por meio de seus efeitos no sistema imune inato (Gazzinelli *et al.*, 2014).

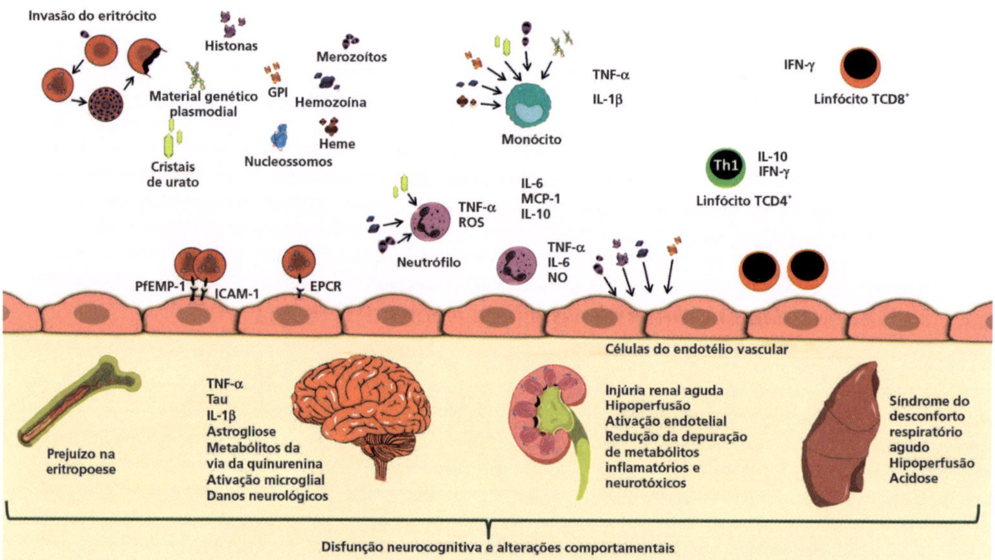

Figura 16.1. **Fase eritrocítica do ciclo do plasmódio no hospedeiro vertebrado e sua relação com a patogênese da malária**. Durante o seu ciclo sanguíneo, o parasito infecta eritrócitos, multiplica-se e rompe os eritrócitos infectados, liberando subprodutos da interação parasito-hospedeiro que afetam a fisiologia do organismo infectado. Fatores derivados dos ácidos nucleicos, hemozoína, podem induzir a produção de citocinas inflamatórias por fagócitos e atuar diretamente no endotélio, promovendo ativação endotelial e aumentando a expressão de moléculas de adesão, como ICAM-1. Na malária grave, alterações da coagulação, sequestro de eritrócitos infectados, liberação de moléculas ativas do sistema complemento e hiperativação de neutrófilos podem exacerbar essa ativação, afetando diversos órgãos. Linfócitos T do perfil Th1 produzem citocinas pró-inflamatórias que promovem a ativação endotelial, mas também secretam interleucina 10 (IL-10), que tem relevância na redução da intensidade da resposta inflamatória. Efeitos da inflamação sistêmica podem promover neuroinflamação, culminando em disfunções neurocognitivas e alterações comportamentais (Gazzinelli *et al.*, 2014; Dunst *et al.*, 2017). ICAM-1: molécula de adesão intercelular; EPCR: receptor da proteína C endotelial; *Pf*EMP-1: proteína 1 de superfície do merozoíto de *P. falciparum*. Fonte: Acervo pessoal dos autores.

Dentre as principais moléculas bioativas, destacam-se a hemozoína (pigmento malárico) e o GPI (glicosilfosfatidilinositol), que deflagram a resposta imune por meio da interação entre padrões moleculares associados a patógenos (PAMPs, do inglês *pathogen-associated molecular patterns*), padrões moleculares associados a danos (DAMPs, do inglês *damage-associated molecular patterns*) e receptores expressos pela célula hospedeira, induzindo a expressão de genes que codificam mediadores pró-inflamatórios, como TNF-α, IFN-γ, IL-2, IL-6, IL-8 IL-12, e também IL-10. Além disso, promovem a disfunção de monócitos e macrófagos comprometendo o processo de fagocitose e expressão de moléculas de MHC classe II (Dunst *et al.*, 2017). É a partir do estágio eritrocítico que se iniciam os sintomas da malária, como a febre, que pode aparecer no intervalo de 48 horas (febre terçã) ou 72 horas (febre quartã), dependendo da espécie do parasito (Pina-Costa *et al.*, 2014) e corresponde ao ciclos de destruição dos eritrócitos e liberação de substâncias toxêmicas na circulação.

A infecção plasmodial pode ser assintomática. A doença malária pode manifestar-se de forma não grave, com sintomas inespecíficos característicos de síndromes febris agudas, como febre, calafrios, sudorese e cefaleia, que, juntos, são altamente evocativos do diagnóstico da doença (Pina-Costa *et al.*, 2014). Ela pode também evoluir para formas graves multissistêmicas, definíveis pela detecção de *P. falciparum* associada a perda de consciência, angústia respiratória, convulsões, prostração, choque, edema pulmonar, hemorragia, icterícia, anemia grave, hipoglicemia, acidose, hiperlactatemia, deficiência renal ou hiperparasitemia (Conroy *et al.*, 2019). A malária grave é caracterizada pelo sequestro de eritrócitos parasitados no leito vascular, tendo como consequência a concentração do parasito em diversos órgãos-alvo (Conroy *et al.*, 2019). Dados mais recentes indicam que, apesar de ocorrer raramente, a espécie *P. vivax*, mais comumente associada a episódios de malária não grave, pode, eventualmente, evoluir para a malária grave (Trivedi & Chakravarty, 2022).

A malária por *P. falciparum* pode se acompanhar de supressão eritropoiética da medula óssea, levando ao quadro de anemia grave, que é a forma mais comum de malária grave (Conroy *et al.*, 2019). O estresse oxidativo da destruição de eritrócitos parasitados pode contribuir para um quadro de injúria renal aguda (Conroy *et al.*, 2019). Além disso, a inflamação periférica promove aumento da expressão de moléculas de adesão endotelial, o que implica o sequestro de eritrócitos parasitados e leucócitos na microvasculatura cerebral (Dunst *et al.*, 2017; Triverdi; Chakravarty, 2022). Esses eventos podem resultar em disfunção endotelial, oclusão vascular, rompimento da barreira hematoencefálica, ativação de células gliais e dano neuronal, características patogênicas da malária cerebral, a forma grave que mais mata (Dorovini-Zis *et al.*, 2011; Triverdi; Chakravarty, 2022).

Dinâmica da disfunção cognitiva e comportamental na malária

Déficits cognitivos e alterações comportamentais podem resultar tanto de malária humana naturalmente adquirida quanto da malária experimental. Sobreviventes de malária grave, principalmente de malária cerebral, podem apresentar sequelas que afetam a função neurológica e as funções cognitivas e comportamentais, além de predisposição a transtornos mentais em crianças (revisado por Rosa-Gonçalves *et al.*; de Sousa *et al.*, 2023a). As principais sequelas neurológicas incluem déficits motores, ataxia, paresia, distúrbios do movimento, convulsão, problemas de visão, de audição, de linguagem e do discurso, além de atraso no neurodesenvolvimento, e podem ser detectadas após a alta hospitalar de malária grave em crianças e adultos (Figura 16.2) (Rosa-Gonçalves *et al.*, 2022a).

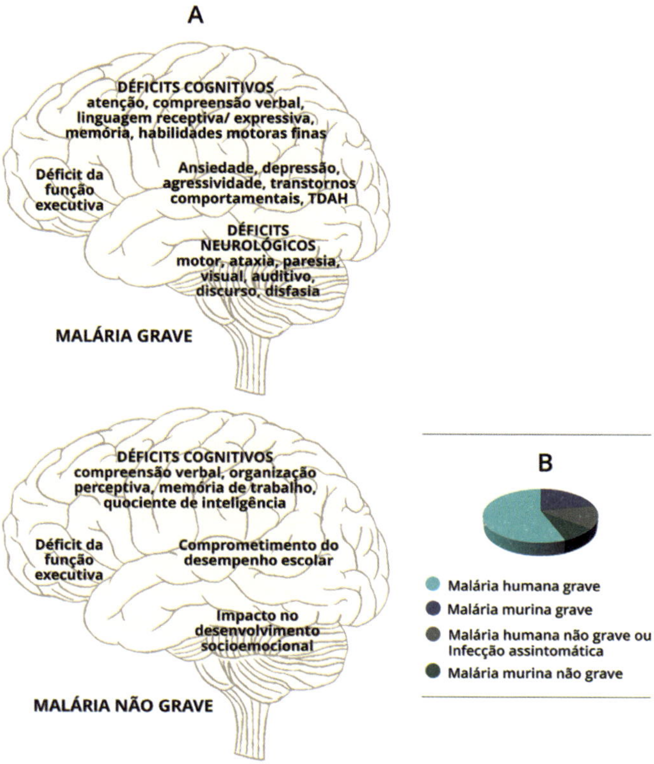

Figura 16.2. **Principais sequelas das malárias grave e não grave em humanos**. As sequelas neurocognitivas (**A**) são bastante frequentes após a malária grave, sobretudo na forma cerebral da doença (malária cerebral). Algumas dessas sequelas também são evidentes após episódios de malária não grave, e são, principalmente, relacionadas com a cognição, de forma independente da gravidade da doença. Por outro lado, déficits motores e alterações comportamentais, como ansiedade, depressão, agressividade, TDAH e outras, parecem ser típicas da evolução para quadros graves da doença (Fernando *et al.*, 2003; Vitor-Silva *et al.*, 2009; Fink *et al.*, 2013; Tapajós *et al.*, 2019; Rosa-Gonçalves *et al.*, 2022a; Pessoa *et al.*, 2022). A estimativa do número de artigos originais sobre sequelas neurocognitivas e comportamentais da malária (**B**) foi realizada após busca no Pubmed, por meio de termos como: *cognition AND malaria, cognitive impairment OR cognitive deficit AND human malaria, cognitive impairment OR cognitive deficit AND murine malaria, cognitive impairment OR cognitive deficit AND cerebral malaria* e *cognitive impairment OR cognitive deficit AND severe malaria.* A maioria (75%) das publicações disponíveis na literatura aborda as sequelas relacionadas com malária grave, sendo elas assim distribuídas: 62,5% em humanos e 37,5% em modelos experimentais murinos. Os 25% restantes, correspondentes a estudos sobre sequelas da malária não grave, concernem a malária humana (ou infecções assintomáticas) (76%) e modelos de malária experimental murina (24%).
Fonte: Acervo pessoal dos autores.

Sequelas que comprometem a função cognitiva têm características persistentes e podem resultar de episódios de malária grave, não grave e até mesmo de infecções assintomáticas (Figura 16.2) (de Sousa *et al.*, 2023b) após 16.2). A malária cerebral, forma clínica mais grave e letal, pode comprometer múltiplos domínios cognitivos, principalmente no tocante à atenção e à memória associativa. Em outras formas clínicas de apresentação da malária grave, como na anemia grave, foram evidenciadas sequelas nos domínios cognitivos de escala motora fina, recepção visual, linguagem receptiva e expressiva de crianças. Na injúria renal aguda identificaram-se efeitos na habilidade cognitiva geral e na função executiva. Alterações comportamentais são detectadas majoritariamente na malária cerebral, envolvendo comportamentos disruptivos, agressivos, ansiedade, depressão, transtorno do déficit de atenção com hiperatividade (TDAH) e transtorno desafiador de oposição (Rosa-Gonçalves *et al.*, 2022a).

Episódios de malária não grave estão associados ao baixo desempenho escolar de crianças de diferentes áreas endêmicas de malária, como o Sri Lanka e a Amazônia brasileira, ambas com transmissão majoritária por *P. vivax* no período do estudo (Fernando *et al.*, 2003; Vitor-Silva *et al.*, 2009). Além do prejuízo no desenvolvimento escolar, outro estudo detectou déficits cognitivos após malária não grave em crianças amazônidas, de forma independente do perfil socioeconômico, estímulo familiar e estado de saúde, com efeitos nos domínios relacionados com memória de trabalho, compreensão verbal, organização perceptiva, quociente de inteligência e raciocínio abstrato (Tapajós *et al.*, 2019). Um episódio único de malária não grave foi suficiente para revelar o déficit cognitivo (Tapajós *et al.*, 2019). Idosos também são acometidos pela malária não grave em áreas endêmicas de malária vivax, apresentando comprometimento das funções executivas e cognitivas por até oito meses após o episódio (Pessoa *et al.*, 2022). Um estudo em Zâmbia revelou uma associação de exposição à malária a um potencial de redução do desenvolvimento socioemocional de crianças (Fink *et al.*, 2013).

Os modelos experimentais têm contribuído grandemente para o avanço dos conhecimentos sobre a imunopatogênese da malária, principalmente com relação aos efeitos neurocognitivos e comportamentais. Alguns modelos murinos de malária são úteis para reproduzir formas clínicas graves e não graves da malária. Para o estudo da malária grave, o modelo de camundongo C57BL/6 infectado com *P. berghei* ANKA (*Pb*A) é amplamente utilizado para o estudo de sequelas neurocognitivas e alterações comportamentais da malária cerebral. Esse modelo, quando tratado antes dos sinais neurológicos de malária cerebral, revelou aproximar-se das características da malária humana não grave por *P. falciparum* (de Sousa *et al.*, 2018).

Camundongos C57BL/6 infectados com *Pb*A apresentam sequelas como déficits de memória aversiva, de reconhecimento e de habituação, além de comportamento do tipo ansioso no teste labirinto em cruz elevada e comportamento do tipo depressivo em testes de nado forçado e suspensão pela cauda. Também se observam déficits de coordenação motora (Reis *et al.*, 2010; Lima *et al.*, 2020). Os modelos de malária grave carecem de protótipos para o estudo de sequelas de anemia grave e de injúria renal aguda na malária, não associadas à malária cerebral.

Os modelos experimentais utilizados para o estudo dos efeitos neurocognitivos e comportamentais da malária não grave restringem-se aos camundongos C57BL/6 infectados com *PbA*, visto que os modelos clássicos de malária não grave não reproduzem alterações comportamentais (Reis *et al.*, 2010; Guha *et al.*, 2014; de Sousa *et al.*, 2018). O modelo de malária não grave por *PbA* apresenta déficits de memória de curta duração no labirinto em Y e déficit de memória de longa duração na tarefa de reconhecimento de objetos, além de comportamento do tipo ansioso cerca de 80 dias após a cura da malária (de Sousa *et al.*, 2018; 2021). Esses déficits de memória e comportamento do tipo ansioso são detectáveis a curto prazo após o tratamento antimalárico e podem persistir a longo prazo (Rosa-Gonçalves *et al.*, 2022b). Entre os modelos de malária não grave insuscetíveis ao desenvolvimento de malária cerebral, vale ressaltar que camundongos C57BL/6 infectados com *P. chabaudi adami* na infância, apresentam suscetibilidade à ansiedade quando expostos às condições estressoras na vida adulta (Guha *et al.*, 2020).

Impactos potenciais da malária nas funções neuronais

Pelo exposto, fica claro que a malária tem o potencial de afetar o sistema nervoso central, como já descrito à exaustão, tanto na doença natural humana quanto na infecção experimental, gerando sequelas não só nas formas graves da doença, mas também após episódios de malária não grave (Tabela 16.1).

Análises *post mortem* de cérebros de crianças com malária cerebral identificaram alterações patológicas associadas ao sequestro microvascular com achados perivasculares envolvendo edema, rompimento da barreira hematoencefálica, hemorragia, extensiva injúria axonal e perda de mielina (Dorovini-Zis *et al.*, 2011).

Indivíduos com malária cerebral apresentam edema vasogênico, edema citotóxico e inchaço cerebral em exames de neuroimagem. Alguns estudos indicam o envolvimento cerebral de adultos com malária grave não cerebral pela presença de leve edema vasogênico associado a inchaço cerebral. Evidências recentes revelaram a presença de leve edema vasogênico, na ausência de sinais neurológicos, em alguns adultos com malária não grave por *P. falciparum* (Mohanty *et al.*, 2022).

Tabela 16.1 – Eventos típicos das malárias não grave e grave em humanos e murinos

Evento	Malária não grave		Malária cerebral	
	Humana	Murina	Humana	Murina
Alta parasitemia	+	–	+	+
Edema cerebral	–	+	+	+
Rompimento da BHE	–	-	+	+
Hemorragia cerebral	-	-	+	+
Sequelas neurocognitivas	+	+	+	+

(+): presente; (–): ausente; BHE: barreira hematoencefálica.

Esse edema, que muitas vezes é acompanhado de ativação endotelial e sequestro de eritrócitos parasitados e alterações neurocognitivas de longa duração, em geral normalizava em 72 horas.

Toxicidade cognitiva das citocinas

O comprometimento cognitivo associado à malária pode ser atribuído, ao menos parcialmente, à toxicidade induzida por citocinas no cérebro. Algumas citocinas exercem papel importante no aprendizado e na memória na homeostase e na malária. Um aumento dos níveis de citocinas como TNF-α no líquido cefalorraquidiano (LCR) e níveis plasmáticos de ST2 solúvel pode estar contribuindo na injúria neuronal de crianças com sequelas neurológicas e cognitivas pela malária grave (Fernander *et al.*, 2022; Shabani *et al.*, 2017).

Apesar de os danos cognitivos de longa duração serem detectáveis após episódio de malária, os níveis de citocinas pró-inflamatórias são normalizados um tempo após o tratamento antimalárico (Dunst *et al.*, 2017). Isso pode indicar que um aumento transitório de citocinas pode ser suficiente para promover o comprometimento cognitivo. Mais estudos são necessários para elucidar os fatores que contribuem para a persistência dos danos. Sabe-se que os níveis periféricos de TNF-α e IL-1β estão aumentados em crianças com malária grave (Dunst *et al.*, 2017; Shabani *et al.*, 2017).

Modulação da função sináptica

Elevados níveis de proteína tau, uma proteína associada à degeneração axonal, foram detectados no LCR de crianças com malária cerebral. Esse marcador também estava associado à anemia grave, à acidose metabólica e a altas cargas parasitárias, indicando o potencial da malária grave de causar danos no parênquima cerebral e em outros tecidos (Medana *et al.*, 2007).

Identificou-se a proteína S100B produzida por astrócitos em elevadas quantidades no LCR de indivíduos com malária grave associada a convulsões (Medana *et al.*, 2007). Indivíduos com malária grave não cerebral e alguns com malária não grave apresentam aumento plasmático da proteína S100B associada a doenças neurodegenerativas, o que sugere a presença de sequelas neurocognitivas (Mohanty *et al.*, 2022).

Variações na expressão de proteínas sinápticas podem resultar em disfunção cognitiva. O aumento de proteínas sinápticas pode aumentar a liberação de neurotransmissores e parece estar relacionada com déficits neurocognitivos na malária cerebral. Estudos identificaram alteração sináptica por meio do aumento da expressão de sinapsina I no cerebelo de camundongos com malária cerebral (Thonsranoi *et al.*, 2015).

Conclusões

A malária induz um estado pró-inflamatório sistêmico que pode promover neuroinflamação e resultar em sequelas de longa duração. A malária pode acarretar prejuízos neurocognitivos e alterações comportamentais, identificados também após episódios de malária grave, apesar de ser a malária cerebral, em função de sua gravidade, o foco principal dos estudos sobre patogênese. Estudos recentes concentram atenção sobre a malária não grave, a forma clínica mais prevalente de malária no mundo, e demonstram a existência de efeitos deletérios importantes e duradouros ao desempenho cognitivo e comportamental e de prejuízos no desempenho escolar.

Agradecimentos

Este capítulo foi desenvolvido no contexto do Instituto Nacional de Ciência e Tecnologia em Neuroimunomodulação (INCT-NIM) do Conselho Nacional de Desenvolvimento Científico e Tecnológico (CNPq) e da Fundação Carlos Chagas Filho de Apoio à Pesquisa do Rio de Janeiro (Faperj) e da Rede de Neuroinflamação da Faperj, que o Laboratório Pesquisa em Malária (LPM) do Instituto Oswaldo Cruz (IOC), Fiocruz, integra como Laboratório Associado. Os autores agradecem ao IOC, à Fiocruz, à Coordenação de Aperfeiçoamento de Pessoal de Nível Superior (CAPES), à Faperj e ao CNPq pelo fomento à pesquisa conduzida pelo LPM, IOC-Fiocruz. Os autores são gratos a Fernando Vasconcelos pelas contribuições na versão final das figuras.

Bibliografia

Conroy AL, Datta D, John CC. What causes severe malaria and its complications in children? Lessons learned over the past 15 years. BMC Med. 2019;17(1):52.

de Sousa LP, de Almeida RF, Ribeiro-Gomes FL, de Moura Carvalho LJ, E Souza TM, de Souza DOG, et al. Long-term effect of uncomplicated Plasmodium berghei ANKA malaria on memory and anxiety-like behaviour in C57BL/6 mice. Parasit Vectors. 2018;11(1):191.

de Sousa LP, Ribeiro-Gomes FL, de Almeida RF, Souza TME, Werneck GL, Souza DO, et al. Immune system challenge improves recognition memory and reverses malaria-induced cognitive impairment in mice. Sci Rep. 2021 Jul 21;11(1):14857.

de Sousa LP, Rosa-Gonçalves P, Ribeiro-Gomes FL, Daniel-Ribeiro CT. Interplay between the immune and nervous cognitive systems in homeostasis and in malaria. Int J Biol Sci. 2023a;19(11):3383-94.

de Sousa LP, Rosa-Gonçalves P, de Araujo Evaristo CC, Silva BNS, Daniel-Ribeiro CT. Cognição na malária não grave e na infecção plasmodial assintomática. Anais da ANM. 2023b; 194:10-9.

Dorovini-Zis K, Schmidt K, Huynh H, Fu W, Whitten RO, Milner D, et al. The neuropathology of fatal cerebral malaria in malawian children. Am J Pathol. 2011;178(5):2146-58.

Dunst J, Kamena F, Matuschewski K. Cytokines and chemokines in cerebral malaria pathogenesis. Front Cell Infect Microbiol. 2017;7:324.

Fernander EM, Adogamhe P, Datta D, Bond C, Zhao Y, Bangirana P, et al. Elevated plasma soluble ST2 levels are associated with neuronal injury and neurocognitive impairment in children with cerebral malaria. Pathog Immun. 2022;7(1):60-80.

Fernando SD, Gunawardena DM, Bandara MR, De Silva D, Carter R, Mendis KN, et al. The impact of repeated malaria attacks on the school performance of children. Am J Trop Med Hyg. 2003;69(6):582-8.

Fink G, Olgiati A, Hawela M, Miller JM, Matafwali B. Association between early childhood exposure to malaria and children's pre-school development: evidence from the Zambia early childhood development project. Malar J. 2013;12:12.

Gazzinelli RT, Kalantari P, Fitzgerald KA, Golenbock DT. Innate sensing of malaria parasites. Nat Rev Immunol. 2014;14(11):744-57.

Guha SK, Sarkar I, Patgaonkar M, Banerjee S, Mukhopadhyay S, Sharma S, et al. A history of juvenile mild malaria exacerbates chronic stress-evoked anxiety-like behavior, neuroinflammation, and decline of adult hippocampal neurogenesis in mice. J Neuroimmunol. 2020;348:577363.

Guha SK, Tillu R, Sood A, Patgaonkar M, Nanavaty IN, Sengupta A, et al. Single episode of mild murine malaria induces neuroinflammation, alters microglial profile, impairs adult neurogenesis, and causes deficits in social and anxiety-like behavior. Brain Behav Immun. 2014:42:123-37.

Lima MN, Oliveira HA, Fagundes PM, Estato V, Silva AYO, Freitas RJRX, et al. Mesenchymal stromal cells protect against vascular damage and depression-like behavior in mice surviving cerebral malaria. Stem Cell Res Ther. 2020;11(1):367.

Medana IM, Idro R, Newton CR. Axonal and astrocyte injury markers in the cerebrospinal fluid of Kenyan children with severe malaria. J Neurol Sci. 2007;258(1-2):93-8.

Mohanty S, Sahu PK, Pattnaik R, Majhi M, Maharana S, Bage J, et al. Evidence of brain alterations in noncerebral falciparum malaria. Clin Infect Dis. 2022 24;75(1):11-8.

Pessoa RC, Oliveira-Pessoa GF, Souza BKA, Sampaio VS, Pinto ALCB, Barboza LL, et al. Impact of Plasmodium vivax malaria on executive and cognitive functions in elderlies in the Brazilian Amazon. Sci Rep. 2022;12(1):10361.

Pina-Costa A, da Silveira Bressan C, Pedro RS, Valls-de-Souza R, da Silva S, Rosana de Souza P, et al. Diagnóstico tardio de malária em área endêmica de dengue na extra-Amazônia brasileira: experiência recente de uma unidade sentinela no Estado do Rio de Janeiro. Rev Soc Bras Med Trop. 2010;43(5):571-4.

Reis PA, Comim CM, Hermani F, Silva B, Barichello T, Portella AC, et al. Cognitive dysfunction is sustained after rescue therapy in experimental cerebral malaria, and is reduced by additive antioxidant therapy. PLoS Pathog. 2010;6(6):e1000963.

Rosa-Gonçalves P, Ribeiro-Gomes FL, Daniel-Ribeiro CT. Malaria related neurocognitive deficits and behavioral alterations. Front Cell Infect Microbiol. 2022;12:829413.

Rosa-Gonçalves P, de Sousa LP, Maia AB, Ribeiro-Gomes FL, Gress CCTL, Werneck GL, et al. Dynamics and immunomodulation of cognitive deficits and behavioral changes in non-severe experimental malaria. Front Immunol. 2022;13:1021211.

Shabani E, Ouma BJ, Idro R, Bangirana P, Opoka RO, Park GS, et al. Elevated cerebrospinal fluid tumour necrosis factor is associated with acute and long-term neurocognitive impairment in cerebral malaria. Parasite Immunol. 2017;39(7):10.1111/pim.12438.

Tapajós R, Castro D, Melo G, Balogun S, James M, Pessoa R, et al. Malaria impact on cognitive function of children in a peri-urban community in the Brazilian Amazon. Malar J. 2019;18(1):173.

Thonsranoi K, Glaharn S, Punsawad C, Chaisri U, Krudsood S, Viriyavejakul P. Increased synapsin I expression in cerebral malaria. Int J Clin Exp Pathol. 2015;8(11):13996-4004.

Trivedi S, Chakravarty A. Neurological complications of malaria. Curr Neurol Neurosci Rep. 2022; 22(8):499-513.

Vitor-Silva S, Reyes-Lecca RC, Pinheiro TR, Lacerda MV. Malaria is associated with poor school performance in an endemic area of the Brazilian Amazon. Malar J. 2009;8:230.

World Health Organization. World malaria report 2023. Geneva: World Health Organization; 2023. Licence: CC BY-NC-SA 3.0 IGO.

Capítulo 17

Neuroinflamação na Malária Cerebral

Guilherme Salgado Sanches
Melina Pedroso Merlone
Aline da Silva Moreira
Leonardo José de Moura Carvalho

Introdução

A malária cerebral é uma das principais e a mais letal das complicações da malária causada por *Plasmodium falciparum*. De acordo com o boletim da Organização Mundial da Saúde (OMS) publicado em 2021, a estimativa da entidade é a de que, em 2020, ocorreram 241 milhões de casos clínicos de malária no mundo, com 627 mil mortes, a grande maioria de crianças com menos de 5 anos na África sub-saariana. De fato, o continente africano responde por mais de 90% dos casos e das mortes por malária no mundo.

Quatro espécies de *Plasmodium* podem causar a malária humana: *P. falciparum, P. vivax, P. malariae e P. ovale*. Além disso, nos últimos anos têm sido cada vez mais frequentes relatos de infecção de humanos por espécies plasmodiais provenientes originalmente de primatas não humanos, como é o caso de *P. knowlesi*, *P. cynomolgi* e *P. simium*. De todas essas espécies, o *P. falciparum* é de longe o responsável pela vasta maioria dos casos graves, incluindo malária cerebral, e pela mortalidade. Infecções de humanos por *P. knowlesi* frequentemente levam a formas graves e letais, mas a incidência de casos por esse parasita ainda é bastante restrita. *Plasmodium vivax* também pode levar a formas graves, mas em frequência muito baixa comparado a *P. falciparum*.

De acordo com a OMS, a malária grave é definida como uma ou mais das seguintes complicações, ocorrendo na presença de parasitemia assexuada por *P. falciparum* e na ausência de uma causa alternativa identificada: consciência prejudicada (escore de coma de Glasgow < 11 em adultos ou escore de coma de Blantyre < 3 em crianças), prostração, convulsões múltiplas, acidose (a acidose grave manifesta-se clinicamente como desconforto respiratório – respiração rápida, profunda e difícil), hipoglicemia (glicose sanguínea < 40 mg/dL), anemia malárica grave (hemoglobina ≤ 5 g/dL em crianças com menos de 12 anos ou < 7 g/dL em adultos), insuficiência renal, icterícia, edema pulmonar, sangramento significativo, choque compensado ou descompensado, hiperparasitemia (*P. falciparum* parasitemia > 10%).

A malária grave requer intervenção rápida. O tratamento recomendado é o antimalárico artesunato por via intravenosa, uma vez que esse fármaco mostrou-se superior à quinina intravenosa. Ainda assim, nesses estudos, a mortalidade por malária grave em pacientes hospitalizados e tratados atingiu 8%. A presença de coma (ou seja, malária cerebral) elevou a mortalidade para 20%. E em locais sem acesso a atendimento hospitalar adequado e rápido, a mortalidade pode ser muito maior.

Fisiopatologia da malária cerebral – aspectos gerais

O *Plasmodium* é um parasita intravascular durante o ciclo eritrocítico, fase patogênica e quando os sintomas se manifestam. A descrição do ciclo eritrocítico começa com a invasão de eritrócitos por merozoítas, que expressam moléculas que se ligam a receptores na membrana plasmática dos eritrócitos e dão início ao processo de invasão. O parasita aloja-se em uma estrutura denominada vacúolo parasitóforo, isolado do citoplasma do eritrócito. A principal fonte de aminoácidos necessários para o desenvolvimento do parasita é a hemoglobina, que é consumida avidamente, gerando como subproduto a hemozoína, que é um cristal formado pela polimerização do grupamento heme da hemoglobina. No processo de desenvolvimento dentro do eritrócito, que no caso de *P. falciparum* leva cerca de 48 horas, o parasita evolui de uma forma trofozoíta jovem (conhecida como "anel") para trofozoíta maduro, esquizonte jovem e esquizonte maduro. O esquizonte maduro contém 8 a 24 merozoítas, que são liberados na corrente sanguínea com o rompimento do eritrócito parasitado e irão invadir novos eritrócitos dando continuidade ao ciclo.

O *P. falciparum* expressa uma proteína denominada proteína-1 de superfície do eritrócito (PfEMP-1), que é determinante de sua capacidade de causar doença grave. A PfEMP-1 é uma família de proteínas variantes expressas a partir dos genes *var*. Cada parasita individual contém em seu genoma cerca de 60 diferentes genes *var*, mas a expressão é mutuamente exclusiva, com apenas um deles sendo expresso em um dado momento. A importância da PfEMP-1 na biologia do parasita e na patologia da malária *falciparum* reside no fato de que essas proteínas são exportadas para a superfície do eritrócito, sendo expressas na membrana plasmática, formando estruturas denominadas *knobs*, e são capazes de se ligar a diferentes receptores em diversos tipos celulares, especialmente em células endoteliais. Isso faz com que o eritrócito parasitado seja eventualmente "sequestrado" em vênulas pós-capilares pela adesão a células endoteliais mediadas pela interação entre a variante de PfEMP-1 expressa e o receptor na célula endotelial. Cada variante de PfEMP-1 tem a capacidade de se ligar a um determinado receptor. Entre os receptores já identificados estão o CD36, ICAM-1, EPCR, CSA e outros. A capacidade de se ligar a determinado receptor tem importância na patologia. Por exemplo, a malária cerebral está associada a parasitas que expressam PfEMP-1 que se ligam a ICAM-1 e a EPCR (expressos em maior quantidade em vasos cerebrais), enquanto malária grave na gravidez está ligada a parasitas que expressam PfEMP-1 que se ligam a CSA (sulfato de condroitina expresso na placenta).

De fato, a malária cerebral está associada à congestão vascular no cérebro provocada pelo acúmulo de eritrócitos parasitados aderentes ao endotélio em vênulas pós-capilares. Vários estudos *post mortem* mostraram uma relação entre a intensidade do sequestro de eritrócitos parasitários no cérebro e morte por malária cerebral. Além do sequestro de eritrócitos parasitados, esses estudos mostraram também um processo inflamatório nos vasos cerebrais, com elevada expressão de ICAM-1 e presença de leucócitos.

Entretanto, a importância e relevância do processo neuroinflamatório na patogenia da malária cerebral foi durante muito tempo disputada. De forma interessante, essa disputa ocorreu, fundamentalmente, entre pesquisadores que estudavam diretamente a malária cerebral humana e aqueles que faziam uso de um modelo experimental em camundongos infectados por *Plasmodium berghei* ANKA (PbA) denominado "malária cerebral experimental" (MCE), descrito em 1982 e desde então usado de forma intensa na pesquisa sobre patogenia e terapêutica de malária cerebral. O motivo essencial da disputa ocorreu porque, nesse modelo experimental, o parasita (*P. berghei*) não expressa ortólogos da PfEMP-1 e, por isso, não sequestra por meio de interação eritrócito parasitado-célula endotelial como no caso de *P. falciparum*. Por outro lado, nesse modelo observa-se uma forte e óbvia resposta neuroinflamatória, caracterizada pela adesão de grande número de leucócitos nas vênulas pós-capilares do cérebro dos animais com a síndrome neurológica, um fenômeno verificado mas não tão proeminente na malária cerebral humana. O fato é que, embora o modelo tenha limitações, eritrócitos parasitados são observados nos vasos cerebrais na MCE, e evidências de neuroinflamação são abundantes em estudos de malária cerebral humana. Vários estudos dão suporte às similaridades entre as duas síndromes, que se estendem a fenômenos como os processos de disfunção e dano vascular, biodisponibilidade de óxido nítrico, quebra de barreira hematoencefálica e outros.

Por ser um modelo de fácil uso e que permite o uso de intervenções as mais variadas para estudos de biologia e patogenia, algo que não é possível ou extremamente difícil na malária cerebral humana, esse modelo vem sendo utilizado intensamente nos últimos 40 anos e gerou grande quantidade de informação. Logo de início, foram feitas descobertas sobre o papel central da resposta neuroinflamatória nesse modelo. O bloqueio de citocinas, como o TNF-α e o IFN-γ, prevenia o desenvolvimento da malária cerebral sem interferir na parasitemia. Logo, definiu-se também o papel de leucócitos, como neutrófilos e linfócitos T CD4 e CD8, como essenciais para o desenvolvimento da síndrome. Um dos achados mais importantes no contexto da relevância do modelo experimental para a doença humana foi a demonstração, em estudos independentes, da presença de células CD8 infiltrando o espaço perivascular no cérebro de pacientes que morreram de malária cerebral, de maneira semelhante ao demonstrado anos antes na MCE. Ficou também claro que, embora o bloqueio de vias inflamatórias seja capaz de prevenir a doença, reverter o processo uma vez estabelecido é algo bem mais difícil.

A neuroinflamação é, assim, uma característica central na patogenia da malária cerebral, e esse fato é reforçado não apenas pelos achados descritos anteriormente, mas por um grande volume de dados adicionais obtidos em estudos tanto da malária cerebral humana quanto da MCE. O processo neuroinflamatório na malária cerebral envolve: apresentação de antígenos parasitários por células dendríticas e também por células endoteliais; expressão e produção de citocinas, quimiocinas, moléculas de adesão e vesículas extracelulares que atraem e ativam diferentes tipos de leucócitos; ativação de células endoteliais levando à disfunção vascular; expressão aumentada de moléculas de adesão; apoptose e aumento da permeabilidade vascular com consequente edema e ativação da glia (microglia, astrócitos e outros tipos celulares); geração de estresse oxidativo e vários fenômenos relacionados que estão ligados diretamente ao desfecho (Figura17.1).

Citocinas e quimiocinas

A hipótese de que patogênese da malária está ligada a uma resposta pró-inflamatória exacerbada foi estabelecida ainda nos anos 1980. De fato, a infecção pelo *Plasmodium spp.* induz alta resposta inflamatória, na qual fatores parasitários como âncoras de glicosilfosfatidilinositol (GPI) e hemozoína são reconhecidos por receptores de reconhecimento de padrões da imunidade inata, com ativação dos mecanismos imunes e liberação de citocinas pró-inflamatórias como interleucina-1β (IL-1β), TNF-α e o IFN-γ.

O equilíbrio de mediadores inflamatórios parece crítico para o controle de parasitas, mas o processo inflamatório pode ter também como consequência a agressão ao próprio hospedeiro. Na malária cerebral humana observa-se o aumento de diversas citocinas, tanto pró-inflamatórias (IFN-γ, TNF-α, IL-1β, IL-6 e IL-8) como anti-inflamatórias (IL-10). Para a compreensão de como essas citocinas afetam o desenvolvimento da síndrome neurológica, o modelo experimental (MCE) tem sido amplamente utilizado.

A MCE tem sido associada ao aumento de citocinas pró-inflamatórias, que contribuem para a ativação e o recrutamento de leucócitos para a vasculatura cerebral. O tratamento de animais infectados com anticorpos anti-TNF-α promove a proteção contra o acometimento neurológico sem modificar a parasitemia e prevenindo o acúmulo de macrófagos nos vasos sanguíneos cerebrais. Além disso, na MCE o IFN-γ

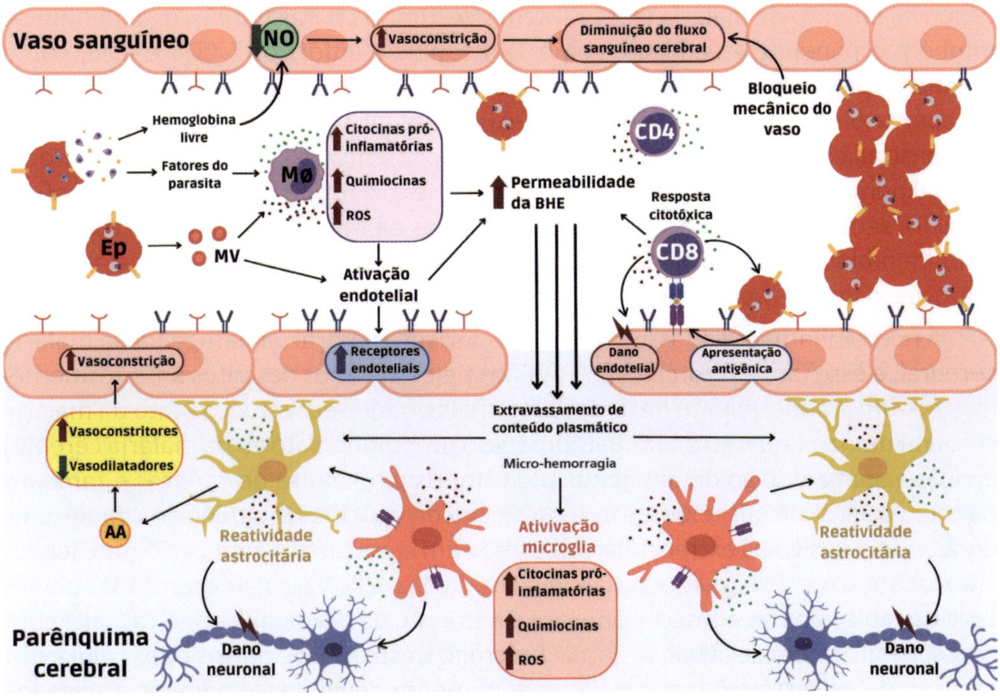

Figura 17.1. **Neuroinflamação e malária cerebral.** Durante a malária cerebral (MC) por *Plasmodium falciparum* ocorre um processo de neuroinflamação e diversas alterações vasculares, levando a maior permeabilidade da barreira hematoencefálica (BHE) e suas consequências. Um fenômeno de grande relevância nessa doença é a presença de eritrócitos parasitados (Ep) aderidos ao endotélio da microcirculação cerebral, levando ao bloqueio mecânico do vaso. Essa interação do Ep com o endotélio é mediada pela presença da proteína do parasita PfEMP1 na membrana dos Eps. Ainda, o aumento da hemoglobina livre gerada pelo ciclo do parasita sequestra o vasodilatador óxido nítrico (NO), contribuindo para a disfunção endotelial e limitação do fluxo sanguíneo cerebral. A liberação de fatores parasitários e microvesículas (MV) por Eps estimula a resposta imune pró-inflamatória, contribuindo para a ativação endotelial e aumento da expressão de receptores endoteliais (como ICAM-1), favorecendo o sequestro de células infectadas. Além disso, as células endoteliais podem mediar a apresentação antigênica para linfócitos T CD8, induzindo uma resposta citotóxica que culmina no dano endotelial. Esses eventos levam ao aumento da permeabilidade da BHE e extravasamento de conteúdo plasmático para o parênquima cerebral. A exposição de células gliais a substâncias plasmáticas, como citocinas pró-inflamatórias e fatores solúveis do parasita, promove uma resposta inflamatória no tecido cerebral, induzindo a ativação microglial e a reatividade astrocitária, promovendo danos neuronais. Ainda, durante a MC ocorre o aumento de metabólitos vasoconstritores, em detrimento de vasodilatadores, liberados por astrócitos, favorecendo a constrição dos vasos cerebrais. Todos esses eventos podem contribuir para a morte ou para danos neurológicos com sequelas cognitivas observadas após essa encefalopatia. Ep: eritrócito parasitado; MØ: macrófago; CD4: linfócito T CD4; CD8: linfócito T CD8; MV: microvesícula; NO: óxido nítrico; ROS: espécies reativas de oxigênio; AA: ácido araquidônico; BHE: barreira hematoencefálica.
Fonte: Elaborada pelos autores.

contribui para ativação endotelial e recrutamento de células imunes, sendo o tratamento dos animais com anticorpos anti-IFN-γ capaz de diminuir a incidência de MCE entre os animais infectados, promovendo a diminuição dos níveis séricos de TNF-α e prevenindo o sequestro de células na vasculatura cerebral. Ainda, camundongos C57BL/6 *knock-out* para linfotoxina-α (LT-α) são resistentes ao desenvolvimento da encefalopatia. Células endoteliais cerebrais de camundongos têm a expressão aumentada de receptores ICAM-1, VCAM-1, P-selectina e E-selectina quando estimuladas com TNF-α, ou LT-α ou IFN-γ. Um estudo recente mostrou que IL-4, uma citocina que tem, em geral, um perfil anti-inflamatório, na MCE apresenta uma ação oposta. A IL-4 produzida no início da infecção por células dendríticas que expressam CD8 teve papel importante no estabelecimento da resposta inflamatória, no sequestro de linfócitos T CD8 no cérebro e no desenvolvimento da MCE.

Quimiocinas também têm demonstrado um importante papel durante a MCE, contribuindo para o recrutamento de leucócitos para o cérebro. Observou-se aumento na expressão da proteína induzida por IFN-γ (IP-10 ou CXCL10) no cérebro de camundongos com MCE, e foi dependente de IFN-γ. Além disso, a regulação positiva de linfócitos T expressando o receptor de quimiocina CXCR3, que são recrutados para o cérebro dos animais por mecanismo mediado por CXCL10, tem sido relacionada com o desenvolvimento da MCE. A inibição ou depleção de CXCL10 promove aumento na sobrevida de animais e diminui o recrutamento de linfócitos para o cérebro dos animais infectados.

Disfunção vascular e quebra da barreira hematoencefálica

O processo neuroinflamatório na malária cerebral está intimamente associado ao processo de disfunção vascular. Mais do que um papel puramente passivo, os vasos sanguíneos têm um papel dinâmico na fisiopatogenia da malária cerebral, sendo ao mesmo tempo protagonistas e alvos das alterações patológicas dessa síndrome neurológica. Esse papel de destaque da função vascular fica evidente quando se considera que o endotélio é a estrutura que fica na interface entre o *habitat* do parasita, o sangue e o tecido-alvo crítico da síndrome neurológica, o cérebro. E, no processo inflamatório, atua de forma ativa, expressando moléculas de adesão, retendo eritrócitos parasitados, produzindo citocinas, apresentando antígenos para linfócitos T CD8 e, ao mesmo tempo, sendo alvo dos processos patológicos, apresentando deficiência na produção de óxido nítrico, perda das estruturas de junção celular levando a aumento da permeabilidade vascular e sendo alvo de células T CD8, com ruptura de vasos e micro-hemorragias, entre outros processos dinâmicos.

O endotélio vascular é a estrutura mais interna que reveste a parede interior de artérias, capilares e veias. É formado por uma camada única de células endoteliais e apresenta diversas funções. As paredes dos vasos sanguíneos formam uma barreira seletiva para o transporte de moléculas entre o sangue e os tecidos. A barreira hematoencefálica (BHE), especificamente, separa o lúmen dos vasos sanguíneos cerebrais do parênquima cerebral, um efeito que é facilitado por junções entre as células endoteliais que restringem a permeabilidade da fenda paracelular. No sistema nervoso central (SNC), células endoteliais são seladas pelas *tight junctions* e junções aderentes.

Tight junctions estão localizadas entre as células endoteliais, formando vasos sanguíneos contínuos ao selar completamente a fenda interendotelial e limitando a permeabilidade paracelular, ao mesmo tempo que regulam a difusão lateral de lipídios e proteínas entre as superfícies apical e basolateral da membrana da célula endotelial. As principais proteínas das *tight junctions* são as claudinas e ocludinas que se localizam nos contatos de célula-célula.

As junções aderentes estão envolvidas na iniciação e estabilização da adesão das células endoteliais umas às outras, regulando a permeabilidade paracelular e as funções de tração por meio da interação com a actina do citoesqueleto. Funções adicionais incluem sinalização intracelular, inibição de contato durante o crescimento vascular e remodelação. As caderinas são as principais proteínas das junções aderentes.

Em contextos homeostáticos, moléculas de sinalização derivadas das células endoteliais são responsáveis pela regulação do tônus vascular. Exemplos disso incluem endotelina (ET), prostaciclinas (PGI_2) e óxido nítrico (NO) que atuam como vasomoduladores eficazes. A família das endotelinas é constituída de três isoformas endógenas estruturalmente relacionadas, ET-1, ET-2 e ET-3. O receptor de endotelina A (ET_A) nas células do músculo liso vascular tem alta afinidade por ET-1 e ET-2. Por outro lado, o receptor de endotelina B (ET_B) localiza-se nas células endoteliais e tem afinidade similar para as três formas de endotelinas. A ligação ao receptor ET_A estimula a fosfolipase C a iniciar os eventos, levando à contração do músculo liso vascular. Contrariamente, a estimulação dos receptores ET_B nas células endoteliais leva à liberação de NO e PGI_2, resultando na dilatação vascular. A via das prostaglandinas, incluindo a prostaciclina, é iniciada pela liberação do ácido araquidônico a partir dos fosfolipídios de membrana pela ação da enzima fosfolipase A2. Quando a fosfolipase A2 é ativada, prostaciclina é o metabólito predominantemente produzido. Entre os principais efeitos da prostaciclina estão inibição da ativação plaquetária, redução no risco de trombose e vasodilatação. Tanto a via das endotelinas quanto a da prostaciclina são afetadas na malária cerebral e contribuem para o processo de disfunção vascular.

O NO é um gás solúvel, altamente reativo, com uma meia-vida curta (~6 a 30 s). NO é sintetizado por três diferentes isoformas da enzima NO sintase, cada uma delas com único padrão de expressão e propriedades funcionais: NOS neuronal (nNOS, NOS1), constitutivamente expressa nos tecidos neuronais; NOS induzida (iNOS, NOS2), que é induzida por citocinas e padrões moleculares associados ao patógeno (PAMPs); e NOS endotelial (eNOS, NOS3), que é expressa constitutivamente no endotélio e nas plaquetas. A eNOS nas células endoteliais é um homodímero ligado à membrana (Ghimire *et al.*, 2017). Além de ter papel fundamental na dilatação vascular, o NO exerce efeito antiplaquetário por meio da inibição da adesão e agregação plaquetária, além de inibir a expressão de moléculas de adesão à superfície das células endoteliais e, portanto, a adesão e penetração de leucócitos (macrófagos) e a liberação e ação do peptídeo vasoconstritor endotelina 1.

A disfunção vascular é uma característica da MC, sendo associada a ativação e disfunção endotelial, redução do fluxo sanguíneo e maior permeabilidade vascular. A ativação da resposta imune e o aumento de citocinas pró-inflamatórias contribuem para ativação endotelial, que é uma característica da malária grave. Essa ativação induz o aumento de receptores endoteliais, como ICAM-1, contribuindo para o sequestro de células parasitadas na microvasculatura. É interessante ressaltar, ainda, que a interação entre eritrócitos infectados e o endotélio pode contribuir para a ativação dessas células, já sendo observado que eritrócitos parasitados pelo *P. falciparum* induzem aumento da expressão de ICAM-1 e IL-6 por células endoteliais.

Além da ativação endotelial induzida por citocinas pró-inflamatórias, as células endoteliais contribuem para a resposta imune local, uma vez que reconhecem PAMPs por meio da expressão de receptores de reconhecimento de padrão, como receptores *toll-like*. De fato, já se observou que a presença de eritrócitos infectados estimula a produção de quimiocinas como CCL2, CCL20 e CXCL8 por células endoteliais, enquanto o plasma de pacientes infectados pelo *P. falciparum* induz o aumento da produção de CXCL5, CXCL8 e CXCL10. Assim, a produção de quimiocinas pelo endotélio cerebral poderia contribuir para o recrutamento de leucócitos, inflamação local e desenvolvimento de MC.

Tanto na MC humana quanto na MCE observa-se menor biodisponibilidade de NO, contribuindo para a disfunção endotelial e constrição dos vasos cerebrais. Esse evento ocorre por vários motivos, incluindo o aumento dos níveis de hemoglobina livre no plasma resultante da destruição de eritrócitos parasitados, que tem a capacidade de se ligar ao NO e sequestrá-lo. A hemólise pode também liberar a enzima arginase no plasma, que irá competir com a NOS pelo mesmo substrato, a L-arginina, gerando hipoargininemia.

Na MCE observa-se grande diminuição no fluxo sanguíneo cerebral associada à vasoconstrição, apresentando, inclusive, colapso vascular da microcirculação cerebral. O tratamento desses animais doentes com doadores de NO ou L-arginina restaura substancialmente o fluxo sanguíneo e o tônus vascular, demonstrando o papel do NO sobre esse evento. Inclusive, a administração de doador de NO nos animais com MCE foi capaz de diminuir a expressão de receptores endoteliais, apresentando também diminuição do sequestro de leucócitos e plaquetas na microvasculatura cerebral e prevenindo a ocorrência do extravasamento de conteúdo plasmático para o parênquima cerebral. Alguns dados em humanos demonstram alterações vasculares semelhantes às observadas na MCE, como, p. ex., alterações morfológicas nos vasos sanguíneos cerebrais características de vasoespasmo e a ocorrência de vasoconstrição cerebral reversível durante a doença.

No contexto da MC, sequestro de eritrócitos parasitados, resposta inflamatória, alta ativação e disfunção endotelial contribuem para o aumento da permeabilidade vascular, induzindo perda da permeabilidade seletiva da BHE e extravasamento de conteúdo plasmático para o tecido cerebral. Já se demonstrou que o extrato de antígenos do *P. falciparum* estimula células mononucleares do sangue periférico humano a secretar TNF-α, e, ainda, em cocultura com células endoteliais cerebrais, as células mononucleares estimuladas induziram aumento da expressão de E-selectina e ICAM-1 pelas células endoteliais, sendo também demonstrada a diminuição da função de barreira endotelial e alterações nas proteínas *tigh junction*, ZO-1 e claudina-5.

A própria interação com células parasitadas pode contribuir para a maior permeabilidade da BHE, tendo sido descrita a ativação de células endoteliais e ruptura das *tight junctions* em vasos que contêm eritrócitos parasitados sequestrados. Mais recentemente, demonstrou-se que a presença de eritrócitos parasitados que expressam variantes da PfEMP1 associadas ao desenvolvimento da MC, capazes de se ligar aos receptores ICAM-1 e EPCR, promoveu o aumento da permeabilidade em modelo tridimensional da BHE, induzindo alterações estruturais nas células endoteliais; também se observou a internalização dos eritrócitos parasitados por essas células. Além disso, o bloqueio de ICAM-1 foi capaz de diminuir essa internalização, sugerindo seu papel nesse evento.

Essa observação da internalização de eritrócitos parasitados é interessante, uma vez que as células endoteliais podem promover uma apresentação cruzada de antígenos do parasita, levando à ação citotóxica direta por linfócitos T CD8 sobre essas células e contribuindo para a quebra da BHE. Em achados mais recentes demonstraram-se a presença e a atividade de células T CD8 na microcirculação cerebral em casos de MC humana, que poderiam contribuir para a quebra da BHE e o aumento da permeabilidade.

Esses eventos podem levar ao extravasamento de conteúdo plasmático para o parênquima cerebral. Ainda, a formação de edema em casos de MC é descrita na literatura. Casos de MC apresentam características de edema vasogênico por meio da técnica de ressonância magnética, sendo a ocorrência de edema severo associado a casos fatais, em comparação aos casos não fatais. Diferentes perfis já foram verificados em casos de diferentes faixas etárias, sendo observado que, na MC não fatal, regiões específicas do cérebro sensíveis à hipóxia são afetadas, levando à formação de edema citotóxico na substância branca em crianças e nos gânglios basais em adultos. Por outro lado, na MC pediátrica fatal, observou-se a formação de edema vasogênico difuso, e, quando ocorre herniação do tronco cerebral, há a indução de edema citotóxico grave. A MC fatal em adultos foi associada a hipóxia global grave e edema cerebral leve ou inexistente.

Glicocálix

O glicocálix é a camada mais externa da BHE, revestindo a superfície do endotélio, sendo, portanto, a primeira interação do sangue com a vasculatura. Ele consiste em uma matriz polissacarídica de duas camadas: a primeira camada, luminal, é dinâmica e constituída por glicosaminoglicanos (90%) (GAG); a segunda camada é composta por proteoglicanos, os quais são ligados covalentemente aos GAGs. O glicocálix tem importante função na seletividade molecular que passará pela membrana, pois contém carga negativa e repele proteínas aniônicas, sendo, portanto, um regulador da permeabilidade vascular. Ele tem função na mecanotransdução, já que responde como um mecanorreceptor para o *shear stress* induzido pelo fluxo sanguíneo cerebral, produzindo NO pela eNOS. Além disso, regula a adesão celular, tem propriedades anticoagulantes e pode regular a formação de trombos.

Moléculas que são liberadas durante a malária e o estresse oxidativo podem participar do rompimento do glicocálix, afetando as suas funções. Na MCE observou-se degradação total ou parcial do glicocálix na vasculatura cerebral, com consequente aumento da permeabilidade. A degradação do glicocálix com consequente adesão celular é mais intensa na MCE que em modelos de malária não grave e ocorre também *in vitro*.

Glia e neuroinflamação na malária cerebral

Com o agressivo processo de disfunção e dano vascular e consequente quebra da barreira hematoencefálica, o parênquima cerebral acaba sendo exposto ao contato com uma variada gama de moléculas extravasadas do plasma, tanto de origem parasitária como metabólitos e produtos diversos do sistema imune. Esse processo afeta a glia de maneira relevante.

A glia é um abundante grupo de células heterogêneas não neuronais presentes no SNC, regulando diversos processos no tecido cerebral. A glia é composta por:

- Astrócitos, que apresentam alta diversidade em diferentes regiões do SNC e têm importante função na formação e regulação da BHE, recobrindo os vasos da vasculatura cerebral.
- Microglia, sendo caracterizada como os macrófagos residentes do SNC.
- Oligodendrócitos, responsáveis pela formação da bainha de mielina.
- Células precursoras de oligodendrócitos (ou células NG2), células proliferativas que dão origem aos oligodendrócitos ou, também, astrócitos, com evidências de efeito imunomodulatório dessas células.

A resposta imune sistêmica contribui para a modulação das células gliais e resposta inflamatória no SNC, promovendo reatividade dessas células e neuroinflamação. Microglias expostas a fatores como LPS ou TNF-α diferenciam-se em um perfil pró-inflamatório (M1), expressando fatores que contribuem para uma resposta inflamatória no tecido nervoso. Estas são capazes de induzir um perfil pró-inflamatório, também, em astrócitos, que expressam citocinas e quimiocinas pró-inflamatórias, podendo induzir apoptose de neurônios e oligodendrócitos.

No contexto da malária cerebral, sequestro de eritrócitos parasitados, hipóxia, ativação endotelial, quebra da BHE e aumento da permeabilidade vascular proporcionam a exposição de células gliais a fatores pró-inflamatórios, levando à reatividade dessas células. De fato, uma alteração histopatológica observada durante a encefalopatia é o granuloma de Durck, sendo caracterizado por agregados de células gliais reativas nas proximidades de vasos cerebrais rompidos e áreas necróticas. Observa-se a presença de microglia ativada nos granulomas, enquanto astrócitos ativados já foram demonstrados adjacentes aos granulomas e vasos cerebrais com deposição de hemozoína. Também se observou reatividade glial durante a MCE, com evidências de ativação microglial e astrogliose associadas a danos vasculares, desmielinização e degeneração neuronal. No cérebro dos animais doentes, ainda, células microgliais apresentaram níveis aumentados de MHC de classe I e classe II e produção de quimiocinas pró-inflamatórias, como CXCL10, CCL5 e CXCL9. Além disso, metabólitos vasoconstritores do ácido araquidônico, produzidos por astrócitos, estão aumentados na MCE, enquanto metabólitos vasodilatadores estão diminuídos.

A estimulação das células gliais e sua reatividade podem ser um importante evento na patogenia da MCE, em que a indução de perfil pró-inflamatório nesses tipos celulares contribui para a neuroinflamação. A hemozoína é capaz de induzir a apoptose de astrócitos e neurônios humanos. Outro fator interessante da malária cerebral são as micro-hemorragias que ocorrem em decorrência dos distúrbios vasculares durante a doença. Esses eventos podem contribuir para a reatividade glial, uma vez que tanto microglias como astrócitos têm sua produção de fatores pró-inflamatória, como CXCL10 e TNF-α, aumentada frente à presença de eritrócitos parasitados e vesículas por eles liberadas. Além disso, a transferência de microvesículas de eritrócitos parasitados para astrócitos, ativando-os, foi demonstrada, e um processo de autofagia está envolvido nesse fenômeno.

Intervenções com base na modulação dessas células contribuem para desfechos mais favoráveis no modelo murino. Camundongos com MCE tratados com anticorpos anti-IL-6 apresentaram uma maior sobrevida, sendo observada a redução na reatividade astrocitária e em microglias; menores níveis de morte neuronal e de citocinas pró-inflamatórias também foram demonstrados nos animais tratados, efeitos não observados com o tratamento utilizando anticorpos anti-TGF-β.

Estresse oxidativo

A infecção pelo *P. falciparum* produz alta resposta inflamatória no hospedeiro, induzindo a ativação de vias que promovem o aumento de espécies reativas como mecanismo de eliminação parasitária. Caracteriza-se o estresse oxidativo como um desbalanço redox, acarretando a formação aumentada de espécies reativas. Sob estimulação inflamatória, o oxigênio pode ser reduzido pelas enzimas NADPH oxidase (NOX), expressas nos fagócitos, p. ex., dando origem ao superóxido (O_2^-), uma potente espécie reativa. Essa molécula pode sofrer ação da enzima superóxido desmutase (SOD), responsável pela dismutação do O_2^- em oxigênio e peróxido de hidrogênio (H_2O_2), que pode agir como sinalizador em diferentes vias em contextos homeostáticos, ou dar origem à formação de radicais, que contribuem para a resposta imune e ação microbicida.

Apesar disso, níveis elevados de reativos e sua produção sustentada podem contribuir para danos teciduais e patologias no SNC. É interessante pontuar, ainda, que o cérebro apresenta uma particular vulnerabilidade à indução de danos oxidativos, em virtude de suas limitações no controle antioxidante, alto teor lipídico (biomolécula susceptível a peroxidação) e baixa capacidade regenerativa. Assim, o papel desse evento na patogenia da MC vem sendo debatido.

O estresse oxidativo desempenha um papel vital na interação parasita-hospedeiro entre as hemácias parasitadas e o *Plasmodium falciparum*. O principal fator indutor da geração de estresse oxidativo nesse contexto é a degradação da hemoglobina pelo parasita, que representa a sua principal fonte de aminoácidos; porém, sua degradação resulta na liberação do grupamento heme livre tóxico e espécies reativas de oxigênio. Como mecanismo de desintoxicação, o parasita é capaz de converter o heme tóxico em hemozoína ou pigmento da malária. Vias alternativas de controle redox, como enzimas glutationa S-tranferase, glutationa redutase e tiorredoxina, contribuem para a desintoxicação do parasita. Esse processo pode contribuir para danos redox às proteínas e às membranas da hemácia parasitada. Além disso, a lise de eritrócitos parasitados e o aumento nos níveis de hemoglobina livre podem contribuir para o estresse oxidativo, pois a hemoglobina livre, uma vez exposta a espécies reativas, libera o grupamento heme, cujo íon de ferro reativo pode catalisar, por meio de reação Fenton, a formação de espécies reativas.

A análise proteômica do lóbulo frontal de casos fatais de MC apresentou redução nos níveis de proteínas relacionadas com a regulação redox, como SOD1, glutationa e peroxirredoxinas. Assim, a desregulação redox e o aumento de radicais poderiam contribuir para a neuroinflamação observada na MC. Achados mais recentes sugerem a associação de casos fatais de malária cerebral com níveis mais altos de marcadores sugestivos de estresse oxidativo. Apesar disso, o tratamento que utilizou o antioxidante N-acetilcisteína como terapia adjuvante em casos graves demonstrou que sua administração contribuiu para a normalização dos níveis de lactato para o nível basal duas vezes mais rápido após o tratamento em comparação com o placebo. Apesar disso, essa abordagem não induziu diferença na recuperação do coma, eliminação do lactato ou mortalidade entre os grupos, e o tempo de eliminação do parasita foi ligeiramente prolongado naqueles que receberam o antioxidante.

Outro ponto interessante é que espécies reativas de oxigênio são capazes de modular a resposta imune e a ativação de vias inflamatórias. Macrófagos humanos têm sua produção de citocinas pró-inflamatórias intensificada por espécies reativas, enquanto células dendríticas têm sua maturação favorecida, promovendo aumento da produção de citocinas por essas células e contribuindo para posterior aumento da proliferação de células T CD4. Dessa maneira, a produção sustentada de reativos e o aumento do estresse oxidativo poderiam contribuir para a modulação da alta resposta inflamatória observada na malária cerebral.

Na MCE, observaram-se aumento da expressão de NOX2 e aumento de espécies reativas e da peroxidação lipídica no cérebro, associados a danos no tecido cerebral e a danos cognitivos, e ainda que terapia adjuvante focada na inibição dessa enzima reverte os danos neuronais. O tratamento adjuvante de animais infectados com antioxidantes, administrados em conjunto com cloroquina, preveniu o desenvolvimento de danos cognitivos persistentes.

Outro fator contribuinte para o estresse é a produção de espécies reativas de nitrogênio. A isoforma iNOS tem sua expressão estimulada por processos inflamatórios, sendo capaz de produzir elevados e persistentes níveis de NO quando comparada às isoformas constitutivas (eNOS e nNOS). Em contextos em que ocorre a indução aumentada de espécies reativas de oxigênio, pode haver a geração aumentada de peroxinitrito ($ONOO^-$) em decorrência da reação do NO com o O_2^-, contribuindo para o estresse oxidativo e a baixa biodisponibilidade de NO para desencadear sua sinalização vascular. Já se observou expressão aumentada da iNOS na parede vascular cerebral e infiltrados de mononucleares, sendo associada a alterações histopatológicas no tecido cerebral, como presença de micro-hemorragias.

Vesículas extracelulares

As vesículas extracelulares (VE) são produzidas e liberadas por praticamente todas as células eucarióticas. Sua liberação pode ser simplesmente fisiológica, auxiliando na homeostase do organismo, como também patológica. Tanto na MC humana como na MCE, foram identificados dois tipos de VE que contribuem para a sua patologia: as microvesículas (MV) (também chamadas micropartículas) e os exossomos. Elas são diferenciadas pelas suas características físicas e fisiológicas, como tamanho, fenótipo, aparência no microscópio, composição, densidade, biogênese e propriedades de sedimentação.

As MV são formadas a partir do processo de vesiculação, com tamanho entre 100 nm e 1.000 nm de diâmetro. Elas são fragmentos de membrana plasmática; portanto, expressam moléculas de superfície da sua membrana de origem, além de fosfolipídios, características que as diferenciam de outras VE. A expressão de moléculas de superfície faz com que as MV possam interagir com inúmeros tipos celulares, podendo ativar processos inflamatórios, anticoagulantes e da homeostase vascular, levando à liberação de microRNA (miRNA), citocinas, quimiocinas, transferindo antígenos e podendo mudar o perfil fenotípico das células que interagiram. Os exossomos são partículas menores, medindo entre 30 nm e 150 nm, sendo ricos em colesterol e compostos de uma dupla camada lipídica. Seu processo de formação difere das MV, pois se formam intracelularmente por invaginação endocítica e são secretados por corpos multivesiculares, juntamente com a membrana plasmática. Eles podem interagir com outras células por meio de contado mediado por receptores ou transferindo lipídios, proteínas e material genético.

Alguns estudos obtiveram dados indicando que, possivelmente, as MV interferem na gravidade da malária e, por isso, elas podem ter papel importante no desenvolvimento da MC. As principais MV encontradas durante a síndrome neurológica são derivadas de eritrócitos, plaquetas e células endoteliais. A ativação da vasculatura na MC parece coincidir com a liberação de MV nos vasos e, utilizando-se amostras de plasma sanguíneo de pacientes com MC, pode-se observar que há o aumento da produção de MV de plaquetas, hemácias infectadas, células endoteliais e leucócitos. As MV derivadas de plaquetas tiveram correlação positiva com a trombocitopenia e profundidade do coma. Crianças com malária cerebral apresentam níveis plasmáticos de MV derivadas de células endoteliais maiores do que aquelas com anemia grave; aquelas com anemia grave, apresentam níveis semelhantes a indivíduos não infectados. Em análise que comparou pacientes infectados com *P. falciparum*, *P. vivax* e *P. malarie*, observou-se que todos tinham níveis de MV provindas de eritrócitos aumentados significantemente se comparados com indivíduos saudáveis; porém, esses níveis foram maiores em infecções graves por *P. falciparum*, mostrando que a concentração de MV no plasma se correlaciona com a gravidade da doença. *In vitro*, observou-se que esse aumento de MV dos eritrócitos infectados ocorre conforme a maturação de *P. falciparum*. Os exossomos também parecem auxiliar na gravidade da doença, como visto no modelo *in vivo* de MCE, em que ocorre grande quantidade de degranulação dos mastócitos no cérebro, e a incidência de MCE aumentou com a injeção desses exossomos, havendo ainda promoção da resposta de citocinas Th1. A liberação de MV tem correlação com o aumento dos níveis da citocina pró-inflamatória TNF-α, o que talvez possa impactar a gravidade da doença. Células endoteliais cerebrais isoladas de camundongos com MC têm alta reatividade ao TNF-α, assim como células de pacientes com MC comparados com os de malária não complicada, produzindo mais MV.

As EV participam da comunicação entre células, auxiliando na adesão entre elas, na citoadesão e na disfunção endotelial na malária. Tanto MV derivadas de plaquetas como EV provindas de eritrócitos infectados apresentam a PfEMP-1 do *P. falciparum*. MV derivadas de plaquetas ligam-se a eritrócitos parasitados por meio da molécula de adesão celular endotelial 1 (CD31) e glicoproteína IV (CD36), e transferem antígenos plaquetários para a superfície dos eritrócitos. Vesículas semelhantes a exossomos são liberadas de eritrócitos infectados por *P. falciparum* e, uma vez que podem entregar genes, possibilitam a comunicação entre os parasitos, promovendo diferenciação para as formas sexuais a uma taxa indicadora de que há envolvimento de sinalização. Também se observou que as MV plaquetárias são internalizadas no citoplasma das células endoteliais cerebrais, induzindo alterações fenotípicas nessas células e aumentando significativamente a citoadesão de eritrócitos parasitados nas células endoteliais cerebrais humanas. EV derivadas de hemácias contêm complexos miRNA Argonauta-2 funcionais, vindos de sua hemácia de origem, sendo também internalizadas em células endoteliais. Uma vez dentro da célula endotelial, esse complexo pode modular a expressão do gene-alvo e as propriedades da barreira endotelial, talvez explicando a disfunção vascular nas células endoteliais cerebrais na MC. Outros miRNA desempenham diversos papéis na inflamação, e sua desregulação na malária cerebral pode ser crucial para desencadear a síndrome neurológica.

As MV podem ativar o sistema imune tanto em humanos como em camundongos. Em estudo *in vitro* com células humanas, MV derivadas de eritrócitos infectados ativaram monócitos e neutrófilos. Com plasma de camundongos infectados com PbA, as MV vindas de eritrócitos infectados ativam macrófagos, processo dependente de MyD88/TLR-4 e mediado pela interação de CD40/CD40L. Além disso, as MV derivadas de células cerebrais endoteliais humanas expressam moléculas necessárias para coativação de células T e apresentação de antígenos, como MHC II, microglobulina-beta2, ICOSL e CD40. Tanto quando em repouso como quando estimuladas por citocinas, formam, por meio de processo dependente de VCAM-1 e ICAM-1, conjugados estáveis com células T CD4 e CD8, além de induzir proliferação de células T. A cascata inflamatória gerada pelas MV provavelmente amplifica o sequestro e a ativação de células imunes na microvasculatura.

Conclusão

A malária cerebral é uma síndrome grave resultante da infecção por *Plasmodium falciparum* e cuja patogenia é de grande complexidade. Nesse cenário complexo, a neuroinflamação tem papel de grande relevância e está intrinsecamente ligada a eventos como disfunção e congestão vascular, quebra de BHE, ativação glial e outros. A compreensão da cascata de eventos altamente dinâmica nesse processo é fundamental para que seja possível identificar alvos para intervenção e, assim, dar mais chances de sobrevida aos centenas de milhares de pacientes que são todos os anos afetados por esse agravo devastador.

Bibliografia

Andoh NE, Gyan BA. The potential roles of glial cells in the neuropathogenesis of cerebral malaria. Front Cell Infect Microbiol. 2021;11:741370.

Carvalho LJM. Murine cerebral malaria: how far from human cerebral malaria?. Trends Parasitol. 2010;26(6):271-2.

Charunwatthana P, Abul Faiz M, Ruangveerayut R, Maude RJ, Rahman MR, Roberts LJ 2nd, et al. N-acetylcysteine as adjunctive treatment in severe malaria: a randomized double blinded placebo controlled clinical trial. Crit Care Med. 2009;37(2):516-22.

Deininger MH, Kremsner PG, Meyermann R, Schluesener HJ. Differential Cellular Accumulation of Transforming Growth Factor-β 1,-β 2, and-β 3 in Brains of Patients Who Died with Cerebral Malaria. J Infect Dis. 2000;181(6):2111-5.

Dunst J, Kamena F, Matuschewski K. Cytokines and chemokines in cerebral malaria pathogenesis. Front Cell Infect Microbiol. 2017;7:324.

Ghazanfari N, Mueller SN, Heath WR. Cerebral malaria in mouse and man. Front Immunol. 2018;9:2016.

Gozzelino R, Jeney V, Soares MP. Mechanisms of cell protection by heme oxygenase-1. Annu Rev Pharmacol Toxicol. 2010;50:323-54.

Grau GE, Heremans H, Piguet PF, Pointaire P, Lambert PH, Billiau A, et al. Monoclonal antibody against interferon gamma can prevent experimental cerebral malaria and its associated overproduction of tumor necrosis factor. Proc Natl Acad Sci U S A. 1989;86(14):5572-4.

Hempel C, Hyttel P, Kurtzhals JA. Endothelial glycocalyx on brain endothelial cells is lost in experimental cerebral malaria. J Cereb Blood Flow Metab. 2014;34(7):1107-10.

Moreira AS, Estato V, Malvar DC, Sanches GS, Gomes F, Tibirica E, et al. L-arginine supplementation and thromboxane synthase inhibition increases cerebral blood flow in experimental cerebral malaria. Sci Rep. 2019;9(1):13621.

O'Brien NF, Mutatshi Taty T, Moore-Clingenpeel M, Bodi Mabiala J, Mbaka Pongo J, Ambitapio Musungufu D, et al. Transcranial Doppler ultrasonography provides insights into neurovascular changes in children with cerebral malaria. J Pediatr. 2018;203:116-124.e3.

Shrivastava SK, Dalko E, Delcroix-Genete D, Herbert F, Cazenave PA, Pied S. Uptake of parasite-derived vesicles by astrocytes and microglial phagocytosis of infected erythrocytes may drive neuroinflammation in cerebral malaria. Glia. 2017;65(1):75-92.

Sierro F, Grau GER The ins and outs of cerebral malaria pathogenesis: immunopathology, extracellular vesicles, immunometabolism, and trained immunity. Front Immunol. 2019;10:830.

Sweeney MD, Zhao Z, Montagne A, Nelson AR, Zlokovic BV. Blood-brain barrier: from physiology to disease and back. Physiol Rev. 2019;99(1):21-78.

Ty MC, Zuniga M, Götz A, Kayal S, Sahu PK, Mohanty A, et al. Malaria inflammation by xanthine oxidase-produced reactive oxygen species. EMBO Mol Med. 2019 Aug;11(8):e9903.

White NJ, Turner GD, Day NP, Dondorp AM. Lethal malaria: Marchiafava and Bignami were right. J Infect Dis. 2013;208(2):192-8.

World Health Organization (WHO). Management of severe malaria: A practical handbook. Geneva, 2012.

World Health Organization (WHO). World Malaria Report 2021.

Wu X, Brombacher F, Chroneos ZC, Norbury CC, Gowda DC. IL-4Rα signaling by CD8α+ dendritic cells contributes to cerebral malaria by enhancing inflammatory, Th1, and cytotoxic CD8+ T cell responses. J Biol Chem. 2021;296:100615.

Zanini GM, Cabrales P, Barkho W, Frangos JA, Carvalho LJ. Exogenous nitric oxide decreases brain vascular inflammation, leakage and venular resistance during Plasmodium berghei ANKA infection in mice. J Neuroinflammation. 2011;8:66.

Capítulo 18

Doença de Chagas

Yerly Useche
Florencia Belén González
Wilson Savino
Ana Rosa Pérez

Introdução

A doença de Chagas (DC) é causada pelo parasita protozoário *Trypanosoma cruzi* (*T. cruzi*). Perto de 6 milhões a 7 milhões de pessoas estão infectadas, sendo uma doença endêmica desde o sul dos Estados Unidos até a Argentina. As vias de transmissão natural vetorial e congênita são as mais frequentes, porém, o número de surtos orais causados pela ingestão de alimentos contaminados por parasitas está aumentando em países endêmicos. Independentemente da via de infecção, cerca de 30% dos indivíduos infectados desenvolvem manifestações cardíacas e/ou digestivas muitos anos após a infecção (WHO, 2023). Além disso, relatou-se o envolvimento do sistema nervoso central (SNC) durante as fases aguda e crônica da DC. Mais ainda, a ocorrência de meningoencefalite foi descrita com mais frequência em crianças durante a fase aguda da doença (Rassi *et al.*, 2010). Na fase crônica, por outro lado, neurite está relacionada com o comprometimento sensorial relatado em até 10% dos pacientes, ao passo que demência, confusão, encefalopatia crônica e até déficits sensitivos e motores são menos frequentes. Ademais, algumas infecções experimentais com várias cepas de parasitas causaram alterações comportamentais (revisado *in* Useche *et al.*, 2022). Em consonância com essas evidências, pacientes imunossuprimidos com HIV, assim como aqueles submetidos a transplante, muitas vezes, mostram reativação do parasita com meningoencefalite e abscessos cerebrais (Córdova *et al.*, 2010). A respeito disso, modelos experimentais de infecção aguda causada pela via oral confirmaram a presença de parasitas em diferentes regiões do cérebro poucos dias após infecção (Silva-dos-Santos *et al.*, 2017). Assim, a seguir resumimos as evidências disponíveis sobre o desenvolvimento de neuroinflamação e interações neuroimunes que ocorrem durante a DC humana e experimental.

Envolvimento do sistema nervoso central na doença de Chagas em humanos

O envolvimento do SNC durante a infecção pelo *T. cruzi* tanto na fase aguda quanto na crônica tem sido reportado há várias décadas. Pode ocorrer encefalite durante a fase aguda, acompanhada de níveis elevados de albumina, leucócitos e parasitas no líquido cefalorraquidiano (LCR). Também, pacientes com infecção aguda manifestam dificuldade de concentração mental, cefaleia, distúrbios musculares (mioclonia, bradicinesia, dispraxia), fraqueza e distúrbios da fala. A aparição de dores de cabeça, convulsões, letargia ou alterações de humor são provavelmente em virtude de meningoencefalite, que é exibida por 5% a 10% dos pacientes com infecção aguda por *T. cruzi*. Essa condição afeta as crianças menores de 2 anos mais frequentemente e é quase sempre fatal quando se apresenta junto com miocardite e insuficiência cardíaca. É importante anotar que a fase aguda de infecções congênitas pode estar associada a convulsões e meningoencefalite em uma proporção pequena de crianças (revisado em Useche *et al.*, 2022).

Adicionalmente, relatou-se a ocorrência de demência, confusão, bem como déficits sensoriais e motores, em pacientes crônicos. Além disso, nesses pacientes as deficiências motoras associadas à neurite resultam em reflexos tendinosos alterados e comprometimento sensorial (Córdova *et al.*, 2010). Outras alterações mentais como a diminuição na orientação, na atenção e no desempenho cognitivo (ou seja, pontuações mais baixas no Miniexame do Estado Mental) foram reportadas em pacientes crônicos de DC em comparação com controles saudáveis. Também, pontuações mais baixas da Escala de Memória Wechsler e do teste global WAIS de Inteligência foram associadas à DC crônica. Essa disfunção cognitiva é compatível com os sinais característicos da doença da Substância Branca, que cursa com o prejuízo no raciocínio não verbal, no processamento de informações, na resolução de problemas e na aprendizagem (Mangone *et al.*, 1994).

Notavelmente, o SNC é o local mais frequente de reativação da infecção pelo *T. cruzi*, em pessoas vivendo com HIV. Ademais, a reativação nessa situação é acompanhada por dano no tecido cerebral relacionado com o aumento da expressão de IL-17, como também a baixa contagem de células T CD4 no sangue periférico. Deve-se notar que a meningoencefalite, geralmente, coincide com presença abundante de parasitas no LCR (revisado em Useche *et al.*, 2022).

Devemos também apontar que as citocinas pró-inflamatórias como também alguns padrões moleculares associados a patógenos induzem comportamento depressivo. De acordo com isso, durante a infecção do SNC pelo *T. cruzi*, macrófagos, microglia e astrócitos podem liberar TNF-α, IL-1β, e óxido nítrico (NO), que parecem estar relacionados com alterações neurológicas observadas na DC. Além disso, a liberação de glutamato que é induzido pelo TNF-α e o lipopolissacarídeo (LPS), é também um desfecho comum da infecção do SNC. Esses dados devem ser colocados no contexto funcional do glutamato, pois é o neurotransmissor excitatório mais prevalente no SNC e, portanto, este joga um papel nas capacidades cerebrais básicas, estando alterado em vários transtornos psiquiátricos e neurológicos (revisado em Useche *et al.*, 2022).

Envolvimento do sistema nervoso central na doença de Chagas experimental

Interessantemente, as mudanças no SNC acontecidas após infecções experimentais com *T. cruzi* pelas diferentes rotas correlacionam-se com fenômenos observados em pacientes chagásicos. A infecção do SNC em animais de laboratório, com frequência, ocorre durante o pico da parasitemia. Surpreendentemente, ninhos de amastigotes aparecem no neurópilo do núcleo da substância cinzenta cerebelar, em ausência de um processo inflamatório detectável. De fato, diversas regiões cerebrais podem ser parasitadas pelo *T. cruzi*. Quando a parasitemia não é mais detectável, os focos inflamatórios são mais evidentes nos gânglios basais. As meninges e o córtex cerebral também são frequentemente infectados pelo *T. cruzi*; em consequência, ocorrem meningoencefalite e inflamação do córtex cerebelar, bem como em áreas sem barreira hematoencefalica, como o plexo coroide. Além disso, alguns estudos histológicos de camundongos infectados pelo *T. cruzi* mostram regiões do SNC danificadas com perda neuronal, nódulos gliais (em virtude de proliferação de astrócitos), edema e alargamento dos espaços perivasculares, bem como o aparecimento de infiltrados celulares mononucleares perivasculares e intraparenquimatosos (Roffe *et al.*, 2003; Useche *et al.*, 2022).

A presença de anormalidades comportamentais, como déficits de sono e memória, ansiedade e depressão, também foram evidenciadas em infecções experimentais com duas cepas de *T. cruzi*, Colombiana e H4. Outros experimentos com camundongos infectados com a cepa Colombiana mostraram incremento significativo da imobilidade além dos sinais de depressão, ambos durante as fases aguda e crônica da infecção. Da mesma maneira, relatou-se comportamento depressivo, provavelmente associado a estresse oxidativo e aumento das citocinas pró-inflamatórias, em pacientes chagásicos crônicos. Curiosamente, inibidores de TNF-α (p. ex., pentoxifilina ou anti-TNF), bem como o antidepressivo fluoxetina melhoram as alterações do tipo depressivo nesste modelo, sugerindo um papel da liberação sistêmica de TNF-α na depressão induzida pela infecção por *T. cruzi*. O comportamento do tipo depressivo crônico parece ser dependente da cepa do parasita, uma vez que a depressão foi desencadeada pela cepa Colombiana, mas não pela cepa Y. Provavelmente, o comportamento do tipo depressivo foi impulsionado pelo aumento da expressão de indoleamina 2,3-dioxigenase (IDO) no SNC durante as infecções aguda e crônica por *T. cruzi* (Vilar-Pereira *et al.*, 2012). A IDO é uma enzima catabolizadora de triptofano, induzida pelas citocinas IFN-γ e TNF-α em tecidos infectados, incluindo o cérebro. No cérebro de pacientes que sofrem de depressão, a depleção de triptofano pela IDO afeta a síntese de serotonina; em consequência, ocorrem baixos níveis de serotonina, sendo um possível mecanismo associado à depressão. Inesperadamente, camundongos C57BL/6 com doença crônica após a infecção com a cepa Colombiana apresentam ansiedade e alterações da coordenação motora, mas não associadas a sinais de comportamento doentio, como variações de temperatura ou perda de peso (Vilar-Pereira *et al.*, 2015). Todos esses dados estão resumidos na Figura 18.1.

A ativação do eixo hipotálamo-hipófise-adrenal pode afetar o curso da doença de Chagas

Os estudos que analizam a resposta neuroendócrina durante a DC são escassos. No entanto, o conhecimento sobre esse tipo de resposta veio de estudos da fase aguda desencadeada em modelos animais infectados com *T. cruzi*. Esses estudos forneceram evidências convincentes de que as citocinas liberadas pelo sistema imunológico após a infecção têm efeitos profundos na ativação do eixo hipotálamo-hipófise-adrenal (HPA), afetando o curso da doença. Nesse sentido, relatou-se infecção dos órgãos hipotálamo

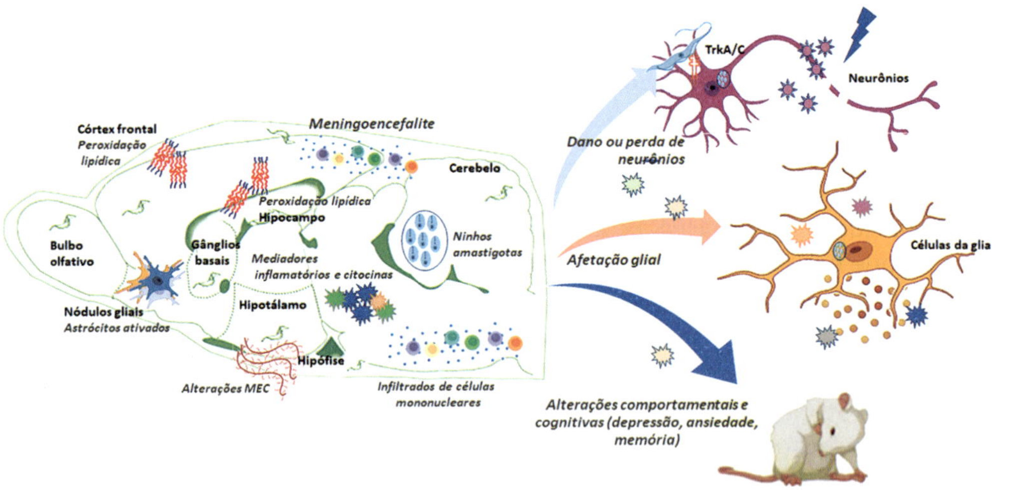

Figura 18.1. **Consequências da infecção experimental por *T. cruzi* sobre o sistema nervoso central e respectivas regiões envolvidas.** A presença do parasita nessas regiões pode causar peroxidação lipídica, bem como neuroinflamação com liberação de mediadores inflamatórios, disfunção glial e danos neurais. A secreção de citocinas pró-inflamatórias desencadeia alterações comportamentais e cognitivas com déficits de sono e memória, além de sintomas de ansiedade e depressão.
TrkA/C: receptores de neurotrofina; MEC: moléculas da matriz extracelular.
Fonte: Adaptada de Useche *et al.*, 2022.

e pituitária pelo *T. cruzi*. Paralelamente, diversas alterações têm sido demonstradas nesses órgãos após a infecção, bem como o aumento de proteínas da matriz extracelular e maior presença de infiltrados leucocitários (Corrêa-de-Santana *et al.*, 2006), que pode ser causada diretamente pela invasão do parasita ou indiretamente como consequência da inflamação local e/ou sistêmica em resposta à infecção (revisado em González *et al.*, 2020).

Durante a infecção pelo *T. cruzi*, a liberação de citocinas pró-inflamatórias como IL-1β, TNF-α, IL-6 e IFN-γ pelas células imunes ativadas induzem a secreção do hormônio liberador de corticotropina (CRH, do inglês *corticotropin-releasing hormone*) no núcleo paraventricular do hipotálamo. O CRH atinge a hipófise anterior e estimula a liberação do hormônio adrenocorticotrófico (ACTH, do inglês *adrenocorticotropic hormone*) no sistema circulatório, resultando na secreção de glicocorticoides (GC) desde o córtex da glândula adrenal. Os GC sintetizados endogenamente são reguladores das respostas inflamatórias, e a ativação do HPA durante a resposta inflamatória constitui um mecanismo protetor muito importante para limitar os danos mediados pelo sistema imunológico. Por outro lado, os animais usados em infecções experimentais têm tendências a reagir com respostas inflamatórias fortes ou reguladas a infecções; essas condições afetam a suscetibilidade a doenças. Assim, estudos comparativos entre camundongos machos suscetíveis C57BL/6 (com tendência para Th1 pró-inflamatória) e resistentes BALB/c (com tendência para Th2 anti-inflamatória) também indicaram que a suscetibilidade à doença depende do momento apropriado e da extensão em que o eixo HPA é ativado. Nesse sentido, os níveis basais altos de corticosterona seguidos por um incremento antecipado dos mesmos em camundongos BALB/c infectados parecem influenciar grandemente a sobrevivência dos camundongos BALB/c após a infecção aguda. Também, a ativação apropriada do eixo HPA é claramente uma influência no curso da doença e a suscetibilidade, toda vez que a depleção de GC conduz a um incremento dramático de citocinas pró-inflamatórias circulantes acompanhado da aceleração da morte dos camundongos infectados. tornando o grupo BALB/c 100% suscetível (Roggero *et al.*, 2006).

A atividade do eixo HPA é controlada por várias vias cerebrais, incluindo o hipocampo, que exerce uma influência inibitória sobre os neurônios hipotalâmicos que contêm CRH, por meio de um circuito polissináptico que se conecta à amígdala (Nestler *et al.*, 2002). Uma vez que se detectou a presença de *T. cruzi* também no hipocampo de camundongos, não é possível descartar influências diretas ou indiretas do parasita na regulação do eixo HPA. Todos esses dados estão resumidos na Figura 18.2.

Algumas anormalidades do eixo HPA também foram reconhecidas na DC crônica humana, mas não em camundongos. Por exemplo, a ativação do eixo HPA também induz a liberação de dehidroepiandrosterona (DHEA), que age neutralizando algumas funções do GC. Especificamente, pacientes com DC e problemas cardíacos exibem uma alta relação cortisol/DHEA-sulfato (DHEAs), em decorrência de uma profunda diminuição de DHEAs na presença de quantidades quase preservadas de GC. Normalmente, o DHEA diminui com o envelhecimento, mas em pacientes chagásicos a diminuição desse hormônio não está relacionada com a idade. Curiosamente,

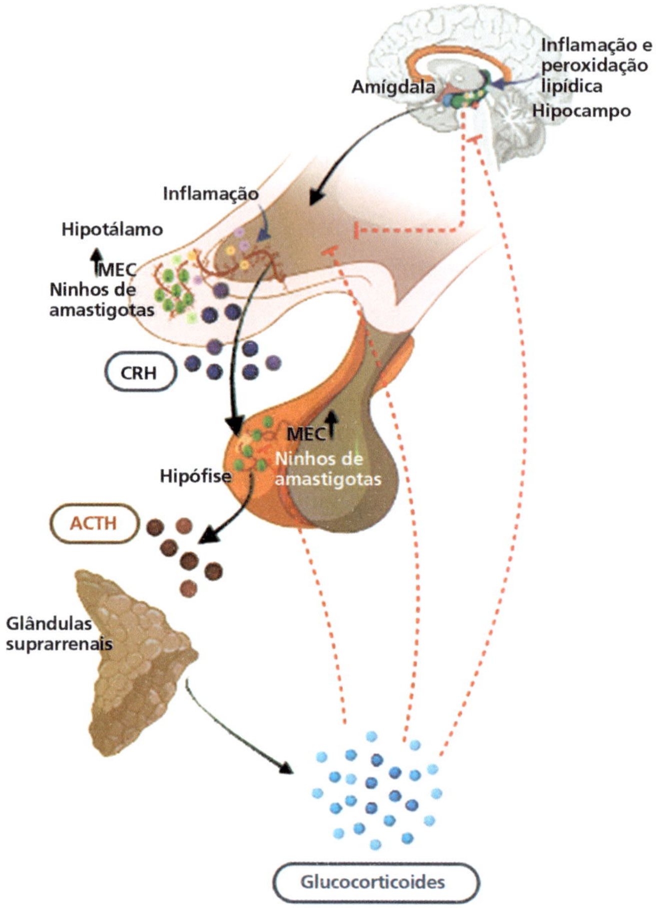

Figura 18.2. **A infecção pelo *T. cruzi* modula a ativação do eixo HPA.** A liberação de citocinas pró-inflamatórias por células imunes ativadas atua no núcleo paraventricular do hipotálamo para liberar o hormônio liberador de corticotropina (CRH). O CRH atinge a hipófise anterior para estimular a liberação do hormônio adrenocorticotrófico (ACTH) no sistema circulatório, resultando na secreção de glicocorticoides (GC) pelo córtex da glândula adrenal. Os GC sintetizados endogenamente são reguladores das respostas inflamatórias e da ativação do HPA, constituindo um mecanismo protetor muito importante para limitar os danos mediados pelo sistema imunológico. Infiltrados inflamatórios, amastigotas e deposição aumentada de proteínas da matriz celular podem alterar a ativação do HPA e o *feedback* negativo direcionado ao GC. Fonte: Desenhada por Ana Rosa Pérez.

pacientes chagásicos crônicos sem patologia aparente apresentaram níveis mais baixos de citocinas pró-inflamatórias e uma relação GC/DHEAs mais equilibrada. Os mecanismos prováveis para explicar essas diferenças não são completamente conhecidos, embora variações nos níveis circulantes ou cerebrais de diversos mediadores imunoendócrinos pareçam estar envolvidas. Seja qual for o caso, distúrbios na relação GC/DHEA parecem ser prejudiciais para o hospedeiro em virtude de um controle deficiente da inflamação e o consequente desenvolvimento de lesão tecidual (Pérez *et al.*, 2011; González *et al.*, 2018). Além disso, o contexto neuroendócrino adverso, juntamente com o grande número de constituintes antigênicos apresentados pelo *T. cruzi*, pode favorecer a ativação de uma resposta imune policlonal e o consequente risco de autorreatividade. Embora a base autoimune da DC ainda seja discutível, acredita-se que a supressão da regulação neuroendócrina ou algum mecanismo contrarregulador neuroendócrino adverso podem atuar como um fator permissivo para o desenvolvimento de fenômenos autoimunes. Assim, é clara a necessidade de se desenvolver estudos sobre desequilíbrio imunoendócrino e autorreatividade induzidos pelo *T. cruzi* (revisado em González *et al.*, 2020).

Como o *Trypanosoma cruzi* invade o sistema nervoso central?

Apesar de vários estudos mostrarem que o *T. cruzi* infecta o SNC, os mecanismos utilizados pelo parasita para atingir os tecidos cerebrais permanecem amplamente desconhecidos.

A disseminação bem-sucedida desde algum ponto de entrada do parasita ao hospedeiro até o SNC, envolve a passagem ou a alteração da barreira hematoencefálica (BHE) ou a barreira hemato- líquido cefalorraquidiano (BH-LCR). Mas também, a invasão do parasita está relacionada com mecanismos de evasão das respostas imunes periféricas e ao interior do SNC. Tanto a BHE como a BH-LCR são seletivamente permeáveis a macromoléculas e moléculas hidrofílicas, em decorrência das junções apertadas, particularmente proeminentes na BHE. Além disso, os vasos leptomeníngeos, bem como as regiões do SNC que contêm BH-LCR (i.e., plexo coroide e órgãos circunventriculares do cérebro), são mais permeáveis do que os vasos no parênquima. Também, a resposta imune nas meninges é mais forte do que no parênquima cerebral. Além disso, as células imunes circulantes, incluindo monócitos, células T e macrófagos, aumentam sua passagem pelas células endoteliais cerebrais (CECs) quando ativadas. Esse processo de ativação endotelial é mediado por citocinas e quimiocinas liberadas tanto por astrócitos quanto por células imunes infiltrantes, que induzem a expressão de moléculas de adesão nas CECs em resposta à infecção (revisado em Useche *et al.*, 2022).

Estudos sobre infecções experimentais que atingiram o SNC mostraram alguns indícios sobre possíveis rotas de infecção cerebral. Em ratos recém-nascidos infectados por *T. cruzi*, os parasitas foram detectados no pico da parasitemia dentro das células gliais, próximo a somas neuronais, capilares e vênulas nos córtices cerebral e cerebelar e nos núcleos subcorticais talâmicos (Da Mata *et al.*, 2000). Essa localização do parasito sugere uma possível invasão pelos vasos da BHE ou pelo comprometimento da junção endotelial da BHE mediado pela bradicinina, como ocorre na malária cerebral (Silva *et al.*, 2019). Sabe-se que a cruzipaína derivada do parasita cliva os cininogênios plasmáticos, produzindo bradicinina, que ativa os receptores endoteliais de bradicinina-B2 e a via imune da proteína-G. Como demonstrado *in vitro*, é concebível que o *T. cruzi* migre de forma paracelular através de CECs sem ruptura da monocamada, mediada pela bradicinina e pelo gradiente de CCL2 (revisado em Useche *et al.*, 2022).

Como mencionado, foi relatado aumento nos níveis plasmáticos de TNF-α ou na expressão de mRNA de *Tnf* no SNC durante a infecção aguda em murinos por *T. cruzi*. Além disso, ocorrem maior parasitemia, taxas de mortalidade e níveis séricos de TNF-α em camundongos infectados pelo *T. cruzi* por via oral. Curiosamente, outro parasita tripanossomatídeo, o *Trypanosoma brucei* (*T. brucei*) atravessa a BH-LCR prejudicada pela superexpressão de TNF-α no plexo coroide e nos órgãos circunventriculares durante a infecção em roedores. De fato, *T. brucei* requer a mediação do sinal TLR-MyD88 para penetrar no cérebro e gerar ativação microglial (revisado em Useche *et al.*, 2022).

Adicionalmente, o aumento nas metaloproteinases (MMPs) é outro fator indutor da disfunção da BHE, conforme relatado na infecção do SNC por *T. brucei* em camundongos. As MMPs clivam tipos específicos de colágeno nas membranas basais e degradam as junções estreitas endoteliais, facilitando a invasão do parasita através da BHE. Embora a ativação da via TLR-MyD88 não tenha sido relatada na infecção do SNC pelo *T. cruzi*, é um cenário plausível.

Por outro lado, diferentes áreas com BH-LCR, como plexo coroide e hipocampo, apresentaram infiltrados inflamatórios leves a intensos durante a infecção aguda e crônica experimental por *T. cruzi*. Além disso, observaram-se ninhos de amastigotas na região entre o cerebelo e a medula espinal (neurópilo cerebelar), com a maioria dos ninhos encontrados abaixo da pia-máter nas células ependimárias que formam a glia limitante nas superfícies do cérebro. Esses achados indicam que o *T. cruzi* pode atravessar o endotélio das vênulas leptomeníngeas no espaço subaracnóideo, passar pela pia-máter até a glia limitante e ter acesso ao parênquima cerebral. A infecção da glia limitante pode explicar alguns relatos de infecção cerebelar por *T. cruzi*, pois há uma conexão neural glia-cerebelo (Da Mata *et al.*, 2000; revisado em Useche *et al.*, 2022). Todos esses dados estão resumidos na Figura 18.3.

Invasão das células neurais pelo *Trypanosoma cruzi*

O fluxo sanguíneo cerebral e, portanto, das células sanguíneas, assim como a função da BHE, são regulados pelos componentes da unidade neurovascular (UNV). A UNV compreende as células endoteliais da BHE, pericitos, astrócitos, glia, neurônios e a matriz extracelular (MEC). Portanto, qualquer desregulação dos componentes da UNV altera a homeostase cerebral, levando à doença. Dessa forma, estudos experimentais têm demonstrado que o *T. cruzi* infecta microglia, macrófagos, astrócitos e neurônios. Além disso, em pacientes com DC, o parasita foi encontrado na microglia, nas células endoteliais e nos macrófagos. Ademais, evidências histológicas e *in vitro* de parasitismo por *T. cruzi* revelaram alta frequência de ninhos de parasitas sem membrana circundante dentro de células não gliais, nos prolongamentos de astrócitos e entre corpos celulares das células de Purkinje (Da-Mata *et al.*, 2000; Silva *et al.*, 2017; Useche *et al.*, 2022). Curiosamente, os astrócitos parecem incapazes de controlar a replicação do *T. cruzi* usando a secreção de IL-1β e ON, tornando-os mais permissivos à replicação do parasita do que as células microgliais. Além disso,

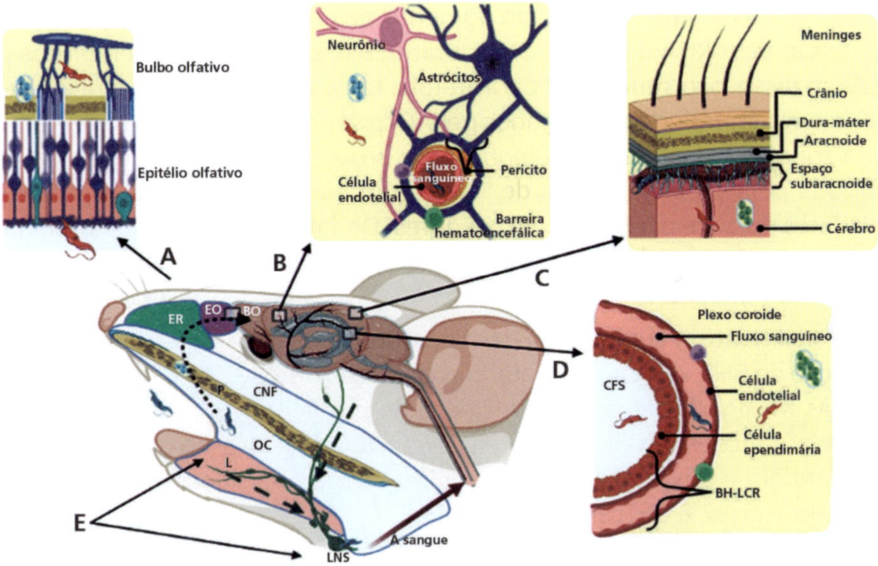

Figura 18.3. **Estratégias que o *T. cruzi* pode utilizar para atingir e invadir o sistema nervoso central e possível disseminação após infecção da cavidade oral (CO).** A figura representa a infecção oral murina. Após a entrega dos parasitas na cavidade oral, eles podem seguir a(s) seguinte(s) via(s): (**A**) via olfatória, passando pelo palato (P), cavidade nasofaríngea (CNF), epitélio respiratório e olfatório (ER e OE) atingindo o bulbo olfativo (BO); (**B-C**) ruptura da barreira hematoencefálica (no parênquima (**B**) ou nas meninges (**C**)); (**D**) ruptura da barreira do líquido cefalorraquidiano (BH-LCR) no plexo coroide; (**E**) invasão do linfonodo submandibular (LNS) por drenagem de tecidos infectados (*seta tracejada verde*). Língua (L). Fonte: Adaptada de Useche *et al.*, 2022.

os processos astrocíticos ao redor dos vasos do SNC podem facilitar a invasão do parasita, especialmente na substância cinzenta, em que a densidade capilar é maior do que na substância branca (Da Mata *et al.*, 2000).

Alguns processos biológicos acontecem durante a infecção por *T. cruzi* no SNC que podem promover a replicação do parasita e o dano tecidual. Uma interação importante é a ligação entre a trans-sialidase (TS) derivada do parasita e os receptores de neurotrofinas TrkA e TrkC, que são comumente superexpressos durante a lesão do SNC, em infecções ou em doenças degenerativas. Assim, essas interações facilitam a adesão do parasita e a invasão eficiente de células neuronais, como também de células epiteliais e fagocíticas tanto *in vitro* quanto *in vivo*. Também as vias de sinalização MAP quinase (MAPK) e fosfatidilinositol 3-quinase/Akt são ativadas, como observado na infecção pelo *T. cruzi* da linha celular PC12, um modelo estabelecido de diferenciação neuronal (revisado em Useche *et al.*, 2022).

Por fim, a liberação sistêmica ou *in situ* de citocinas pró-inflamatórias pode promover a invasão do *T. cruzi*. Experimentos *in vitro* e *in vivo* mostraram que as células gliais que expressam IFN-γ, bem como os níveis altos de TNF-α, correlacionam-se com a invasão de astrócitos. Além disso, a infecção parasitária leva os astrócitos a um perfil pró-inflamatório com produção aumentada de IL-6 e TNF-α e expressão de TNFR1, potencialmente favorecendo a sinalização de TNF (Silva *et al.*, 2017). Isso sugere um ciclo pró-inflamatório autossustentável criando, um ambiente favorável para a replicação parasitária.

Infecção oral por *Trypanosoma cruzi* – possíveis vias de disseminação após a passagem do epitélio da mucosa oral

A infecção oral aguda em humanos é caracterizada por manifestações mais graves do que aquelas associadas à transmissão vetorial (i.e., febre prolongada, miocardite aguda, insuficiência cardíaca e meningoencefalite). Provavelmente, essas manifestações são parcialmente causadas por um potencial inóculo maior em pacientes infectados por via oral do que aqueles infectados pela rota vetorial. É importante ressaltar que já se relatou a presença do *T. cruzi* em vários tecidos localizados na via anatômica entre a mucosa oral e o SNC. Portanto, em princípio, após invadir a mucosa oral, os parasitas podem migrar para o sangue e/ou para os fluidos linfáticos da submucosa, através do palato, mas também dos tecidos das cavidades nasal e oral. Esses dados desvendam a existência de múltiplas interações entre o *T. cruzi* e as diversas regiões anatômicas da mucosa oral (Silva-dos-Santos *et al.*, 2017; Useche *et al.*, 2022). Algumas regiões moles da cavidade oral e tecidos subjacentes são invadidas pelo *T. cruzi* em camundongos infectados por via oral, incluindo o músculo da bochecha, as glândulas salivares e os linfonodos submandibulares (Silva-dos-Santos *et al.*, 2017).

Hipoteticamente, a invasão linfonodal ocorre pela drenagem de tecidos infectados, implicando uma via de infecção para órgãos mais distantes como o coração, e também o fígado e o baço, seguindo a via de drenagem. Ademais, constatou-se que a região nasomaxilar, as cavidades nasais e os tecidos subjacentes são invadidos pelo *T. cruzi* em camundongos infectados por via oral. O DNA do *T. cruzi* também foi encontrado nos tecidos cerebrais após infecção oral (Silva-dos-Santos *et al.*, 2017), sugerindo que o parasita poderia atingir o cérebro por meio da invasão do nervo olfatório e, posteriormente, do bulbo olfatório. Corroborando essa ideia, camundongos infectados pelo *T. cruzi* por via intranasal apresentaram infecção de várias regiões do cérebro, indicando que a invasão da cavidade oral e do compartimento nasal adjacente representa uma suposta rota anatômica para disseminação do parasita para o cérebro (revisado em Useche *et al.*, 2022). Qualquer que seja a via usada pelos parasitas para se espalhar a partir da cavidade oral, estes podem disseminar-se, atravessando tanto o endotélio dos vasos sanguíneos e linfáticos, como também o epitélio oral em locais diferentes da BHE para invadir o cérebro, conforme esquematicamente representado na Figura 18.2.

No geral, os dados aqui resumidos mostram claramente o comprometimento do SNC na DC aguda e crônica. Diferentes tipos de células cerebrais podem ser infectados pelo *T. cruzi*, incluindo neurônios, astrócitos e microglia. Além disso, diversas regiões do SNC podem ser acometidas, como plexo coroide, hipocampo, meninges, bulbo olfatório, hipófise, entre outras. Ademais, podem-se observar distúrbios funcionais da ativação do eixo HPA tanto na DC humana quanto na experimental. Apesar disso, uma série de perguntas ainda precisam ser respondidas:

- O sistema imunológico pode responder adequadamente à infecção do parasita no cérebro?
- Quais ligantes e/ou mecanismos o parasita utiliza para atingir o tecido cerebral?
- Existem diferenças quanto ao comprometimento do SNC após infecção oral (ou outras vias de transmissão) em comparação com aqueles causados por reativação por imunossupressão?
- Quais áreas e funções do cérebro são mais afetadas após a infecção?
- Quais são as consequências sistêmicas em virtude da infecção do SNC, além dos distúrbios do HPA?

Abordar essas questões fornecerá novas pistas que podem permitir melhor diagnóstico e tratamento para o comprometimento cerebral na doença de Chagas.

Bibliografia

Córdova E, Maiolo E, Corti M, Orduña T. Neurological manifestations of Chagas' disease. Neurol Res. 2010;32(3):238-44.

Corrêa-De-Santana E, Paez-Pereda M, Theodoropoulou M, Kenji Nihei O, Gruebler Y, Bozza M, et al. Hypothalamus-pituitary-adrenal axis during Trypanosoma cruzi acute infection in mice. Neuroimmunol. 2006;173(1-2):12-22.

Da Mata JR, Camargos MERS, Chiari E, and Machado CRS. Trypanosoma cruzi infection and the rat central nervous system: Proliferation of parasites in astrocytes and the brain reaction to parasitism. Brain Res Bull. 2000;53(2):153-62.

González F, Villar S, D'Attilio L, Leiva R, Marquez J, Lioi S, et al. Dysregulated network of immune, endocrine and metabolic markers is associated to more severe human chronic chagas cardiomyopathy. Neuroimmunomodulation. 2018;25(3):119-128.

González FB, Villar SR, Pacini MF, Bottasso OA, Pérez AR. Immune-neuroendocrine and metabolic disorders in human and experimental T. cruzi infection: New clues for understanding Chagas disease pathology. Biochim Biophys Acta Mol Basis Dis. 2020;1866(3):165642.

Jardim E. Experimental acute Chagas' disease: parasitism of the hypothalamus. Arq. Neuropsiquiatr. 1971;29:190-7.

Mangone CA, Sica RE, Pereyra S, Genovese O, Segura E, Riarte A, et al. Cognitive impairment in human chronic Chagas' disease. Arq Neuropsiquiatr. 1994;52(2):200-3.

Nestler EJ, Barrot M, DiLeone RJ, Eisch AJ, Gold SJ, Monteggia LM. Neurobiology of depression. Neuron. 2002;34(1):13-25.

Pérez AR, Roggero E, Nicora A, Palazzi J, Besedovsky HO, del Rey A, et al. Thymus atrophy during Trypanosoma cruzi infection is caused by an immuno-endocrine imbalance. Brain Behav Immun. 2007;21(7):890-900.

Pérez AR, Silva-Barbosa SD, Berbert LR, Revelli S, Beloscar J, Savino W, et al. Immunoneuroendocrine alterations in patients with progressive forms of chronic Chagas disease. J Neuroimmunol. 2011;235(1-2):84-90.

Rassi A, Rassi A, Marin-Neto J A. Chagas disease. Lancet. 2010;375(9723):1388-402.

Roffê E, Silva AA, Marino APMP, Santos PVA, Lannes-Vieira J. Essential role of VLA-4/VCAM-1 pathway in the establishment of CD8 + T-cell-mediated Trypanosoma cruzi-elicited meningoencephalitis. J Neuroimmunol. 2003;142(1-2):17-30.

Roggero E, Pérez AR, Tamae-Kakazu M, Piazzon I, Nepomnaschy I, Basedovsky HO, et al. Endogenous glucocorticoids cause thymus atrophy but are protective during acute Trypanosoma cruzi infection. J Endocrinol. 2006;190(2):495-503.

Silva-dos-Santos D, Barreto-de-Albuquerque J, Guerra B, Moreira OC, Berbert LR, Ramos MT, et al. Unraveling Chagas disease transmission through the oral route: Gateways to Trypanosoma cruzi infection and target tissues. PLoS Negl Trop Dis. 2017;11(4):e0005507.

Silva AA, Silva RR, Gibaldi D, Mariante RM, dos Santos JB, Pereira IR, et al. Priming astrocytes with TNF enhances their susceptibility to Trypanosoma cruzi infection and creates a self-sustaining inflammatory milieu. J Neuroinflammation. 2017;14(1):182.

Silva LS, Pinheiro AS, Teixeira DE, Silva-Aguiar RP, Peruchetti DB, Scharfstein J, et al. Kinins released by erythrocytic stages of Plasmodium falciparum enhance adhesion of infected erythrocytes to endothelial cells and increase blood brain barrier permeability via activation of bradykinin receptors. Front Med (Lausanne). 2019;6:75.

Useche Y, Pérez AR, de Meis J, Bonomo A, Savino W. Central nervous system commitment in Chagas disease. Front Immunol. 2022;13:975106.

Vilar-Pereira G, De Souza Ruivo LA, Lannes-Vieira J. Behavioural alterations are independent of sickness behaviour in chronic experimental Chagas disease. Mem Inst Oswaldo Cruz. 2015;110(8):1042-50.

Vilar-Pereira G, Silva AA da, Pereira IR, Silva RR, Moreira OC, de Almeida LR, et al. Trypanosoma cruzi-induced depressive-like behavior is independent of meningoencephalitis but responsive to parasiticide and TNF-targeted therapeutic interventions. Brain Behav Immun. 2012;26(7):1136-49.

WHO. Chagas disease (American trypanosomiasis, 2023. Disponível na Internet: https://www.who.int/news-room/questions-and-answers/item/chagas-disease.

Capítulo 19

Neuroinflamação na Hanseníase

Márcia Rodrigues Jardim
Sérgio Luiz Gomes Antunes
Euzenir Nunes Sarno
Milton Ozório Moraes
Roberta Olmo Pinheiro

Introdução

A hanseníase é uma doença infecciosa, transmissível e de caráter crônico que acomete principalmente a pele e os nervos periféricos. É causada por *Mycobacterium leprae*; no entanto, em 2008, foi descrito um segundo agente causal, *M. lepromatosis*. Grande parte dos estudos, até o momento, foram realizados com *M. leprae* e muito pouco se sabe sobre *M. lepromatosis*, de modo que, no presente capítulo, iremos descrever principalmente os dados associados a *M. leprae* enquanto agente etiológico da doença. *M. leprae* tem tropismo não somente pelas células da pele, mas também por células de Schwann, o que faz com que a doença não acometa somente pele e mucosas, mas também o nervo periférico (Figura 19.1). Pode-se dizer que a hanseníase em humanos é, essencialmente, uma doença dos nervos periféricos. A presença de espessamento do nervo, áreas anestésicas na pele e músculos paralisados nas mãos, pernas ou rosto, levam ao diagnóstico da hanseníase.

A hanseníase pode atingir indivíduos inseridos em qualquer classe social; porém, sua incidência é maior nos segmentos mais empobrecidos da população, em virtude da presença de condições socioeconômicas desfavoráveis, e isso tem reflexo na distribuição espacial da doença, sendo observada em países mais pobres e subdesenvolvidos. Apesar de o tratamento dos pacientes com a poliquimioterapia (PQT) ser eficiente para a cura clínica da doença, sabe-se que pacientes "curados" podem apresentar déficits neurológicos, recidivas e mesmo apresentarem episódios inflamatórios agudos, conhecidos como episódios reacionais, que contribuem para incapacidades e deformidades permanentes.

Em 2021, 135 Estados membros da Organização Mundial da Saúde (OMS) compartilharam informações sobre a hanseníase, contabilizando uma prevalência registrada de 133.781 casos e 140.546 novos casos, dos quais 55.346 (39%) ocorreram em mulheres.[1] Destes, 22.426 casos foram registrados no Brasil, sendo o segundo país no número de casos no mundo. Estima-se que 50% dos pacientes infectados apresentem algum grau de lesão de troncos nervosos em todas as formas clínicas da doença, e 20% destes permanecem com deformidades e lesões neurológicas irreversíveis.

M. leprae é um bacilo intracelular obrigatório, com alta infectividade e baixa patogenicidade. A transmissão de *M. leprae* se dá, exclusivamente, pelo contato de pessoas suscetíveis à doença com os indivíduos não tratados que apresentam a forma multibacilar. Estima-se que esses pacientes, não tratados, possam liberar até 100 milhões de bacilos de suas secreções nasais diariamente. Esses indivíduos infectados eliminam bactérias viáveis pela via nasal, embora 72 horas após a primeira dose de PQT os bacilos eliminados pelo paciente são incapazes de se multiplicar no novo hospedeiro.[2]

O bacilo não é capaz de crescer em nenhum dos meios de cultura convencionais descritos até o momento da elaboração deste capítulo. Cerca de 30 espécies de animais já foram inoculadas com *M. leprae*, utilizando-se as mais diversas vias; porém, os resultados foram limitados ou de curta duração. No que concerne ao estudo da neuropatia hanseniana, nenhum dos modelos estudados até o momento reproduz exatamente o quadro clínico que ocorre em humanos, mas há evidências de que a infecção em camundongos *nude* module a expressão de neuropeptídeos em pele e coluna vertebral. Outro modelo bastante estudado tem sido o tatu. O tatu de nove bandas, espécie nativa dos Estados Unidos, desenvolve a forma disseminada da doença. A baixa temperatura corporal (30°C a 35°C), característica da espécie, favorece a multiplicação de *M. leprae* e faz com que o tatu seja um importante

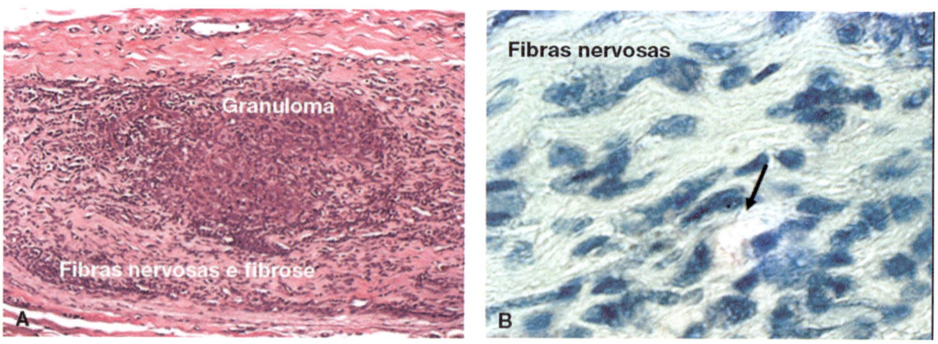

Figura 19.1. **Neuroinflamação no nervo periférico.** (**A**) Lesão de nervo de paciente com neuropatia hanseniana. É possível observar nervo com granuloma no interior do fascículo nervoso, fibras nervosas e fibrose. (**B**) Destaque na *seta* para a presença de bacilos álcool-ácido resistentes (BAAR) no interior das células de Schwann. Fonte: Banco de imagens do Laboratório de Hanseníase (IOC/Fiocruz).

modelo experimental para estudo de diversos aspectos da hanseníase, além de ser utilizado para obtenção de bacilos em grandes quantidades. Entretanto, as lesões observadas em tatus inoculados não se limitam a nervos periféricos e pele, podendo ocorrer também comprometimento de linfonodos, fígado, baço, medula óssea, olhos, sistema nervoso central, testículos, ovários e pulmões. Os tatus inoculados por via endovenosa frequentemente apresentam comprometimento de nervos periféricos, fígado, baço e linfonodos. Uma limitação no estabelecimento desses modelos experimentais está associada ao tempo de incubação. Nos tatus susceptíveis, p. ex., um inóculo alto (10^7 a 10^8), pela via endovenosa, leva de 18 a 24 meses para induzir os primeiros sinais de doença.

Apesar das dificuldades no estabelecimento de modelos experimentais, o estudo em células primárias e linhagens celulares humanas tem gerado contribuições relacionadas com a regulação das respostas imunes humanas às infecções. Isso é possível porque a hanseníase é uma doença espectral na qual as manifestações clínicas correlacionam-se com a natureza da resposta imune ao patógeno, o que gera um modelo único de doença humana na qual é possível investigar mecanismos de resistência *versus* susceptibilidade.

A hanseníase foi a primeira doença associada a uma bactéria específica,[3] bem como a primeira doença a ser tratada com quimioterapia. Apesar do sucesso da poliquimioterapia, que reduziu drasticamente o número de casos de hanseníase em todo o mundo, a incidência de lesões neurológicas não pode ser revertida apenas com a antibioticoterapia. O quadro clínico é muito variado, o que muitas vezes retarda o diagnóstico, principalmente quando não ocorrem as lesões de pele.

A demonstração histopatológica da invasão de *M. leprae* nos nervos ou a presença de um granuloma inflamatório dentro e ao redor do nervo são importantes para o diagnóstico da doença.

A hanseníase é a principal causa de neuropatia periférica tratável em todo o mundo e, em decorrência do acometimento do sistema nervoso periférico (terminações nervosas livres e troncos nervosos) surgem perda de sensibilidade, paresia e atrofia, que, se não diagnosticadas e tratadas adequadamente, podem evoluir para incapacidades físicas permanentes. O comprometimento do nervo pode gerar neurite, descrita como a presença de dor, espontânea ou à palpação, em um tronco nervoso periférico, acompanhada ou não de comprometimento da função; ou, ainda, por comprometimento isolado da função nervosa, detectado no exame sequencial do paciente, com ausência de dor. Esse tipo de comprometimento insidioso, sem dor, é denominado neurite silenciosa e, independentemente da presença ou ausência de dor, a neurite é responsável por originar o dano do nervo na hanseníase e suas consequências.

Sob o ponto de vista neurológico, os desafios atuais para as áreas endêmicas da hanseníase são muitos, entre eles:detecção precoce da neuropatia antes do surgimento das incapacidades; tratamento da neurite de forma efetiva, prevenindo as incapacidades permanentes; diagnóstico diferencial com outras neuropatias periféricas, bem como entre neurite e dor neuropática, especialmente nos pacientes crônicos; e estudos sobre a patogênese (visando ao surgimento de novos alvos terapêuticos para o tratamento da neuropatia).[4,5]

Classificação e formas clínicas

O período de incubação varia de 3 meses a 10 anos, e o desenvolvimento da doença inicia-se normalmente pela pele e pelo sistema nervoso periférico. Três sinais cardinais são importantes para o diagnóstico da hanseníase na prática clínica: lesões de pele com perda de sensibilidade, espessamento de nervos periféricos e presença de bacilos álcool-ácido resistentes em raspados intradérmicos ou em biópsias de pele. O bacilo tem predileção pelas áreas mais frias do corpo, como queixo, áreas malares do rosto, lóbulos das orelhas, nádegas, joelhos e extremidades distais. O quadro dermatológico varia entre um quadro indeterminado, assintomático, ligeiramente hipopigmentado, característico da forma indeterminada, até a infiltração difusa observada na forma multibacilar da doença, envolvendo não apenas a pele, mas também olhos, testículos, linfonodos e nervos superficiais sensitivos e motores.

A classificação de Madri divide a doença segundo a sua tendência de evoluir em direção a um dos seus polos. Assim, encontram-se quatro formas básicas da hanseníase: indeterminada, tuberculoide (pacientes com resposta imune celular a antígenos de *M. leprae*), virchowiana (pacientes com reduzida ou ausente resposta imune do tipo celular aos antígenos de *M. leprae*) e *borderline* (pacientes que apresentam respostas imunológicas instáveis e intermediárias entre os polos tuberculoide e virchowiano). A classificação proposta por Ridley e Jopling foi originalmente planejada para fins de pesquisa e é a mais completa. Os pacientes são classificados de acordo com os critérios clínicos, histopatológicos e imunológicos. De acordo com essa classificação, em um extremo do espectro estão os pacientes tuberculoides e no outro os pacientes de maior susceptibilidade, os lepromatosos, que apresentam alta carga bacilar e múltiplas lesões. Entre as formas polares, encontram-se as formas intermediárias, denominadas *borderline*-tuberculoide (BT), *borderline-borderline* (BB), *borderline*-lepromatoso (BL). Nas formas *borderline*, a resposta imune celular é maior ou menor, conforme a proximidade ao polo tuberculoide ou lepromatoso, respectivamente.

Durante o curso clínico da doença, os pacientes podem apresentar episódios inflamatórios agudos, conhecidos como episódios reacionais, que estão associados ao incremento do dano neural e ao agravamento da incapacidade. Os dois principais tipos de reação são a reação tipo 1, ou reação reversa, e a reação tipo 2, ou eritema nodoso hansênico.

Neuropatia hanseniana

A apresentação neurológica da doença é pleomórfica; dependente de fatores clínicos como, tempo de evolução, características genéticas, trauma e medicações utilizadas. O dano primário ao nervo provoca alterações das funções autonômicas, sensitivas e motoras. A extensão e a gravidade do acometimento neurológico dependem da forma clínica, com suas particularidades imunológicas, que definirão a progressão da doença, e das alterações dos nervos periféricos. A invasão dos nervos, especificamente das células de Schwann por *M. leprae* e o seu comprometimento funcional, é a marca registrada da hanseníase e está presente em todos os estágios de todas as formas clínicas, sob a forma de neurite ou de neuropatia silenciosa (Figura 19.2).

A neurite caracteriza-se pelo quadro clínico clássico da hanseníase com espessamento e dor à palpação do nervo. Há disfunção sensitiva e, posteriormente, sensitivo-motora se a doença evoluir sem diagnóstico e tratamento. Entretanto, o comprometimento do nervo pelo bacilo ocorre mesmo sem o processo inflamatório, levando, precocemente ou durante a evolução da doença, à infecção da célula de Schwann e à alteração da função do nervo por mecanismos ainda a serem esclarecidos. Esse quadro de disfunção sensitiva ou sensitivo-motora que ocorre sem dor e tem evolução indolente, muitas vezes não percebida pelo paciente, denomina-se neurite silenciosa ou neuropatia silenciosa.

Qualquer nervo periférico pode ser comprometido na hanseníase. O dano neurológico poderá ficar limitado a apenas um tronco nervoso, nas chamadas mononeuropatias, ou comprometer mais de um tronco nervoso de forma assimétrica, caracterizando a mononeuropatia múltipla. Mais raramente pode haver um comprometimento simétrico e difuso dos nervos periféricos, caracterizando a polineuropatia (polineuropatias assimétricas ou confluentes). Esses casos podem ser decorrentes de uma evolução lentamente progressiva, ou seja, o resultado de um somatório de lesões dos nervos ao longo do tempo.

Seja qual for a forma clínica, o comprometimento é inicialmente sensitivo, acometendo as fibras de pequeno calibre (hipo/anestesia térmica e dolorosa), e, se o processo

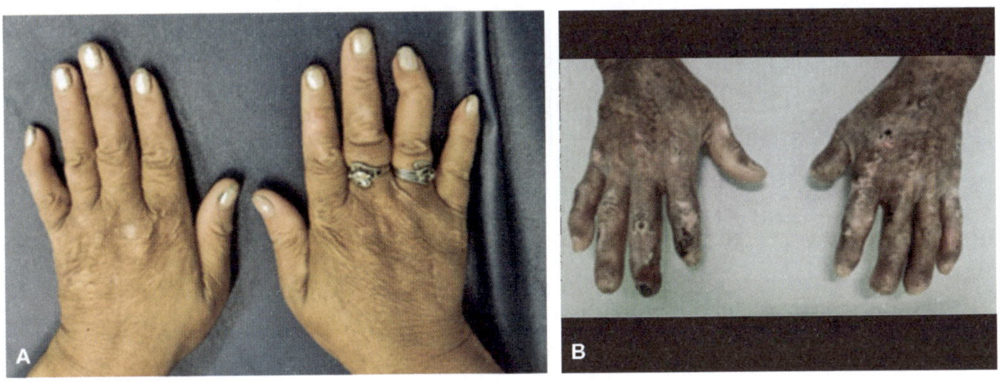

Figura 19.2. **(A) Neuropatia hanseniana com diagnóstico mais precoce.** Paciente apresenta leve deformidade ulnar sem alterações tróficas tão expressivas. Possível regressão da incapacidade funcional. (**B**) Neuropatia hanseniana com diagnóstico tardio. Paciente apresenta deformidades e alterações tróficas extensas. Incapacidade definitiva. Fonte: Banco de imagens do Laboratório de Hanseníase (IOC/Fiocruz).

da lesão neural não for interrompido, haverá comprometimento das fibras de médio e grosso calibre com alteração da sensibilidade tátil e fraqueza muscular, que podem resultar em deformidades. Geralmente há envolvimento precoce do sistema nervoso autonômico (SNA), que pode ocorrer em graus variados, mas, de uma forma geral, restrito às alterações tróficas com perda de fâneros, eritrocianose/eritrodermia e ressecamento nos dermátomos acometidos. O espessamento do nervo com característica fusiforme é a anormalidade clínica mais frequente da neuropatia na hanseníase, e, apesar de não ser um sinal clínico exclusivo da neuropatia hanseniana, contribui com a suspeita diagnóstica, sobretudo na existência de um antecedente epidemiológico em regiões endêmicas.

A dor neural é um sintoma frequente na hanseníase. Vários mecanismos fisiopatológicos estão diretamente relacionados com a sua ocorrência. A dor nociceptiva é iniciada por um estímulo nocivo, como neurite, processo inflamatório que afeta os nervos. A neurite difere de dor neuropática, uma condição não exclusiva da hanseníase que ocorre no funcionamento anormal do sistema sensitivo periférico. As duas formas de dor neural podem ocorrer em qualquer momento da evolução da hanseníase (antes, durante ou após a PQT) e, nas formas de neuropatia crônica, o diagnostico diferencial entre os dois tipos de dor neural é difícil. Alguns autores descrevem que a dor neuropática é mais frequente nos pacientes que desenvolveram neurite previamente. É fundamental a definição do tipo de dor para que o tratamento seja corretamente instituído.[6,7]

Apesar de o comprometimento dermatológico ser mais comumente associado à hanseníase, com os sistemas de classificação da doença privilegiando essas formas dermatológicas, pode haver o comprometimento neurológico sem lesões cutâneas, na chamada forma neural pura (FNP), também conhecida como forma neural primária, neurítica pura ou neurítica primária. É uma apresentação clínica mais rara, com prevalência que varia entre 1% e 16%. Os pacientes com essa forma são classificados, geralmente, como paucibacilares e apresentam baciloscopia negativa. Clinicamente pode se apresentar sob a forma de mononeuropatia múltipla, com evolução mais lentamente progressiva, geralmente sem neurite aguda. Entretanto, o quadro clínico varia desde o acometimento de um nervo isolado como um ramo digital do nervo mediano ou por um comprometimento extenso dos nervos periféricos, com padrão de mononeuropatia múltipla confluente no momento do diagnóstico.

A resposta do tecido à invasão intraneural de *M. leprae* varia bastante. Pode ser mínima, com poucos bacilos e uma proliferação de células de Schwann, sem mudança funcional no nervo, ou pode ser muito extensa, com uma infiltração granulomatosa do parênquima nervoso resultando em uma destruição estrutural total e completa perda de função do nervo.

Neuroinflamação na hanseníase

A morbidade na hanseníase é consequência do infiltrado inflamatório nos nervos, em resposta à presença do bacilo. A inflamação no nervo e ao redor é guiada, em parte, pela resposta imune nas diferentes formas da doença; mas, uma parte da inflamação pode ser resultante de inflamação não específica relacionada com infecção e com antígenos micobacterianos.[8]

A destruição das fibras nervosas pela proliferação bacilar intraneural nas células de Schwann e macrófagos já foi demonstrada e há também proliferação de tecido conectivo fibroso no perineuro e no endoneuro. Inflamação granulomatosa localizada e substituição de axônios por tecido fibroso podem ser observadas em pacientes com a forma tuberculoide.

O número de bacilos presentes no interior dos nervos corresponde ao número de bacilos nas lesões de pele. A resposta inflamatória no nervo em resposta ao grande número de bacilos observados nas lesões de pacientes com a forma lepromatosa é limitada. Os bacilos são encontrados principalmente em áreas de grande edema no nervo, próximo aos locais de maior dano. O maior dano distal indica uma patogênese progressiva, de caráter ascendente na neurite hanseniana. Esse processo começa nos nervos intradérmicos de lesões cutâneas da hanseníase, em que as fibras nervosas superficiais, mais finas, são comprometidas em maior proporção do que os nervos perifoliculares, mais profundos.

A diferença histológica entre os nervos tuberculoides e lepromatosos é evidente não apenas em seu conteúdo baciloscópico, mas também com relação à integridade do tecido. O principal fator associado ao dano neural em pacientes tuberculoides parece ser a presença do exsudato celular nos nervos. Ao contrário, na forma lepromatosa da doença há poucas células mononucleares perivasculares, mesmo na presença de excessiva proliferação de células de Schwann e carga bacilar. A seguir, um resumo das principais alterações histopatológicas observadas nas diferentes formas clínicas da doença:

- **Hanseníase indeterminada:** A forma indeterminada é considerada a manifestação inicial da doença. A histopatologia pode ser de dois tipos principais. Podem-se observar nervos com aspecto normal e ausência ou pouco comprometimento da função nervosa. Nesse tipo, a mudança inicial é decorrente de um aumento aparente no núcleo das células de Schwann, e poucos bacilos podem ser observados. Não há aumento nas células inflamatórias. No segundo tipo, há evidência de inflamação. O perineuro apresenta proliferação reacional e células mononucleares estão presentes em feixes neurovasculares. Em algumas seções, o perineuro também está infiltrado. Isso é uma evidência do dano da barreira hematoneural e liberação de antígenos do nervo. Em alguns casos raros pode-se observar que o parênquima nervoso está também infiltrado por células mononucleares. Clinicamente, pode-se observar perda de sensibilidade tátil e térmica.
- **Hanseníase tuberculoide:** Na forma tuberculoide da doença, o paciente apresenta resistência para conter, mas não para eliminar, o bacilo. Aparentemente, há uma resposta de hipersensibilidade do tipo tardio aos antígenos de *M. leprae*, e essa hipersensibilidade produz intensas reações granulomatosas e,

algumas vezes, necrose nos sítios nos quais os antígenos continuam a aparecer. Quase todo nervo dérmico presente nas lesões tuberculoides apresenta inflamação, a qual destrói grandes porções do nervo. O perineuro pode ser destruído. Há total perda de sensibilidade. A inflamação é composta de células epitelioides, células gigantes e linfócitos. Os bacilos são raros, os quais, ocasionalmente, podem ser observados nas células de Schwann. Nessa forma da doença, um ou poucos troncos nervosos podem ser afetados.

- **Hanseníase lepromatosa:** Na forma lepromatosa, células de Schwann, células perineurais, axônios e macrófagos intraneurais dos nervos dérmicos contêm bacilos. Pode ou não haver um granuloma macrofágico circundando o nervo infectado porque a liberação do bacilo para o nervo é pela corrente sanguínea e o perineuro permanece intacto. O dano ao parênquima nervoso é mínimo nos estágios iniciais, apesar do elevado número de bacilos encontrados nas células de Schwann. Observa-se também a presença de um nódulo localizado. Nessa lesão, o fascículo nervoso é circundado por uma grande coleção de macrófagos que contêm o bacilo, mas poucos bacilos estão presentes no fascículo. Os bacilos entram no nervo pelo perineuro seguindo a formação do granuloma ao redor do nervo. No geral, é possível observar o infiltrado inflamatório subcutâneo, constituído principalmente por linfócitos, plasmócitos e macrófagos. Também se observa a proliferação da célula de Schwann e células perineurais, assim como fibrose. Os bacilos são abundantes nas células de Schwann, nos macrófagos e nas células perineurais.
- **Formas *borderline* da doença:** Os nervos dérmicos apresentam proliferação acentuada de células perineurais e aparecimento de anéis de cebola. Há uma inflamação granulomatosa composta de macrófagos e linfócitos. Ao contrário da forma lepromatosa, a doença é generalizada e os troncos nervosos são afetados. A inflamação granulomatosa característica da hipersensibilidade está presente em todos os nervos envolvidos. Há uma destruição extensiva de muitos nervos pelo granuloma e os nervos são substituídos por tecido fibroso.
- **Episódios reacionais:** Durante a reação na forma lepromatosa há o eritema nodoso hansênico (ENH), que pode levar à inflamação aguda do nervo. A neurite deixa de ser silenciosa. O local do nervo afetado pode ser difusamente infiltrado por coleções de neutrófilos ou pode haver formação de microabscessos. O infiltrado neutrofílico pode ser confinado a um ou poucos fascículos ou pode envolver todo o nervo. Há extensa destruição do nervo nessa fase por enzimas proteolíticas, e paralisia do nervo durante o ENH, é relativamente comum. Durante a etapa de exacerbação aguda na forma *borderline* há eritema e edema das lesões de pele. O nervo é infiltrado por um granuloma de células epitelioides com numerosos linfócitos e é destruído. Necrose caseosa e formação de abscesso são características comuns dessa etapa reacional. Neurite aguda e paralisia dos troncos nervosos são complicações comuns dos episódios reacionais na forma *borderline*.

Na forma neural pura da doença, a biópsia de nervo tem valor diagnóstico ao demonstrar a presença de bacilo álcool ácido resistente (AFB) em qualquer nervo sensitivo afetado. O valor da biópsia de nervo para diagnóstico aumenta quando os resultados são interpretados no contexto clínico, epidemiológico, eletroneuromiográfico, alinhados aos exames laboratoriais (PCR para avaliar DNA de *M. leprae* e presença de anticorpos anti-PGL-1).[9,10] Os nervos nem sempre contêm bacilos, mas podem apresentar alterações morfológicas que se desenvolvem durante a progressão da doença. Quando AFB está ausente na biópsia, a presença de um granuloma epitelioide no nervo sinaliza alta probabilidade de ser hanseníase, particularmente quando o granuloma está no compartimento endoneural. Em alguns casos, há a presença concomitante de granulomas epitelioides e macrófagos espumosos, altamente parasitados, indicando a presença de respostas Th1 e Th2 na mesma amostra. Essa presença concomitante pode indicar um episódio de neurite reacional (reações intraneurais sem lesões cutâneas) ou talvez um tipo de infiltrado *borderline*.

Mediadores inflamatórios associados ao dano neural na hanseníase

Os eventos iniciais na interação *M. leprae*-célula de Schwann *in vitro* foram caracterizados e demonstraram a importância do receptor de célula de Schwann, distroglicana, e moléculas associadas, na desmielinização e na degeneração axonal induzidos pelo bacilo. A expressão da distroglicana é controlada por metaloproteinases de matriz (MMPs, do inglês *matrix metalloproteinases*), cuja expressão encontra-se aumentada em células de Schwann da linhagem ST88-14 estimuladas por *M. leprae*. Observou-se um aumento na expressão de MMPs após a adição das citocinas pró-inflamatórias TNF ou IFN-γ e também um aumento da expressão gênica de *MMP9* em fragmentos de nervo de pacientes com neuropatia hanseniana. Acredita-se que *MMP9* contribui para a inflamação e o remodelamento tecidual durante o curso da doença.

M. leprae induz a expressão de TNF e receptor de TNF 1 (TNFR1) em células de Schwann. TNF, por sua vez, induz a produção das interleucinas (IL-6 e IL-8) por células de Schwann, e o bacilo induz a secreção de IL-23, indicando o envolvimento dessa citocina no dano neural. Há evidências de que *M. leprae* contribui para a inflamação mediada por TNF e para a desmielinização focal, tornando as células de Schwann mais sensíveis a TNF nos nervos dos pacientes com neuropatia hanseniana.

A análise de expressão gênica em biópsias de nervo demonstra uma regulação negativa na expressão de *CCL2* e *CCL3* na hanseníase, bem como de genes envolvidos no metabolismo mitocondrial. Contrariamente, observou-se um aumento na expressão de genes envolvidos no metabolismo lipídico e ubiquitinação. Uma análise de expressão gênica foi capaz de discriminar 80% dos casos de neuropatia hanseniana com base na expressão de *LDLR* e *CCL4*.

É consenso que os episódios reacionais levam ao incremento do dano neural na hanseníase. Citocinas pró-inflamatórias como IFN-γ ou TNF estão associadas não apenas ao controle da carga bacilar, mas também ao desenvolvimento do quadro reacional. Durante o episódio reacional, o infiltrado inflamatório contribui para que haja a liberação de fragmentos antigênicos capazes de modular a resposta do indivíduo. Assim, a resposta imune resultante é um balanço da resposta desencadeada pelo bacilo viável que está infectando macrófagos e células de Schwann e também de antígenos micobacterianos. Alguns genes associados à biologia da célula de Schwann que são modulados tanto em fragmentos de nervo de pacientes com hanseníase quanto em células de Schwann infectadas ou estimuladas com *M. leprae* são: *HLA-DRB1, MAPK14, GAP43, FABP7 e NTN1. HLA-DRB1* é um gene associado à forma tuberculoide da doença e relaciona-se com a desmielinização. *MAPK14* (proteína quinase ativada por mitógeno 14) é conhecido por seu papel na ativação da via de inflamassoma na neuroglia e está aumentado em pacientes com dano neural, o que sugere o possível envolvimento da via de inflamassomas no dano neural observado em pacientes com hanseníase. *GAP43* é a principal proteína associada ao crescimento axonal. O aumento de expressão gênica de *GAP43* pode sugerir uma tentativa de crescimento axonal no nervo infectado, o que é reforçado pelo aumento da expressão de *FABP7* e *NTN1*, também associados ao crescimento e à regeneração neural.

O papel do IFN tipo I em células de lesão de pele de pacientes com a forma multibacilar da doença já foi extensivamente avaliado. Em conjunto, tanto *M. leprae* viável quando *M. leprae* irradiado são capazes de aumentar a expressão gênica de *IFNB* em células de Schwann quando comparadas às células não infectadas. Sabe-se que *IFNB* é aumentado em condições de estresse celular, mas a perda da expressão dessa proteína leva à neuroinflamação. Curiosamente, apesar do aumento induzido por *M. leprae in vitro*, a análise da expressão de *IFNB* em fragmentos de nervo de pacientes com a forma neural pura da hanseníase revela uma redução quando comparado aos nervos de voluntários sadios.

Tendo por base as características histopatológicas, as expressões de *TYRP1, SHH*, e *MAPK14* em nervos de pacientes com neuropatia hanseniana parecem estar correlacionadas com regeneração axonal, desmielinização e proliferação de células de Schwann. MCP-1/CCL-2 está negativamente relacionado com infiltrado inflamatório no nervo: epineural, endoneural, perineural e infiltrado linfocítico.

A expressão de *CCL2* correlaciona-se positivamente com a presença de AFB e negativamente com PCR. A ativação do sistema micobacteriano ESX-1 por *M. leprae* viável leva à ativação do gene OASL e à indução de *CCL2*, prejudicando a resposta bactericida do hospedeiro, que não foi observada com estímulos de *M. leprae* morto em células THP-1. Além disso, as células de Schwann são responsáveis pelo desencadeamento da resposta do dano nervoso por meio do início da remoção dos detritos pela mielinofagia, seguido pelo recrutamento de macrófagos, que é especialmente regulado por CCL2. Nesse sentido, vemos a relevância da ativação do gene *CCL2* não apenas como um mecanismo de proteção na manutenção da viabilidade micobacteriana, mas também como um marcador biológico indicativo da presença de bacilo.

CCL2 foi descrito como um dos genes de imunidade inata imediatamente ativados no contexto de infecção *in vitro*. Assim, apesar das descobertas relevantes, ainda há um caminho a percorrer em termos de compreensão do papel dessa quimiocina na infecção e nos danos aos nervos durante a hanseníase.

Referência bibliográfica

1. World Health Organization, 2022. Disponível na Internet: https://www.who.int/data/gho/data/themes/topics/topic-details/GHO/leprosy (15 dez. 2022).
2. Job CK, Jayakumar J, Kearney M, Gillis TP. Transmission of leprosy: a study of skin and nasal secretions of household contacts of leprosy patients using PCR. Am J Trop Med Hyg. 2008;78(3):518-21.
3. Hansen GA. On the etiology of leprosy. Br Foreign Med Chir Rev. 1875;55(110):459-89.
4. Penna PS, Pitta IJR, Vital RT, Hacker MAVB, Salles AM, Pinheiro RO, et al. Progressive neuropathy in patients with lepromatous leprosy after multidrug therapy. Mem Inst Oswaldo Cruz. 2023;117:e220150.
5. Angst DBM, Pinheiro RO, Vieira JSDS, Cobas RA, Hacker MAV, Pitta IJR, et al. Cytokine levels in neural pain in leprosy. Front Immunol. 2023;14:1272471.
6. Giesel LM, Pitta IJR, da Silveira RC, Andrade LR, Vital RT, Nery JADC, et al. Clinical and neurophysiological features of leprosy patients with neuropathic pain. Am J Trop Med Hyg. 2018;98(6):1609-13.
7. Giesel LM, Hökerberg YHM, Pitta IJR, Andrade LR, Moraes DB, da Costa Nery JA, et al. Clinical prediction rules for the diagnosis of neuritis in leprosy.
8. Scollard DM. The biology of nerve injury in leprosy. Lepr Rev. 2008;79(3):242-53.
9. Jardim MR, Antunes SL, Santos AR, Nascimento OJ, Nery JA, Sales AM, et al. Criteria for diagnosis of pure neural leprosy. J Neurol. 2003;250(7):806-9.
10. Jardim MR, Antunes SL, Simons B, Wildenbeest JG, Nery JA, Illarramendi X, et al. Role of PGL-1 antibody detection in the diagnosis of pure neural leprosy. Lepr Rev. 2005;76(3):232-40.

Capítulo 20

Neuroinflamação na Síndrome Congênita do Vírus Zika

Zilton Vasconcelos
Tamiris Azamor da Costa Barros
Daniela Prado Cunha

Introdução

O vírus Zika (ZIKV) pertence à família *Flaviviridae*, gênero *Flavivirus*, e um arbovírus (vírus transmitido por artrópodes) assim como o vírus Dengue (DENV), febre-amarela (YFV), Chikungunya (CHIKV) e Nilo Ocidental. Os mosquitos do gênero *Aedes* são seus principais vetores urbanos, com destaque para a espécie *Aedes Aegypti*, responsável pelos grandes surtos urbanos de DENV, ZIKV, YFV e CHIKV, que, por esse motivo, são considerados arbovírus emergentes (Pierson; Diamond, 2020). A cocirculação desses vírus é uma realidade no Brasil. Contudo, há evidências na literatura de que o mosquito *Aedes aegypti*, quando exposto ao ZIKV, CHIKV, e DENV pode transmiti-los simultaneamente (Rückert *et al.*, 2017).

O ZIKV é transmitido aos humanos majoritariamente pela picada das fêmeas infectadas do mosquito *Aedes* sp. Porém, outros mecanismos de transmissão também podem ocorrer, p. ex., a transmissão intrauterina, sexual, transfusão sanguínea e por meio do aleitamento materno. O período de incubação do vírus em humanos pode variar de 3 a 12 dias. A infecção produz uma doença febril autolimitada, cujos sintomas da fase aguda são febre, dor de cabeça, lesões oculares, mialgia, artralgia e exantema cutâneo, muito semelhante à sintomatologia de outros arbovírus como o DENV e o CHIKV. Cerca de 80% das infecções por ZIKV é assintomática, ou quando os sintomas clínicos da doença aparecem, apresentam intensidade leve a moderada, podendo durar entre 5 e 7 dias (Pielnaa *et al.*, 2020).

No contexto histórico, o ZIKV foi identificado na floresta "Zika", em Uganda, em 1947, durante uma investigação de vigilância em macacos *rhesus* sentinelas para identificação de febre amarela silvestre e outras arboviroses, liderada pela Fundação Rockfeller. O primeiro caso humano confirmado por isolamento viral ocorreu em uma menina em estado febril na Nigéria em 1954 (Pielnaa *et al.*, 2020). Em março de 2015, ocorreu o primeiro relato de transmissão autóctone do ZIKV no Brasil, na cidade de Natal, Rio Grande do Norte. Inicialmente, acreditou-se que a introdução do vírus Zika, no Brasil, havia ocorrido em 2014, possivelmente durante a Copa do Mundo de Futebol. Posteriormente, verificou-se que a introdução do vírus Zika, no Brasil, pode ter ocorrido um ano antes, entre maio e dezembro de 2013, período coincidente com a realização da Copa das Confederações – julho e agosto de 2013. Esses dois eventos tornaram-se as principais hipóteses de porta de entrada do vírus no Brasil, pois neles houve entrada de atletas vindos das ilhas do oceano Pacífico, onde o ZIKV já circulava. Estudos filogenéticos mostraram que a cepa que emergiu no Brasil pertence à linhagem asiática e é próxima daquela isolada a partir de amostras coletadas na Polinésia Francesa e que se disseminou pelas ilhas do Pacífico. Entretanto, não há consenso com relação ao exato momento de entrada do ZIKV no Brasil, que ocorreu no intervalo entre o segundo semestre de 2013 e o primeiro semestre de 2014 (Massad *et al.*, 2017).

O Brasil tornou-se o epicentro mundial das infecções pelo ZIKV nos anos 2015 e 2016, alcançando o número de 205.578 casos confirmados somente no ano 2016, com destaque para a cocirculação de outros dois arbovírus clinicamente semelhantes: vírus Dengue (DENV) e Chikungunya (CHIKV). Em junho de 2015, o Ministério da Saúde identificou os primeiros casos de síndrome neurológica em pacientes com doença exantemática em regiões de cocirculação dos vírus Dengue, Zika e Chikungunya. No mesmo mês, o estado da Bahia notificou 42 casos de síndrome de Guillain-Barŕe (SGB) com infecção por ZIKV confirmada, assim como em outros países americanos: Colômbia, El Salvador, Suriname e Venezuela (Pielnaa *et al.*, 2020).

Antes da detecção do surto de ZIKV, o número de bebês nascidos com microcefalia no segundo semestre de 2015 aumentou consideravelmente, quando comparado com relatos históricos. Essa observação foi feita na região Nordeste do país; Recife e Salvador, e seus arredores, foram as cidades mais severamente afetadas. Retrospectivamente, a anamnese da maioria das parturientes revelou episódios de doença febril e lesões cutâneas exantematosas durante a gravidez. Assim, no dia 1º de fevereiro de 2016, a Organização Mundial de Saúde (OMS), declarou que o aglomerado de casos de microcefalia e outros distúrbios neurológicos no Brasil consistiam em uma emergência de saúde pública de interesse internacional. Nesse mesmo ano, o ZIKV foi detectado e sequenciado no líquido amniótico de fetos com microcefalia (Calvet *et al.*, 2016). No final de 2016, um estudo caso-controle que recrutou gestantes infectadas pelo ZIKV, sendo 32 casos de microcefalia e 62 controles sem microcefalia, associou definitivamente as infecções pelo ZIKV e o desenvolvimento da microcefalia a uma razão de chance (OR do inglês *odds ratio*) de 55,5 para os casos de microcefalia e 113,3 para sete casos com alterações cerebrais detectadas por exame de imagem (de Araújo *et al.*, 2018). A partir desse ponto, demais estudos demonstraram que a microcefalia era apenas um dos possíveis desfechos da infecção pelo ZIKV durante a gestação.

Síndrome congênita do Zika

Quando a infecção ocorre durante a gravidez, pode causar malformações sistêmicas graves no feto, culminando na síndrome congênita do Zika (SCZ) (Figura 20.1). Portanto, da mesma forma como ocorre em outras infecções congênitas, o momento da infecção está intimamente relacionado com a gravidade das complicações que podem ocorrer, principalmente para as alterações no sistema nervoso central (SNC). Quando a infecção pelo ZIKV ocorre no primeiro trimestre gestacional, o dano gerado é mais prejudicial e estruturalmente mais severo, pois ele ataca as células progenitoras de neurônios, em estágios iniciais de desenvolvimento (Brasil *et al.*, 2016). As características clínicas da SCZ podem ser divididas em componentes estruturais e funcionais. Os componentes estruturais são alterações na morfologia craniana, anomalias cerebrais e oculares, bem como contraturas congênitas. O componente funcional está relacionado com as sequelas neurológicas (Moore *et al.*, 2017). Portanto, a SCZ pode consistir em:

- Alterações na morfologia craniana: microcefalia grave, suturas cranianas sobrepostas, osso occipital proeminente, pele redundante do couro cabeludo e comprometimento neurológico.
- Anomalias cerebrais: córtices finos do cérebro, padrões giros anormais, aumento de espaços fluidos, calcificações subcorticais, anormalidades do corpo caloso, diminuição da substância branca.
- Anomalias oculares: cicatrizes maculares, manchas pigmentares focais da retina e hipoplasia ou atrofia do nervo óptico.
- Contraturas congênitas: artrogripose e pés torcidos.
- Sequelas neurológicas: hipertonia precoce acentuada, sintomas de envolvimento extrapiramidal, epilepsia e irritabilidade (Moore *et al.*, 2017).

Além disso, estudos recentes demonstram que a exposição ao vírus pode não resultar em um quadro clinico claro de SNC nos recém-nascidos, mas levar a alterações de longo prazo, tanto do ponto de vista do desenvolvimento neurocognitivo quanto do ponto de vista dos padrões de resposta imunológica. Ainda não há tratamento especifico contra a SCZ, e nem medidas eficazes de prevenção às infecções pelo ZIKV. Dessa forma, o reconhecimento precoce e o encaminhamento para atendimento multidisciplinar podem resultar em melhor resultado para cada uma das anormalidades descritas.

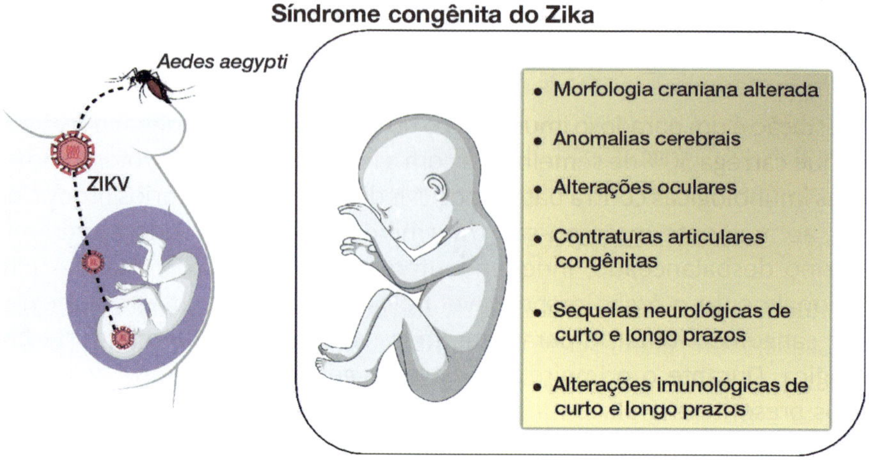

Figura 20.1. **Síndrome congênita do Zika (SCZ).** O ZIKV é transmitido para a gestante pelos mosquitos vetores da espécie *Aedes aegypti* e cruza a barreira placentária, completando o ciclo de transmissão vertical ao atingir o feto. Entre as condições que afetam os fetos, caracterizando a síndrome, estão: morfologia craniana alterada (p. ex.: microcefalia grave), anomalias cerebrais, alteracões oculares, contraturas articulares congênitas e sequelas neurológicas/alteracões imunológicas de curto e longo prazo. Fonte: Acervo pessoal dos autores.

Outros acometimentos neurológicos

Existe uma forte associação também entre o surto de ZIKV e o aumento do número de casos de síndrome de Guillain-Barré (SGB) na Polinésia Francesa, apontando uma primeira complicação resultante de uma infecção por ZIKV. Enquanto a SCZ ocorre como resultado dos efeitos neuropatológicos do vírus somado a respostas inflamatórias sistêmicas, a SGB é um processo de autoimunidade: em virtude da desregulação do sistema imune em adultos frente ao ZIKV, o corpo ataca erroneamente os nervos periféricos e danifica as suas bainhas de mielina (Wijdicks, Klein, 2017). No Brasil, quadros graves associados ao comprometimento do SNC frente ao ZIKV foram também descritos, como: mielite transversa, vasculite do SNC, radiculite, mielite, meningite ou combinação desses acometimentos (Dirlikov *et al.*, 2018).

Neuroinflamação na síndrome congênita do Zika

Como veremos nos tópicos que seguem, na SCZ ocorre a inflamação intrauterina deflagrada pelo ZIKV conjugada à ação direta do vírus, que subverte mecanismos de defesa do SNC do feto, invade a barreira hematoencefálica (BHE), replica-se e leva a danos irreparáveis no desenvolvimento do SNC (Figura 20.2).

Infecções pelo vírus Zika promovem um ambiente intrauterino pró-inflamatório

A gestação é um paradoxo imunológico no qual a mãe deve tolerar o feto semialogênico (que carrega 50% de semelhança com a mãe), enquanto o protege com rígidas respostas imunológicas contra patógenos. Mediadores inflamatórios produzidos em resposta ao ambiente materno são transmitidos ao feto levando a um ambiente intrauterino desbalanceado, independentemente de infecções fetais. A placenta é tradicionalmente o órgão responsável pelo fluxo de nutrientes e anticorpos da corrente sanguínea materna para fetal, mas também constitui uma forte barreira imunológica. Durante o primeiro trimestre da gestação, a maioria dos leucócitos maternos presentes na placenta são células *natural killers* (NK) (~70%), contando também com macrófagos e células dendríticas (20% a 25%) e linfócitos T (3% a 10%). Nesse período, ocorre o processo de implantação embrionária, que exige um ambiente pró-inflamatório que se inicia pela liberação da citocina IL-15 uterina e maturação das células NK. A célula NK madura promove o remodelamento na porção materna da placenta (decídua basal) e implantação do embrião por meio da secreção de IFN-γ, fator de necrose tumoral (TNF, do inglês *tumor necrosis factor*) e ligantes 8 e 10 de CXC quimiocina (CXCL8 e CXCL10) (Tong; Abrahams, 2020). A transferência transplacentária do ZIKV é favorecida pelo ambiente pró-inflamatório e imunologicamente imaturo da placenta no primeiro trimestre de gestação (Brasil *et al.*, 2016). Ao longo da gestação, o ambiente intraterino torna-se mais tolerogênico ao feto, com a expansão das células T reguladoras (Tregs), e imunologicamente mais maduro, com a produção de citocinas antivirais (Tong; Abrahams, 2020; Wells; Coyne, 2018).

No contexto das infecções pelo ZIKV, a placenta modula ativamente o perfil imunológico da interface materno-fetal. Os IFN-λ (IFN-λ1-4) são as principais citocinas antivirais produzidas na placenta. Eles são expressos em áreas ricas em células de origem epitelial e têm como principal função atuar como uma barreira imunológica antiviral compartimentalizada, levando à supressão de respostas pró-inflamatórias (Wells; Coyne, 2018). Na SCZ, os IFN-λ estão bem descritos pelo seu papel antiviral protetor. Como são expressos por células estruturais da placenta, sua baixa expressão mediante infeções pelo ZIKV foi inicialmente relacionada com maior replicação viral (Bayer *et al.*, 2016). Posteriormente, observou-se que baixos níveis de IFN-λ estavam associados ao desenvolvimento da SCZ que, por sua vez, caracteriza-se pela alta expressão de genes da via dos IFNs do tipo I, que promovem respostas inflamatórias exacerbadas (Azamor *et al.*, 2021). Além disso, estudos imuno-histopatológicos em placentas a termo (placentas obtidas após o parto) demonstraram que as infecções pelo ZIKV levam a inflamações crônicas na placenta, além do aumento nos níveis de mediadores pró-inflamatórios como TNF, ligante 5 de quimiocinas CC (CCL5) e de permeabilidade vascular como as metaloproteinases (Rabelo *et al.*, 2020).

Ação direta do vírus Zika no sistema nervoso central

O primeiro trimestre de gestação é o estágio embrionário no qual células progenitoras geram ondas de coortes neuronais que migram para sua posição final na formação do sistema nervoso, e qualquer alteração nessas programações neurogênicas ou de migração podem levar a distúrbios cognitivos de longo prazo. As evidências de replicação do ZIKV no SNC demonstram que após cruzar a barreira placentária, o ZIKV atravessa também a BHE, que previne a entrada de grandes moléculas e patógenos no cérebro. Ela é composta por células endoteliais e células do sistema nervoso central que atuam na sustentação e modulação da permeabilidade endotelial, como pericitos, astrócitos e microglia. Nesse contexto, demonstrou-se *in vitro* que o ZIKV oriundo de células sanguíneas promove inflamação local e aumento da expressão de moléculas de adesão celular, além de receptor de quimocina 7 (CCR7) na BHE. Paralelamente, monócitos infectados pelo ZIKV apresentam alta expressão de CCL19, ligante natural de CCR7, sendo quimicamente atraídos até a BHE. Como consequência, o ZIKV leva à desregulação com endotélio microvascular cerebral e ao recrutamento de leucócitos que atuam como "cavalos de Troia", carreando o ZIKV para o cérebro (Clé *et al.*, 2020).

Após ultrapassar a BHE, o ZIKV atua diretamente tanto em células do SNC, quanto em células progenitoras e naquelas já diferenciadas, impedindo o correto processo de neurogênese. Alguns trabalhos ajudam-nos a entender os mecanismos por trás da interação ZIKV-hospedeiro que levam a esse quadro de desregulação do SNC. Primeiro, os receptores de entrada do ZIKV, AXL e TIM-1, são abundantemente expressos no SNC, aumentando o tropismo do vírus por esses tecidos (Shafit-Zagardo *et al.*, 2018). Nesse contexto, utilizando-se modelos cerebrais organoides, demonstrou-se que o vírus pode se replicar em células progenitoras neurais, aumentando a morte celular, desregulando o ciclo celular e culminando em retardos de crescimento e diferenciação (Garcez *et al.*, 2017). O ZIKV também pode se replicar em neurônios maduros, levando à fagocitose das regiões de sinapse por células da microglia (fagócitos residentes no SNC), levando à perda de memória em modelos murinos. De maneira interessante, a utilização de bloqueadores inflamatórios como anticorpos anti-TNF previne essa ação fagocítica da microglia, reforçando a importância do processo inflamatório na ação direta do ZIKV em células do SNC (Figueiredo *et al.*, 2019). Entre algumas das consequências estruturais secundárias a essas interações ZIKV-hospedeiro no cérebro, estão a regulação negativa da produção de colágeno no cérebro, componente da matriz extracelular responsável pela manutenção da arquitetura tecidual e a calcificação cerebral (Aguiar *et al.*, 2020).

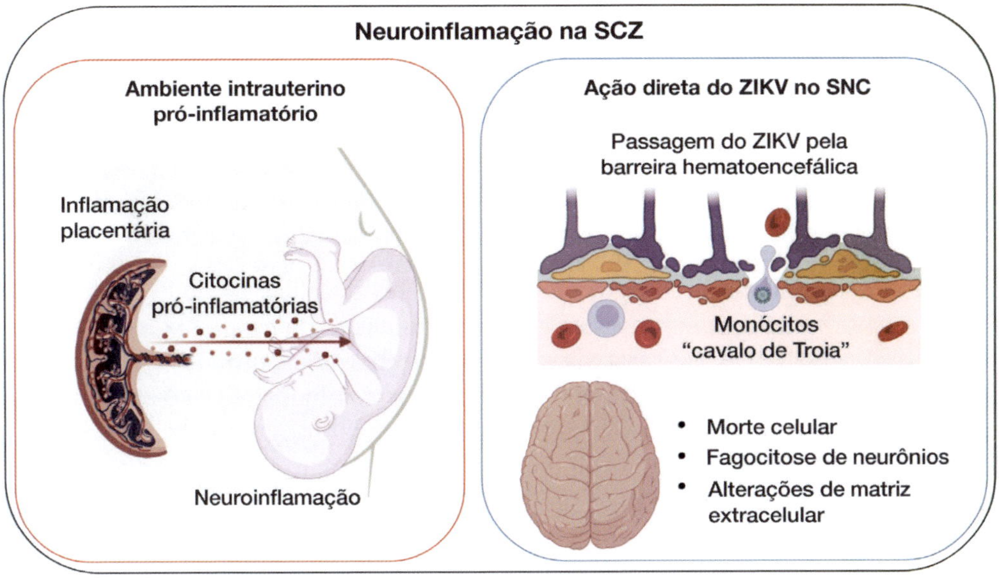

Figura 20.2. **Neuroinflamação durante a SCZ.** As infecções pelo ZIKV durante a gestação levam à SCZ tanto de maneira indireta, pela indução de ambiente intrauterino pró-inflamatório, quanto pela ação direta do vírus no SNC fetal. Citocinas pró inflamatórias são produzidas pela placenta em resposta à infecção pelo ZIKV e, consequentemente, acessam o feto, levando ao desbalanceamento das respostas imunológicas fetais e consequente neuroinflamação. Na ação direta do ZIKV no SNC, monócitos atuam como cavalos de Troia ao carregar partículas virais da circulação sanguínea, ultrapassando a BHE. No SNC fetal, o ZIKV leva a morte celular, fagocitose de neurônios e alterações de matriz extracelular. Fonte: Acervo pessoal dos autores.

Conclusões e perspectivas

Em resumo, a SCZ, causada pelas infecções por ZIKV durante a gestação gera uma miríade de acometimentos neurológicos oriundos do ambiente inflamatório intrauterino e da ação direta do vírus em células do SNC fetal. Por se tratar de um vírus emergente, as infecções pelo ZIKV são ameaça latente à saúde de gestantes e seus bebês, que atualmente só contam com tratamentos de suporte e acompanhamento médico especializado. Ainda há muito o que se pesquisar no sentido de identificar proteínas virais que possam ser consideradas como alvos terapêuticos contra a neuroinflamação fetal durante a SCZ. Enquanto não temos essas respostas, o reposicionamento de fármacos antivirais como sofosbuvir e as vacinas - uma das tecnologias mais antigas e eficazes na prevenção de doenças infecciosas, seguem sendo as melhores apostas na luta contra a SCZ.

Bibliografia

Aguiar RS, Pohl F, Morais GL, Nogueira FCS, Carvalho JB, Guida L, et al. Molecular alterations in the extracellular matrix in the brains of newborns with congenital Zika syndrome. Sci Signal. 2020;13(635):eaay6736.

Azamor T, Cunha DP, da Silva AMV, Bezerra OCL, Ribeiro-Alves M, Calvo TL, et al. Congenital Zika syndrome is associated with interferon alfa receptor 1. Front Immunol. 2021;12:764746.

Bayer A, Lennemann NJ, Ouyang Y, Bramley JC, Morosky S, Marques ET Jr., et al. Type III interferons produced by human placental trophoblasts confer protection against Zika virus infection. Cell Host Microbe. 2016;19(5):705-12.

Brasil P, Pereira JP Jr., Moreira ME, Ribeiro Nogueira RM, Damasceno L, Wakimoto M, et al. Zika virus infection in pregnant women in Rio de Janeiro. N Engl J Med. 2016;375(24):2321-34.

Calvet G, Aguiar RS, Melo ASO, Sampaio SA, de Filippis I, Fabri A, et al. Detection and sequencing of Zika virus from amniotic fluid of fetuses with microcephaly in Brazil: a case study. Lancet Infect Dis. 2016;16(6):653-60.

Clé M, Desmetz C, Barthelemy J, Martin MF, Constant O, Maarifi G, et al. Zika virus infection promotes local inflammation, cell adhesion molecule upregulation, and leukocyte recruitment at the blood-brain Barrier. mBio. 2020;11(4):e01183-20.

de Araújo T V B, Ximenes RAA, Miranda-Filho DB, Souza WV, Montarroyos UR, de Melo APL, et al. Association between microcephaly, Zika virus infection, and other risk factors in Brazil: final report of a case-control study. Lancet Infect Dis. 2018;18(3):328-36.

Dirlikov E, Torres JV, Martines RB, Reagan-Steiner S, Pérez GV, Rivera A, et al. Postmortem Findings in Patient with Guillain-Barré Syndrome and Zika Virus Infection. Emerg Infect Dis. 2018;24(1):114-17.

Figueiredo CP, Barros-Aragão FGQ, Neris RLS, Frost PS, Soares C, Souza INO, et al. Zika virus replicates in adult human brain tissue and impairs synapses and memory in mice. Nat Commun. 2019;10(1):3890.

Garcez PP, Nascimento JM, de Vasconcelos JM, Madeiro da Costa R, Delvecchio R, Trindade P, et al. Zika virus disrupts molecular fingerprinting of human neurospheres. Sci Rep. 2017;7:40780.

Massad E, Burattini MN, Khan K, Struchiner CJ, Coutinho FAB, & Wilder-Smith A. On the origin and timing of Zika virus introduction in Brazil. Epidemiol Infect. 2017;145(11):2303-12.

Moore CA, Staples JE, Dobyns WB, Pessoa A, Ventura CV, Fonseca EB, et al. Characterizing the Pattern of Anomalies in Congenital Zika Syndrome for Pediatric Clinicians. JAMA Pediatr. 2017;171(3):288-95.

Pielnaa P, Al-Saadawe M, Saro A, Dama MF, Zhou M, Huang Y, et al. Zika virus-spread, epidemiology, genome, transmission cycle, clinical manifestation, associated challenges, vaccine and antiviral drug development. Virology. 2020;543:34-42.

Pierson TC, Diamond MS. The continued threat of emerging flaviviruses. Nat Microbiol. 2020; 5(6):796-812.

Rabelo K, de Souza LJ, Salomão NG, Machado LN, Pereira PG, Portari EA, et al. Zika induces human placental damage and inflammation. Front Immunol. 2020;11:2146.

Rückert C, Weger-Lucarelli J, Garcia-Luna SM, Young MC, Byas AD, Murrieta RA, et al. Impact of simultaneous exposure to arboviruses on infection and transmission by Aedes aegypti mosquitoes. Nat Commun. 2017;8:15412.

Shafit-Zagardo B, Grube, RC, DuBois JC. The role of TAM family receptors and ligands in the nervous system: From development to pathobiology. Pharmacol Ther. 2018;188:97-117.

Tong M, Abrahams VM. Immunology of the placenta. Obstet Gynecol Clin North Am. 2020;47(1):49-63.

Wells AI, Coyne CB. Type III interferons in antiviral defenses at barrier surfaces. Trends Immunol. 2018;39(10):848-58.

Wijdicks EF, Klein CJ. Guillain-Barré syndrome. Mayo Clin Proc. 2017;92(3):467-79.

Capítulo 21

Alterações Psiconeurológicas no Desenvolvimento Relacionadas com Infecções Virais

Izan Chalen
Maria Elisa Caetano-Silva
Rafael Jaime González-Ricón
Catherine Best-Popescu
Adrienne Antonson

Introdução

Durante períodos críticos de desenvolvimento, como pré-natal e estágios iniciais do pós-natal, o cérebro é particularmente suscetível a alterações, em decorrência de mudanças ambientais. Ao longo desses períodos, infecção e inflamação estão entre os principais desafios para o desenvolvimento normal do cérebro, potencialmente levando a anomalias de comportamento ao longo da vida (Bilbo; Schwarz, 2012). Pesquisas mostram que uma infecção viral durante o desenvolvimento inicial do bebê pode desencadear uma patogênese psiconeurológica, levando a desordens de neurodesenvolvimento ou doenças neurodegenerativas (Knuesel *et al.*, 2014; Otero; Antonson, 2022). Alterações no desenvolvimento do cérebro podem advir de infecção direta por patógenos, respostas inflamatórias periféricas e centrais ou outras alterações fisiológicas ligadas à infecção (Block *et al.*, 2021; de Cossío *et al.*, 2017). A identificação dos mecanismos da patogênese é necessária para o desenvolvimento de estratégias profiláticas e terapêuticas.

Existem diferentes mecanismos que causam alterações neurológicas em decorrência de infecção viral. Para entender esses mecanismos, é importante dividir os estágios de desenvolvimento entre pré-natal e pós-natal. Em ambos os casos, o desenvolvimento cerebral pode ser afetado por infecção viral diretamente no sistema nervoso central (SNC), ou em virtude do desencadeamento de respostas imunes à infecção periférica. Durante os estágios de desenvolvimento pré-natal, outra distinção deve ser feita: infecções podem ser transmitidas verticalmente e não vertical (Figura 21.1). No primeiro caso, o patógeno é transmitido da mãe grávida para o feto, enquanto em infecções transmitidas não verticalmente o feto não é infectado, mas tem o risco de apresentar desordens no neurodesenvolvimento em virtude da ativação imune materna.

Dados epidemiológicos das últimas décadas sugerem que existe uma ligação entre epidemias virais e prevalência de alguns transtornos psiquiátricos. Essas evidências apontam particularmente para esquizofrenia e transtornos do espectro do autismo (Choi *et al.*, 2016; Upthegrove *et al.*, 2014). Estudos científicos aventam que infecções virais durante o desenvolvimento pré ou pós-natal podem interromper o desenvolvimento de circuitos neurais, que precedem a manifestação desses distúrbios (Upthegrove *et al.*, 2014). Tanto no caso da esquizofrenia quanto no de outras doenças, embora haja uma congruência de fatores agindo em conjunto para levar a dada condição, um antecedente importante é a interrupção da formação do circuito neuronal durante o desenvolvimento (Upthegrove *et al.*, 2014). Os transtornos do

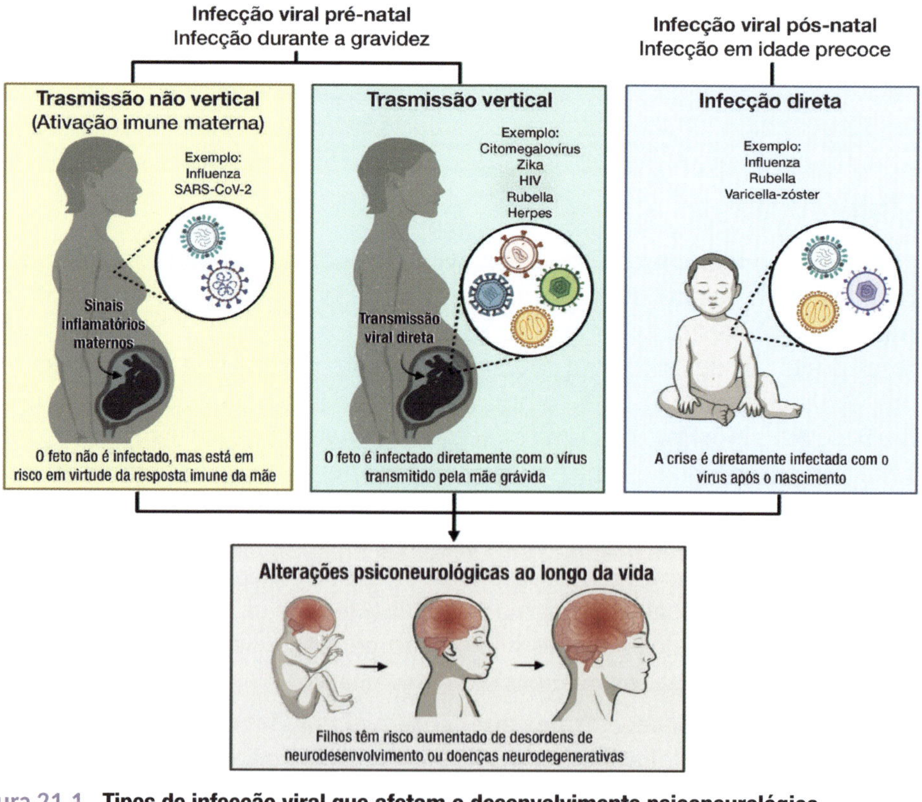

Figura 21.1. **Tipos de infecção viral que afetam o desenvolvimento psiconeurológico.**
Fonte: Acervo pessoal dos autores.

espectro autista (TEA) têm sido indicados como potencialmente relacionados com infecções virais durante o desenvolvimento pré-natal (Otero; Antonson, 2022). Nesse caso, as evidências apontam para a resposta imune materna desencadeando anomalias no desenvolvimento neurológico no útero (Choi *et al.*, 2016; Otero; Antonson, 2022). Em geral, esses dados ilustram como as infecções virais durante o início da vida têm potenciais efeitos negativos no desenvolvimento do cérebro.

Neste capítulo, abordamos a contribuição das infecções virais durante o desenvolvimento inicial, tanto pré como pós-natal, para a patogênese de distúrbios psiconeurológicos (Figura 21.1). Discutimos pesquisas sobre infecções transmitidas vertical e não verticalmente, como também abordamos o papel da microglia (macrófagos residentes do cérebro) nessas neuropatologias, bem como o papel da infiltração viral desde a periferia. Por fim, mencionamos potenciais terapias e intervenções farmacológicas futuras.

Infecção durante a gravidez

Vírus transmitidos não verticalmente (ativação imune materna)

Grávidas comumente apresentam maior severidade de uma doença em resposta a infecções virais como a gripe (Kourtis *et al.*, 2014; Otero; Antonson, 2022). Durante a maior parte da gestação, o número de monócitos, de células dendríticas e de células T regulatórias (Tregs) da mãe geralmente aumenta, enquanto o número de células T $CD4^+$ e $CD8^+$ efetoras, células B e células NK (*natural killer*) diminui (Kourtis *et al.*, 2014). Esse estado "anti-inflamatório" da gravidez está relacionado com uma depuração viral mais lenta e, muitas vezes, com uma morbidade mais grave durante a infecção. Quando uma mãe grávida é infectada com um patógeno viral, isso ativa sua resposta imune; esse processo é denominado ativação imune materna (MIA, do inglês, *maternal immune activation*).

Os processos de neurodesenvolvimento no cérebro fetal são sensíveis às mudanças ambientais. Entre essas alterações, estudos epidemiológicos e experimentais têm mostrado uma ligação entre MIA e um maior risco de desenvolver patologias psiconeurológicas (Knuesel *et al.*, 2014). Em vários modelos animais de MIA, aumentos nas citocinas pró-inflamatórias interleucina-6 (IL-6) e IL-17A na circulação materna têm sido associados ao desenvolvimento de anomalias psiconeurológicas nos filhos (Otero; Antonson, 2022). Os linfócitos T auxiliares maternos (células TH17), que produzem IL-17A e podem ser ativados por IL-6, podem ser um tipo de célula-chave envolvido nessa resposta (Otero; Antonson, 2022). Os efeitos do desafio imunológico podem ser replicados por meio da administração de IL-6 e IL-17A recombinante a mães grávidas não desafiadas. Além disso, a supressão de ambas as interleucinas por meio de anticorpos bloqueadores pode prevenir anomalias psiconeurológicas nos filhos (Choi *et al.*, 2016; Smith *et al.*, 2007). Esses dados suportam a hipótese de envolvimento dessas citocinas específicas durante a MIA (Choi *et al.*, 2016; Smith *et al.*, 2007).

Embora um grande número de estudos epidemiológicos vincule MIA ao aumento do risco de esquizofrenia ou autismo nos filhos, dados pré-clínicos também sugerem uma ligação potencial entre MIA e doença de Alzheimer e Parkinson (Knuesel *et al.*, 2014). Assim, as consequências da MIA no neurodesenvolvimento dos filhos parecem ser de longo prazo, sendo relacionadas com alterações comportamentais e neuroquímicas ao longo da vida. Suspeita-se que os mediadores primários dos processos inflamatórios induzidos por MIA no cérebro em desenvolvimento sejam as células microgliais, em decorrência do seu papel fisiológico no SNC (Knuesel *et al.*, 2014). Alguns pesquisadores sugerem que o tratamento farmacológico poderia visar processos inflamatórios, particularmente aqueles mediados por microglia.

Vírus transmitidos verticalmente

A infecção por vírus transmitidos verticalmente, em que o feto é diretamente infectado por um vírus transmitido pela mãe grávida, pode ocorrer por duas vias:

1. Alguns vírus podem atravessar a placenta e infectar o feto no útero (p. ex., citomegalovírus, Zika vírus, Rubella, vírus herpes simplex).
2. Enquanto outros podem ser transmitidos durante o parto, em virtude do contato com o canal vaginal (p. ex., vírus da imunodeficiência humana, HIV, (do inglês, *human immunodeficiency virus*).

As malformações no cérebro e na medula espinal dos filhos podem ser consequência de infecções virais transmitidas verticalmente a partir da mãe, como o Zika vírus (Shi *et al.*, 2018). No passado, a maioria das evidências de malformações cerebrais em virtude da transmissão vertical do Zika era apenas relatada em estudos epidemiológicos; no entanto, os pesquisadores agora podem confirmar, a partir de um modelo de camundongo, que o vírus causa malformações cerebrais, como microcefalia, displasia hipocampal e microftalmia (Shi *et al.*, 2018). Evidências recentes mostram que o Zika vírus pode afetar as células progenitoras neurais responsáveis pelo desenvolvimento cortical, levando a uma redução na área de superfície do córtex e diminuição do tamanho da cavidade dos ventrículos laterais (Wu *et al.*, 2016).

Em indivíduos com vírus HIV transmitido verticalmente, há evidências de anomalias no desenvolvimento cognitivo e motor (Blanchette *et al.*, 2001). Embora as evidências epidemiológicas mostrem que as crianças que adquiriram o HIV por transmissão vertical podem desenvolver encefalopatia, também há evidências de que sustentam a eficácia da medicação antirretroviral na redução dos sintomas (Czornyj, 2006).

Infecções em idade precoce (pós-natal)

Pesquisadores relatam que infecções em idade precoce - aquelas adquiridas após o nascimento - também podem desencadear, ao longo da vida, alterações no comportamento e na cognição, em decorrência da ativação imune. Por exemplo, insultos imunológicos pós-natais podem alterar os níveis de citocina pró-inflamatória IL-1β, que é fundamental para a cognição normal dependente do hipocampo e na função de memória (Williamson *et al.*, 2011). As células microgliais desempenham um papel fundamental na regulação inflamatória no hipocampo em virtude de sua elevada densidade populacional na região. Usando o condicionamento de medo contextual e auditivo, pesquisadores mostraram que o aumento expressivo de IL-1β no SNC está diretamente ligado ao comprometimento da memória (Williamson *et al.*, 2011).

Evidências em leitões mostraram que infecções na periferia podem perturbar o sensoma microglial no cérebro em desenvolvimento, particularmente no hipocampo (Ji *et al.*, 2016). Outros estudos mostraram que a infecção viral precoce pode desencadear o desenvolvimento de patologias de longo prazo, como a esquizofrenia. Estudando um modelo de infecção por influenza A/WSN/33 ou quinurenina - um metabólito associado à resposta inflamatória - pesquisadores demonstraram que a infecção em idade precoce pode desencadear mudanças duradouras no comportamento e na neurotransmissão (Liu *et al.*, 2014). Do mesmo modo, pesquisadores mostraram que camundongos infectados com Zika vírus no período neonatal apresentaram alterações na fisiologia cerebral, incluindo maior suscetibilidade a convulsões induzidas quimicamente quando adultos (Nem de Oliveira Souza *et al.*, 2018).

Microglia em infecções pré e pós-natais

Como macrófagos residentes do cérebro, a microglia desempenha um papel fundamental na manutenção da homeostase, no combate à infecção e na limpeza de detritos celulares. Porém, essas células também desempenham funções cruciais durante o neurodesenvolvimento, como auxílio no crescimento e na orientação do axônio, fornecimento de fatores neurotróficos e orientação do posicionamento dos neurônios. Pesquisadores especulam que a microglia contribui para os efeitos prejudiciais da MIA em decorrência de suas funções fagocíticas e inflamatórias (Block *et al.*, 2021; de Cossío *et al.*, 2017). Além disso, em virtude das baixas taxas de renovação microglial, as consequências patológicas de um fenótipo microglial alterado podem ser de longo prazo (Bilbo; Schwarz, 2012; Otero; Antonson, 2022).

Durante os estágios iniciais do desenvolvimento pós-natal, a microglia remove o excesso de sinapses via fagocitose em um processo chamado poda sináptica, para esculpir circuitos neuronais (Bilbo; Schwarz, 2012). Pesquisas mostram que a ativação da microglia induzida por MIA pode alterar esse processo de poda sináptica e, consequentemente, o comportamento social, ligando essas células a desordens psiquiátricas como autismo e esquizofrenia (Bilbo; Schwarz, 2012; Block *et al.*, 2021; de Cossío *et al.*, 2017).

Infiltração celular e molecular da periferia

Em geral, o cérebro é considerado um órgão imunoprivilegiado, em que um sistema de barreiras localizadas em múltiplas interfaces controla e regula o tráfico de moléculas inflamatórias da periferia para o parênquima cerebral. Dentro do cérebro dos mamíferos, existem três barreiras principais:

1. A barreira sangue-líquido cefalorraquidiano (LCR) localizada no plexo coroide.
2. A barreira do parênquima cerebral-LCR, que é uma interface crítica para o sistema linfático meníngeo (Louveau *et al.*, 2017).
3. Barreira hematoencefálica (BHE; BBB).

A BHE é composta principalmente por células endoteliais não fenestradas unidas por proteínas componentes das junções celulares, que impedem o fluxo intercelular de células imunes e detritos da periferia para o cérebro. Durante a ativação imune decorrente da infecção viral, danos ou afrouxamento dessas barreiras cerebrais podem permitir a passagem de moléculas e células do sistema imune da periferia para o SNC. A neuroinflamação subsequente pode aumentar o risco de psicopatologias.

Alguns vírus são capazes de subverter essas barreiras e infectar diretamente o cérebro. Por exemplo, o HIV-1 pode atuar nas células endoteliais e aumentar a permeabilidade da BHE, alterando a expressão de proteínas componentes de junções celulares (Spindler *et al.*, 2012). Além disso, a barreira sangue-LCR do recém-nascido parece ser suscetível à translocação do vírus herpes simplex 2 (Wilcox *et al.*, 2016). A infecção viral direta no cérebro resulta em respostas imunes localizadas, que podem exacerbar ainda mais o dano neuronal.

Conclusões e desenvolvimentos futuros

Injúrias neuroimunes em idade precoce, pré ou pós-natais, constituem um potencial gatilho para o desenvolvimento ou aceleração de patologias psiconeurológicas. Vários estudos apontam evidências importantes ligando infecções virais a alterações neuroquímicas e comportamentais relacionadas com transtornos do espectro do autismo ou esquizofrenia. No entanto, ainda existem lacunas no conhecimento de como as infecções virais desencadeiam essas doenças psiconeurológicas. Desvendar esses mecanismos pode contribuir para prevenção do desenvolvimento das patologias, atenuação dos sintomas ou retardo da patogênese. É importante mencionar que essas disfunções desenvolvem-se sob uma combinação de fatores que interagem de diferentes maneiras; no entanto, a resposta imune induzida pelo vírus é definitivamente um fator que não pode ser ignorado.

O desenvolvimento de tratamentos futuros deve considerar o bloqueio ou a atenuação das vias pró-inflamatórias. Citocinas específicas podem ser alvos potenciais para o desenvolvimento de fármacos antipsicóticos. Evidências mostram que algumas citocinas pró-inflamatórias (IL-1β, sIL-2r, IL-6 e TNF-α) podem estar envolvidas na psicose em pessoas com diagnóstico de esquizofrenia (Upthegrove *et al.*, 2014). Além disso, o bloqueio do fator de necrose tumoral (TNF-α, do inglês *tumor necrosis factor-alpha*) durante a fase aguda da infecção viral é eficaz na redução de crises frequentes (Nem de Oliveira Souza *et al.*, 2018). O direcionamento dessas vias pode vir a ser uma opção para o desenvolvimento de medicamentos profiláticos. O papel da microglia como moderador da resposta inflamatória do SNC oferece um alvo celular para intervenção farmacológica. No entanto, mais pesquisas são necessárias para entender melhor a patogênese das desordens de neurodesenvolvimento e doenças neurodegenerativas ligadas à infecção viral. Além disso, pesquisas mostram que o tratamento adequado contra o próprio vírus pode ser benéfico para prevenir ou diminuir as consequências neurológicas da infecção. Mais informações sobre patologia viral e respostas inflamatórias são necessárias para preencher as lacunas no conhecimento, relacionando essas infecções com patologias psiconeurológicas. A pesquisa básica nessa área oferece oportunidades para outras aplicações em disciplinas, como desenvolvimento de medicamentos ou estratégias de saúde pública.

Bibliografia

Bilbo SD, Schwarz JM. The immune system and developmental programming of brain and behavior. Front Neuroendocrinol. 2012;33(3):267-86.

Blanchette N, Lou M, Fernandes-Penney A, King S, Read S. Cognitive and motor development in children with vertically transmitted HIV infection. Brain Cogn. 2001;46(1-2):50-3.

Block CL, Smith CJ, Mague SD, Dzirasa K, Eroglu C, Bilbo SD. Prenatal environmental stressors impair postnatal microglia function and social behavior in male mice. Psychoneuroendocrinol. 2021;131:105540.

Choi GB, Yim YS, Wong H, Kim S, Kim H, Kim SV, et al. The maternal interleukin-17A pathway in mice promotes autism-like phenotypes in offspring. Science. 2016;351(6276):933-9.

Czornyj LA. Encephalopathy in children infected by vertically transmitted human immunodeficiency virus. Rev Neurol. 2006;42(12):743-53.

de Cossío LF, Guzmán A, van der Veldt S, Luheshi GN. Prenatal infection leads to ASD-like behavior and altered synaptic pruning in the mouse offspring. Brain Behav Immun. 2017;63:88-98.

Ji P, Schachtschneider KM, Schook LB, Walker FR, Johnson RW. Peripheral viral infection induced microglial sensome genes and enhanced microglial cell activity in the hippocampus of neonatal piglets. Brain Behav Immun. 2016;54:243-51.

Knuesel I, Chicha L, Britschgi M, Schobel SA, Bodmer M, Hellings JA et al. Maternal immune activation and abnormal brain development across CNS disorders. Nat Rev Neurol. 2014;10(11):643-60.

Kourtis AP, Read JS, Jamieson DJ. Pregnancy and infection. N Engl J Med. 2014;370(23):2211-8.

Liu XC, Holtze M, Powell SB, Terrando N, Larsson MK, Persson A, et al. Behavioral disturbances in adult mice following neonatal virus infection or kynurenine treatment–role of brain kynurenic acid. Brain Behav Immun. 2014;36:80-9.

Louveau A, Plog BA, Antila S, Alitalo K, Nedergaard M, Kipnis, J. Understanding the functions and relationships of the glymphatic system and meningeal lymphatics. J Clin Invest. 2017;127(9):3210-3219.

Nem de Oliveira Souza I, Frost PS, França JV, Nascimento-Viana JB, Neris RL, Freitas L, et al. Acute and chronic neurological consequences of early-life Zika virus infection in mice. Sci Transl Med. 2018;10(444):eaar2749.

Otero AM, Antonson AM. At the crux of maternal immune activation: Viruses, microglia, microbes, and IL-17A. Immunol Rev. 2022;311(1):205-23.

Shi Y, Li S, Wu Q, Sun L, Zhang J, Pan N, et al. Vertical transmission of the Zika virus causes neurological disorders in mouse offspring. Sci Rep. 2018;8(1):3541.

Smith SE, Li J, Garbett K, Mirnics K, Patterson PH. Maternal immune activation alters fetal brain development through interleukin-6. J Neurosci. 2007;27(40):10695-702.

Spindler KR, Hsu TH. Viral disruption of the blood-brain barrier. Trends Microbiol. 2012;20(6):282-90.

Upthegrove R, Manzanares-Teson N, Barnes NM. Cytokine function in medication-naive first episode psychosis: a systematic review and meta-analysis. Schizophr Res. 2014;155(1-3):101-8.

Wilcox DR, Folmsbee SS, Muller WJ, Longnecker R. The type I interferon response determines differences in choroid plexus susceptibility between newborns and adults in herpes simplex virus encephalitis. mBio. 2016;7(2):e00437-16.

Williamson LL, Sholar PW, Mistry RS, Smith SH, Bilbo SD. Microglia and memory: modulation by early-life infection. J Neurosci. 2011;31(43):15511-21.

Wu KY, Zuo GL, Li XF, Ye Q, Deng YQ, Huang XY, et al. Vertical transmission of Zika virus targeting the radial glial cells affects cortex development of offspring mice. Cell Res. 2016;26(6):645-54.

Capítulo 22

Síndrome de Guillain-Barré Associada às Infecções Virais Emergentes

Fernanda Jordão Pinto Marques
Osvaldo J. M. Nascimento

Introdução

Na era dos novos surtos de vírus emergentes, a Organização Mundial da Saúde (OMS) emitiu sete alertas com relação a emergências de saúde pública de preocupação internacional (www.who.int/emergencies). Especialmente nos últimos dez anos, a epidemia do vírus Zika (ZIKV) e a pandemia do SARS-CoV-2 destacaram-se pelo surgimento de associações com diferentes síndromes clínicas, destacando-se as neurológicas. Durante a epidemia do ZIKV, o surgimento da síndrome congênita associada à infecção pelo ZIKV e ainda o expressivo aumento de casos de síndrome de Guillain-Barré (SGB), em algumas regiões, chamou a atenção para um novo agente com atividade neurotrópica. Com o surgimento do SARS-CoV-2, inevitavelmente, questionamentos sobre um possível comprometimento neurológico, especialmente relacionado com quadros autoimunes desencadeados por processos virais, como a SGB, vieram à tona. Assim, tecemos considerações sobre a SGB associada a infecções virais, especialmente relacionada com estes dois agentes: vírus Zika e SARS-CoV-2.

Considerações sobre a síndrome de Guillain-Barré

Definição

A SGB é uma polirradiculoneuropatia aguda, inflamatória, desmielinizante, que pode ocorrer após infecções virais e bacterianas. O espectro clínico característico compreende perda da função motora, com paralisia ascendente e progressiva, que pode acometer nervos cranianos, principalmente o facial, e a função respiratória (Brasil *et al.*, 2016; da Silva *et al.*, 2016; Barbi *et al.*, 2018). É considerada uma síndrome pós-infecciosa, imunomediada, que acontece após infecções virais, infecções bacterianas ou quaisquer outros estímulos, desencadeadores de aumento da resposta imune, resultando em mimetismo molecular, tendo como alvo os nervos periféricos e suas respectivas raízes espinhais (Nascimento; da Silva, 2017). Trata-se, portanto, de resposta imune a uma infecção anterior que evoca uma reação cruzada contra os antígenos do nervo periférico (p. ex., produção de anticorpos antigangliosídeos precedido por infecção por *Campylobacter jejuni*).

Quadro clínico

A SGB geralmente inicia-se com fraqueza e parestesias distais, em membros inferiores, evoluindo, de forma ascendente, para os membros superiores e depois para a face. À medida que o quadro progride, a fraqueza muscular passa a resultar em paralisias nessas extremidades. Os sinais e sintomas da SGB podem incluir (Wakerley *et al.*, 2014):

- Parestesias nos dedos das mãos, dedos dos pés, tornozelos ou punhos.
- Fraqueza nas pernas que se estende para a parte superior do corpo.
- Marcha instável, ou incapacidade de andar ou subir escadas.
- Dificuldade com movimentos faciais, incluindo falar, mastigar ou engolir.
- Visão dupla, ou incapacidade de mover os olhos.
- Dor intensa aguda ou tipo câimbras, que podem piorar à noite.
- Incontinência esfincteriana.
- Taquicardia.
- Hipotensão ou hipertensão.
- Dispneia, evoluindo para insuficiência respiratória.

A SGB tem várias apresentações clínicas, as principais são (Wakerley *et al.*, 2014):

- Polirradiculoneuropatia desmielinizante inflamatória aguda (AIDP, do inglês *acute inflammatory demyelinating polyneuropathy*), a forma mais comum. A apresentação clássica da AIDP é a fraqueza muscular que se inicia nas extremidades inferiores, nas pernas, evoluindo de forma ascendente para os braços e a face.
- Síndrome de Miller Fisher (MFS, do inglês *Miller Fisher syndrome*), na qual a paralisia começa nos olhos. A MFS também está associada à marcha instável – ataxia da marcha. MFS é menos comum nos EUA e mais comum na Ásia.
- A neuropatia axonal motora aguda (AMAN, do inglês *acute motor axonal neuropathy*) e a neuropatia axonal sensitivo-motora aguda (AMSAN, do inglês *acute motor-sensory axonal neuropathy*) são menos comuns nos EUA. Mas a AMAN e a AMSAN são mais frequentes na China, no Japão e no México. Essas apresentações também têm sido vistas por nós e em outros centros no Brasil.

Diagnóstico

O diagnóstico é com base nos critérios do grupo de trabalho Brighton Collaboration GBS, que ajudam a indicar a precisão do diagnóstico (Sejvar *et al.*, 2011). É dividido em três níveis:

- **Nível 1:** diagnóstico apoiado por estudos de condução nervosa e presença de dissociação albuminocitológica no líquido cefalorraquiano (LCR).
- **Nível 2:** contagem de células no LCR inferior a 50 células por milímetro cúbico ou estudos de condução nervosas consistentes com SGB.
- **Nível 3:** características clínicas sem suporte de estudos de condução nervosa ou LCR.

Os agentes etiológicos bacterianos classicamente associados à SGB são *Campylobacter jejuni*, que é o mais frequente, *Mycoplasma pneumoniae* e *Haemophilus influenzae*; citomegalovírus, vírus Epstein-Barr e vírus *Influenza*-A são os patógenos virais mais envolvidos. Casos associados à infecção pelo vírus da hepatite E e infecção por sarampo também foram raramente encontrados. Em 2015 e 2016, também foram relatados casos de SGB relacionados ao ZIKV (Brasil *et al.*, 2016; da Silva *et al.*, 2016; Nascimento; da Silva, 2017). Além disso, relatos de alguns casos de SGB em pacientes com Covid-19, a ponto de se especular uma possível associação entre a polirradiculopatia aguda e a infecção por SARS-CoV-2 (Agosti *et al.*, 2020), embora não confirmada em amplo estudo epidemiológico no Reino Unido (Keddie *et al.*, 2021).

A determinação do agente etiológico desencadeador do quadro tem limitações, principalmente quando associado a quadros virais, cujos sintomas clínicos podem ser inespecíficos, e como se trata de uma condição pós-infecciosa, há perda da janela ideal para execução de exames confirmatórios. No caso do ZIKV, p. ex., os sintomas clínicos podem mimetizar os sinais e sintomas clínicos de outros vírus, como o Dengue (DENV) e o Chikungunya (CHKV), e a falta de um teste de laboratório simples para um diagnóstico imediato limita a investigação (Mancera-Páez *et al.*, 2018). RT-PCR para ZIKV seria o teste padrão-ouro para diagnóstico de infecção aguda por ZIKV; no entanto, sua positividade é muito transitória, geralmente não persistindo por mais de 5 a 7 dias no sangue e no LCR (Araujo *et al.*, 2016). O uso de testes sorológicos para identificação do ZIKV também é limitado em regiões com DENV endêmicos, pois é conhecida a ocorrência de reatividade cruzada com outros vírus (Ferreira *et al.*, 2017; Savino *et al.*, 2017).

Devemos considerar, ainda, que a investigação com base em testes auxiliares (estudos de condução nervosa e exame do LCR) para diagnosticar a síndrome pode não estar disponível em várias regiões. Em 2014, o *GBS Classification Group*, do qual participamos, propôs uma classificação diagnóstica para SGB e suas variantes, como a MFS, com base exclusivamente na apresentação clínica (Wakerley *et al.*, 2014). Essa classificação é muito simples de se aplicar e útil para o reconhecimento imediato de SGB e MFS, especialmente em um possível contexto de uma epidemia generalizada (Nascimento; da Silva, 2017). Em 2019, tomando como base a classificação de Wakerley *et al.*, 2014, Leonhard *et al.*, 2019 propõem o diagnóstico e conduta dessa síndrome em 10 etapas. A Figura 22.1 mostra as apresentações clínicas da SGB (Wakerley *et al.*, 2014).

Viroses emergentes e a síndrome de Guillain-Barré

Vírus Zika

Durante a epidemia do ZIKV, números crescentes de casos classificados como SGB foram relatados em muitos países da América do Sul, sendo uma das complicações neurológicas associadas a exposição ao vírus. O primeiro caso relatado de SGB associado à exposição ao ZIKV foi de uma paciente do sexo feminino durante o surto da Polinésia Francesa em 2014. Posteriormente, em 2015 a 2016, alguns estudos na América do Sul relataram aumentos significativos nas internações por SGB, especialmente no Brasil e na Colômbia (Cao-Lormeau *et al.*, 2016; da Silva *et al.*, 2016; Parra *et al.*, 2016; Rozé *et al.*, 2017; Simon *et al.*, 2018; Uncini *et al.*, 2018). Em estudo prospectivo de coorte, no Brasil, analisamos as complicações neurológicas após a infecção pelo ZIKV; de 40 pacientes internados em um centro terciário de referência neurológica no Rio de Janeiro, 35 (88%) tinham evidência molecular e/ou sorológica de infecção recente pelo ZIKV, com base no exame do soro e/ou do LCR. Em comparação com registros históricos da mesma instituição, as admissões por SGB aumentaram de média de 1,0/mês para 5,6/mês. (Nascimento; da Silva, 2017).

O subtipo de SGB pode variar de país para país; no primeiro estudo que documentou uma série de pacientes com SGB associado ao ZIKV da Polinésia Francesa, o padrão

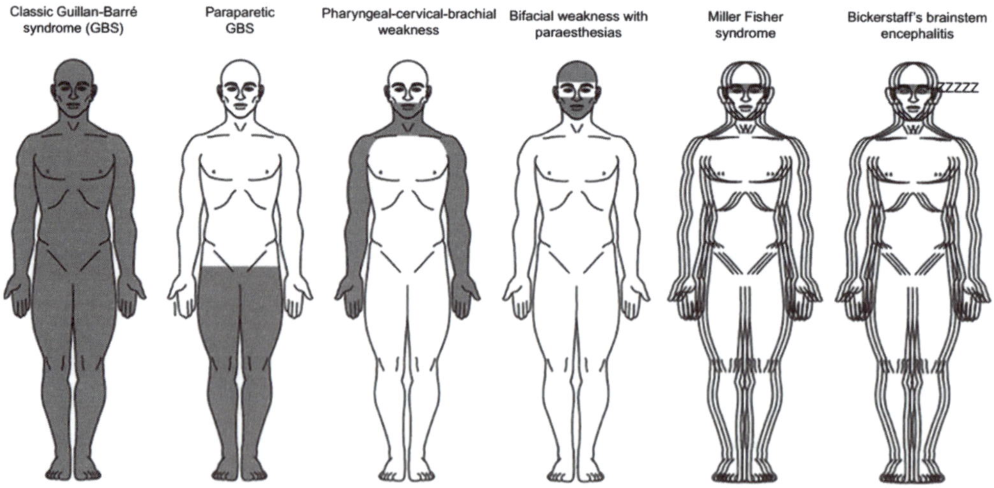

Figura 22.1. Apresentações clínicas da Síndrome de Guillain-Barré.
Fonte: Wakerley *et al.*, 2014; modificada por Nascimento; da Silva, 2017.

eletromiográfico mais comum foi do tipo AMAN, portanto axonal, caracterizado por envolvimento do nervo motor distal, ausência de padrões e níveis de anticorpos antiglicolipídicos, seguindo-se a recuperação clínica. Contrariamente, no relatório de casos de SGB associado à exposição ao ZIKV da Colômbia, os estudos eletrofisiológicos foram consistentes com a forma clássica, desmielinizante, da SGB, na maioria dos pacientes. Alterações evolutivas do vírus e/ou fatores dependentes do hospedeiro em diferentes países, diferenças na distribuição de alelos HLA e resposta imunológica associada podem ser explicações para essas diferenças (Parra *et al.*, 2016), ou até mesmo interpretação errônea dos achados da condução nervosa como sendo axonais, quando na realidade são desmielinizantes, como Uncini *et al.* (2018) e nós consideramos.

Alguns trabalhos descreveram os possíveis mecanismos patogênicos responsáveis por essa polirradiculoneurite; entre os mecanismos moleculares que contribuem para a patogênese da SGB, uma ampla gama de anticorpos antiglicolipídeos IgG, notadamente direcionados aos gangliosídeos, foi previamente descrita, particularmente nas variantes axonais da doença. Cao-Lormeau *et al.* (2016), em estudo usando ELISA e técnicas combinatórias de *microarray*, encontraram menos de 50% dos soros, na admissão, com uma resposta autoimune significativa contra glicolipídeos, incluindo gangliosídeos ou complexos glicolipídicos. Esses achados sugerem que pode haver autoanticorpos nessa coorte de SGB pós-infecção pelo ZIKV, que podem não ser totalmente identificados pelos métodos atuais. Além disso, a análise complementar de soros com reatividade contra GA1 não mostrou qualquer competição entre GA1 e proteínas do ZIKV, sugerindo, assim, a ausência de mimetismo antigênico entre os antígenos do ZIKV e GA1 nesses pacientes com SGB, bem como lançando dúvidas sobre a relevância dos anticorpos anti-GA1 na patogênese da neuropatia. A síndrome pode não ser mediada por anticorpos antiglicolípides, mas sim por outros autoanticorpos específicos ou por fatores neurotóxicos desconhecidos. Alternativamente, a neurotoxicidade viral pode contribuir com um papel mais direto, mas ainda não explicado (Cao-Lormeau *et al.*, 2016).

SARS-CoV-2

Em virtude da já conhecida associação de síndromes autoimunes no sistema nervoso central e periférico relacionadas com pródromos virais e, diante da experiência com a recente epidemia do ZIKV, a pandemia do SARS-CoV-2 trouxe um alerta para um possível aumento de quadros neurológicos autoimunes, em especial a SGB.

O primeiro caso referido como de SGB associado ao vírus SARS-CoV-2 foi reportado por Zhao *et al.* (2020). Uma mulher de 61 anos apresentou fraqueza aguda em ambas as pernas e fadiga severa, progressiva, seis dias após retorno da cidade de Wuhan, China, onde o surto da pandemia originou-se. Durante a internação, confirmou-se tanto o diagnóstico de SGB quanto de infecção pelo SARS-CoV-2. Considerando a associação temporal, especulou-se que a infecção por SARS-CoV-2 poderia ter sido responsável pelo desenvolvimento da SGB nessa paciente, seguindo o padrão de um perfil parainfeccioso, em vez do perfil pós-infeccioso clássico, conforme relatado na SGB associada ao ZIKV. Essas situações parainfecciosas não configuram a SGB clássica e sim polineuropatias transitórias parainfecciosas como descrevemos com relação ao ZIKV (Nascimento *et al.*, 2017). Essas respondem ao tratamento com corticoides, ao passo que, a SGB não, devendo-se evitar seu uso nessa síndrome e sim indicar uso de imunoglobulina endovenosa ou plasmaferese.

Em junho de 2020, Toscano *et al.* (2020), publicaram o relato de cinco pacientes que desenvolveram SGB após infecção pelo SARS-CoV-2. O intervalo de 5 a 10 dias entre o início da doença viral e os primeiros sintomas foi semelhante ao intervalo observado durante ou após outras infecções. Na análise do LCR, dois pacientes apresentaram um nível de proteína normal e todos os pacientes tinham uma contagem de células inferior a 5 por milímetro cúbico. Os anticorpos antigangliosídeos estavam ausentes nos três doentes testados. Em todos os pacientes, o ensaio de reação em cadeia da polimerase em tempo real do LCR foi negativo para SARS-CoV-2. As amplitudes dos potenciais de ação muscular compostos eram baixas, mas puderam ser obtidas; dois pacientes apresentaram latências motoras distais prolongadas. Na eletromiografia, potenciais de fibrilação estavam presentes em três pacientes; em outro paciente, esses potenciais estavam, inicialmente, ausentes, mas tornaram-se presentes em 12 dias. Os achados foram geralmente consistentes com uma variante axonal da SGB em três pacientes e com um processo desmielinizante em dois pacientes.

Em uma revisão sistemática, conduzida por Abu-Rumeileh *et al.* (2021), 73 casos documentados de SGB foram encontrados, com espectro clínico semelhante a da SGB clássica associada ao ZIKV. A evolução cronológica, a resposta terapêutica e a ausência de RNA do SARS-CoV-2 no LCR podem sugerir importante mecanismo imunomediado pós-infeccioso, em vez de um parainfeccioso. O dano ao tecido nervoso do SARS-CoV-2 pode estar relacionado com a ação neuroinvasiva direta (por meio da ligação direta com os receptores ACE-2) e com uma lesão indireta do sistema imunológico. Nesse último caso, o mecanismo de dano imunomediado pode ser decorrente tanto de uma superativação do sistema imunológico com hiperprodução de interleucina-6 quanto da geração de uma reação autoimune (Agosti *et al.*, 2020).

Ao longo da pandemia, casos isolados de SGB foram relatados; porém, não se observou um aumento na incidência geral de quadros quando comparado ao período pré-pandêmico, estimado em uma incidência anual de 1 a 4 casos por 100.000 habitantes. Portanto, não parece haver relação entre a infecção do SARS-CoV-2 e a SGB (Keddie *et al.*, 2021).

Conclusão

Nos últimos anos, têm sido frequentes os alertas da comunidade científica mundial sobre vírus emergentes. A recente vivência do aumento de casos de SGB especialmente durante a epidemia do ZIKV deve servir como aprendizado e alerta no caso de desafios futuros diante de novas epidemias. Com essa perspectiva, a melhor estratégia é a vigilância do número de casos em bancos de dados nacionais, consolidação de parcerias multidisciplinares e multiprofissionais e, ainda, capacitação profissional para o diagnóstico precoce e acesso a possibilidades terapêuticas aos indivíduos afetados em centros de referência.

Bibliografia

Abu-Rumeileh S, Abdelhak A, Foschi M, Tumani H, Otto M. Guillain-Barré syndrome spectrum associated with COVID-19: an up-to-date systematic review of 73 cases. J Neurol. 2021;268(4):1133-70.

Agosti E, Giorgianni A, D'Amore F, Vinacci G, Balbi S, Locatelli D. Is Guillain-Barrè syndrome triggered by SARS-CoV-2? Case report and literature review. Neurol Sci. 2021;42(2):607-12.

Barbi L, Coelho AVC, Alencar LCA, Crovella S. Prevalence of Guillain-Barré syndrome among Zika virus infected cases: a systematic review and meta-analysis. Braz J Infect Dis. 2018;22(2):137-41.

Brasil P, Sequeira PC, Freitas AD, Zogbi HE, Calvet GA, de Souza RV, et al. Guillain-Barré syndrome associated with Zika virus infection. Lancet. 2016;387(10026):1482.

Brito Ferreira ML, Antunes de Brito CA, Moreira ÁJP, de Morais Machado MÍ, Henriques-Souza A, Cordeiro MT, et al. Guillain-Barré syndrome, acute disseminated encephalomyelitis and encephalitis associated with Zika virus infection in brazil: detection of viral rna and isolation of virus during late infection. Am J Trop Med Hyg. 2017;97(5):1405-9.

Cao-Lormeau VM, Blake A, Mons S, Lastère S, Roche C, Vanhomwegen J, et al. Guillain-Barré syndrome outbreak associated with Zika virus infection in French Polynesia: a case-control study. Lancet. 2016;387(10027):1531-9.

da Silva IRF, Frontera JA, Bispo de Filippis AM, Nascimento OJMD; RIO-GBS-ZIKV Research Group. Neurologic complications associated with the Zika virus in Brazilian adults. JAMA Neurol. 2017;74(10):1190-8.

Ferreira da Silva IR, Frontera JA, Moreira do Nascimento OJ. News from the battlefront: Zika virus-associated Guillain-Barré syn-drome in Brazil. Neurology. 2016;87(15):e180-1.

Keddie S, Pakpoor J, Mousele C, Pipis M, Machado PM, Foster M, et al. Epidemiological and cohort study finds no association between COVID-19 and Guillain-Barré syndrome. Brain. 2021;144(2):682-93.

Leonhard SE, Mandarakas MR, Gondim FAA, Bateman K, Ferreira MLB, Cornblath DR, et al. Diagnosis and management of Guillain-Barré syndrome in ten steps. Nat Rev Neurol. 2019;15(11):671-83.

Mancera-Páez O, Román GC, Pardo-Turriago R, Rodríguez Y, Anaya JM. Concurrent Guillain-Barré syndrome, transverse myelitis and encephalitis post-Zika: A case report and review of the pathogenic role of multiple arboviral immunity. J Neurol Sci. 2018;395:47-53.

Nascimento OJM, da Silva IRF. Guillain-Barré syndrome and Zika virus outbreaks. Curr Opin Neurol. 2017;30(5):500-7.

Nascimento OJM, Frontera JA, Amitrano DA, Bispo de Filippis AM, Da Silva IRF; RIO-GBS-ZIKV Research Group. Zika virus infection-associated acute transient polyneuritis. Neurology. 2017;88(24):2330-2.

Rozé B, Najioullah F, Fergé JL, Dorléans F, Apetse K, Barnay JL, et al. Guillain-Barré Syndrome Zika Working Group of Martinique. Guillain-Barré syndrome associated with Zika virus infection in Martinique in 2016: a prospective study. Clin Infect Dis. 2017;65(9):1462-8.

Savino W, Messias CV, Mendes-da-Cruz DA, Passos P, Ferreira AC, Nascimento OJ. Zika virus infection in the elderly: possible relationship with Guillain-Barré syndrome. Gerontology. 2017;63(3):210-5.

Sejvar JJ, Kohl KS, Gidudu J, Amato A, Bakshi N, Baxter R, et al.; Brighton Collaboration GBS Working Group. Guillain-Barré syndrome and Fisher syndrome: case definitions and guidelines for collection, analysis, and presentation of immunization safety data. Vaccine. 2011;29(3):599-612.

Simon O, Acket B, Forfait C, Girault D, Gourinat AC, Millon P, et al. Zika virus outbreak in New Caledonia and Guillain-Barré syndrome: a case-control study. J Neurovirol. 2018;24(3):362-8.

Toscano G, Palmerini F, Ravaglia S, Ruiz L, Invernizzi P, Cuzzoni MG, et al. Guillain-Barré syndrome associated with SARS-CoV-2. N Engl J Med. 2020;382(26):2574-6.

Uncini A, González-Bravo DC, Acosta-Ampudia YY, Ojeda EC, Rodríguez Y, Monsalve DM, et al. Clinical and nerve conduction features in Guillain-Barré syndrome associated with Zika virus infection in Cúcuta, Colombia. Eur J Neurol. 2018;25(4):644-50.

Wakerley BR, Uncini A, Yuki N; GBS Classification Group; GBS Classification Group. Guillain-Barré and Miller Fisher syndromes - new diagnostic classification. Nat Rev Neurol. 2014;10(9):537-44.

World Health Organization (WHO). Emergencies, 2023. Disponível na Internet: www.who.int/emergencies (jan. 2023).

Zhao H, Shen D, Zhou H, Liu J, Chen S. Guillain-Barré syndrome associated with SARS-CoV-2 infection: causality or coincidence? Lancet Neurol. 2020;19(5):383-4.

Seção 5

Abordagens Terapêuticas no Controle da Neuroinflamação

Capítulo 23

Inibidores Sintéticos de Baixa Massa Molecular no Controle da Neuroinflamação

Aline de Oliveira Albuquerque
Luca Milério Andrade
Ernesto Caffarena
João Hermínio Martins da Silva

Introdução

A neuroinflamação está relacionada com os mecanismos de defesa do corpo, visando à preservação do sistema nervoso central (SNC) contra infecções oportunistas. É, geralmente, um recurso benéfico do sistema imunológico que desaparece à medida que a ameaça é cessada e a homeostase é restaurada. Todavia, em algumas circunstâncias, caracteriza-se como um processo sustentado e permanente, levando a danos neuronais progressivos observados em muitas doenças neurodegenerativas, como a doença de Parkinson (DP) e a doença de Alzheimer (DA).

A cascata neuroinflamatória abrange principalmente a ativação de células primárias no SNC, denominadas microglias, que agem de maneira semelhante aos macrófagos periféricos. A ativação descontrolada da microglia pode levar a uma produção excessiva de óxido nítrico, citocinas pró-inflamatórias (IL-1β, TNF-α), espécies reativas de oxigênio e glutamato, responsáveis por contribuir para a ocorrência de lesão neuronal. De modo geral, esses eventos neurodegenerativos têm a capacidade de levar à interrupção da função da cadeia de transporte de elétrons mitocondrial neuronal e desencadear a ativação do complexo enzimático NADPH oxidase, retroalimentando a produção e liberação de fatores e moléculas pró-inflamatórias. A expressão e agregação de proteínas como as β-amiloide, capazes de interagir com os receptores de reconhecimento de padrões na microglia e astrócitos, configura um mecanismo importante para ativação dessas células.

Atualmente, existe um grande interesse na prospecção e no desenvolvimento de inibidores com propriedades antioxidantes e anti-inflamatórias, capazes de atenuar a inflamação neuronal e contribuir para uma melhora na função cognitiva do paciente. Por exemplo, o modo de atuação de flavonoides neuroprotetores é centrado na inibição da agregação de proteínas β-amiloide, hiperfosforilação da proteína tau e produção de citocinas. A lista relacionada com esses fitoquímicos é imensa. Alguns exemplos são: quercetina, cúrcuma, crisina, rutina, catequinas, licopeno, resveratrol, apigenina e *ginkgo biloba*. Outra classe de compostos estudados são os anti-inflamatórios não esteroidais, como ibuprofeno, diclofenaco e indometacina. Essas moléculas têm a capacidade de diminuir o estado inflamatório no SNC por meio da inibição das vias de ativação da microglia e das enzimas ciclo-oxigenases. Os estudos que envolvem as moléculas mencionadas ainda esbarram em grandes gargalos relacionados com o baixo nível de atividade e ao perfil citotóxico, impossibilitando o uso em larga escala pela população. Diante disso, o desenvolvimento de novas terapias direcionadas à atenuação da neuroinflamação e à identificação de novos compostos terapêuticos apropriados permanece de suma importância.

Pequenas moléculas – histórico e definições

Pequenas moléculas são compostos naturais ou sintéticos com peso molecular inferior a 900 Da. Podem atuar como moduladores, em geral, inespecíficos, de diferentes tipos de processos celulares interagindo com biomoléculas, em especial, proteínas, de um dado organismo. Portanto, são comumente utilizadas como fármacos para o tratamento de diferentes enfermidades humanas, estimando-se que constituam cerca de 90% dos fármacos terapêuticos produzidos pela indústria farmacêutica.

Em razão do seu tamanho, apresentam vantagem sobre os medicamentos biológicos, como os anticorpos monoclonais, sendo capazes de atingir não apenas os componentes extracelulares, como os receptores de superfície celular ou os domínios de proteínas ligados à membrana celular, mas também alvos intracelulares em virtude de sua capacidade de transpor a membrana plasmática. Além disso, costumam ser administradas por via oral como um pró-fármaco inativo, para logo serem metabolizadas em um composto ativo.

Até o final do século XIX, os princípios ativos dos medicamentos eram, exclusivamente, substâncias isoladas de produtos naturais de plantas e metabólitos secundários de microrganismos. Posteriormente, essas substâncias foram modificadas visando à otimização de sua atividade biológica ou à redução de sua toxicidade. Nesse contexto, o ácido acetilsalicílico (Aspirina®), obtido em 1897 e comercializado a partir de 1899, foi um dos fármacos semissintéticos pioneiros, sendo uma forma menos tóxica do ácido salicílico sintetizada com base na salicina, presente na casca do salgueiro (*Salix alba*). À época, o desenvolvimento era guiado por hipóteses químicas e biológicas e limitado pelas etapas de síntese e de avaliação da atividade.

O surgimento da Química Combinatória - definida, de forma simplificada, como o conjunto de métodos químicos sintéticos que permitem a preparação de inúmeros compostos em um único processo - e de testes de atividade *in vitro*, como os ensaios de inibição enzimática e a triagem automatizada em larga escala (HTS, do inglês *high-throughput screening*), permitiu a superação das limitações antepostas e garantiu a síntese e avaliação rápida de bibliotecas que contêm milhares de compostos.

O advento do estudo da relação quantitativa entre estrutura química e atividade biológica (QSAR, do inglês *quantitative structure-activity relationships*) na década de 1970 trouxe novas oportunidades no campo do planejamento de compostos bioativos. Os modelos de QSAR, como está implicado no próprio nome, usam conceitos de físico-química orgânica para descrever, quantitativamente, a atividade biológica de uma dada molécula.

Com os avanços na resolução de estruturas de proteínas, tendo como marco inicial a identificação da estrutura da mioglobina em 1957 e a criação do banco de dados *Protein Data Bank* no Brookhaven National Laboratory em 1971, bem como a produção de modelos estruturais teóricos utilizando ferramentas computacionais, foram incorporados aos modelos de QSAR aspectos tridimensionais da interação entre a molécula e o sistema biológico. Isso deu origem ao QSAR-3D que, por sua vez, impulsionou o planejamento de fármacos com base na estrutura do alvo biológico (SBDD, do inglês *structure-based drug design*) ou do ligante (LBDD, do inglês *ligand-based drug design*). O primeiro fármaco descoberto usando o modelo estrutural da proteína foi o anti-hipertensivo captopril, inibidor da enzima conversora de angiotensina. Já a donepezila, usada no tratamento da DA, foi uma das expoentes na aplicação do SBDD para identificação de inibidores da acetilcolinesterase.

O progresso nos campos de SBDD e LBDD está diretamente correlacionado com os avanços das metodologias computacionais e das tecnologias de computação de alto desempenho, incluindo o surgimento de unidades centrais de processamento (CPUs, do inglês *central processing unit*) com dezenas de núcleos, máquinas de *cluster*, computação em nuvem e unidades de processamento gráfico de uso geral (GPU, do inglês *graphics processing unit*). Com a aplicação de técnicas *in silico* na etapa pré-clínica - a exemplo da modelagem comparativa, docagem molecular, triagem virtual, dinâmica molecular, mapeamento tridimensional (3D) de farmacóforos e predição de propriedades, como solubilidade e toxicidade - é possível acelerar e diminuir custos no ciclo de descoberta de fármacos. Em média, cada ciclo pode chegar a demorar até 14 anos, incluindo as etapas de descoberta, desenvolvimento e aprovação pelas agências regulatórias, e alcançar o montante de 800 milhões de dólares. Até 2019, mais de 70 medicamentos comerciais que incluíram alguma técnica computacional em sua etapa de descoberta foram contabilizados.

O SBDD também vem sendo aplicado à pesquisa e ao desenvolvimento de novos medicamentos para o tratamento da neuroinflamação no contexto de "causa e efeito" entre os processos inflamatórios e as doenças neurodegenerativas e transtornos psiquiátricos. Em geral, o controle da neuroinflamação pode ser realizado com combinações variadas de baixas dosagens de corticosteroides, anti-inflamatórios, supressores da microglia e suplementos nutricionais. Contudo, o caráter multifatorial do estado inflamatório, com a participação de diferentes vias biológicas, torna necessária uma observação específica da neuroinflamação em cada uma das neuropatologias.

Pequenas moléculas sintéticas com potencial antineuroinflamatório

Derivados de catecol

O catecol (Figura 23.4, estrutura 1), também conhecido como pirocatecol, é um benzenodiol ($C_6H_4(OH)_2$) isolado pela primeira vez em 1839 pela destilação da catequina, obtida da planta *Acacia catechu*. Seus derivados vêm sendo estudados para o combate à neuroinflamação por meio da interação com diferentes alvos proteicos. Um desses alvos é a enzima fosfodiesterase-4 (PDE4), responsável pela catálise da hidrólise do segundo mensageiro monofosfato de adenosina cíclico (AMPc). A PDE4 é altamente expressa em células imunes e nos tecidos do SNC. A sua inibição, que resulta no aumento da concentração intracelular de AMPc pela interrupção de sua degradação enzimática, exerce uma ampla gama de efeitos anti-inflamatórios, semelhantes a antidepressivos, e está associada à melhora da memória a longo prazo.

Atualmente, os inibidores de PDE4 são aplicados em terapias anti-inflamatórias voltadas para o tratamento da asma, doença pulmonar obstrutiva crônica (DPOC) e dermatite atópica. Tanto os medicamentos aprovados pela Agência Nacional de Vigilância Sanitária (Anvisa) – **roflumilaste** (DAXAS®) (Figura 23.4, estrutura 2) e o **apremilaste** (Otezla®) (Figura 23.4, estrutura 3) – quanto aqueles sob avaliações clínica e pré-clínica, contêm em sua estrutura o domínio catecol.

Complementarmente ao domínio catecol, a presença de um conector amídico pode levar ao incremento da seletividade. A importância desse grupamento foi evidenciada por estudos de QSAR, que demonstraram que as catecolamidas – mais especificamente as **4-difluorometoxibenzamidas** que contêm um grupo 2-clorofenil no nitrogênio benzamida (Figura 23.4, estrutura 4) – apresentam atividade inibitória seletiva por PDE4. Além disso, esses compostos mostraram-se capazes de inibir a produção induzida por lipopolissacarídeos (LPS) de citocinas pró-inflamatórias na microglia, com destaque para o fator de necrose tumoral alfa (TNF-α) (Zhou *et al.*, 2016).

O mecanismo de ação molecular dos inibidores de PDE4 no sítio do domínio catalítico de PDE4 foi elucidado por análises estruturais, usando-se docagem molecular. Essa técnica computacional é uma ferramenta fundamental na biologia molecular estrutural e no planejamento de fármacos assistido por computador (CADD, do inglês *computer-aided drug designing*). O seu objetivo é predizer e ranquear, mediante uma função de custo, os modos de ligação predominantes de um composto químico ou biomolécula no sítio ativo de uma proteína que contém estrutura tridimensional conhecida, determinada experimentalmente ou por predição teórica. No caso de PDE4, os resultados obtidos indicaram, p. ex., que a presença do conector amídico pode aumentar a seletividade do ligante pelo estabelecimento de uma ligação de hidrogênio mediada por uma molécula de água entre a amida da molécula e o sítio de PDE4.

A docagem molecular também pode ser aplicada para realização da triagem virtual, uma abordagem robusta para identificação de substâncias ativas. Para trazer maior clareza às nomenclaturas utilizadas no âmbito da química medicinal, Nöel (2019) traduziu o vocabulário amplamente reproduzido pela literatura internacional para o português do Brasil, sugerindo a adoção dos termos substância ativa (*hit*), protótipo (*lead compound*) e candidato a fármaco (*drug candidate*).

Uma substância ativa deve ter uma identidade estrutural estabelecida e gerar uma atividade reproduzível acima de um limite predefinido em algum ensaio biológico como, p. ex., um valor de IC_{50} em um ensaio de inibição enzimática. Um protótipo é uma substância que atende a critérios mínimos predefinidos de atividade e seletividade que viabilizam uma futura otimização de sua estrutura (*lead optimization*), podendo ser necessária, inclusive, a comprovação da atividade em modelos animais. Por último, o candidato a fármaco adequado para iniciar os testes clínicos deve ligar-se seletivamente ao sítio específico de seu alvo, promovendo a resposta funcional desejada. Além disso, deve apresentar biodisponibilidade e distribuição adequadas e ter passado por uma avaliação formal de toxicidade em modelo animal. A etapa de transição de protótipo a candidato a fármaco é frequentemente apelidada de "vale da morte" no campo da pesquisa e desenvolvimento de novos fármacos.

Na metodologia de triagem virtual baseada em estrutura, bancos de dados que contêm milhões de compostos "fármaco-similares" (*drug-like compounds*) são varridos computacionalmente contra uma proteína-alvo com estrutura tridimensional disponível. Essa varredura é feita, usualmente, por meio da docagem molecular, e os ligantes são filtrados com base em sua afinidade de ligação. Os principais resultados oriundos da triagem virtual podem, então, serem avaliados por meio de outras técnicas computacionais, como a dinâmica molecular, ou seguirem para testagem *in vitro*.

Derivados de amida

Utilizou-se triagem virtual para identificação de anti-inflamatórios não esteroidais (NSAIDs, do inglês *non-steroidal anti-inflammatory drugs*) derivados de amida capazes de inibir seletivamente dois alvos proteicos (Nedeljković *et al.*, 2022). A amida é uma função orgânica caracterizada pela ligação direta de um átomo de nitrogênio a um grupo acila (R—C=O).

O primeiro alvo visado pela triagem virtual foi a prostaglandina E sintase microssomal (mPGES), uma enzima pertencente à superfamília da glutationa S-transferase (GST) superexpressa em algumas neuropatologias, como a DA. Inibidores de mPGES conseguem reduzir a formação da prostaglandina E2 (PGE2). Considerando que níveis aumentados de PGE2 foram demonstrados em várias doenças neurológicas, como a DA e a esclerose lateral amiotrófica (ELA), a inibição da sua produção pode ter efeitos benéficos, embora ainda não existam inibidores aprovados.

O segundo alvo foi a proteína ativadora de 5-lipoxigenase (FLAP), cuja inibição está associada à redução da síntese de leucotrienos, sem afetar a biossíntese de mediadores lipídicos. A inibição dupla de mPGES e FLAP pode estar associada a uma potente atividade antineuroinflamatória, em virtude da inibição simultânea da síntese de prostaglandinas e leucotrienos no tecido cerebral.

Graças à metodologia de triagem virtual, foi possível selecionar seis moléculas com potencial interação com as proteínas de interesse, partindo de uma quimioteca que contém mais de dois milhões de compostos. As etapas subsequentes de validação por dinâmica molecular e predição de energia livre ajudaram a isolar um composto com potencial para prevenção da neuroinflamação pelo bloqueio das vias de mPGES e FLAP (Figura 23.4, estrutura 5) (Nedeljković *et al.*, 2022).

A técnica de dinâmica molecular, utilizada para avaliar a estabilidade das interações propostas entre o inibidor e as proteínas mPGES e FLAP, é um método usado para estudar a interação e movimento de átomos e moléculas conforme a física clássica. A metodologia que emergiu na década de 1950 passou a ser utilizada na investigação da dinâmica de proteínas ao final da década de 1970.

Durante as simulações de dinâmica molecular, a resolução numérica das leis de movimento de Newton produz configurações sucessivas do sistema em evolução, fornecendo trajetórias que especificam posições e velocidades das partículas ao longo do tempo. A partir da trajetória gerada, avaliam-se diversas propriedades, como estabilidade estrutural, movimentos coletivos, interações intra e intermoleculares e vários observáveis termodinâmicos, entre outros, que podem ser comparados aos obtidos por testes experimentais, contribuindo para o SBDD.

Curiosamente, as moléculas com potencial anti-neuroinflamatório derivadas de catecol visando à PDE4 e aos inibidores de mPGES e FLAP compartilham o grupamento amida. Derivados desse radical também estão presentes em inibidores da fosfolipase A_2 (PLA_2) (Figura 23.4, estrutura 6) (Yang *et al.*, 2014). Essa classe de enzimas responsáveis pela hidrólise da ligação éster na posição *sn*-2 de glicerofosfolipídeos para produção de um ácido graxo livre e um lisofosfolipídeo. Nas células cerebrais, a atividade das isoenzimas PLA_2 é a etapa limitante da taxa de liberação de ácido araquidônico e da produção de mediadores lipídicos inflamatórios, estando intimamente ligada à neurodegeneração.

Outros derivados de amida, como as **clovamidas** (Figura 23.4, estrutura 7), **carbamidas** (Figura 23.4, estrutura 8), e **fluoroviniloxiacetamidas** (Figura 23.4, estrutura 9) também apresentam potencial antineuroinflamatório (Hu *et al.*, 2018;

Feng *et al.*, 2016; Suk; Ock, 2012). Os análogos de **clovamida** são potenciais inibidores da enzima óxido nítrico-sintase induzida (iNOS, do inglês *inducible nitric oxide synthase*). Seu mecanismo molecular no combate à neuroinflamação está detalhado no tópico sobre *Inibidores direcionados à doença de Parkinson*. Já os derivados de **carbamida**, radical também conhecido como ureia, mostraram-se potenciais inibidores do receptor vaniloide transitório subtipo 1 (TRPV1), um canal catiônico permeável ao cálcio, sensível ao calor e não seletivo da superfamília de canais iônicos receptores de potencial transitório. Essa proteína contém propriedades nociceptivas pró-inflamatórias no sistema nervoso periférico (SNP), contribuindo para as dores aguda e crônica.

A busca *in silico* por subestruturas de diarilureia que se ligam à TRPV1 em uma biblioteca com mais de 15 mil compostos reduziu para dezoito o número de moléculas avaliadas experimentalmente (Feng *et al.*, 2016). Testes computacionais e enzimáticos evidenciaram, ainda, o potencial uso dos derivados de carbamida em uma estratégia de polifarmacologia, que considera o uso de agentes farmacêuticos contra múltiplos alvos de forma sinérgica. Nesse sentido, tanto o receptor canabinoide 2 (CB2) quanto o receptor de quimiocina C-X-C 2 (CXCR2) apresentam-se como potenciais alvos terapêuticos cuja inibição pode gerar efeitos aditivos ao bloqueio de TRPV1.

Em contrapartida, ainda não está completamente elucidado o mecanismo de ação molecular dos derivados de **fluoroviniloxiacetamida**. Esses compostos sintéticos conseguiram inibir a secreção de TNF-α induzida por LPS e a transcrição de TNF-α, interleucina-1β (IL-1β) e iNOS, bem como a ativação do fator de transcrição nuclear kappa-β (NF-$\kappa\beta$) e das proteínas quinases ativadas por mitogênio, mostrando potencial neuroprotetor ao suprimir a neurotoxicidade microglial e sendo considerados protótipos para o desenvolvimento de fármacos terapêuticos contra doenças neurodegenerativas (Suk; Ock, 2012).

Derivados de lactona

Além dos derivados de amida e de catecol, outra classe de compostos destacável é a dos derivados de lactona (Figura 23.4, estrutura 10). Uma lactona é um éster cíclico resultante da condensação de um grupo funcional álcool e um grupo ácido carboxílico em uma mesma molécula. Podem ser formadas por anéis de três (α-lactona), quatro (β-lactona), cinco (γ-lactona) ou seis membros (δ-lactona).

O subgrupo das estrigolactonas (Figura 23.4, estrutura 11) está presente nas raízes de plantas, com função de fito-hormônio. O análogo sintético de estrigolactona **GR24** (Figura 23.4, estrutura 12) demonstrou potencial para inibição da produção de óxido nítrico em testes celulares, com interações preditas computacionalmente com a enzima iNOS e com a proteína 1 associada a ECH do tipo Kelch (Keap1), essa última visando ao bloqueio da interação entre Keap1 e o fator nuclear eritroide 2 relacionado com o fator 2 (Nrf2) (Tumer *et al.*, 2018).

Keap1 é um regulador negativo da atividade de Nrf2, promovendo sua degradação por meio da ubiquitinação. A inibição da interação entre Nrf2 e Keap1, portanto, leva à ativação de Nrf2, que atenua múltiplos processos patogênicos nos quais coexistem estresse oxidativo e inflamação, entre os quais estão os distúrbios neurodegenerativos. Na prática clínica, uma preparação oral de fumarato de dimetila (Tecfidera®, Biogen) já é aplicada para mitigar, pela ativação de Nrf2, a progressão da esclerose múltipla remitente recidivante.

Além da avaliação de suas interações com iNOS e Keap1 por docagem molecular, **GR24** também passou por uma análise computacional de absorção, distribuição, metabolismo, excreção e toxicidade (ADMETox). Os modelos ADMETox, *in silico* ou *in vitro*, são frequentemente utilizados para traçar o perfil de moléculas e filtrar aquelas que possam estar associadas a propriedades farmacocinéticas ou toxicológicas indesejáveis.

Estima-se que entre 40% e 60% das falhas de novas entidades químicas - definidas pelo Food and Drug Administration (FDA) como novas pequenas moléculas em testes clínicos ou que receberam uma primeira aprovação para uso - podem ser atribuídas a perfis ADMET ruins. A importância da predição computacional dessas propriedades emerge do fato de que, embora tenha-se avançado significativamente nas avaliações experimentais de ADMETox *high-throughput*, elas ainda têm baixo rendimento quando comparadas à triagem de alto rendimento ou à síntese combinatória. Portanto, os modelos ADMETox computacionais visam estabelecer os compostos prioritários para avaliação *in vitro* e *in vivo*.

Outra propriedade particularmente importante para a obtenção de protótipos voltados para o combate da neuroinflamação é a permeabilidade à barreira hematoencefálica (BHE), que representa um limite seletivo e semipermeável responsável por manter a homeostase do SNC. Dessa forma, a permeabilidade da BHE a compostos é uma consideração importante durante o desenvolvimento de fármacos de ação no SNC. O composto **GR24** demonstrou permeabilidade média à BHE e conformidade quanto aos parâmetros de ADMETox estudados, apontando que as estrigolactonas podem configurar um esqueleto químico promissor para o desenvolvimento de protótipos multipotentes para a mitigação de distúrbios crônicos mediados por inflamação (Tumer *et al.*, 2018).

Anti-inflamatórios não estereoidais

Os anti-inflamatórios não esteroidais (NSAIDs, do inglês *non-steroidal anti-inflammatory drugs*) constituem o tratamento padrão para as inflamações crônica e aguda e para a dor. Além disso, os NSAIDs também podem reduzir o risco de desenvolvimento da DP e da DA, com seus efeitos benéficos sendo prioritariamente creditados a sua função anti-inflamatória. A principal limitação ao uso de alguns NSAIDs, no entanto, está na baixa disponibilidade para absorção cerebral. A utilização de doses mais altas a fim de compensar o problema da disponibilidade aumenta o risco de efeitos colaterais. No sentido de mitigar o problema, é comum a busca de análogos aos NSAIDs que aumentem a sua eficácia e reduzam os efeitos adversos. Um exemplo de análogo a NSAID já discutido é o inibidor duplo de mPGES e FLAP.

Uma estratégia promissora para a obtenção de protótipos capazes de atenuar a neuroinflamação é a conjugação de NSAIDs com ligantes multifuncionais, a fim de agregar as potencialidades de ambas as moléculas, ou mesmo produzir novos efeitos fisiológicos. Por exemplo, as combinações do NSAID **diclofenaco** (Figura 23.4, estrutura 13) com a **cisteamina** (Figura 23.4, estrutura 14) ou do **diclofenaco** com o **resveratrol** (Figura 23.4, estrutura 15) resultaram em conjugados com potente atividade inibitória sobre a produção de óxido nítrico, com pouca ou nenhuma toxicidade sobre células da microglia ativadas por LPS (Xu *et al.*, 2015).

A **cisteamina** é um aminotiol aprovado pelo FDA para o tratamento da cistinose nefropática, uma doença genética rara caracterizada pelo acúmulo de cristais de cistina nos lisossomos. Esse composto exerce sua atividade biológica por meio da ação antioxidante e quelante. A participação do dano oxidativo neuronal e desregulação da homeostase de metais em doenças neurodegenerativas torna a cisteamina um candidato de interesse para produção de conjugados a NSAID.

A aplicação isolada do **diclofenaco** ou da **cisteamina** resultou em atividade inibitória fraca sobre a produção de óxido nítrico (NO). A coadministração de ambas as substâncias em doses equimolares resultou em maior inibição da produção de NO, mas o efeito inibitório mais potente foi encontrado no conjugado **diclofenaco-cisteamina** (Figura 23.4, estrutura 16). Adicionalmente, o conjugado consegue suprimir acentuadamente a expressão das proteínas iNOS, ciclo-oxigenase-2 e das citocinas pró-inflamatórias TNF-α e interleucina-6 (IL-6). O conjugado **diclofenaco-cisteamina** também reduz a produção de mediadores pró-inflamatórios por meio da inibição da via de transdução de sinal intracelular MAPKs/AP-1, sugerindo que esse composto pode ser um potencial protótipo para o tratamento terapêutico de doenças neuroinflamatórias associadas à ativação microglial (Xu *et al.*, 2015).

O **resveratrol** é um estilbeno - um diarileteno, ou seja, um hidrocarboneto que contém uma ligação dupla *trans* eteno-substituída com um grupo fenila em ambos os átomos de carbono da ligação dupla - natural presente no vinho tinto. É capaz de prevenir ou retardar uma ampla gama de patologias, entre elas as doenças cardiovasculares e o câncer, exercendo sua função biológica por múltiplos mecanismos. Alguns de seus alvos biológicos relatados são a quinona redutase 1 e 2, por meio das quais exerce sua atividade antioxidante; a ciclo-oxigenase, associada ao efeito anti-inflamatório; e a sirtuína 1, relacionada com a longevidade.

Em contrapartida a uma gama tão ampla de efeitos benéficos, o **resveratrol** apresenta um rápido metabolismo na circulação, prejudicando sua ação terapêutica. O conjugado **diclofenaco-resveratrol** (Figura 23.4, estrutura 17) apresentou efeito inibitório moderado sob a produção de NO, mas significativamente superior às moléculas parentais, indicando efeito sinergético. A conjugação de NSAIDs com outros compostos é, portanto, uma estratégia interessante para obtenção de novos protótipos anti-inflamatórios.

Inibidores direcionados à esclerose múltipla

A esclerose múltipla (EM) é uma doença autoimune frequente do SNC caracterizada pela desmielinização com degeneração axonal e neuronal concomitante. É uma doença multifatorial, apesar de sua causa exata permanecer indefinida. Embora tenha-se conseguido um progresso substancial no desenvolvimento de medicamentos paras formas remitente-recorrentes de EM, o tratamento das formas progressivas da doença, caracterizadas clinicamente pelo acúmulo gradual de incapacidade neurológica e pela ausência de recaídas, permanece insatisfatório.

A nível molecular, a EM progressiva é marcada pela inflamação crônica, com ativação da microglia e envolvimento contínuo de células T e células B. A liberação de espécies reativas de oxigênio e de nitrogênio contribui para o dano mitocondrial e axonal, levando à neurodegeneração (Jurberg *et al*, 2021). Os medicamentos para EM progressiva devem conseguir atravessar a BHE, inibir a atividade da microglia, reduzir o estresse oxidativo e reter a capacidade de alterar a atividade dos linfócitos.

O uso de estatinas é uma das opções terapêuticas para a modulação da atividade das células T em casos de EM progressiva. A **sinvastatina** (Figura 23.4, estrutura 18), p. ex., é um inibidor da hidroximetilglutaril coenzima A redutase, indicada para o tratamento de dislipidemias, um distúrbio nos níveis de lipídios no sangue. Contudo, além da sua atividade anti-inflamatória, esse fármaco pode induzir uma mudança nos linfócitos T de um fenótipo auxiliar pró-inflamatório tipo 1 (Th1) para um fenótipo Th2 anti-inflamatório menos prejudicial.

A **sinvastatina** também reduz o número de células Th17, as quais são particularmente pró-inflamatórias, melhorando os escores clínicos em modelo de encefalite autoimune experimental inflamatória (EAE), um modelo animal de esclerose múltipla mediado pela inoculação de componentes de mielina com adjuvantes. As estatinas podem promover a remielinização na medula espinal em animais EAE, reforçando seu potencial uso no tratamento da EM.

Outra estratégia terapêutica relevante no contexto da inflamação relacionada com a EM é a inibição da atividade microglial. Nesse âmbito, o redirecionamento de medicamentos tem sido aplicado para identificar novos usos para fármacos já aprovados ou em investigação que estão fora do escopo da indicação médica original. Trata-se de uma estratégia vantajosa, já que reduz o risco de falha principalmente pelo medicamento já ter sido avaliado quanto a sua segurança, diminuindo os custos e o tempo dedicados desde a pesquisa à sua comercialização. Essa estratégia foi adotada no uso dos fármacos **hidroxicloroquina**, **ibudilast** e **minociclina** contra a EM.

A **hidroxicloroquina** (Figura 23.4, estrutura 19), um medicamento contra a malária e também utilizado no tratamento da artrite reumatoide, conseguiu atenuar a EAE em animais e inibir a produção de citocinas pró-inflamatórias na microglia ativada por LPS, demonstrando seu potencial uso contra a neuroinflamação decorrente da esclerose múltipla.

A **hidroxicloroquina** também foi alvo recente de tentativas de redirecionamento de medicamento para o tratamento da infecção pelo coronavírus da síndrome respiratória aguda grave 2 (SARS-CoV-2). Seu uso foi impulsionado por relatórios clínicos e pré-clínicos iniciais e pelo medo de uma doença desconhecida, além de sua apropriação pela narrativa de determinados grupos políticos. A **hidroxicloroquina** foi extensivamente testada de forma individual ou combinada com outros fármacos, como a ivermectina e azitromicina, no tratamento da doença de coronavírus 2019 (Covid-19) e como medida profilática à infecção. No entanto, de forma geral, não foi capaz de melhorar a sobrevida ou o tempo de hospitalização dos pacientes infectados, tampouco demonstrou uma diferença estatisticamente significativa na soroconversão associada à profilaxia pré-exposição.

A tentativa de aplicação da hidroxicloroquina contra SARS-CoV-2 demonstrou que, apesar de o redirecionamento de fármacos ser uma estratégia promissora para busca de tratamentos para doenças emergentes, não existem atalhos no desenvolvimento de medicamentos. A identificação de fármacos eficazes, independentemente de estes contarem ou não com aprovação prévia das agências reguladoras, requer tempo e financiamento para confirmar e entender o seu alvo molecular, a sua toxicidade e seu uso adequado.

Em contrapartida, vale ressaltar o caráter inflamatório da Covid-19 e seus impactos no SNC. Apesar de não existirem evidências de infecção generalizada pelo SARS-CoV-2 no SNC, é possível que o vírus acesse o SNC pela ligação ao receptor ACE2 das células endoteliais da BHE ou burle a proteção desta, infectando macrófagos e monócitos infiltrantes no SNC. Além disso, a inflamação sistêmica derivada da resposta à infecção viral nos pulmões causa a liberação de citocinas pró-inflamatórias cuja sinalização pode chegar aos astrócitos, que compõem a BHE. A infecção também pode causar a indução de um fenótipo pró-inflamatório da microglia que leva a um aumento da expressão de genes que causam neuroinflamação.

É possível que esse estado inflamatório derivado da infecção por SARS-CoV-2 esteja correlacionado com manifestações neuropsiquiátricas, incluindo ansiedade e depressão, agravamento de transtornos neurodegenerativos, como a DP, e déficits cognitivos. Existe, ainda, um número crescente de sobreviventes da infecção por SARS-CoV-2 convivendo com a Covid crônica, também chamada de Covid longa, apresentando sintomas neurológicos após a fase aguda da doença. Entre as queixas mais comuns, está a fadiga intensa semelhante à síndrome da fadiga crônica e conhecida como encefalomielite miálgica. Esses dados reforçam a necessidade da busca por tratamentos que atenuem a neuroinflamação associada à infecção por SARS-CoV-2.

Um outro possível candidato ao redirecionamento de medicamentos para o tratamento da neuroinflamação associada à esclerose múltipla é o **ibudilast** (Figura 23.4, estrutura 20). Usado no Japão como anti-inflamatório no tratamento da asma brônquica, tem como alvo o fator inibidor da migração de macrófagos (MIF, do inglês *macrophage migration inhibitory factor*), podendo afetar o tráfego de macrófagos para o SNC. Seu efeito neuroprotetor inclui supressão da produção do leucotrieno

B4, IL-1β, TNF-α, IL-6 e óxido nítrico, e aumento da expressão da citocina anti-inflamatória interleucina-10 (IL-10) (Faissner *et al.*, 2019).

Outra medicação que pode ser utilizada para modulação das citocinas pró-inflamatórias é a **minociclina** (Figura 23.4, estrutura 21), um antibiótico do grupo das tetraciclinas que pode inibir a atividade das metaloproteinases de matriz (MMPs, do inglês *matrix metalloproteínases*), um importante grupo de enzimas proteolíticas dependentes de zinco responsáveis pela degradação de matriz extracelular e membranas basais. O uso da **minociclina** levou à melhora na progressão da doença no modelo de camundongo EAE, e reduziu a produção microglial de TNF-α durante a interação célula T-microglia pela regulação negativa da expressão do ligante CD40 nas células T (Faissner *et al.*, 2019).

Os astrócitos são os tipos celulares mais abundantes no SNC e, além de desempenharem papeis fundamentais no desenvolvimento e na função neuronal, podem contribuir para um quadro de inflamação crônica pela liberação de mediadores inflamatórios, contribuindo para a fisiopatologia da EM. Uma forma de bloquear a atividade dos astrócitos inclui a modulação dos receptores de esfingosina-1-fosfato (S1PRs), responsáveis por induzir a proliferação dos astrócitos.

O tratamento de camundongos com EAE a partir do uso do imunossupressor inibidor de S1PRs **fingolimode** (Ginleya®) (Figura 23.4, estrutura 22) reduziu a astrogliose, a desmielinização e a perda axonal na fase crônica, melhorando o EAE. Embora esse fármaco não tenha conseguido progredir nos ensaios clínicos, outro inibidor de S1PRs mais específico, o **siponimode** (Kiendra®) (Figura 23.4, estrutura 23), reduziu significativamente a progressão da EM, reduzindo a atrofia cerebral e apresentando efeito neuroprotetor em ensaios clínicos (Faissner *et al.*, 2019). Em 2018, as agências regulatórias americana e europeia aceitaram o Pedido de Novo Medicamento e o Pedido de Autorização de Comercialização para o uso de siponimode para o tratamento da esclerose múltipla secundária progressiva, com o registro da Anvisa, sendo aprovado em 2021.

Inibidores direcionados ao transtorno do espectro autista

O transtorno do espectro autista (TEA) é um transtorno de neurodesenvolvimento severo com uma apresentação clínica variada, caracterizado por algum grau de comprometimento na comunicação e nas interações sociais, comportamentos repetitivos e rígidos, interesses restritos e dificuldade para processar estímulos sensoriais. Apesar de o TEA ser associado a alterações comportamentais e seu tratamento ser conduzido multidisciplinarmente, estudos apontam para uma base biológica clara para esse transtorno, incluindo anormalidades na expressão de biomarcadores periféricos ligados ao estresse oxidativo, disfunção mitocondrial, desregulação imune e inflamação. Tratando-se do processo inflamatório, as células da microglia em indivíduos com TEA podem estar cronicamente ativadas ou apresentarem organização espacial diferente em níveis microscópicos e macroscópicos. A ativação dessas células imunes no SNC leva à liberação de citocinas pró-inflamatórias e ao estresse oxidativo.

As intervenções farmacológicas no autismo são desafiadoras em virtude da heterogeneidade etiológica e clínica entre os diferentes indivíduos. Apenas dois fármacos estão aprovados para o controle dos sintomas associados ao TEA pela Anvisa: a **periciazina** (Figura 23.4, estrutura 24), pertencente à classe fenotiazina dos antipsicóticos típicos, e a **risperidona** (Figura 23.4, estrutura 25), um antipsicótico atípico potente. Ambos são caracterizados pela presença do anel piperidina na sua estrutura.

Para se obter novos protótipos para combater a neuroinflamação e o estresse oxidativo no TEA, o procedimento de modelagem farmacofórica pode ser utilizado. Na química farmacêutica, um farmacóforo é definido a partir de uma propriedade química proveniente de um grupo ou átomo presente em sua estrutura química, responsável por uma atividade biológica de interesse. O modelo farmacofórico compreende um conjunto de farmacóforos, visto que, em geral, compostos bioativos contêm várias regiões importantes para as interações intermoleculares que definem suas atividades biológicas. Os modelos farmacofóricos podem ser construídos baseando-se em um conjunto de ligantes com inibição experimentalmente conhecida para um determinado alvo terapêutico, ou podem usar informações baseadas no receptor.

Essa última estratégia foi utilizada para obter inibidores duplos de NOX2 e ROCK-I (Alokam *et al.*, 2015). NOX2 é uma das isoformas das NADPH oxidases presentes no SNC. Essa classe de enzimas é responsável pela geração de espécies reativas de oxigênio por meio da redução do oxigênio molecular, contribuindo, portanto, para lesões cerebrais e neuroinflamação em várias patologias. Já os membros da família Rho GTPase, como Rho-quinase (ROCK), desempenham papel central na regulação da atividade de NOX. A superexpressão de ROCK-I e NOX2 na microglia contribui para o dano neuronal progressivo no início do desenvolvimento de doenças neurológicas.

Ciente da importância desses alvos, a busca por substâncias ativas utilizou modelos farmacofóricos construídos a partir de moléculas cocristalizadas às proteínas de interesse (Alokam *et al.*, 2015). Os modelos foram usados para guiar uma triagem virtual em uma biblioteca com mais de 500 mil compostos comerciais. As moléculas resultantes desse processo de filtragem foram submetidas à docagem molecular com ROCK-I e NOX2, resultando em 18 compostos finais que apresentaram interações promissoras com ambos os alvos, baseando-se no escore de método e na análise do modo de ligação.

Essas substâncias foram avaliadas por testes *in vitro*. Uma delas, em particular, emergiu como possível protótipo para a atenuação da neuroinflamação em transtornos neurológicos, incluindo TEA (Figura 23.4, estrutura 26). A molécula mais potente, caracterizada pela presença de três anéis heterocíclicos de cinco membros – um imidazol, um oxadiazol e um pirazol – e uma amida, conseguiram inibir ROCK-I em testes enzimáticos. A inibição de NOX2 foi quantificada indiretamente pela via X-ROS, ativada quando material extracelular desencadeia a produção local de espécies reativas de oxigênio por NOX2, localizado na membrana. O composto selecionado mostrou potencial antioxidante e ainda reduziu os níveis de expressão de mRNA de mediadores pró-inflamatórios, como TNF-α, IL-6 e IL-1β, em linhagens de neuroblastoma humano (IMR32) ativadas por tratamento com metilmercúrio.

Quando comparado com o potente inibidor de Rho-quinase utilizado como controle positivo, o **fasudil** (Figura 23.4, estrutura 27), demonstrou melhores resultados quanto ao crescimento, à migração e à apoptose da linhagem celular IMR32, além de uma melhora quanto à neurotoxicidade. Todos esses resultados apontam que a estratégia de busca por meio de modelos farmacofóricos por inibidores duplos de ROCK-I e NOX2 é promissora na busca por protótipos para o combate à neuroinflamação no contexto do TEA.

Inibidores direcionados à doença de Alzheimer

Derivados de sulfonamida

A DA é uma patologia neurodegenerativa do SNC que afeta principalmente indivíduos de faixa etária mais avançada. Representa um grave problema de saúde pública, com estimativas de ocorrências, segundo relatório da Associação Internacional da Sociedade da Doença de Alzheimer intitulado "O Impacto Global da Demência 2013-2050", de 44 milhões de casos e estimativas para o acometimento de 76 milhões e 135 milhões de pessoas até 2030 e 2050, respectivamente. Uma de suas características é o acúmulo de proteínas agregadas e mal enoveladas, definido pela presença de depósitos de β-amiloide, proteína tau e emaranhados neurofibrilares. Estudos recentes também sugerem um papel importante de quinases na evolução e patogênese da doença. Entre essas quinases, destaca-se a p38a MAPK, ativada por uma dupla fosforilação nos resíduos Thr180 e Tyr182. O desenho de inibidores de p38a MAPK é focado em pequenas moléculas que competem com trifosfato de adenosina no sítio catalítico (Lee; Kim, 2017).

Nesse contexto, derivados de fenil-sulfonamida (denominados **sulfo - I** e **sulfo - II**, Figura 23.4, estruturas 28 e 29, respectivamente) têm sido apontados como inibidores direcionados à DA. Aproveitando esse potencial terapêutico, Iqbal *et al.* (2021) estudaram computacionalmente o modo de interação entre esses compostos e MAPK a partir da solução da estrutura cristalina desses complexos e ensaios de docagem molecular, dinâmica molecular e estimativas de energia livre. O cálculo de MM/GBSA é uma metodologia muito utilizada em virtude do seu custo-benefício associado à possibilidade da obtenção do resultado desejado e à baixa demanda de recursos computacionais. A energia livre é obtida a partir da estimativa de componentes importantes envolvidos na interação entre moléculas, como energia interna, eletrostática, interações de van der Waals e contribuições associadas à solvatação, obtidas por modelos implícitos ou explícitos, mediante cálculo computacional da contribuição entrópica usando-se a técnica de modos normais.

De uma forma geral, os ensaios apontaram que **sulfo - I** apresenta maior capacidade de interação com p38a MAPK, por meio do estabelecimento de três interações de hidrogênio (contra apenas uma registrada em **sulfo - II**). A diferença entre os compostos reside principalmente na formação de uma ligação entre Lys53 de p38a MAPK e oxigênio na extremidade de **sulfo - I**. Outras interações do tipo hidrofóbicas também foram registradas com os resíduos Gly31, Gly36 e Val38. Nessa mesma linha, os ensaios de docagem molecular também revelaram maior afinidade de **sulfo - I** com relação à **sulfo - II**. Os resultados de MM/GBSA corroboraram com os dados obtidos previamente via docagem molecular e indicaram a tendencia de **sulfo - I** em servir como modelo para a descoberta de novas inibidores otimizados de p38 MAPK. Os autores discutem que esses resultados podem indicar que essa molécula candidata pode ser descrita como uma substância ativa e servir como base para estratégias de otimização de inibidores direcionados à p38 MAPK. Os ensaios de dinâmica molecular serviram para atestar a maior estabilidade de **sulfo - I** no sítio de interação estudado. O monitoramento de ligações de hidrogênio ao longo das simulações permitiu verificar a importância de resíduos como Gly36, Lys53, Met109, Asp168.

Os autores concluem a importância dos dados computacionais como forma de projetar o potencial terapêutico do **sulfo - I** no combate à DA. De forma geral, o estudo denota o papel relevante das técnicas *in silico* na obtenção de direcionamentos e *insights* relacionados com a prospecção e o desenvolvimento de novos inibidores com potencial farmacêutico.

Similarmente, Wu *et al.* (2020) desenvolveram e sintetizaram uma série de derivados de **rutaecarpina** contendo grupamento sulfonamida (Figura 23.1) visando à inibição seletiva de butirilcolinesterase (BChE). A **rutaecarpina**, da família dos alcaloides pentacíclicos, é um composto natural importante na medicina tradicional chinesa presente na *Evodia rutaecarpa*. É reconhecida por apresentar vantagens relacionadas com baixa toxicidade, efeitos colaterais limitados e extensas funções farmacológicas (Zhang *et al.*, 2018), apresentando características farmacóforicas semelhantes à **tacrina**, um inibidor acetilcolinesterase (AChE) reconhecido (Chand *et al.*, 2018). Concomitantemente, compostos à base de sulfonamidas com efeitos inibitórios reversíveis e seletivos à BChE em baixas concentrações nanomolares (IC_{50} = 4,91 nM) já são conhecidos e relatados na literatura.

De maneira geral, os resultados apontaram que a maioria das moléculas sintetizadas inibiu a BChE e exerceu efeitos antioxidantes. Especificamente, os compostos **6m** ($R_1 = R_3 = R_4 = R_5 = H$, $R_2 = CF_3$), **6n** ($R_2 = R_3 = R_4 = R_5 = H$, $R_1 = OCF_3$) e **6o** ($R_1 = R_2 = R_4 = R_5 = H$, $R_3 = OCF_3$) destacaram-se, apresentando as melhores atividades inibitórias com valores de IC_{50} de 3,82 ± 0,68, 3,60 ± 0,34 e 3,95 ± 0,72 mM, respectivamente. Esses resultados mostram que a introdução do grupo sulfonamida incrementou a atividade inibitória dos derivados. A análise da relação estrutura-atividade revelou que os derivados com grupos sulfonamida ligados a diferentes núcleos aromáticos expressaram diferentes graus de atividade inibitória. Os compostos que continham grupamentos anéis benzênicos tiveram atividade 20 vezes superior àqueles que continham anéis de tiofeno. Além disso, a eletronegatividade da base substituinte no anel aromático teve um efeito significativo na atividade inibitória dos compostos. Por fim, o aumento do volume do substituinte do anel aromático propiciou um incremento

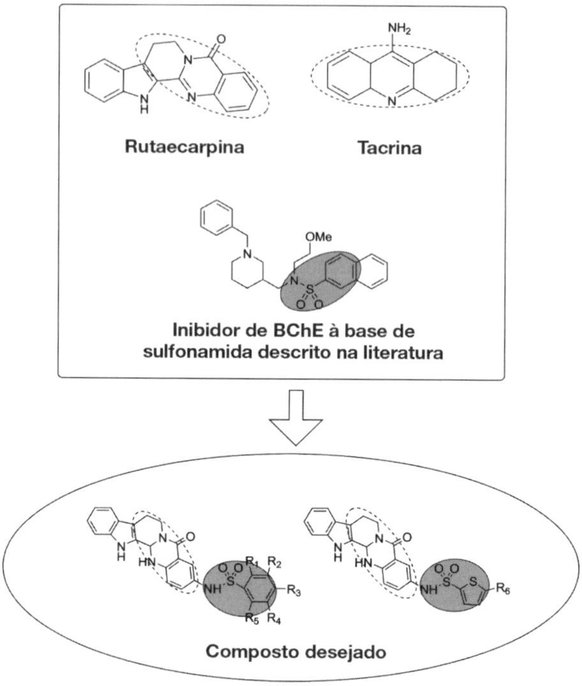

Figura 23.1. **Desenvolvimento de compostos inibidores de butirilcolinesterase (BuChE).**
Fonte: Adaptada de WU *et al.*, 2020.

na atividade inibitória. Isso foi particularmente observado a partir da introdução de grupos F, CF_3 ou OCF_3 no carbono C_4 do benzeno.

O composto **6n**, de maior atividade inibitória, foi submetido a ensaios de avaliação biológica. A plotagem de Lineweaver-Burk e a modelagem molecular indicaram que **6n** ligou-se simultaneamente aos sítios aniônico periférico e catalítico de BuChE. Além disso, **6n** modulou a agregação de peptídeos amiloides/biometais quelados e apresentou boas propriedades de absorção, distribuição, metabolismo, excreção e toxicidade (ADMETox), mostrando considerável atividade neuroprotetora.

Especificamente *com* relação aos dados computacionais, as abordagens utilizadas de docagem molecular permitiram observar a ampla capacidade de **6n** em estabelecer ligações de hidrogênio com a BuChE. Nesse sentido foi possível verificar o envolvimento e o estabelecimento da interação entre o átomo de F do grupo trifluorometóxido na posição C_2 do anel aromático com o grupo OH de Thr120, e com o grupamento CH_2 de Gly116 e Gly121. Interações de halogênio, π-enxofre e empilhamento-π também foram verificadas. Por fim, as simulações de dinâmica molecular sugeriram que o complexo BuChE e 6n apresentou estabilidade por meio de padrões de interação consistentes com os encontrados previamente nos ensaios de docagem molecular. Em suma, o composto sintetizado 6n apresenta um potencial considerável para servir de base como modelo dirigido a múltiplos alvos visando à utilização em tratamentos da DA.

Derivados de 9-hidrazinatetrahidroacridina

A hipótese colinérgica tem grande importância no estudo de medicamentos direcionados para DA. É considerada a base para a maioria dos fármacos disponíveis na prática clínica, como **tacrina**, **donepezil**, **rivastigmina** e **galantamina**. No entanto, esses princípios ativos oferecem apenas alívio sintomático a pacientes, melhorando temporariamente as funções cognitivas por meio da inibição da degradação do neurotransmissor acetilcolina (ACh), não tendo, assim, a capacidade de impedir a progressão da doença. Além do mais, esses inibidores induzem numerosos efeitos colaterais, como hepatotoxicidade e reações adversas no trato digestivo.

Dois alvos enzimáticos destacam-se a partir dessa hipótese: acetilcolinesterase (AChE) e BChE (Reid *et al.*, 2013). Atualmente, tem-se como interesse a formulação de inibidores de acetilcolina (ACh) com capacidade de bloquear simultaneamente os sítios aniônicos catalíticos e periféricos da AChE (envolvida na promoção de agregados β-amiloide) e a atividade catalítica de BChE (elemento-chave na hidrólise da acetilcolina). Dessa forma, esses inibidores podem levar a um benefício duplo, aumentando a transmissão colinérgica e retardando potencialmente a formação de agregados e placas neurotóxicas.

Além do envolvimento de microglias em eventos pró-neuroinflamatórios, tem-se conhecimento também da ampla atuação exercida por sistemas enzimáticos como a ciclo-oxigenase-2 (COX-2), responsável pela produção de prostaglandinas, e a lipoxigenase (LOX), associada ao aumento de agregados proteicos, favorecendo a fosforilação de proteínas tau. Nesse sentido, AlFadly *et al.* (2019) tiveram a iniciativa de buscar e desenvolver inibidores por meio da combinação de elementos farmacofóricos (Figura 23.2) que, concomitantemente, favorecessem a capacidade das novas moléculas de bloquearem as atividades colinesterásicas e pró-inflamatórias.

Para isso, utilizaram como base um núcleo 9-hidrazinatetrahidroacridina (estrutura A) pertencente a uma molécula de **tacrina** com potencial atividade anticolinesterásica (COX-2) e anti-15-lipoxigenase (15-LOX), substituindo um grupo amino da molécula por um grupo hidrazina. Esse núcleo modificado foi combinado a dois motivos estruturais diferentes, gerando duas espécies (estrutura B e C), com o intuito de aumentar a capacidade química de interação com os alvos selecionados. Um grupamento 1,2,3-triazol pertencente a um inibidor com potencial atividade anti-COX-2/LOX foi adicionado na espécie B, gerando, assim, a estrutura alvo I. Por outro lado, um derivado de tiossemicarbazona foi adicionado na espécie C, gerando a estrutura alvo II. Em cada estrutura final, grupamentos radicais (R) foram testados como forma de ampliar o espaço químico de análise.

Os resultados iniciais *in vitro*, obtidos por meio de ensaios de avaliação cinética e atividade inibitória, destacaram os compostos **5b**, **5d** e **6e** (estrutura alvo II que contém os radicais 4-Cl-C_6H_4, 4-CH_3-C_6H_4 e C_6H_5-CH_2, respectivamente) como potenciais inibidores efetivos das enzimas BChE humana, COX-2 e 15-LOX. Além disso, o composto **6e** apresentou-se como um inibidor de tipo misto da AChE humana.

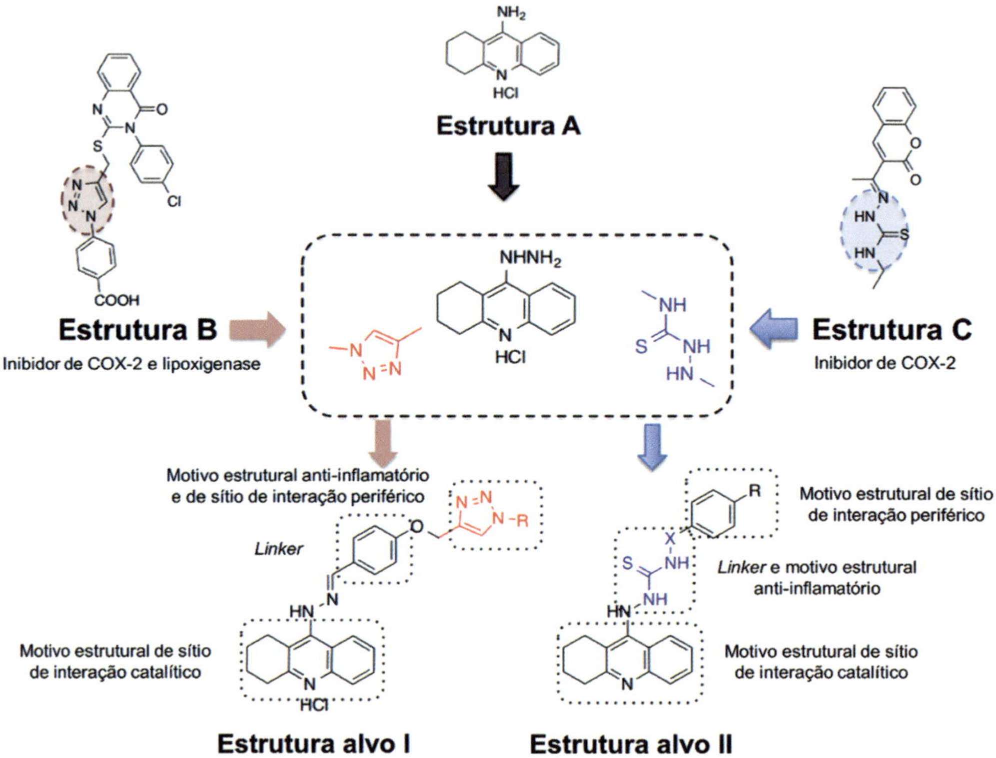

Figura 23.2. **Desenho racional de compostos com atividade inibitória contra enzimas colinesterases e pró-inflamatórias (ciclo-oxigenase-2 e 15-lipoxigenase).**
Fonte: Adaptada de AlFadly *et al.*, 2019.

Por meio de ensaios de toxicidade, todos apresentaram perfis de segurança ideais e provaram ser seguros para o uso. Os ensaios computacionais de docagem molecular elucidaram o modo de interação das moléculas propostas, permitindo observar as interações que sustentam a atividade com relação aos alvos selecionados.

De maneira geral, as interações predominantes foram do tipo hidrofóbica e de hidrogênio. Foi possível observar que a presença do núcleo 9-hidrazinatetrahidroacridina possibilitou o estabelecimento de interações que exigem a presença de grupamentos cíclicos ou aromáticos, como π-alquila, cátion-π e alquila. Além disso, foi possível observar interações do tipo empilhamento-π e amida-π em outros grupamentos cíclicos presentes na estrutura. As predições *in silico* de ADMETox permitiram atestar o composto **6e** como o mais adequado candidato semelhante ao fármaco. Esses resultados ampliam o conhecimento sobre compostos multipotentes (MTDD, *do inglês multi-target directed drugs*), mostram a viabilidade de bloquear simultaneamente ChE, COX-2 e 15-LOX e dão sustentação para o desenvolvimento de novos fármacos promissores que envolvem a inibição de múltiplos alvos.

Derivados de curcumina

A prospecção de inibidores direcionados ao bloqueio da agregação de peptídeos β-amiloides (Aβ40 e Aβ42) também constitui uma abordagem importante visando à formulação de novas terapias para DA. A agregação de placas β-amiloides está ligada à neurotoxicidade, ao estresse oxidativo e à neurodegeneração, eventos inter-relacionados com os processos neuroinflamatórios característicos da doença. Dessa forma, a identificação de potenciais inibidores da agregação amiloide vem atraindo grande interesse. Um flavonoide estudado é a curcumina que, a despeito de apresentar efeito na neutralização do estresse oxidativo e da inflamação, tem atividade limitada por uma farmacocinética insatisfatória, alta taxa de metabolismo, baixa estabilidade em ambiente aquoso e alta capacidade de interagir com múltiplos alvos, sendo considerada uma molécula PAINS (*pan-assay interference compounds*).

Uma metodologia comum para melhorar o perfil farmacológico de moléculas bioativas é o bioisosterismo, que consiste em fazer alterações na estrutura molecular de um composto com suposta atividade com o intuito melhorar suas propriedades físico-químicas, enquanto preserva características farmacofóricas relevantes. Dessa forma, levando esse conceito e estudos já existentes que apontam características fundamentais de pequenas moléculas para interação com peptídeos amiloides conhecidos, Hofmann *et al.* (2021), propuseram desenvolver e caracterizar o perfil farmacológico de novos compostos derivados da curcumina, classificados como bioisósteros azobenzênicos. Esses compostos foram concebidos pela hibridação de elementos estruturais relevantes presentes na curcumina e na taxifolina (Figura 23.3).

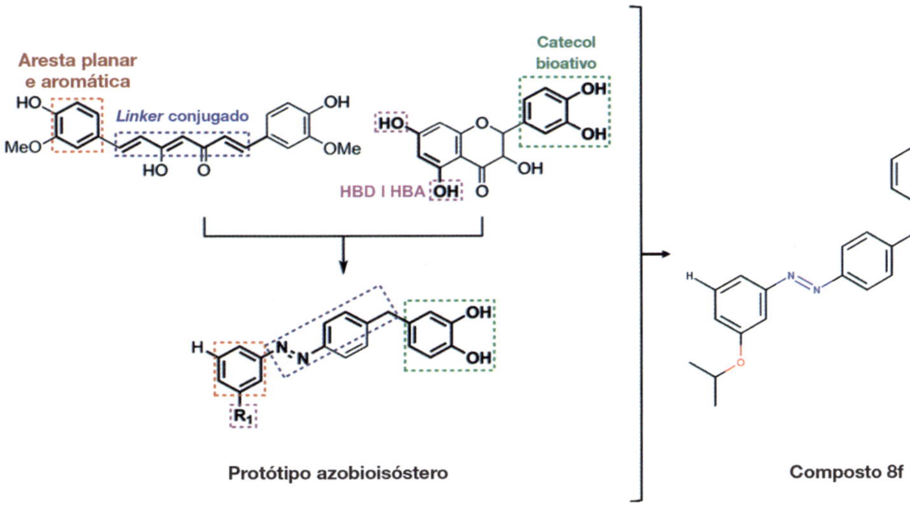

Figura 23.3. ***Design* racional direcionado ao desenvolvimento do protótipo de azobioisóstero a partir de curcumina e taxifolina, inibidores de Aβ42.** HBD I HBA = doador e aceptor de hidrogênios, respectivamente. Fonte: Adaptado de Hofmann *et al.* (2021). O desenho da molécula 8f foi obtido pelos autores por intermédio do *software* Marvin Sketch®.

A taxifolina, especificamente, está associada à inibição covalente específica do sítio de agregação de Aβ42 (Sato *et al.*, 2013). Os derivados propostos foram projetados para incorporar propriedades farmacológicas conhecidas e importantes relacionadas com a interação com peptídeos β-amiloides, como anel de catecol bioativo, aromaticidade e planaridade.

De forma geral, os bioisósteros de curcumina apresentaram atividade de inibição à agregação de Aβ42, confirmada via microscopia eletrônica de transmissão, contra o estresse oxidativo intracelular induzido por glutamato em células HT22 e anti-inflamatória em linhagem de células microglias BV-2 (Hofmann *et al.*, 2021). Os resultados promissores advindos dos derivados de curcumina incentivaram a utilização de técnicas computacionais, como a docagem molecular e a dinâmica molecular clássica/*replica exchange*, como forma de obter mais detalhes acerca do modo de interação desses compostos com o peptídeo Aβ42. Particularmente, a técnica de *replica exchange* permite ampliar a amostragem conformacional das simulações por meio da execução de várias replicatas simultâneas do sistema de interesse em diferentes temperaturas. Ocasionalmente, uma tentativa de troca é realizada em pares selecionados de réplicas e, caso a réplica com temperatura mais alta tiver energia potencial inferior à da réplica com temperatura mais baixa, as coordenadas atômicas dessas réplicas serão trocadas. Caso contrário, o critério Metropolis é calculado como a probabilidade de troca de réplicas.

Os resultados computacionais permitiram excluir a possibilidade de mecanismo de inibição covalente de Aβ42 para essa classe de composto, tendo em vista que a utilização de uma molécula com grupamento nitro, favorável ao estabelecimento dessa interação com grupo amino protonado situado ao longo do sítio, não conseguiu manter uma orientação adequada nas simulações realizadas. A técnica de *replica-exchange* permitiu demonstrar a flexibilidade conformacional de $A\beta42_{monômero}$ e associá-la ao modo de interação com os derivados sugeridos. Em geral, os estados secundários relativos a alças (*coils*) e voltas (*turns*) foram os mais populosos, seguidos pelos arranjos em folha-β e α-hélice. Ao longo das trajetórias amostradas, o composto **8f**, exibiu tendência de interagir majoritariamente por meio de interações hidrofóbicas, com resíduos apolares localizados nas regiões média e C-terminal da Aβ42. Em suma, os dados obtidos pelas simulações permitiram inferir que a interação desses compostos leva a um mecanismo que potencialmente consegue inibir a agregação peptídica, direcionando a ocorrência de um conjunto de conformações estruturais que impossibilitariam esse evento.

Inibidores direcionados à doença de Parkinson

A DP é considerada uma patologia neurodegenerativa associada a déficits cognitivos e motores como rigidez plástica, alterações posturais, tremores de repouso e bradicinesia. Atualmente, sabe-se que a destruição de células produtoras de dopamina na região compacta da substância negra do cérebro ocasiona um decréscimo na quantidade desse neurotransmissor e favorece o surgimento da doença, com destacada influência dos processos neuroinflamatórios em sua progressão e desenvolvimento. Em termos de incidência, afeta aproximadamente 2% da população mundial acima de 65 anos, impactando mais indivíduos do sexo masculino.

Nesse contexto, uma estratégia direcionada ao tratamento da DP envolve o estudo de bloqueadores de síntese de óxido nítrico (NO, do inglês *nitric oxide*), um mediador inflamatório capaz de desempenhar papéis importantes nos sistemas cardiovascular, imunológico e neuronal. A redução na produção de NO a partir da classe de enzimas denominadas óxido nítrico sintase (NOS, do inglês *nitric oxide synthase*) revela-se uma abordagem terapêutica capaz de atenuar a lesão ou morte de células neuronais. Em mamíferos, ao menos três classes de NOS são conhecidas: endotelial, neuronal ou induzível.

A **clovamida**, formada por um grupo ácido cafeico e L-dopa, é um análogo de amida muito similar ao ácido rosmarínico, que apresenta reconhecida atividade anti-inflamatória. A maioria dos estudos visando à avaliação do potencial terapêutico envolve a utilização direta da **clovamida**. Mais recentemente, uma série de análogos de éster metílico de **clovamida** foi sintetizada, indicando potencial inibição na produção de NO. Nesse mesmo estudo, todavia, derivados que continham grupamentos carboxila não foram considerados. Dessa maneira, Hu *et al.* (2018), sintetizaram 27 análogos de **clovamida** com funções de ácido carboxílico ou éster visando avaliar a capacidade de produzir efeitos inibitórios relacionados com inflamação via bloqueio da síntese de NO.

Os resultados indicaram que todos os compostos apresentaram atividade inibitória contra NOS em concentração de 10 mM. Entre todos, o composto **4b** (Figura 23.4, estrutura 30) exibiu atividade inibitória mais potente e promissora. A análise da relação estrutura-atividade demonstrou a importância de grupamentos carboxílicos e fenólicos associados à hidroxila para a atividade de inibição. Os dados computacionais de docagem molecular corroboraram os achados obtidos, apontando a maior afinidade desses compostos. Novamente, o composto **4b** destacou-se entre todos como aquele com maior afinidade para NOS. A análise visual dos complexos permitiu verificar o posicionamento dos ligantes no sítio e as interações estabelecidas com o alvo molecular. Dessa forma, verificou-se a capacidade de **4b** em formar duas ligações de hidrogênio com Trp366 e Gly365 por meio do grupamento carboxila. Também foi possível observar a ocorrência de mais duas ligações de hidrogênio: uma envolvendo o grupamento amida da molécula e Trp371 e, por fim, entre a sua região fenólica associada a hidroxila e Arg382.

Também foi possível observar o potencial de **4b** em inibir a ativação do NF-$\kappa\beta$, impedindo a expressão de mediadores pró-inflamatórios. Esse composto pode estar envolvido em dois mecanismos de ação, incluindo a inibição da translocação de NF-$\kappa\beta$ e a atividade de NOS induzível. A administração oral de **4b** aliviou significativamente o comprometimento sensório-motor funcional observado no grupo tratado com MPTP (1-metil-4-fenil-1,2,3,6-tetraidropiridina, neurotoxina que regula positivamente a atividade de NOS) com relação ao controle (apenas MPTP). Por fim, a atividade antineuroinflamatória de **4b** foi efetivamente reforçada a partir do bloqueio da ativação de astroglias, detectado a partir da supressão de GFAP – proteína fibrilar ácida da glia, um marcador interligado à ativação de astrócitos. Em suma, o composto proposto apresenta grande potencial no campo do desenvolvimento de terapias ativas direcionadas para a DP.

Avanços e tendências

As doenças neurodegenerativas e neuropsiquiátricas abordadas neste capítulo englobam a participação de uma grande diversidade de vias e mediadores moleculares, integrados às contribuições genéticas e ambientais. A neuroinflamação, no entanto, apresenta-se como característica comum, cuja compreensão pode informar o desenvolvimento de uma nova geração de abordagens terapêuticas no tratamento e na atenuação da progressão de distúrbios neurológicos. Contudo, as respostas celulares heterogêneas da microglia, que ocorrem em diferentes regiões do SNC durante o processo inflamatório, representam um obstáculo para a tradução clínica em terapias com um único medicamento.

O uso cada vez mais amplo de ferramentas computacionais na facilitação da transição da substância ativa ao protótipo (*hit-to-lead*), capitaneado pelos avanços recentes nas áreas de química computacional, aprendizado de máquina e biologia estrutural, vem facilitando uma mudança de paradigma entre a descoberta de fármacos auxiliada por computador (*computer-aided drug discovery*) para a descoberta de fármacos dirigida por computador (*computer-driven drug discovery*). Com destaque particular, as novas ferramentas baseadas em inteligência artificial, cujo detalhamento foge ao escopo deste capítulo, apresentam-se na vanguarda de aproximadamente todas as áreas relacionadas com o planejamento de fármaco, desde a identificação de substâncias ativas a predições de toxicidade e permeabilidade.

A inteligência artificial refere-se a um campo da ciência da computação dedicado à criação de sistemas que executam tarefas, com base em regras e algoritmos estipulados, que usualmente requerem inteligência humana. É também um termo abrangente que compreende o aprendizado de máquina (*machine learning*) e o aprendizado profundo (*deep learning*). O aprendizado de máquina parte do treinamento de algoritmos com base em dados fornecidos que, ao serem processados, levam à tomada de decisões. Sua principal propriedade é o dinamismo, uma vez que consegue modificar-se a partir da exposição a mais dados. O aprendizado profundo, por outro lado, é um subgrupo do aprendizado de máquina que incorpora modelos computacionais e algoritmos que imitam a arquitetura das redes neurais biológicas no cérebro, por isso chamadas de redes neurais artificiais (ANNs, do inglês *artificial neural networks*). Assim como acontece biologicamente, quando uma ANN recebe novas informações, ela tenta compará-la a informações já conhecidas para tentar interpretá-la, extraindo características automaticamente e decifrando-as por meio de rotulagem independentemente ao operador.

O grande acúmulo de dados, derivado do advento das ciências ômicas e das tecnologias *high-throughput*, facilitou a aplicação da inteligência artificial à descoberta e à otimização de fármacos relacionados com a neuroinflamação. Essas aplicações podem derivar da modelagem computacional de alvos proteicos envolvidos nos processos inflamatórios que sejam passíveis de modulação, da identificação dos sítios de interação nesses alvos, da classificação dos resultados advindos de triagem virtual, da predição de propriedades farmacocinéticas e toxicológicas de substâncias ativas, e da avaliação da permeabilidade à BHE.

O problema da permeabilidade à BHE também vem sendo estudado do ponto de vista da entrega de fármacos a partir de diferentes vias de administração. A administração intranasal (IN) de medicamentos, p. ex., permite ao fármaco atravessar a BHE sem passar pelo metabolismo de primeira passagem do fígado ou do intestino, podendo ser transmitido para o cérebro por via intracelular (transporte axonal) e por vias extracelulares (canais perineurais). Apesar das vantagens da via IN, o seu uso amplo é limitado pela degradação enzimática de fármacos na cavidade nasal e a baixa capacidade de absorção da mucosa nasal.

Uma estratégia promissora para aumentar a estabilidade do fármaco e o contato fármaco-muco na cavidade nasal é a utilização da nanoencapsulação ou sistemas nanobaseados de liberação de fármaco. Apesar do número limitado de estudos que avaliam o potencial do uso de nanopartículas em distúrbios do SNC, dois medicamentos injetáveis - acetato de glatirâmer (Copaxone®) e o interferon beta-1a peguilado (Plegridy®) - são aprovados para o tratamento da esclerose múltipla pelo FDA. Nanopartículas revestidas com polímeros podem transpor a BHE e transportar fármacos anti-inflamatórios para o SNC. Niossomas, nanopartículas de ácido polilático, nanopartículas lipídicas sólidas, nanopartículas à base de quitosana, microemulsões e nanoemulsões são exemplares de nanopartículas que podem ser utilizadas para a entrega de fármacos via IN.

Contudo, moléculas com atividade anti-inflamatória intrínseca também podem atuar como carreadoras, a fim de aumentar a biodisponibilidade de medicamentos no cérebro. Esse é o caso dos calixarenos, cuja estrutura química compreende macrociclos compostos de unidades fenólicas ligadas por pontes metilênicas nas posições orto à hidroxila, que combinam uma região polar e uma apolar. Exemplares desse tipo molecular conseguem suprimir a neuroinflamação *in vitro* e *in vivo*, além de serem internalizados na microglia por meio do evento de macropinocitose. A capacidade de penetração no parênquima cerebral, com posterior liberação de compostos anti-inflamatórios, levando à restauração das funções neurobiológicas em modelo de camundongo com lesão cerebral traumático, ressaltam o potencial para o uso dessas substâncias no combate à neuroinflamação.

Conclui-se que, em virtude do grande volume de novas informações sobre a gênese dos processos inflamatórios no SNC e periférico, bem como a associação destes às mais diversas neuropatologias e distúrbios psiquiátricos, é necessária uma observação contínua das atualizações na pesquisa e desenvolvimento (P&D) de novos inibidores sintéticos que visem combater ou minimizar os efeitos da inflamação e do estresse oxidativo associados a diferentes doenças.

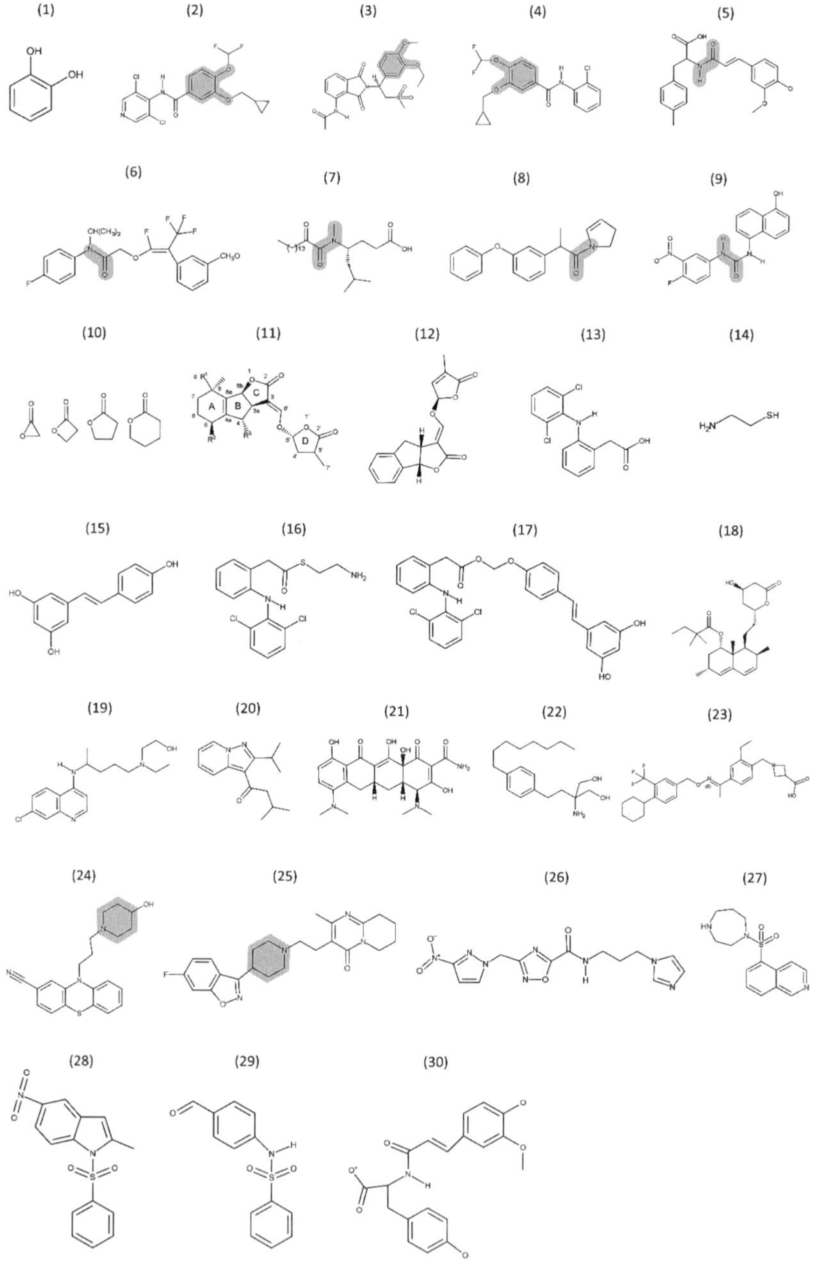

Figura 23.4. **Compostos estudados com suposta atividade antineuroinflamatória.**
Fonte: Estrutura 1: Groß *et al.*, 2021; Estrutura 2: Lin *et al.*, 2013; Estrutura 3: Vega *et al.*, 2021. Estrutura 4: Zhou *et al.*, 2016; Estrutura 5: Nedeljković *et al.*, 2022; Estrutura 6: Yang *et al.*, 2014; Estrutura 7: Hu *et al.*, 2018; Estrutura 8: Feng *et al.*, 2016; Estrutura 9: Suk; Ock, 2012; Estrutura 10: Sartori *et al.*, 2021; Estrutura 11: De Cuyper *et al.*, 2017; Estrutura 12: Tumer *et al.*, 2018; Estruturas 13, 14, 15, 16, 17: Xu *et al.*, 2015; Estrutura 18: de Oliveira *et al.*, 2015; Estrutura 19: Koch *et al.*, 2015; Estruturas 20, 21, 22, 23: Faissner *et al.*, 2019; Estruturas 24 e 25: Barros Neto *et al.*, 2019; Estruturas 26 e 27: Alokam *et al.*, 2015; Estruturas 28, 29: Iqbal *et al.*, (2021); Estrutura 30: Hu *et al.*, 2018. Imagens produzidas com o *software* Marvin Sketch®.

Bibliografia

AlFadly ED, Elzahhar PA, Tramarin A, Elkazaz S, Shaltout H, Abu-Serie MM, et al. Tackling neuroinflammation and cholinergic deficit in Alzheimer's disease: Multi-target inhibitors of cholinesterases, cyclooxygenase-2 and 15-lipoxygenase. Eur J Med Chem. 2019;167:161-86.

Alokam R, Singhal S, Srivathsav GS, Garigipati S, Puppala S, Sriram D, Design of dual inhibitors of ROCK-I and NOX2 as potential leads for the treatment of neuroinflammation associated with various neurological diseases including autism spectrum disorder. Mol Biosyst. 2015;11(2):607-17.

Barros Neto SGD, Brunoni D, Cysneiros RM. Psychopharmacological approaches to autism spectrum disorder: a narrative review. Cad. Pós-Grad. Distúrbios do Desenvolvimento. 2019;19(2):38-60.

De Cuyper C, Struk S, Braem L, Gevaert K, De Jaeger G, Goormachtig S. Plant Cell Environ. 2017;40(9):1691-703. Strigolactones, karrikins and beyond. Plant Cell Environ. 2017;40(9):1691-03.

de Oliveira DM, de Oliveira EM, Ferrari MF, Semedo P, Hiyane MI, Cenedeze MA, et al. Simvastatin ameliorates experimental autoimmune encephalomyelitis by inhibiting Th1/Th17 response and cellular infiltration. Inflammopharmacology. 2015;23(6):343-54.

Faissner S, Plemel JR, Gold R, Yong VW. Progressive multiple sclerosis: from pathophysiology to therapeutic strategies. Nat Rev Drug Discov. 2019;18(12):905-22.

Feng Z, Pearce LV, Zhang Y, Xing C, Herold BK, Ma S, Multi-functional diarylurea small molecule inhibitors of TRPV1 with therapeutic potential for neuroinflammation. AAPS J. 2016l;18(4):898-913.

Groß J, Grundke C, Rocker J, Arduengo AJ 3rd, Opatz T. Xylochemicals and where to find them. Chem Commun (Camb). 2021;57(78):9979-94.

Hofmann J, Ginex T, Espargaró A, Scheiner M, Gunesch S, Aragó M, et al. Azobioisosteres of curcumin with pronounced activity against amyloid aggregation, intracellular oxidative stress, and neuroinflammation. Chemistry. 2021;27(19):6015-27.

Hu XL, Lin J, Lv XY, Feng JH, Zhang XQ, Wang H, et al. Synthesis and biological evaluation of clovamide analogues as potent anti-neuroinflammatory agents in vitro and in vivo. Eur J Med Chem. 2018;151:261-71.

Iqbal S, Potharaju R, Naveen S, Lokanath NK, Mohanakrishnan AK, Gunasekaran K. Design, crystal structure determination, molecular dynamic simulation and MMGBSA calculations of novel p38-alpha MAPK inhibitors for combating Alzheimer's disease. J Biomol Struct Dyn. 2022;40(13):6114-27.

Jurberg AD, Chaves B, Pinho LG, da Silva JHM, Savino W, Cotta-de-Almeida V. VLA-4 as a Central Target for Modulating Neuroinflammatory Disorders. Neuroimmunomodulation. 2021;28(4):213-21.

Koch MW, Zabad R, Giuliani F, Hader W Jr, Lewkonia R, Metz L, et al. Hydroxychloroquine reduces microglial activity and attenuates experimental autoimmune encephalomyelitis. J Neurol Sci. 2015;358(1-2):131-7.

Lee JK, Kim NJ. Recent advances in the inhibition of p38 MAPK as a potential strategy for the treatment of Alzheimer's disease. Molecules. 2017;22(8):1287.

Lin Y, Huang P, Liu S, Sima L, Chen L, Wang D. A convenient method for the synthesis of roflumilast. Res Chemi Intermediates. 2013;39:2107-113.

Nedeljković NV, Živanović MZ, Miloš NV, Mijajlović, N. Virtual screening of potential in silico hits for the prevention of neuroinflammation: arylalkanoic acid derivatives of NSAIDs as selective dual inhibitors of microsomal prostaglandin E Synthase-2 (mPGES-2) and 5-lipoxygenase-activating protein (FLAP). J Comput Biophys Chem. 2022;21(7):797-819.

Nöel, F. Hit, lead, drug candidate / Substância ativa, protótipo, candidato a fármaco. Matéria 13 do Glossário semântico de farmacologia, 2019b. Disponível na Internet: https://www.sbfte.org.br/glossario-farmacologico/ (13 jan. 2023).

Reid GA, Chilukuri N, Darvesh S. Butyrylcholinesterase and the cholinergic system. Neuroscience. 2013;234:53-68.

Sartori SK, Diaz MAN, Diaz-Muñoz G. Lactones: Classification, synthesis, biological activities, and industrial applications. Tetrahedron. 2021;84:132001.

Sato M, Murakami K, Uno M, Nakagawa Y, Katayama S, Akagi K, et al. Site-specific inhibitory mechanism for amyloid β42 aggregation by catechol-type flavonoids targeting the Lys residues. J Biol Chem. 2013;288(32):23212-24.

Suk K, Ock J. Chemical genetics of neuroinflammation: natural and synthetic compounds as microglial inhibitors. Inflammopharmacology. 2012;20(3):151-8.

Tumer TB, Yılmaz B, Ozleyen A, Kurt B, Tok TT, Taskin KM, et al. GR24, a synthetic analog of Strigolactones, alleviates inflammation and promotes Nrf2 cytoprotective response: In vitro and in silico evidences. Comput Biol Chem. 2018;76:179-90.

Vega KB, Cruz D, Oliveira AR, Silva MRD, de Lemos TL, Oliveira MC, et al. Chemoenzymatic synthesis of apremilast: a study using ketoreductases and lipases. J Braz Chem Soc. 2021;32:1100-10.

Weiner MW. Further insights into Alzheimer disease pathogenesis. Nat Rev Neurol. 2013;9(2):65-6.

Wu M, Ma J, Ji L, Wang M, Han J, Li Z. Design, synthesis, and biological evaluation of rutacecarpine derivatives as multitarget-directed ligands for the treatment of Alzheimer's disease. Eur J Med Chem. 2019;177:198-211.

Xu Z, Wu J, Zheng J, Ma H, Zhang H, Zhen X, et al. Design, synthesis and evaluation of a series of non-steroidal anti-inflammatory drug conjugates as novel neuroinflammatory inhibitors. Int Immunopharmacol. 2015;25(2):528-37.

Yang D, Ji HF, Zhang XM, Yue H, Lin L, Ma YY, et al. Protective effect of cytosolic phospholipase A2 inhibition against inflammation and degeneration by promoting regulatory T cells in rats with experimental autoimmune encephalomyelitis. Mediators Inflamm. 2014;2014:890139.

Zhang Y, Yan T, Sun D, Xie C, Zheng Y, Zhang L, et al. Structure-activity relationships of the main bioactive constituents of euodia rutaecarpa on aryl hydrocarbon receptor activation and associated bile acid homeostasis. Drug Metab Dispos. 2018;46(7):1030-40.

Zhou ZZ, Ge BC, Zhong QP, Huang C, Cheng YF, Yang XM, et al. Development of highly potent phosphodiesterase 4 inhibitors with anti-neuroinflammation potential: design, synthesis, and structure-activity relationship study of catecholamides bearing aromatic rings. Eur J Med Chem. 2016;124:372-9.

Capítulo 24

Endocanabinoides, Fitocanabinoides e Neuroinflamação

Agustin Riquelme Sandoval
Cecilia Hedin-Pereira

Cannabis sativa e o descobrimento do sistema endocanabinoide

O uso da planta da *Cannabis sativa* é muito antigo e várias culturas usaram-na para fins espirituais e medicinais. Seus efeitos analgésicos, antieméticos, anti-inflamatórios e anticonvulsivantes já eram conhecidos pela medicina ocidental no século XIX, porém a pesquisa científica sobre a *Cânabis* (termo em português que se refere à planta *Cannabis sativa*) é muito mais recente. Com relação à química básica da planta, seus compostos psicoativos e componentes moleculares só foram isolados na década de 1960. Os primeiros canabinoides a serem caracterizados e quimicamente descritos foram o canabidiol (CBD) e o Δ9-tetrahidrocanabinol (THC), esse último, posteriormente ajudaria a revelar os substratos neurobiológicos dos efeitos psicoativos no cérebro humano. Apenas na década de 1990, os estudos sobre o mecanismo de ação do THC, levariam ao segundo grande avanço na pesquisa canabinoide: a identificação do primeiro receptor canabinoide. Esse receptor foi chamado "CB1" e revelou-se muito mais abundante no cérebro de mamíferos do que qualquer outro receptor acoplado à proteína G (GPCR) (Mechoulam; Parker, 2013).

Em sequência à descoberta do receptor CB1, foram caracterizados dois ligantes endógenos desse receptor, que ficaram conhecidos como endocanabinoides (Mechoulam; Parker, 2013). Descoberta em 1992 por pesquisadores israelenses, a N-araquidonoiletanolamina foi o primeiro endocanabinoide a ser identificado e isolado de tecido cerebral de porco. O novo neurotransmissor de natureza lipídica foi chamado "anandamida" (AEA), palavra em sânscrito para felicidade, sugestiva de seus efeitos de alteração do humor. Três anos depois descobriu-se o 2-arachidonoilglicerol (2-AG) no intestino de cães, que rapidamente foi caracterizado como um segundo endocanabinoide. Comparado à AEA, o 2-AG é prevalente e mais amplamente expresso em todo o corpo.

Após a descoberta dos endocanabinoides foram caracterizadas as cinco enzimas principais responsáveis pela biossíntese e inativação desses compostos. Tanto a AEA como o 2-AG contêm ácido araquidônico em suas estruturas, ligado a uma amina ou ao glicerol, respectivamente. No entanto, suas rotas de síntese e degradação são completamente distintas e mediadas por diferentes enzimas. Essas enzimas controlam os níveis dos endocanabinoides que são produzidos quando necessário e, em seguida, degradados (Figura 24.1).

Em 1993, identificou-se um segundo tipo de receptor canabinoide, chamado "CB2" e que está predominantemente expresso em tecidos periféricos, particularmente no sistema imunológico. Posteriormente, observou-se que o receptor CB2 também se expressa em células de outros tecidos e órgãos periféricos. A expressão de CB2 também foi detectada no encéfalo, principalmente na microglia, mas também em outras células gliais, assim como em populações neurais tanto do sistema nervoso central (SNC) como do sistema nervoso periférico (SNP) (Munro *et al.*, 1993).

Portanto, chamou-se esse sistema de sinalização de sistema endocanabinoide (SEC), o qual é composto pelos receptores canabinoides CB1 e CB2, seus ligantes endógenos AEA e 2-AG e as cinco enzimas anabólicas e catabólicas que regulam as concentrações dos endocanabinoides nos tecidos (Figura 24.1), além de suas vias de sinalização intracelular. O SEC logo receberia inúmeras atribuições fisiológicas muito além do que previsto inicialmente.

Componentes do sistema endocanabinoide

Endocanabinoides

Os canabinoides endógenos são pequenas moléculas sinalizadoras derivadas de lipídios que se encontram presentes praticamente no corpo inteiro. Os níveis dos endocanabinoides no organismo são regulados por um sistema altamente organizado de enzimas de biossíntese e degradação (Figura 24.1). Após sua biossíntese, esses lipídeos não são empacotados e armazenados em vesículas intracelulares como outros neurotransmissores, mas sim liberados imediatamente ao exterior da célula. Os endocanabinoides são absorvidos pelas células por meio de um mecanismo que ainda não está totalmente elucidado, mas que provavelmente envolve endocitose e/ou transportadores de membrana.

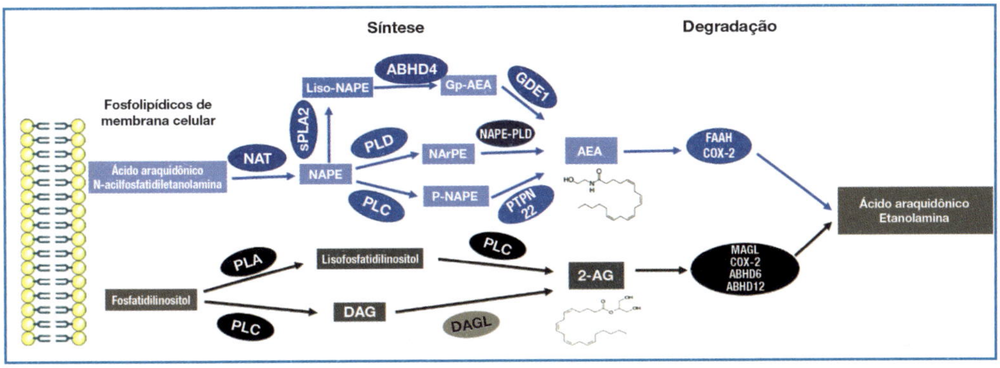

Figura 24.1. **Síntese e degradação dos endocanabinoides.** Embora a fosfolipase D de N-acil-fosfatidiletanolamina (NAPE-PLD) e a diacilglicerol lipase-α (DGL-α) ou DGL-β sejam consideradas as principais enzimas envolvidas na biossíntese da anandamida (AEA) e 2-araquidonoil glicerol (2-AG), existem inúmeras outras vias biossintéticas potenciais para esses lipídeos (*elipses*). AEA é produzida a partir de fosfolipídeos de membrana que, catalisados pela N-acetiltransferase (NAT), geram o precursor, N-araquidonoil fosfatidiletanolamina (NAPE). Para que AEA seja formada, é necessária a hidrólise do NAPE, que pode ocorrer em uma etapa, quando catalisada pela NAPE-PLD, ou em duas etapas quando o NAPE é hidrolisado por vias alternativas. 2-AG é produzido a partir de moléculas de diacilglicerol (DAGs) que, na maioria dos casos, são sintetizadas a partir da hidrólise de fosfoinositídeos pela fosfolipase Cβ (PLC). De forma consecutiva, os DAGs podem ser hidrolisados por DAGL-α ou a DAGL-β. Essas enzimas são consideradas a principal via de biossíntese, embora existam outras potenciais vias biossintéticas. Para sua inativação AEA é clivada pela amida hidrolase de ácidos graxos (FAAH), a qual hidrolisa AEA em ácido araquidônico e etanolamina. Por outro lado, 2-AG é preferencialmente catalisado pela monoacilglicerol lipase (MAGL) embora tenha outras vias de degradação. Fosfolipase A2: PLA; α/β hidrolase domínio 4: ABHD4; fosfolipase A2: sPLA2; ciclo-oxigenase-2: COX-2; α/β hidrolase domínio 6: ABHD6 e α/β hidrolase domínio 12: ABHD12.
Fonte: Acervo pessoal dos autores.

Em termos de sua atividade farmacológica, o 2-AG liga-se aos receptores canabinoides CB1 e CB2 com afinidade semelhante, também os ativa com eficácia semelhante (agonista total), além de estar envolvido na sinalização retrógrada dependente de CB1. Contrariamente, AEA tem menor afinidade pelo receptor CB2 (agonista/antagonista parcial fraco) do que pelo CB1 (agonista parcial), apresentando baixa eficácia em ativar ambos os receptores e, só em algumas circunstâncias, promove uma inibição pré-sináptica da liberação de neurotransmissores (Quadro 24.1).

Sinalização dos receptores canabinoides

Os efeitos biológicos dos endocanabinoides são mediados principalmente por dois membros da família de GPCRs, o CB1 e CB2. Em humanos, o CB1 caracterizou-se como uma proteína de 472 aminoácidos que é codificada pelo gene CNR1 localizado no cromossomo 6. Por outro lado, o CB2 caracterizou-se como uma proteína transmembrana de 360 aminoácidos que é codificada pelo gene CNR2 no cromossomo 1. O receptor CB2 compartilha apenas 44% da sequência de aminoácidos do receptor CB1 (Munro *et al.*, 1993).

A expressão do receptor CB1 ocorre principalmente no encéfalo e encontra-se expresso tanto em neurônios quanto em células gliais. A maior densidade de receptores é encontrada nos gânglios da base, no cerebelo e no hipocampo. A densidade é mais moderada no córtex cerebral e baixa no hipotálamo, no tronco encefálico e na medula espinal (Tsou *et al.*, 1998). Também se encontra expresso no SNP e em vários tecidos não neuronais, em que participa na regulação de uma série de processos fisiológicos (Quadro 24.1).

O receptor CB1 localiza-se principalmente na membrana plasmática, porém há evidências de que há internalização contínua do receptor em organelas como endossomos e lisossomos. Em 2012, descobriu-se a presença de receptores CB1 nas membranas das mitocôndrias. Essa descoberta abriu novo mecanismo de ação do SEC na regulação da homeostase energética e regulação do estresse oxidativo (Bénard *et al.*, 2012). O receptor CB1 mitocondrial neutraliza o estresse oxidativo, mitigando os danos provocados por radicais livres, o que confere aos endocanabinoides ampla gama de benefícios terapêuticos: desde retardar o processo de envelhecimento até modular processos neuroinflamatórios.

O receptor CB2 está predominantemente expresso em tecidos periféricos, particularmente no sistema imunológico, regulando a migração celular e a liberação de citocinas (Quadro 24.1). O receptor CB2 foi descrito pela primeira vez no baço (Munro *et al.*, 1993) e, por muitos anos, acreditou-se que estivesse localizado exclusivamente em células periféricas e tecidos relacionados com o sistema imunológico, como o próprio baço, as amígdalas e em diferentes células do sistema imunológico (linfócitos B, mas também monócitos e linfócitos T) (Galiègue *et al.*, 1995). Também se detectou a expressão de CB2 no encéfalo, principalmente na microglia, mas também em células gliais, como astrócitos e oligodendrócitos, como também em populações neurais tanto do SNC como do SNP. Diferentemente do CB1, observa-se na literatura que a ativação do CB2 não produz efeitos psicoativos. Sua localização e distribuição no encéfalo (principalmente na microglia) coincide com as propriedades imunomoduladoras dos endocanabinoides.

Quadro 24.1 – Propriedades, ligantes e funções associadas a CB1 e CB2

Propriedades	Receptor CB1	Receptor CB2
Localização	Principalmente no SNC, abundante nos gânglios da base, córtex cerebelar e hipocampo	Principalmente em células imunes e queratinócitos
	Predominantemente em neurônios pré-sinápticos	Coexistem com CB1 na retina, coração, pâncreas, estômago, osso, trato digestivo, músculo, fígado e SNC (principalmente na microglía e astrócitos)
	Presente na hipófise, gônadas da tireoide, vias aéreas superiores, suprarrenal, fígado, útero, baço, pâncreas, trato gastrointestinal, ossos, músculo esquelético, tecido adiposo e sistema cardiovascular	Predominantemente em células da glia e neurônios pós-sinápticos

continua

Quadro 24.1 – Propriedades, ligantes e funções associadas a CB1 e CB2 (*Continuação*)

Propriedades	Receptor CB1	Receptor CB2
Ligantes	AEA tem alta afinidade para CB1 (Ki = 89 nM) com EC50 = 31 nM	AEA tem afinidade menor para CB2 que para CB1 (Ki= 371 nM; EC50 = 27 nM)
	2-AG é agonista total de CB1 com menor afinidade (Ki = 472 nM) que AEA e com EC50 = 519 nM	2-AG atua como um agonista total de CB2 (Ki =1.400 nM) e com EC50 = 618 nM
	Agonista parcial THC (Ki = 41 nM)	Agonista parcial THC (Ki = 36 nM)
	CBD é um modulador alostérico negativo	CBD = agonista parcial
	Tetrahidrocanabivarina (THCV) = agonista neutro CB1	THCV = agonista parcial de CB2
	Canabigerol (CBG) liga-se fracamente a CB1 (Ki = 0,76 a 0,88 microM)	CBG liga-se fracamente a CB2 (Ki = 0,76 a 0,88 microM)
Funções	Tem propriedade psicoativa	Tem propriedades imunológicas: regula a adesão de leucócitos e o rolamento no endotélio; regula a diferenciação de células T e inibe a migração transendotelial de células de melanoma
	Necessário para transmissão sináptica: inclui a inibição da adenilato clicase, canais de Ca^{++} tipo, N,P e Q, ativação dos canais retificadores de K^{+}	Contribui para a plasticidade neuronal, neuroproteção, nocicepção
	Regulação central e periférica da ingesta alimentar	Melhora a circulação microvacular e protege a barreira hematoencefálica
	Regulação da cognição percepção e humor	Regulação da resistência óssea e densidade mineral
	Estimula a via de recompensa dopaminérgica	Liberação de citocinas
	Controle motor	Antiesteatose
	Acúmulo de gordura, metabolismo de lipídios e glicose	Antifibrogênese
	Funções cardíacas: frequência cardíaca, hipotensão, diminuição da contratilidade miocárdica	
	Dor	
	Mobilidade de Gi/o	

Fonte: Modificado a partir de Reddy *et al.*, 2020, EPMA J 11(2):217-250.

Vias de sinalização dos receptores canabinoides

Os receptores CB1 e CB2 são classicamente associados à via da proteína G inibitória (Gi/o) para exercerem seus efeitos biológicos. Portanto, um agonista canabinoide tem um acoplamento preferencial para proteínas Gi/o de maneira a inibir a atividade da enzima adenilato ciclase, o que reduz a produção de AMPc. Além disso, as subunidades Gβγi/o dos receptores CB1 podem acoplar-se negativamente a canais de $Ca2^{+}$ dependentes de voltagem do tipo N e P/Q, reduzindo os níveis de cálcio intracelular ou, ainda, acoplarem-se positivamente a canais de potássio (K^{+}) do tipo A e canais para K^{+} retificadores de entrada (K^{+}ir). Isso é importante para modular a sinalização sináptica, a excitabilidade celular e a liberação de neurotransmissores a curto e a longo prazo.

Além do importante papel na regulação da excitabilidade celular e liberação de neurotransmissores, os canabinoides ativam vias envolvidas no controle do ciclo celular (sobrevivência e morte celular) e metabolismo celular. Os receptores canabinoides CB1 e CB2 regulam a fosforilação e ativação de diferentes membros da família de proteínas quinases ativadas por mitógenos (MAPK, do inglês *mitogen-activated protein kinase*), incluindo as MAPK-1 e MAPK–2 reguladas por sinal extracelular (ERK1/2), proteína quinase ativada por mitógeno p38, assim como a quinase c-Jun N-terminal (JNK). O receptor canabinoide CB1 também pode induzir elevações no Ca^{2+} intracelular por meio da ativação da fosfolipase C (PLC) dependente de proteína Gβγi/o (Howlett *et al.*, 2013; Ibsen *et al.*, 2017).

A ativação dos receptores canabinoides CB1 também leva à ativação das proteínas Gs, Gq e G12/13, dependendo de algumas condições, ou em alguns tipos celulares. Assim, os receptores canabinoides são capazes de se acoplar a diferentes famílias de proteínas G, e, portanto, diferentes respostas intracelulares são ativadas dependendo do ligante e do tipo celular. Além disso, o receptor canabinoide CB1 sinaliza por meio de vias não acopladas às proteínas G, incluindo as β-arrestinas, a proteína adaptadora AP-3, proteínas de classificação associadas ao GPCR (GASP), assim como a ativação do receptor CB1 inicia a quebra da esfingomielina e o acúmulo da ceramida pelo acoplamento funcional com a proteína adaptadora FAN (Ibsen *et al.*, 2017).

Endocanabinoidoma

Anteriormente, nas pesquisas com endocanabinoides, mostrou-se que a capacidade de vasodilatação da AEA era independente de CB1 e era mediada por sua interação com o receptor vaniloide (TRPV1) (Zygmunt *et al.*, 1999), um membro da família de canais de potencial receptor transitório (TRP, do inglês *transient receptor potential*) que são ativados pelo calor e pela capsaicina, o ingrediente ativo das pimentas. Estudos subsequentes determinaram que o 2-AG também ativa o TRPV1, embora exija concentrações mais altas que a AEA para produzir seus efeitos, que são fundamentais na regulação da temperatura corporal e da dor inflamatória. (Pertwee, 2015). A revelação de que a AEA estimula o TRPV1 foi uma evidência clara de que os canabinoides endógenos têm uma gama mais ampla de alvos moleculares do que apenas os receptores CB1 e CB2.

Posteriormente, observou-se que os endocanabinoides conseguiam modular outras famílias de receptores. Especificamente, observou-se que tinham como alvos moleculares componentes da família de receptores ativados por proliferadores de peroxissoma (PPARs) (Burstein, 2005). São conhecidas três diferentes isoformas: PPAR-α, PPAR-β e PPAR-γ. Estes são receptores nucleares, não estão na membrana celular e regulam a expressão gênica, o metabolismo lipídico e o armazenamento de energia.

Essas descobertas desafiaram os conceitos básicos sobre o SEC. Uma definição mais ampla de "receptor canabinoide" fez-se necessária, uma definição que reconhecesse os três principais grupos de receptores nos quais se ligam a anandamida e o 2-AG: receptores TRP e outros canais iônicos sensíveis a ligantes; receptores nucleares PPAR; e diferentes receptores acoplados à proteína G, além de CB1 e CB2.

Esse sistema endocanabinoide expandido foi chamado de "endocanabinoidoma" (Quadro 24.2), o qual engloba vários outros tipos de canabinoides endógenos, incluindo centenas de mediadores lipídicos, mais de 20 enzimas biossintéticas e catabólicas bem como mais de 20 alvos moleculares, como receptores nucleares, canais iônicos ativados por ligantes e alguns GPCRs órfãos, entre outros (Di Marzo, 2018).

Quadro 24.2 – Componentes do endocanabinoidoma

Mediadores lipídicos		Receptores
1 N-aciletanolaminas, NAEs • Congêneres da AES compartilhando suas vias biossintéticas • Oleoiletanolamina (OEA) • Palmitoiletanolamina (PEA) • Linoleoiletanolamida (LEA) • Docosahexaenoil-etanolamina (DHEA)	**2 2-acilgliceróis 2-AcGs** • São quimicamente semelhantes ao 2-AG e são biossintetizados pelas mesmas enzimas • 2-oleoyl-glicerol (2-OG) • 2-linoleoylglicerol (2-LG)	Clássicos B1, CB2 Ionotrópicos TRPV1, TRPV2, TRPV3, TRPV4, TRPA1, TRPM9
3 N-acil-aminoácidos • N-acil-serinas • N-acil-glicinas • N-acil-taurinas	**4 Neurotransmissores acilados** • N-acil serotonina • N-acil dopamina	GPCRs GPR55, GPR110 e GPR119 Nucleares PPAR-α, PPAR-β e PPAR-γ

O endocanabinoidoma inclui 4 grandes grupos de moléculas: **1.** Os eCBs AEA e 2-AG, assim como outros componentes do grupo das NAEs e 2-AcGs; **2.** Componentes do grupo dos lipoaminoácidos; **3.** Alguns N-acil neurotransmissores; **4.** Amidas primárias de ácidos graxos. Os receptores canabinoides clássicos são o CB1 e CB2, porém, foram caracterizados receptores endocanabinoides "não canônicos" que são um grupo altamente heterogêneo de receptores ionotrópicos da família de canais catiônicos de potencial transitório da subfamília V (TRPV), subfamília A (TRPA) e subfamília M (TRPM), receptores metabotrópicos (GPCR) como o GPR55, GPR110 e GPR119, receptores nucleares da família de receptores ativados por proliferadores de peroxissoma (PPAR), assim como canais iônicos para cálcio dependentes de voltagem.
Fonte: Elaborado pelos autores.

A maioria das NAEs e dos 2-AcGs, incluindo a AEA e o 2-AG, ligam-se e ativam os canais TRPV1, causando despolarização do potencial de membrana celular e, portanto, o influxo de Ca^{2+}. AEA também modula a atividade dos canais TRPA1 e TRPM8 e inibe os canais Cav3.2. As NAEs, incluindo AEA, são agonistas dos PPAR-α e PPAR-γ, enquanto os 2- AcGs modulam o GPR119; o 2-AG ativa também os receptores GABAa (Di Marzo, 2018).

A maioria dos fitocanabinoides não tem como alvo direto o SEC, mas interagem com o endocanabinoidoma: CBD ativa TRPV1, TRPV2 TRPV3 TRPV4 e TRPA1 e antagoniza TRPPM8. O CBD também ativa os receptores PPAR-γ. Já o THC ativa PPAR-γ, TRPV2 e TRPA1 além do CB1 (De Petrollis *et al.*, 2011). Essa complexidade abre inúmeras possibilidades terapêuticas ainda inexploradas.

Funções do sistema endocanabinoide

O SEC é um complexo sistema de sinalização endógeno que desempenha um papel fundamental na manutenção da homeostase corporal e na adaptação do organismo a mudanças no ambiente interno e externo. Sua ativação desencadeia respostas fisiológicas para restaurar o equilíbrio e promover a recuperação do organismo. O SEC está envolvido em muitos processos fisiológicos, incluindo o controle do apetite e do metabolismo, da resposta imune, da dor, da inflamação, da função cardiovascular, da regulação hormonal e da saúde do trato gastrointestinal, entre outros. É um sistema complexo e versátil, que desempenha um papel essencial na manutenção da saúde e do equilíbrio do organismo.

Em geral, podemos dizer que, a ativação do SEC acontece de uma maneira focalizada e seletiva no tempo e espaço. Isso quer dizer que a produção dos endocanabinoides, tanto AEA quanto 2-AG, acontece localmente e sob demanda; ou seja, são acionados quando necessário e funcionam para reparar ou modular a função de outros mediadores e, em seguida, são rapidamente degradados. Para identificar e entender completamente os efeitos biológicos do SEC é necessário conhecer o contexto celular, anatômico e funcional do organismo, o que proverá os padrões de expressão dos diferentes componentes do sistema para regular funções específicas, muitas vezes após perturbações da homeostase, a fim de restaurar o estado fisiológico do organismo.

A extensa localização no corpo, faz com que o SEC participe de inúmeros processos celulares. De uma maneira didática podemos dividir as funções do SEC em quatro grandes áreas:

- Controle da comunicação celular
- Controle da sobrevida celular
- Controle do metabolismo energético
- Controle da resposta imune

Sistema endocanabinoide e controle da comunicação celular

Talvez o papel mais importante do SEC no encéfalo adulto seja sua função na comunicação sináptica retrógrada. Essa função encaixa-se com a natureza lipofílica desses compostos, sua modalidade de biossíntese "sob demanda", assim como a distribuição anatômica da maioria de suas enzimas biossintéticas e de degradação, bem como dos receptores CB1. Descobriu-se que enquanto outros neurotransmissores normalmente são liberados pela célula sinalizadora (pré-sináptica) para agir na célula receptora (pós-sináptica), a AEA e o 2-AG transitam em outra direção - da célula receptora para a célula sinalizadora. Os endocanabinoides são chamados, então, "mensageiros retrógrados" (Wilson; Nicoll, 2001).

Acredita-se que na maioria dos casos a sinalização retrógrada por endocanabinoides é mediada pelo 2-AG. A liberação tanto de glutamato como de GABA pelo neurônio pré-sináptico induz a síntese de 2-AG no terminal pós-sináptico, em resposta ao aumento da concentração intracelular de Ca^{2+} induzida pela despolarização e/ou a ativação de GPCRs. Após a síntese, o 2-AG é liberado ao espaço extracelular por meio de um mecanismo ainda não totalmente elucidado, até o terminal pré-sináptico, o qual se liga ao receptor CB1. Essa ligação ativa vários processos intracelulares os quais vão modular a transmissão sináptica pela supressão da liberação do neurotransmissor, seja de forma transitória ou de longo prazo. A ativação de CB1 diminui a probabilidade de liberação de neurotransmissores por diversos mecanismos, incluindo inibição pré-sináptica do influxo de Ca^{2+} por meio de canais de Ca^{2+} dependentes de voltagem, ativação de canais de K^{+} pré-sinápticos e sinalização de AMPc/PKA. A interrupção da sinalização requer a ativação das enzimas metabólicas, p. ex., MAGL, expressas nos terminais pré-sinápticos e nas células gliais (Araque *et al.*, 2017). Em essência, o mecanismo retrógrado funciona como um ciclo de *feedback* dinâmico e bidirecional que ajusta a transmissão sináptica, colocando freios na atividade fisiológica excessiva.

Demonstrou-se que os eCBs modulam a liberação de outros neurotransmissores além do glutamato e GABA, como acetilcolina, dopamina, noradrenalina, acetilcolina e serotonina. Além disso, ainda modulam a liberação do hormônio liberador de gonadotrofina, de hormônios pituitários, bem como de alguns neuromoduladores como prostaglandinas, histamina e peptídeos opioides. Essa regulação tem sido relacionada com várias regiões do SNC e funções cerebrais, como memória e aprendizado, tomada de decisão e comportamento emocional, regulação de movimentos voluntários e aprendizado de movimento, controle motor e coordenação espacial, recompensa, ansiedade e estresse, medo, sensação de dor, controle do ciclos claros/escuros do sono, comportamento alimentar e dependência. Os endocanabinoides, assim como os mensageiros retrógrados, protegem o cérebro contra superestimulação, trauma e neuroinflamação.

Embora muita atenção seja dada ao papel dos endocanabinoides como mensageiros retrógrados, é importante perceber que estes podem modificar a excitabilidade neuronal também de outras maneiras. Há evidências de que, o 2-AG ative o CB1 ou CB2 pós-sináptico. Além disso, exercem um controle autócrino da excitabilidade intrínseca de neurônios pré e pós-sinápticos por meio de canais iônicos: por exemplo, os endocanabinoides ativam os canais GIRK e aumentam os canais de cátions ativados por hiperpolarização. Uma outra maneira de os endocanabinoides influenciarem a atividade neural inclui a modulação de diversos outros canais iônicos importantes, incluindo 5HT3, TRPV1, GABA-A, glicina e muitos outros.

Endocanabinoides como reguladores neuroinflamatórios – controle da sobrevivência celular

A regulação da homeostase e integridade celular em diferentes tecidos e órgãos animais é uma das funções mais importantes atribuídas ao SEC. Essa função define a morte ou sobrevivência celulares sob condições desfavoráveis. Essas propriedades citoprotetoras no SNC derivam da capacidade dos endocanabinoides em reduzir a ação concertada de diferentes estímulos citotóxicos (excitotoxicidade, estresse oxidativo, falha energética, disfunção mitocondrial e inflamação) que comprometem a sobrevivência neuronal. Esses estímulos citotóxicos contribuem para a deterioração dos neurônios e também das células gliais (astrócitos, oligodendrócitos e suas células precursoras). O receptor CB1 tem uma função essencial no controle da excitotoxicidade mediante a regulação da neurotransmissão e liberação do glutamato, já que reduz a liberação excessiva desse neurotransmissor. Além disso, os endocanabinoides que modulam a atividade dos receptores CB1 intracelulares (mitocondriais) reduzem o estresse oxidativo aumentando a sobrevida celular. Da mesma forma, os endocanabinoides são relatados como tendo propriedades antioxidantes, pois são capazes de combater o estresse oxidativo e reduzir as espécies reativas de oxigênio (ROS, do inglês *reactive oxygen species*), processos intimamente associados a excitotoxicidade e neuroinflamação (Fernández-Ruiz, 2019).

Enquanto os mecanismos de neuroproteção destinados a regular a homeostase do glutamato e estresse oxidativo são atribuídos ao CB1, os efeitos anti-inflamatórios dos endocanabinoides resultam principalmente da modulação dos receptores CB2.

Ainda, após um insulto, o SEC permite o aumento do suporte trófico e metabólico exercido pelos astrócitos por meio de efeitos sinérgicos entre os receptores CB1 e CB2. Além dos benefícios decorrentes da ativação direta do SEC, a capacidade dos endocanabinoides de interagir com outras moléculas/sistemas proporciona ações neuroprotetoras. De fato, efeitos mediados por endocanabinoides resultam na inibição da apoptose, em virtude da produção de fatores de transcrição como Nrf-2, NFκB, fatores neurotróficos, que ativam receptores da família PPAR ou os receptores de serotonina 5- HT1A e receptores de adenosina A2A (Rodrigues *et al.*, 2019).

Endocanabinoides como reguladores neuroinflamatórios – microglia e astrócitos

A ação anti-inflamatória do SEC correlaciona-se com a inibição da produção de citocinas pró-inflamatórias e da infiltração de células imunes no foco inflamatório. Canabinoides são capazes de regular a permeabilidade da barreira hematoencefálica (BHE), por meio dos receptores CB1 e CB2, que mantêm a integridade das junções de adesão e inibem a infiltração de células do sistema imunológico (Fernández-Ruiz, 2019). Além disso, por meio dos receptores CB2, o sistema endocanabinoide reduz a influência neurotóxica da microglia reativa.

No centro da resposta inflamatória no SNC está a microglia, que por um lado comporta-se como um macrófago periférico, uma efetora da resposta imune, mas acumula funções complexas no SNC, já que é uma célula residente. A microglia promove migração neuronal e a poda sináptica, além da eliminação de projeções exuberantes que ocorrem no desenvolvimento do SNC. Portanto, essa célula, cuja origem é diferente das células do SNC, tem um papel importante no funcionamento de circuitos neurais.

A microglia sintetiza, libera e também responde aos encodanabinoides e aos fitocanabinoides por seus receptores CB1, CB2 e TRP (Pacher *et al.*, 2020). A neuroinflamação é orquestrada pela microglia, que deflagra a resposta inflamatória, por vezes crônica, pelo reconhecimento de sinais de estresse endógenos ou exógenos por meio dos receptores do tipo toll. As células de microglia são dotadas de receptores de reconhecimento de padrões (PRRs, do inglês *pattern recognition receptors*) e sua ativação pode ser gerada pela presença de padrão molecular associado a patógenos (PAMPs, do inglês *pathogen-associated molecular pattern*) e/ou pelo padrão molecular associado a danos (DAMPs, do inglês *damage-associated molecular patterns*), pela presença de células danificadas, proteínas mal dobradas, agregados de peptídeos e ácidos nucleicos. Esse repertório molecular de células de microglia é inteiramente modificado quando o receptor CB2 é geneticamente removido de camundongos.

Acreditava-se, inicialmente, que o receptor CB2, o principal receptor envolvido na resposta imune, fosse exclusivo da microglia no SNC. No entanto, o CB2 está presente em neurônios piramidais e outros tipos neuronais. O quadro que emerge é que o receptor CB2 pode estar na base da conversa entre microglia e neurônios durante uma situação de estresse tecidual e também com os astrócitos que funcionam como mediadores da resposta microglial.

A sinalização para outros componentes do sistema imune também ocorre com a promoção da atração quimiotática de leucócitos periféricos recrutados para o sítio de lesão e à medida que o perfil microglial assume fenótipo anti-inflamatório à inibição da inflitração de células imunes. Quando o CB2 está ausente, a microglia fica menos responsiva aos estímulos pró-inflamatórios. Reduz a expressão de ICAM e CD40 e a liberação de quimiocinas e citocinas como CCL2, IL-6 e TNF-α ditas pró-inflamatórias. A expressão e sinalização de CB2 são necessárias para indução do programa de ativação microglial por meio dos receptores do tipo *Toll* (TLR, do inglês *Toll-like receptors*) (Pacher *et al.*, 2020) mesmo que em um segundo momento ajam para reduzir os agentes inflamatórios. Outro ponto importante é que a expressão do CB2 é aumentada até 100× sob estímulos patológicos (Maresz *et al.*, 2005).

Os canabinoides têm um amplo espectro de ações sobre a microglia:

1. Aumentam a proliferação microglial por meio da ativação de CB2.
2. Promovem a migração dessas células.
3. Aumentam as propriedades benéficas da microglia, como a liberação de BDNF ou a indução de fagocitose.
4. Diminuem a produção de radicais livres e citocinas inflamatórias (Mecha *et al.*, 2016) (Figura 24.2).

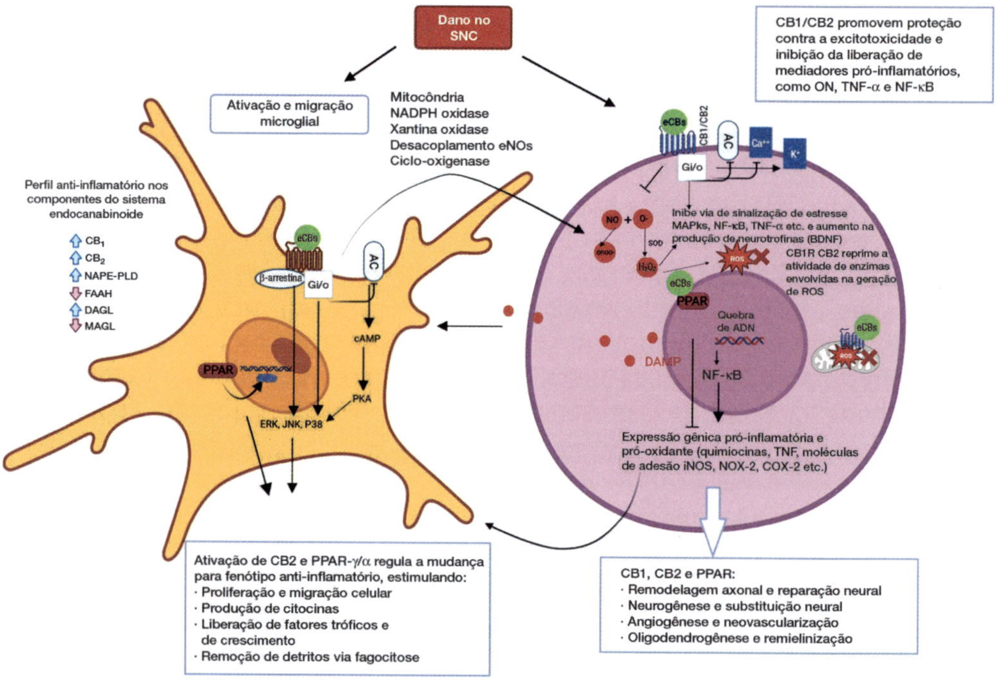

Figura 24.2. **Resumo esquemático das vias de sinalização do sistema endocanabinoide na microglia durante o processo neuroinflamatório.** A ativação dos receptores CB2 e dos receptores PPAR-γ e PPAR-α promovem o fenótipo anti-inflamatório da microglia. Quando os endocanabinoides ligam-se ao CB2 na superfície da célula microglial, o receptor pode iniciar vias de sinalização dependentes da proteína Gi/o e/ou vias independentes da proteína G. Após a ativação da proteína Gi/o, a adenilato ciclase (AC) é inibida e o cAMP é reduzido, seguido pela modulação da sinalização de PKA. Além disso, a ativação de CB2 pode recrutar a β-arrestina como um terminador do sinal do receptor. Os endocanabinoides também ativam os receptores PPAR que se encontram na membrana nuclear. Em conjunto, essas sinalizações ativam várias vias, incluindo vias das MAPKs (ERK, JNK e p38) estimulando a liberação de citocinas anti-inflamatórias e fatores tróficos, modulando a migração celular, ativando a fagocitose e aumentando a sobrevida neuronal. A ativação dos receptores CB1/CB2 apresenta efeitos antiexcitotóxicos, reduzindo a liberação de glutamato, mediante a inibição de canais de Ca^{2+} e a ativação de canais de K^{+}. Além disso, no neurônio, a ativação de CB2 modula vias de sinalização de estresse dependentes de ROS. Também atenua a geração de ROS/RNS e a disfunção mitocondrial. A ativação de PPAR-γ e PPAR-α, exerce efeitos anti-inflamatórios e neuroprotetores por meio da inibição de NF-κB, AP-1, STATs e iNOS. Fonte: Acervo pessoal dos autores.

Embora complexo, o cenário seguinte à inflamação por injúria é a ativação microglial no seu programa de retorno à homeostase pela liberação de 2AG e AEA sob estímulo de citocinas. A microglia então funciona como moderadora de danos potenciais ao SNC, favorecendo o reparo tecidual. Astrócitos também são componentes da resposta inflamatória do SNC. São células imunocompetentes que respondem a situações de dano tecidual com a liberação de citocinas e quimiocinas, ativando a resposta imune adaptativa.

De forma semelhante à microglia, células astrogliais podem ser protetoras ou perniciosas ao tecido neural. Astrócitos expressam os receptores clássicos CB1 e CB2 apenas em situações específicas; no entanto, outros receptores canabinoides devem estar envolvidos na sinalização astrocitária. Os astrócitos são capazes de sintetizar endocanabinoides e participar da renovação destes no cérebro, visto que as enzimas biossintéticas, bem como FAAH e MAGL, estão presentes nessas células. Curiosamente, a AEA produzida pela microglia mostrou-se capaz de inibir a transmissão pré-sináptica em neurônios GABAérgicos via ativação de receptores CB1 (Stella *et al.*, 2010). A sinalização canabinoide em astrócitos e como esta participa na resposta inflamatória ainda precisa ser mais bem esclarecida, mas certamente deve ser um alvo terapêutico estudado nos próximos anos. Os efeitos benéficos de fitocanabinoides como o CBD, observados em modelos pré-clínicos de várias doenças neurodegenerativas, está principalmente na atenuação do estresse oxidativo, da excitotoxicidade, da ativação microglial, da infiltração de células inflamatórias, na sinalização relacionada com NF-κB, como iNOS, COX-2, NADPH, enquanto também há aumento de mecanismos anti-oxidantes. Dessa forma, tanto canabinoides endógenos como exógenos atuam como agentes centrais na resposta inflamatória, restabelecendo a homeostase no SNC, sendo alvos terapêuticos importantes no tratamento de doenças que envolvam processos inflamatórios.

Bibliografia

Araque A, Castillo PE, Manzoni OJ, Tonini R. Synaptic functions of endocannabinoid signaling in health and disease. Neuropharmacology. 2017;124:13-24.

Bénard G, Massa F, Puente N, Lourenço J, Bellocchio L, Soria-Gómez E, et al. Mitochondrial CB_1 receptors regulate neuronal energy metabolism. Nat Neurosci. 2012;15(4):558-64.

Burstein S. PPAR-gamma: a nuclear receptor with affinity for cannabinoids. Life Sci. 2005;77(14):1674-84.

De Petrocellis L, Ligresti A, Schiano Moriello A, Allarà M, Bisogno T, Petrosino S, et al. Effects of cannabinoids and cannabinoid-enriched Cannabis extracts on TRP channels and endocannabinoid metabolic enzymes. Br J Pharmacol. 2011;163(7):1479-94.

Di Marzo V. New approaches and challenges to targeting the endocannabinoid system. Nat Rev Drug Discov. 2018;17(9):623-39.

Fernández-Ruiz J. The biomedical challenge of neurodegenerative disorders: an opportunity for cannabinoid-based therapies to improve on the poor current therapeutic outcomes. Br J Pharmacol. 2019;176(10):1370-83.

Galiègue S, Mary S, Marchand J, Dussossoy D, Carrière D, Carayon P, et al. Expression of central and peripheral cannabinoid receptors in human immune tissues and leukocyte subpopulations. Eur J Biochem. 1995;232(1):54-61.

Howlett AC, Shim JY. Cannabinoid receptors and signal transduction madame curie bioscience database [internet]. Austin: Landes Bioscience, 2013.

Ibsen MS, Connor M, Glass M. Cannabinoid CB1 and CB2 receptor signaling and bias. Cannabis Cannabinoid Res. 2017;2(1):48-60.

Maresz K, Carrier EJ, Ponomarev ED, Hillard CJ, Dittel BN. Modulation of the cannabinoid CB2 receptor in microglial cells in response to inflammatory stimuli. J Neurochem. 2005;95(2):437-45.

Mecha M, Carrillo-Salinas FJ, Feliú A, Mestre L, Guaza C. Microglia activation states and cannabinoid system: Therapeutic implications. Pharmacol Ther. 2016;166:40-55.

Mechoulam R, Parker LA. The endocannabinoid system and the brain. Annu Rev Psychol. 2013;64:21-47.

Munro S, Thomas KL, Abu-Shaar M. Molecular characterization of a peripheral receptor for cannabinoids. Nature. 1993;365(6441):61-5.

Pacher P, Kogan NM, Mechoulam R. Beyond THC and endocannabinoids. Annu Rev Pharmacol Toxicol. 2020;60:637-59.

Pertwee RG. Endocannabinoids and their pharmacological actions. Handb Exp Pharmacol. 2015; 231:1-37.

Rodrigues RS, Lourenço DM, Paulo SL, Mateus JM, Ferreira MF, Mouro FM, et al. Cannabinoid actions on neural stem cells: implications for pathophysiology. Molecules. 2019;24(7):1350.

Stella N. Cannabinoid and cannabinoid-like receptors in microglia, astrocytes and astrocytomas. Glia.2010;58(9):1017-30.

Tsou K, Brown S, Sañudo-Peña MC, Mackie K, Walker JM. Immunohistochemical distribution of cannabinoid CB1 receptors in the rat central nervous system. Neuroscience. 1998;83(2):393-411.

Wilson RI, Nicoll RA. Endogenous cannabinoids mediate retrograde signalling at hippocampal synapses. Nature. 2001;410(6828):588-92.

Zygmunt PM, Petersson J, Andersson DA, Chuang H, Sørgård M, Di Marzo V, et al. Vanilloid receptors on sensory nerves mediate the vasodilator action of anandamide. Nature. 1999;400(6743):452-7.

Capítulo 25

Anticorpos Monoclonais na Neuroinflamação

Vinicius Cotta-de-Almeida
Leonardo Villa Leão Ferreira
Beatriz Chaves
Marco Alberto Medeiros

Introdução

Os anticorpos monoclonais (mAbs) para uso terapêutico representam uma inovação biotecnológica relevante e compõem um arsenal potente e amplo para a medicina. O emprego de mAbs como fármacos está se estabelecendo de forma consistente no tratamento de diferentes tipos de câncer e doenças inflamatórias, com impacto relevante para áreas médicas, como a reumatologia e a neurologia.

Atualmente, esses medicamentos direcionados para alvos específicos constituem a classe de biofármacos (medicamentos obtidos por fonte ou processo biológico) com o maior número de moléculas em desenvolvimento. Essa seletividade dos mAbs, especificamente contra alvos terapêuticos do sistema imune, resulta em seu emprego crescente como medicamentos modificadores do curso da doença. De fato, imunoterapias baseadas em mAbs específicos para moléculas centrais na regulação da resposta imune apresentam-se como linhas de tratamento promissoras para diversas desordens de natureza inflamatória e autoimune, como aquelas que atingem o sistema nervoso central (SNC). Dessa forma, é relevante a discussão atual sobre as inovações tecnológicas associadas ao desenvolvimento dos mAbs como biofármacos e o impacto nas abordagens das terapias baseadas em anticorpos para o controle da neuroinflamação.

Desenvolvimento dos anticorpos terapêuticos

O uso de anticorpos terapêuticos apresenta crescimento progressivo desde 1986, quando o primeiro mAb murino anti-CD3 (marcador de linfócitos T) humano, o muromonabe, foi aprovado para o tratamento de rejeição de transplantes. Atualmente, mais de 100 mAbs para fins terapêuticos estão aprovados pelas agências de regulação de medicamentos nos Estados Unidos (FDA - Food and Drug Administration) e na União Europeia (EMA - European Medicines Agency).[1]

Os mAbs derivam apenas de um clone de célula produtora e têm, portanto, as mesmas características. A produção clássica de mAbs consiste em imunização de camundongos isogênicos com o antígeno-alvo, seguida da coleta de linfócitos B esplênicos, que são fusionados com células de mieloma, gerando hibridomas. Por fim, a clonagem é realizada para determinar qual população monoclonal de hibridomas produz os mAbs de melhor resposta.[2] Atualmente, esse processo produtivo envolve um conjunto de técnicas para obtenção e produção de mAbs, como *design* computacional, *phage display*, tecnologia do DNA recombinante, clonagem de linfócitos B humanos (*single-cell technology*) e sequenciamento de nucleotídeos de segunda geração. Os mAbs gerados por essas tecnologias são clonados e podem ser expressos em bactérias, leveduras, plantas e, majoritariamente, células de mamíferos (preponderantemente, a linhagem CHO; células de ovário de hamster chinês).

Como os primeiros anticorpos utilizados como biofármacos foram derivados de células B de camundongos, eles mostraram-se bastante imunogênicos quando aplicados em humanos. A geração de anticorpos anti-imunoglobulina de camundongo, além de poderem levar a reações de hipersensibilidade, resultam em diminuição da eficácia do mAb terapêutico, por redução de sua biodisponibilidade. Além disso, há uma menor eficácia de reconhecimento da região Fc (fragmento cristalizável) da imunoglobulina murina por células fagocíticas e células NK humanas. Esses problemas levaram ao desenvolvimento de tecnologias para contornar essa limitação. Para isso, foram desenvolvidos os anticorpos quiméricos, que contêm os domínios constantes humanos e os domínios variáveis murinos. Essa tecnologia trouxe grande evolução para a produção de novos mAbs terapêuticos e melhora na *performance* do tratamento, mas ainda com algum grau imunogenicidade. Assim, anticorpos terapêuticos da nova geração passaram a ser humanizados visando administração em humanos. Os humanizados apresentam todos os domínios humanos com exceção dos CDRs (regiões determinantes de complementaridade), que permanecem de origem murina.

Embora alterações para os novos anticorpos estejam em vigor, a nomenclatura utilizada para os mAbs terapêuticos demonstra concomitantemente os avanços tecnológicos e a extensão de terapias à disposição. Assim, adiciona-se o sufixo mabe (derivado do inglês *-mab*), precedido por infixos que definem a origem do mAb: "-omabe" para anticorpos murinos, "-ximabe" para os quiméricos, "zumabe" para os humanizados, e "-umabe" para os de origem totalmente humana. Como exemplo, a nomenclatura respectiva dos mAbs terapêuticos anti-CD20 (proteína expressa principalmente na superfície celular de linfócitos B) demonstram seus estágios tecnológicos de humanização: ibritumomabe, rituximabe, ocrelizumabe, ofatumumabe.

A otimização do isolamento de anticorpos humanos "*naive*" a partir de bibliotecas de fagos deu origem ao primeiro anticorpo humano terapêutico, o adalimumabe, dirigido contra o fator de necrose tumoral (TNF, do inglês *tumor necrosis factor*) humano. Nos anos 1990, avanço relevante ocorreu com a geração de duas linhagens de camundongos transgênicos, o HuMabMouse e o XenoMouse. Esses camundongos, têm as sequências genômicas da imunoglobulina humana, mas são deficientes para a produção de seus próprios anticorpos. Dessa forma, a tecnologia transgênica aplicada tornou esses animais capazes de realizar recombinação V(D)J, troca de isotipo e hipermutação somática, com a formação eficiente de um repertório de anticorpos humanos após a imunização. Uma terceira metodologia para geração de mAbs humanos tem como base a separação de uma única célula e seleção de linfócitos B humanos secretores e extração do RNA de células únicas, reação em cadeia da polimerase (PCR, do inglês *polymerase chain reaction*) e clonagem e expressão dos genes codificantes para Ig (*single b cell antibody technologies*).[2]

Outras otimizações surgiram recentemente com as novas tecnologias de engenharia de anticorpos para fins terapêuticos. Novos formatos foram desenvolvidos (fragmentos, minianticorpos, fusão de diferentes estruturas de imunoglobulina, bi e multiespecificidades, conjugações a fármacos e outras proteínas efetoras), assim como novas abordagens genéticas e estruturais visando a mutações pontuais e glicoengenharia da IgG. Nesse sentido, o obinutuzumabe, um mAb otimizado anti-CD20, IgG1, aprovado para tratamento de linfoma folicular, foi produzido em célula de mamífero da linhagem CHO geneticamente alterada para superexpressão de glicosidases, que resulta em oligossacarídeos não fucosilados ligados à asparagina na posição 297 (domínio CH2 da região Fc de IgG). Essa afucosilação altera positivamente a meia-vida plasmática e as funções efetoras do obinutuzumabe, que se mostrou mais eficaz que o rituximabe nas respostas citotóxicas anticélulas B.[3]

Os mAbs terapêuticos humanos representam importante ganho de eficácia e segurança terapêutica, que pode ser demonstrado pelo número crescente de ensaios clínicos e aprovações de novos anticorpos. Ressalte-se que esses novos mAbs humanos somam-se ao contínuo desenvolvimento de anticorpos humanizados, assim como aos prévios anticorpos murinos e quiméricos comprovadamente eficazes. De forma notória, esses mAbs, distintos em seu formato de desenvolvimento, compõem um arsenal amplo para imunoterapias contra processos inflamatórios relevantes, como na neuroinflamação em doenças autoimunes que atingem o SNC. Como discutiremos a seguir, a especificidade dessas imunoterapias permite atingir de forma eficaz os subgrupos centrais de leucócitos neuropatogênicos.

Anticorpos em terapias modificadoras de doenças neuroinflamatórias

Em virtude da especificidade dos anticorpos, os tratamentos tendem a ter poucos efeitos "fora do alvo" e menos interações medicamentosas, minimizando seus efeitos adversos. Assim, a seletividade dos mAbs terapêuticos, inicialmente explorada no tratamento de neoplasias e doenças autoimunes sistêmicas, vem crescentemente consolidando seu uso em distintos contextos fisiopatológicos, sendo uma relevante terapia de escolha na área da neuroinflamação. Esses tratamentos têm como alvo componentes da resposta imune desregulada, tanto nos estágios inflamatórios iniciais como nas etapas de progressão da doença.

O uso dos mAbs abrange tanto terapia de resgate em doenças neuroinflamatórias mediadas por anticorpos, como miastenia *gravis* ou alguns tipos de encefalites autoimunes,[2,3] quanto em doenças do SNC mediadas por linfócitos T $CD4^+$, em especial na esclerose múltipla (EM),[4,5] para a qual é terapia de primeira linha, principalmente nos casos de surtos mais graves. É importante destacar que, das mais de 18 terapias definidas como modificadoras de curso de doença, que estão disponíveis para o tratamento da EM, quatro são mAbs.[4]

As terapias imunomoduladoras buscam interferir em aspectos relevantes do processo neuroinflamatório. Nesse sentido, a seletividade dos mAbs terapêuticos tem papel crucial na intervenção específica nas diferentes etapas da evolução clínica da doença neuroinflamatória, inibindo o início subclínico, as etapas de reativação (relapsos) e as progressões graves. Os anticorpos terapêuticos preconizados para a imunomodulação dos processos neuropatológicos agem por meio da inibição da presença de subpopulações leucocitárias patogênicas ao SNC, ou mesmo dos fatores por elas produzidos (como anticorpos e citocinas). A atividade imunoterápica pode ocorrer por inibição seletiva direta da transmigração (p. ex., natalizumabe) ou da sinalização pró-inflamatória (p. ex., eculizumabe, tocilizumabe), mas, principalmente, por ação direta de indução da morte de células-alvo, como os linfócitos T e B e outros leucócitos (p. ex., rituximabe, alemtuzumabe). Essa morte celular decorre das respostas efetoras de citotoxicidade celular dependente de anticorpo (ADCC, do inglês, *antibody-dependent cellular cytotoxicicity*) e citotoxidade dependente de complemento (CDC, do inglês *complement-dependent cytotoxicity*).

Mecanisticamente, essas respostas efetoras são consequentes ao reconhecimento específico da molécula-alvo na superfície leucocitária, via região Fab (fragmento de ligação ao antígeno) dos mAbs terapêuticos. Como esses anticorpos são majoritariamente do isotipo IgG, em sequência, a região Fc pode se ligar aos receptores de Fc de IgG (FcγR) expressos por células NK, células fagocíticas (neutrófilos, macrófagos, células dendríticas) e ao componente C1q do sistema complemento, resultando nos processos de ADCC e CDC, respectivamente.[5]

Anticorpos terapêuticos na neuroinflamação mediada por linfócitos B

Os mAbs anti-CD20 - rituximabe, ocrelizumabe e ofatumumab - são os principais imunoterápicos administrados em doenças neuroinflamatórias com o intuito de reduzir a produção de autoanticorpos voltados contra antígenos do SNC (Quadro 25.1). Esses mAbs, da subclasse IgG1, têm seu principal mecanismo de ação pela interação da região Fc com FcγRs. O reconhecimento da região Fc de IgG1 resulta, principalmente, em ativação de macrófagos e na consequente resposta citotóxica de fagocitose celular mediada por anticorpos (ADCP, do inglês *antibody-dependent cellular phagocytosis*), com a destruição das células-alvo, os linfócitos B opsonizados pelos mAbs terapêuticos. De forma similar, a ativação do sistema complemento pela via clássica, pós-ligação desses mAbs anti-CD20 à membrana de células B, resulta também em citotoxidade imunomediada do tipo CDC, com respostas efetoras de opsonização-fagocitose ou lise celular.[5]

Quadro 25.1 – Anticorpos terapêuticos em doenças neuroinflamatórias – mecanismos de ação e aplicações clínicas

Mecanismo de ação	mAb	Aplicação clínica
– Citotoxicidade imunomediada (ADCC, ADCP, CDC) de linfócitos B autorreativos, causando redução na titulação sérica de autoanticorpos – Inibição direta da cooperação T-B, reduzindo a ativação de linfócitos T autorreativos	Rituximabe (anti-CD20)	– Lúpus grave (manifestações renais, neuropsiquiátrica, neurológica) refratário a terapias convencionais – Encefalites autoimunes anti-NMDAR/ anti-LGI1/anti-CASPR2/anti-GAD656 – Opção *off-label* de tratamento para EM remitente-recorrente – Opção de primeira linha para neuromielite óptica – Tratamento de manutenção (prevenção de surtos) na doença desmielinizante associada ao anti-MOG – Tratamento empírico de mielite transversa refratária às medidas de primeira linha
	Ocrelizumabe (anti-CD20)	Opção de primeira linha de tratamento para os subtipos relapsantes e progressivo primário de EM
	Ofatomumabe (anti-CD20)	Opção de primeira linha de tratamento para os subtipos relapsantes de EM

continua

Quadro 25.1 – Anticorpos terapêuticos em doenças neuroinflamatórias – mecanismos de ação e aplicações clínicas *(Continuação)*

Mecanismo de ação	mAb	Aplicação clínica
Bloqueio do receptor de IL-6 por inibição competitiva da: ativação macrofágica, síntese de mediadores de fase aguda e diferenciação de células B em plasmócitos	Tocilizumabe (anti-IL-6R) Satralizumabe (anti-IL-6R)	Encefalite anti-CASPR2 Neuromielite óptica
Bloqueio da via comum de ativação do sistema complemento pela C5 convertase, inibindo: a inflamação (dependente de C5a) e a citólise mediada pelo complexo de ataque à membrana (dependente de C5b)	Eculizumabe (anti-C5)	– Miastenia *gravis* refratária a dois cursos de terapia imunossupressiva ou um curso de imunoglobulina intravenosa – Opção de primeira linha para neuromielite óptica
Bloqueio da interação VCAM-VLA4 inibindo adesão,migração tecidual e ativação de leucócitos autorreativos no SNC	Natalizumabe (anti-VLA4)	Opção de primeira linha de tratamento para EM subtipo relapsante intermitente
Lise imunomediada (citotoxicidade e ativação do complemento) de células T, B, NK e monócitos autorreativos	Alemtuzumabe (anti-CD52)	Opção para EM refratária
Remoção de oligômeros e protofibrilas amiloides	Lecanemabe (anti-Aβ)	Redução na velocidade de perda funcional e cognitiva em pacientes acometidos pela doença de Alzheimer

Fonte: Desenvolvido pelos autores.

A imunoterapia antineuroinflamatória com rituximabe, a despeito de sua utilização *off-label* em diversas doenças neuroinflamatórias (como a EM), tem sido central na demonstração de eficácia de mAbs anticélulas B que levam à redução na titulação sérica e intratecal de anticorpos autorreativos patogênicos. Esse mecanismo justifica a utilização desse mAb em diversos subtipos de encefalites autoimunes,[6] no tratamento empírico da mielite transversa refratária à corticoterapia[7] e como opção de primeira linha no manejo de doenças pertencentes ao espectro da neuromielite óptica.[8] Além disso, o rituximabe apresenta-se como alternativa na indução da remissão do lúpus eritematoso sistêmico com manifestações neuropsiquiátricas.[9]

Além disso, a depleção não é o único mecanismo de ação explorado na terapêutica de doenças neuroinflamatórias mediadas por linfócitos B. O eculizumabe, que atua bloqueando a ativação da cascata do complemento por meio do bloqueio do componente C5, também é atribuído como primeira opção na neuromielite óptica e como opção para o tratamento da *miastenia gravis* refratária às terapias iniciais.[10,11]

A inibição da via final do complemento, por reduzir significativamente a sinalização pró-inflamatória mediada pelo componente C5a, e a ativação da citólise mediada pelo complexo de ataque à membrana iniciada pelo C5b justificam a melhora clínica dos pacientes submetidos a esse tratamento.

O bloqueio de sinalização pró-inflamatória também é um objetivo terapêutico de mAbs que atuam como inibidores competitivos do receptor de IL-6 e, assim, antagonizam os efeitos biológicos locais e sistêmicos dessa citocina. Os representantes da classe dos anti-IL-6R são o tociluzumabe, utilizado na encefalite anti-CASPR2,[12] e o satralizumabe, utilizado na neuromielite óptica.[13]

Anticorpos terapêuticos na neuroinflamação mediada por linfócitos T – estudos sobre a esclerose múltipla

A EM apresenta-se como uma doença prototípica de imunodesregulação de natureza inflamatória e autoimune que atinge o SNC. Sua fisiopatogênese está fundamentada no processo de ativação desregulada de células T $CD4^+$ periféricas que, então, migram através da barreira hematoencefálica e induzem uma resposta inflamatória intratecidual, integrada por células efetoras Th1 e Th17. Esse evento inflamatório é amplificado pelo recrutamento de outras células do sistema imune, como monócitos inflamatórios, linfócitos T $CD8^+$ e células B, que contribuem significativamente para a progressão da neuroinflamação.[14]

Dados da incidência global de EM indicam um número crescente de casos. A significativa taxa de morbidade associada a essa doença afeta a qualidade de vida dos pacientes e reduz sua capacidade de realizar as atividades de vida diária. Contudo, a terapia com mAbs tornou-se um dos pilares do tratamento da EM (Quadro 25.1), com relevante eficácia nos relapsos e no controle da progressão da neuroinflamação. Esses mAbs são preconizados desde o primeiro tratamento para a forma clínica progressiva primária, para surtos isolados, progressão secundária, assim como agentes reparadores/remielinizantes.

O mercado global de terapia para a EM vem aumentando significativamente, e tem sido impulsionado pelo número crescente de casos, pelo aumento significativo dos gastos com saúde, e com as iniciativas para divulgar a conscientização sobre as melhores práticas terapêuticas. Nesse contexto, a opção de tratamento da EM com mAbs tem influência dos vários ensaios clínicos focados no desenvolvimento de novos anticorpos terapêuticos, contribuindo de forma crítica para esse ciclo de expansão.

A inserção contínua de novos medicamentos modificadores de curso da doença, incluindo os anticorpos terapêuticos, tem contribuído para melhorar as estratégias de escolha dos tratamentos. Ensaios clínicos recentes têm demonstrado que distintos mAbs têm mostrado alta eficácia comparativa a tratamentos convencionais. Ofatumumabe e ocrelizumabe apresentaram redução das taxas de relapsos anuais e de lesões em neuroimagem em comparação a teriflunomida e IFNβ-1a, respectivamente.[4] Embora a progressão dos processos neuroinflamatórios e a resposta terapêutica variem entre os pacientes, esses dados sugerem que uma redução significativa da progressão clínica e dos danos de longo prazo, no SNC dos pacientes com EM, podem ser mitigados com o emprego precoce dessas terapias de alta eficácia.

Nesse contexto, a imunoterapia antilinfócitos B com mAbs anti-CD20 destaca-se por mecanismo de ação com alcance para além da redução dos títulos de anticorpos patogênicos, exercendo ação indireta sobre os mecanismos efetores dependentes de células T. Sua aplicação com bons resultados clínicos no manejo de algumas formas clínicas da EM, uma doença notoriamente mediada por linfócitos T $CD4^+$, parece ocorrer pelo fato de a depleção de linfócitos B impactar negativamente o processo de interação T-B no SNC, com consequente deficiência na ativação de linfócitos T neuropatogênicos.[15] Efeito similar, independentemente de depleção, parece ocorrer com a imunoterapia com o mAb natalizumabe, que pode inibir também a migração de linfócitos B, mediada pela integrina VLA-4, por meio do endotélio cerebral.[14]

O natalizumabe foi o primeiro MAb humanizado aprovado, em 2004, para o tratamento da EM. Ele tem como alvo a ligação à cadeia $\alpha 4$ de integrina, que se liga com a cadeia $\beta 1$, formando a integrina $\alpha 4\beta 1$ (VLA-4, do inglês *very late antigen-4*) na superfície de linfócitos ativados e monócitos inflamatórios. O mecanismo de ação do natalizumabe envolve o bloqueio da interação do VLA-4 nesses leucócitos com a molécula VCAM-1 na superfície de células endoteliais ativadas. Dessa forma, a migração transendotelial de células T e monócitos no SNC é inibida, alterando o processo neuroinflamatório da EM. Além de bloqueio da adesão/migração, efeitos imunorreguladores sobre a ativação e diferenciação de subpopulações de células T efetoras podem estar envolvidos na atividade da imunoterapia anti-VLA-4.[14]

Os ensaios clínicos demonstraram a eficácia do natalizumabe no tratamento da forma clínica remitente-recorrente da EM (caracterizada por surtos agudos de piora do funcionamento neurológico, com novos sintomas ou exacerbação dos já existentes), que resulta em recuperação do quadro (total ou parcialmente) e sem progressão clínica aparente. No Brasil, o Sistema Único de Saúde (SUS) preconiza o natalizumabe como um medicamento de terceira linha para o tratamento desses pacientes, considerando-se formas de baixa ou moderada atividade da doença e presença de efeitos adversos ou falha terapêutica com os tratamentos de primeira e segunda linhas. Por outro lado, o natalizumabe passa a ser indicado como tratamento de primeira linha para os casos de alta atividade da forma clínica remitente-recorrente, definidos pelos critérios clínicos de gravidade do surto e exame de neuroimagem. O seu uso como primeira opção independe de o paciente com a forma altamente ativa da doença ser virgem de tratamento ou já estar em uso de outros medicamentos imunomoduladores.[16]

Contudo, a alta eficácia do natalizumabe é contrastada com os eventos adversos, como anormalidades hematológicas, cânceres, infecções e, mais importante, leucoencefalopatia multifocal progressiva (LEMP).[14] Essa é uma doença desmielizante com alta mortalidade e morbidade provocadas pela reativação de infecção oportunista pelo vírus JC no SNC, com risco aumentado de aparecimento das lesões em pacientes com presença de anticorpos anti-JCV, em tratamento prolongado com natalizumabe (dois anos), fingolimode e terapia imunossupressora prévia.

Nos casos refratários com alta carga sintomática neurológica, a utilização do alemtuzumabe, um imunobiológico humanizado anti-CD52, é uma possibilidade terapêutica. Em virtude de o seu alvo terapêutico ser amplamente expresso em diversas células do sistema imunitário inato e adaptativo (células T, B, NK e monócitos), é compreensível o fato de esse imunoterápico ser reservado para casos mais refratários da EM em decorrência de sua imunossupressão global mais significativa em comparação com os demais biofármacos.[14]

Novas fronteiras – aplicação em regeneração tecidual do sistema nervoso central e na doença de Alzheimer

A remielinização envolve a integração de um conjunto de sinais associados à interação íntima de células precursoras de oligodendrócitos diferenciadas com axônios funcionalmente intactos. Como a diferenciação e a migração de oligodendrócitos estão deficientes nas lesões crônicas de pacientes com EM, o processo de remielinização é prejudicado. Entretanto, com o advento das terapias modificadoras de curso da doença, principalmente as terapias com mAbs de alta eficácia para o tratamento de desordens neuroinflamatórias, diferentes abordagens de regeneração tecidual no SNC têm sido propostas (p. ex., modulação da atividade de microglia, astrócitos e oligodendrócitos, por meio de terapia com fármacos, mAbs e terapia celular).[17]

Processos neurodegenerativos graves estão associados à doença de Alzheimer (DA), principal doença neurodegenerativa associada ao envelhecimento, caracterizada pelo acúmulo extracelular de peptídeo β-amiloide (Aβ) no cérebro, e acúmulo neurofibrilar intracelular de formas hiperfosforiladas e clivadas da proteína tau. Em consequência, a disfunção neuronal é potencializada pela inflamação associada à microglia ativada, com alta ação fagocítica e astrócitos reativos.[18] Recentemente, o FDA aprovou as primeiras imunoterapias antifibrilas Aβ para a DA. O aducamumabe gerou intenso debate sobre a sua eficácia, visto que a redução na densidade das placas de β-amiloide não se correlacionou com melhora clínica. Por outro lado, o lecanemabe demonstrou eficácia na diminuição da carga de oligômeros Aβ e moderada redução da velocidade de perda funcional e cognitiva em pacientes com forma leve da doença.[19]

Em conjunto, essas abordagens corroboram a extensa contribuição das tecnologias associadas ao desenvolvimento de novos mAbs para o tratamento de doenças neuroinflamatórias. Além disso, elas apresentam o potencial atual de melhoria das terapias existentes, assim como de impacto significativo para pacientes com doença neurodegenerativa de alta carga de morbimortalidade e presentemente incurável.

Referência bibliográfica

1. The Antibody Society. Therapeutic monoclonal antibodies approved or in review in the EU or US. Disponível na Internet: www.antibodysociety.org/resources/approved-antibodies (21 fev. 2023).
2. Lu RM, Hwang YC, Liu IJ, Lee CC, Tsai HZ, Li HJ, et al. Development of therapeutic antibodies for the treatment of diseases. J Biomed Sci. 2020;27(1):1.
3. Mössner E, Brünker P, Moser S, Püntener U, Schmidt C, Herter S, et al. Increasing the efficacy of CD20 antibody therapy through the engineering of a new type II anti-CD20 antibody with enhanced direct and immune effector cell-mediated B-cell cytotoxicity. Blood. 2010;115(22):4393-402.
4. Freeman L, Longbrake EE, Coyle PK, Hendin B, Vollmer T. High-efficacy therapies for treatment-naïve individuals with relapsing-remitting multiple sclerosis. CNS Drugs. 2022;36(12):1285-99.
5. Marshall MJE, Stopforth RJ, Cragg MS. Therapeutic antibodies: what have we learnt from targeting CD20 and where are we going? Front Immunol. 2017;8:1245.
6. Smets I, Titulaer MJ. Antibody therapies in autoimmune encephalitis. Neurotherapeutics. 2022;19(3):823-31.
7. Ye Y, Qian J, Gu Y, Chen X, Ye S. Rituximab in the treatment of severe lupus myelopathy. Clin Rheumatol. 2011l;30(7):981-6.
8. Nikoo Z, Badihian S, Shaygannejad V, Asgari N, Ashtari F. Comparison of the efficacy of azathioprine and rituximab in neuromyelitis optica spectrum disorder: a randomized clinical trial. J Neurol. 2017;264(9):2003-9.
9. Fanouriakis A, Tziolos N, Bertsias G, Boumpas DT. Update on the diagnosis and management of systemic lupus erythematosus. Ann Rheum Dis. 2021;80(1):14-25.
10. Pittock SJ, Berthele A, Fujihara K, Kim HJ, Levy M, Palace J, et al. Eculizumab in aquaporin-4-positive neuromyelitis optica spectrum disorder. N Engl J Med. 2019;381(7):614-25.
11. Muppidi S, Utsugisawa K, Benatar M, Murai H, Barohn RJ, Illa I, et al. Long-term safety and efficacy of eculizumab in generalized myasthenia gravis. Muscle Nerve. 2019;60(1):14-24.
12. Smets I, Titulaer MJ. Antibody therapies in autoimmune encephalitis. Neurotherapeutics. 2022; 19(3):823-31.
13. Klotz L, Wiendl H. Monoclonal antibodies in neuroinflammatory diseases. Expert Opin Biol Ther. 2013;13(6):831-46.
14. Jurberg AD, Chaves B, Pinho LG, da Silva JHM, Savino W, Cotta-de-Almeida V. VLA-4 as a central target for modulating neuroinflammatory disorders. Neuroimmunomodulation. 2021;28(4):213-21.
15. Wanleenuwat P, Iwanowski P. Role of B cells and antibodies in multiple sclerosis. Mult Scler Relat Disord. 2019;36:101416
16. Ministério da Saúde. Protocolo Clínico e Diretrizes Terapêuticas da Esclerose Múltipla, 2022. Disponível na Internet: https://www.gov.br/saude/pt-br/assuntos/protocolos-clinicos-e-diretrizes-terapeuticas-pcdt/arquivos/2022/portal_portaria-conjunta-no-1-pcdt_esclerose-multipla.pdf.
17. Stangel M, Kuhlmann T, Matthews PM, Kilpatrick TJ. Achievements and obstacles of remyelinating therapies in multiple sclerosis. Nat Rev Neurol. 2017;13(12):742-54.
18. DeTure MA, Dickson DW. The neuropathological diagnosis of Alzheimer's disease. Mol Neurodegener. 2019;14(1):32.
19. van Dyck CH, Swanson CJ, Aisen P, Bateman RJ, Chen C, Gee M, et al. Lecanemab in early Alzheimer's disease. N Engl J Med. 2023;388(1):9-21.

Capítulo 26

Terapia Celular – Células-Tronco e Células T Reguladoras

Adriana Bonomo
Suelen Perobelli

Pequena história das terapias celulares

Células-tronco

A história das terapias celulares com células-tronco (CT) teve início da década de 1960 quando Till e McCulloch mostraram que a transferência de células de medula óssea de um animal não irradiado para animais letalmente irradiados reconstituía toda a hematopoese. Eles sugeriram, então, a existência de células-tronco hematopoéticas (CTH) que se diferenciavam em todos os diferentes tipos de células sanguíneas. Foram descritas como células multipotentes, em pequeno número e com capacidade de renovação por longo prazo (Till; McCulloch, 2011).

Essa descoberta revolucionou nossa compreensão de como o corpo reabastece seu suprimento de sangue e também abriu a porta para o estudo de CT em outros tecidos.

Desde então, identificaram-se CT em muitos tecidos e órgãos diferentes, incluindo o cérebro, a pele, o músculo, o fígado e o pâncreas.

Em 1998, pesquisadores da Universidade de Wisconsin-Madison isolaram células-tronco embrionárias (CTE) humanas pela primeira vez, despertando interesse generalizado em seu potencial terapêutico. No entanto, o uso de CTE trouxe preocupações éticas, uma vez que eram obtidas de embriões humanos. Como resultado, os pesquisadores começaram a explorar outros tipos de CT, incluindo CT adultas, células-tronco pluripotentes induzidas (iPSCs, do inglês *induced pluripotent stem cells*) e células-tronco mesenquimais (CTMs), que poderiam ser obtidas de uma variedade de fontes sem preocupações éticas (Figura 26.1).

No início dos anos 2000, a terapia com CT começou a ser usada clinicamente para tratar um número crescente de condições, incluindo doenças cardíacas, doença de Parkinson (DP), lesão na medula espinal e diabetes.

Estudam-se, atualmente, alguns tipos diferentes de terapias celulares para doenças neurodegenerativas, as quais incluem, além do uso de CT não modificadas, células geneticamente modificadas para produzir proteínas que podem proteger ou ajudar a reparar as células danificadas (Quadro 26.1).

As CT autólogas ou alogeneicas, provenientes de sangue periférico, cordão umbilical ou de medula óssea, em sua grande maioria, são usadas no transplante de células-tronco hematopoéticas (TCTH).

Por outro lado, as CT embrionárias são um tipo de CT que têm a capacidade de desenvolver-se em qualquer tipo de célula do corpo, não apenas nas hematopoéticas, incluindo células cerebrais.

No entanto, como mencionado anteriormente, questões éticas, e ainda questões técnicas, restringem o uso das células embrionárias. Como alternativa, o campo da terapia com CT para doenças cerebrais tem investido no uso de CT adultas ou CT pluripotentes induzidas.

As iPSCs são um tipo de CT que pode ser gerada a partir de células adultas e têm a capacidade de se diferenciar em muitos tipos diferentes de células, incluindo células cerebrais (Quadro 26.1).

Yamanaka *et al.*, em 2006, introduziram quatro genes específicos (*Oct3/4*, *Sox2*, *Klf4* e *c-Myc*) em células adultas (epitélio) e mostraram, com isso, a reprogramação para um estado pluripotente, semelhantemente às CT embrionárias (Okita; Ichisaka; Yamanaka, 2007; Takahashi *et al.*, 2007). A possibilidade de usar iPSCs abriu novas estradas desviando das questões éticas e os problemas de rejeição imunológica, já que células do próprio paciente podem ser usadas (Scudellari, 2016).

Quadro 26.1 – Tipos de terapia com células-tronco

Tipo de terapia celular	Fonte das células
CT hematopoéticas	Próprias (autóloga) ou doador (alogeneico)
CT do cordão umbilical	Sangue de cordão umbilical de doador
CT pluripotentes induzidas	Convertidas a partir de células adultas do próprio paciente
CT mesenquimais	Diversos tecidos

Fonte: Desenvolvido pelos autores.

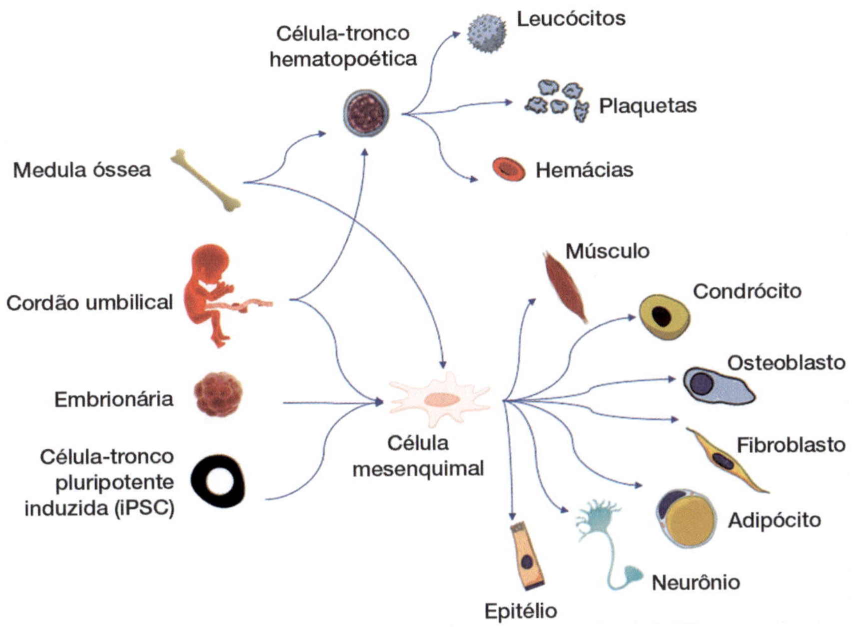

Figura 26.1. **Fonte de células-tronco.** Células de sangue são, em geral, geradas a partir de CTH presentes na medula óssea e no sangue de cordão umbilical e placentário. Células mesenquimais pluripotentes, que originam qualquer tipo celular, podem ser obtidas da medula óssea e no sangue de cordão umbilical com baixa eficiência. A obtenção de células mesenquimais ocorre, em geral, a partir de CT embrionárias e células-tronco pluripotentes induzidas por manipulações genéticas (iPSC).
Fonte: Desenvolvida pelos autores.

O potencial das iPSCs para o tratamento de doenças neurológicas ficou evidente a partir dos resultados *in vitro* e em modelos pré-clínicos, em que iPSCs diferenciavam-se em células do sistema nervoso central (SNC) como neurônios e glia. Isso levou à esperança de que as iPSCs pudessem ser usadas para desenvolver tratamentos para doenças neurológicas, como DP, doença de Alzheimer (DA) e lesão da medula espinal.

No entanto, muito mais pesquisas são necessárias para determinar a segurança e a eficácia das iPSCs para o tratamento de doenças neurológicas.

É importante notar que, embora o potencial das iPSCs para o tratamento de doenças neurológicas seja promissor, esse campo ainda está nos estágios iniciais de desenvolvimento e muito mais pesquisas são necessárias para entender completamente seu potencial e suas limitações.

Outro tipo celular, porém controverso, que tem sido explorado para uso terapêutico são as CTMs. As CTMs foram identificadas, pela primeira vez, na medula óssea por Friedenstein (Academia de Ciências Médicas da União Soviética, 1976) que mostrou que algumas células na medula óssea poderiam diferenciar-se em uma variedade de tipos de celulas, incluindo osso, cartilagem e células de gordura (Andrzejewska;

Lukomska; Janowski, 2019). Essas células foram inicialmente chamadas "células estromais", mas mais tarde foram renomeadas como "células-tronco mesenquimais".

Desde então, as CTMs foram encontradas em muitos tecidos diferentes em todo o corpo, incluindo tecido adiposo, cordão umbilical e polpa dentária. No entanto, os resultados diversos entre vários laboratórios apontam para a necessidade de uniformização do processo de obtenção das células (Bianco, 2014).

Ao longo das últimas décadas, os pesquisadores continuaram a explorar o potencial terapêutico das CTMs. Interessante nessa população celular é seu potencial imunomodulador, tornando-as relevantes para uso não só na medicina regenerativa, mas em distúrbios autoimunes, doenças cardiovasculares e distúrbios neurológicos.

Nos últimos anos, as terapias com base em CTM têm sido usadas em ensaios clínicos para uma variedade de condições, incluindo osteoartrite, esclerose múltipla (EM) e lesão da medula espinal. Embora as terapias com base em CTM não tenham tido resultados excelentes, são uma ferramenta bastante promissora.

Células T reguladoras

Diferentemente das CT, as células T reguladoras (Treg) são células já terminalmente diferenciadas, descritas como células que atuam na manutenção da tolerância imunológica basal, sendo sua deficiência invariavelmente associada a doenças autoimunes, alergias ou mecanismos imunopatológicos em decorrência de resposta imune exacerbada. Em sua primeira descrição formal em 1995, Shimon Sakaguchi transferiu linfócitos de animais selvagens depletados de células T $CD25^+$ para animais *nude* (deficientes em linfócitos), e estes desenvolveram doenças autoimunes. Por outro lado, a transferência de linfócitos T $CD25^+$ para os animais *nude* que haviam recebido as células $CD25^-$, preveniu o desenvolvimento dessas patologias, sendo essa proteção inclusive, dose-dependente. Esses resultados e os que se seguiram mostraram a importância dessas células na tolerância imunológica a antígenos próprios de todo os tipos (Sakaguchi, 2021).

Em humanos, essa descrição surgiu em 2001 por dois grupos diferentes (Wildin *et al.*, 2001; Bennett *et al.*, 2001), e de fato as células $CD4^+CD25^+$ confirmaram-se, na época, como um subtipo supressor. Em 2003, estabeleceu-se a relação do fator de transcrição FOXP3 associado a esse fenótipo, fator que posteriormente consolidou-se como um importante marcador de células Treg (Sakaguchi *et al.*, 2010). Atualmente sabemos que essas células são parte integral do sistema imunológico, e são em sua maioria linfócitos T $CD4^+$, definidas pela expressão do fator de transcrição FOXP3 e expressão de $CD25^+$ (que é a cadeia α do receptor de interleucina-2). Além disso, mais recentemente, foi descrito que em humanos pode-se observar a expressão de outros marcadores de células T, como o de memória CD45RO, a molécula coestimuladora ICOS, a expressão do receptor de IL-7 (CD127low), entre outros (Sakaguchi *et al.*, 2010).

A geração das células Treg acontece *in vivo*, de duas maneiras. Naturalmente, as células $CD3^+CD4^+CD25^+CD127^{low}FOXP3^+$, são geradas no timo e, nesse caso, ainda podem expressar neuropilina e o fator de transcrição HELIOS. Estas, atuam como uma distinta população com função supressora denominadas Treg naturais ou, mais recentemente, conhecidas como Treg tímicas (nTreg ou tTreg). Por outro lado, sabe-se também que, na periferia, dependendo do ambiente de citocinas (principalmente se for rico em TGF-β1 e IL-2) há a geração dessas células a partir de células T não ativadas (*naive*), acarretando a expansão da população reguladora denominada Treg periféricas (pTreg) (Shevach; Thornton 2014), as quais também expressam os marcadores $CD4^+CD25^+$, bem como têm expressão estável do fator de transcrição FOXP3.

Todavia, além das células Treg "clássicas", existem outras células Treg que se caracterizam pela ausência da expressão de FOXP3 e que atuam principalmente por meio da produção de citocinas inibidoras. São as células Th3 que secretam TGF-β e têm um papel importante na tolerância oral, o subconjunto Tr1 que secreta altos níveis de IL-10 e está envolvido na supressão da resposta imune adaptativa, função que também é executada pelo subconjunto iTr35 que secreta IL-35 (Vignali; Collison; Workman, 2008; Sawant; Hamilton; Vignali, 2015; Tuzlak *et al.*, 2021) (Figura 26.2).

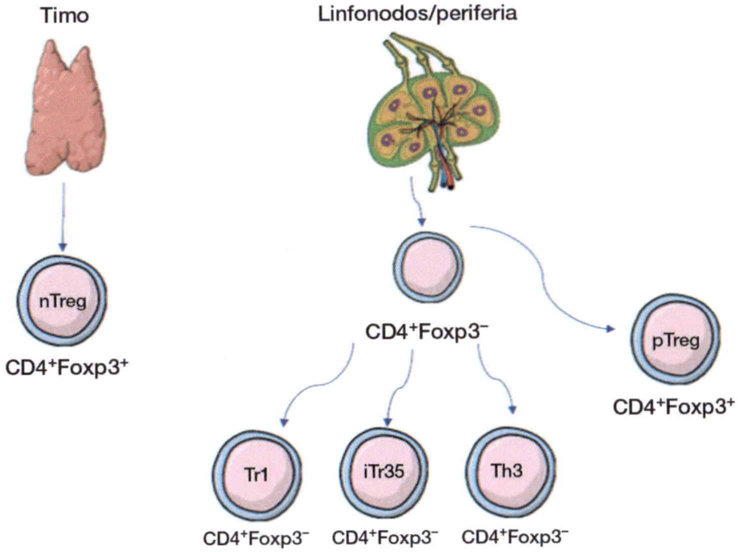

Figura 26.2. **Subtipos de células T reguladoras.** As células nTreg são as únicas geradas no timo, enquanto as demais são geradas na periferia e dependem da combinação de citocinas do ambiente. A partir de células *naive* $CD4^+Foxp3^-$ são geradas as células pTreg que expressam o fator de transcrição FOXP3. Por outro lado, as células Tr1, iTr35 e Th3 não expressam FOXP3, e exercem atividade reguladora por meio da produção das citocinas IL-10, IL-35 e TGF-β, respectivamente.
Fonte: Desenvolvida pelos autores.

Diante dessas subdivisões, é natural que os mecanismos pelos quais as células Treg atuam sejam variados. Sabe-se que Treg clássicas $FOXP3^+$ podem impedir a ativação de outras células T por meio da expressão da molécula coestimuladora CTLA-4, que se liga ao CD80/86 das células apresentadoras de antígeno com mais afinidade que o CD28 (que é expresso por células T convencionais). Assim, as células Treg regulam negativamente a ativação das demais células T, prejudicando sua ativação e proliferação. Além disso, elas também podem exercer o efeito inibitório pelo consumo da IL-2, pois expressam CD25, o receptor para IL-2, e, por fim, também têm o efeito imunomodulador por meio da produção de citocinas reguladoras, como IL-10 e TGF-β (Akkaya; Shevach, 2020).

Recentemente, tem sido descrita a presença de Tregs residentes em diversos tecidos, na homeostasia ou pós-lesões, sendo denominadas Treg teciduais e exibindo características peculiares, dependendo tecido. No tecido nervoso, as Tregs ainda não são muito bem compreendidas em condições de homeostasia, por estarem presentes em baixo número; porém, alguns estudos demonstram que se assemelham a outras Tregs teciduais, mas são únicas na expressão de algumas moléculas específicas, como o receptor de serotonina (Htr7)(Ito *et al.*, 2019). A princípio também expressam $CD69^+$ (além dos marcadores habituais $CD4^+CD25^+Foxp3^+$), e podem regular astrogliose por meio do fator anfirregulina, o que contribui para a polarização da microglia a um subtipo neuroprotetivo, sendo importante na contenção de respostas exacerbadas por meio da produção de IL-10. Assim, as células Treg destacam-se como centrais não só na manutenção da homeostase, mas também na regulação de respostas imunes aberrantes no tecido cerebral, no caso de infecções, doenças autoimunes, ou outros tipos de lesões teciduais provocadas por AVE, trauma, doenças neurodegenerativas, como DA e DP.

Nesse sentido, terapias adotivas com células de Treg ou terapias que interferem ou estimulam essas células, têm sido consideradas importante alternativa de manejo de doenças neuroinflamatórias. De fato, nesse campo, existe uma extensa literatura sobre as funções propostas para as Tregs. Para isso, consideramos aqui nesse capítulo, três condições patológicas: duas neurodegenerativas, como DP e DA, EM e uma doença neuroinflamatória autoimune, todas elas com importantes componentes neuroinflamatórios.

Terapias celulares em doenças neurodegenerativas e inflamatórias

A terapia celular é uma abordagem promissora para o tratamento de doenças neurológicas, pois envolve o uso de células para reparar ou regenerar tecidos danificados no cérebro e na medula espinal. Algumas das doenças neurológicas que são alvo de terapia celular incluem acidente vascular cerebral (AVC), DP, EM e lesão da medula espinal.

No AVC, p. ex., o uso de CT para reparar o tecido cerebral danificado e restaurar a função perdida tem sido explorado. O uso de CTMs em estudos pré-clínicos promoveu o reparo tecidual e reduziu a inflamação. Outros estudos investigam o uso de CT neurais ou iPSCs para substituir neurônios perdidos e promover a recuperação funcional.

Da mesma forma, na DP, os pesquisadores estão explorando o uso de neurônios dopaminérgicos derivados de CT para substituir os neurônios perdidos que causam a doença. Na EM, o foco está no uso de CT para promover a remielinização de fibras nervosas danificadas e reduzir a inflamação no SNC. E na lesão da medula espinal, investiga-se o uso de CT para promover a regeneração do tecido nervoso danificado e restaurar a função.

Embora a terapia celular seja uma grande promessa para o tratamento de doenças neurológicas, ainda há muitos desafios a serem superados. Estes incluem questões relacionadas com segurança, eficácia e escalabilidade da terapia; porém, o desenvolvimento tem sido contínuo.

Doença de Parkinson

A DP é um distúrbio neurodegenerativo caracterizado pela perda de neurônios dopaminérgicos no cérebro. Um dos principais objetivos da terapia celular na DP é, portanto, restaurar a função cerebral normal no que concerne à sinalização dopaminérgica. Uma abordagem estudada tem sido o uso de CTEs ou iPSCs para gerar novos neurônios dopaminérgicos. CTEs e iPSCs têm a capacidade de diferenciar-se em vários tipos de células, incluindo neurônios dopaminérgicos, que podem ser transplantados para o cérebro de pacientes com DP. Em estudos pré-clínicos, o transplante de neurônios dopaminérgicos derivados de CTEs ou iPSCs mostrou-se eficaz no controle dos sintomas motores e restauração dos níveis de dopamina.

O uso de CTMs para proteger os neurônios dopaminérgicos remanescentes no cérebro também tem sido estudado. As CTMs, sabidamente, têm efeito imunomodulador além de poderem diferenciar-se e/ou induzir a diferenciação de células localmente. A degeneração dos neurônios dopaminérgicos conta com um componente inflamatório que poderia ser modulado pelas MSC. De fato, em estudos pré-clínicos, o transplante de CTMs demonstrou reduzir a inflamação, aumentar a produção de fatores neurotróficos e promover a sobrevivência celular no cérebro, auxiliando também na prevenção da degeneração adicional dos neurônios dopaminérgicos na doença de Parkinson.

Ensaios clínicos de terapia celular para a DP estão em andamento, sem resultados conclusivos até o momento. No entanto, terapias celulares, especialmente com CTMs em seu potencial regenerativo e imunomodulador, é uma grande promessa para o tratamento dessa doença.

No caso das terapias que utilizam células Tregs, na DP, assim como para a DA (descrita a seguir), apesar de ainda não haver definição clínica de terapia celular utilizando as células Tregs, em ambas as patologias os modelos pré-clínicos apresentaram melhora significativa pós-terapia. Alguns estudos já demonstraram em DP e DA, dados clínicos de pacientes que apresentam diminuição de Tregs na periferia, bem como queda na função celular quando comparados a voluntários saudáveis (Ito *et al.*, 2019).

A DP é caracterizada pela perda de neurônios dopaminérgicos e pela presença de inclusões intraneuronais da proteína alfa-sinucleína modificada ou mal dobrada (α-syn) denominadas corpos de Lewy, os quais causam as alterações imunes periféricas, levando à neuroinflamação e piorando a neurodegeneração. Naturalmente, a terapia com células Treg surge como uma promessa para o tratamento da doença. Em modelos animais, essa terapia demonstrou ter um efeito neuroprotetor, preservando os neurônios produtores de dopamina e melhorando a função motora. Além disso, a terapia com Tregs demonstrou reduzir a formação de agregados proteicos, que são uma marca registrada da doença e que contribuem para sua progressão.

Corroborando com esses dados, modelos animais agudos e crônicos de DP exibem menos células Treg e mais células Th1 e Th17 durante o curso da doença. O aumento, a indução e/ou a transferência adotiva de Treg resulta em melhor sobrevivência neuronal e atenuação da neuroinflamação em modelos de DP. Além disso, a expansão *in vivo* e *ex vivo* de Treg disfuncional isolada de indivíduos com DP restaura sua função supressiva (Huang *et al.*, 2020; Thome *et al.*, 2021).

Apesar desses resultados promissores, a terapia com Tregs ainda está nos estágios iniciais de desenvolvimento para o tratamento das doenças do SNC. A maioria leva em consideração a dinâmica de Tregs circulantes, embora o papel das Tregs teciduais *versus* circulantes, nestes casos, ainda não tenha sido muito estudado. Mais pesquisas são necessárias para entender completamente os potenciais benefícios e riscos da terapia com Treg nesse contexto, bem como para determinar as formas mais eficazes de usar essas células para tratar a DP.

Doença de Alzheimer

A DA é outra doença neurodegenerativa (abordada no Capítulo 10) caracterizada pelo acúmulo de placas beta-amiloides e emaranhados neurofibrilares no cérebro, levando ao declínio cognitivo e à perda de memória. Essas alterações são acompanhadas de inflamação e estresse oxidativo no cérebro. Assim, o objetivo da terapia celular na DA é promover o reparo e a regeneração tecidual, bem como reduzir a inflamação local.

Uma abordagem é usar CTMs, que demonstraram ter propriedades neuroprotetoras, anti-inflamatórias e antioxidantes. Em estudos pré-clínicos, o transplante de CTMs melhora a função cognitiva e reduz o acúmulo de beta-amiloide. Ensaios clínicos de transplante de CTM para DA estão atualmente em andamento, com alguns resultados preliminares promissores.

Outra abordagem é usar iPSCs para gerar células cerebrais funcionais que podem substituir as células danificadas ou perdidas no cérebro. Em estudos pré-clínicos, o transplante de neurônios derivados de iPSC demonstrou melhorar a função cognitiva e reduzir o acúmulo de beta-amiloide em modelos animais de DA. No entanto, ainda existem desafios relacionados com a segurança e eficácia da terapia com iPSC em humanos.

As células imunes, como as Tregs, também são exploradas como uma terapia potencial para a DA, apesar de não existirem evidências de participação de resposta imune adaptativa nessa patologia. Embora o papel das Tregs tenha estado controverso, pela limitação dos estudos e na geração de Tregs específicas, existem dados recentes que mostram que em modelo animal a terapia celular adotiva de células Treg estimuladas com o peptídeo beta-amiloide para animais 3xTg-AD (modelo de Alzheimer), foi suficiente para induzir melhoras cognitivas, menos ativação microglial, menos acúmulos de proteínas beta-amiloide e melhora na neuroinflamação do tecido, de forma geral (Yang *et al.*, 2022). Resultados muito semelhantes já foram demonstrados com a expansão *in vitro* de Tregs humanas, transferidas para animais provenientes do cruzamento de RAG-KO (imunodeficientes) com 5xFAD (com características de Alzheimer)(Faridar *et al.*, 2022).

Outra alternativa, que se aproxima ainda mais da realidade de utilização clínica, é a preparação de uma nanovacina, formulada com composto de nanopartículas lipídicas carregadas com peptídeos Aβ e rapamicina que induz células Tregs específicas para o peptídeo Aβ, além de também promover ativação de células dendríticas e produção de anticorpos anti-Aβ. Essa indução endógena de células Treg contribui para a prevenção de respostas imunes excessivas mediadas por células Th1 e inibe o comprometimento cognitivo em animais, diminuindo o acúmulo de placas Aβ no cérebro, aliviando a neuroinflamação (Gordon *et al.*, 2022).

Esclerose múltipla

A EM é uma doença inflamatória crônica, de etiologia autoimune, com gatilhos multifatoriais, tendo como alvo principal a destruição da bainha de mielina e a perda de oligodendrócitos no SNC (Baecher-Allan, Kaskow, and Weiner, 2018).

O objetivo da terapia celular na EM é promover o reparo tecidual e modular a resposta imune para evitar mais danos.

O uso de CTMs é uma abordagem promissora com propriedades imunomoduladoras e anti-inflamatórias. Em estudos pré-clínicos, as CTMs demonstraram reduzir a inflamação, promover a remielinização e melhorar a recuperação funcional em modelos animais de EM. Ensaios clínicos também mostraram que o transplante de CTMs é seguro e pode levar a melhorias na incapacidade e na qualidade de vida em pacientes com EM. No entanto, os resultados ainda não são conclusivos quanto à eficácia.

O transplante de CT também está sendo explorado como um tratamento potencial para a EM. A ideia é interromper a evolução da doença por meio do *reset do* sistema imune, eliminando as células que causam a doença com quimioterapia e restabelecendo o sistema com o transplante de CTH do próprio paciente. O TCTH demonstrou ser eficaz na redução das taxas de recidiva e progressão da doença em alguns pacientes com EM agressiva. A taxa de resposta completa, ou seja, sem novas manifestações clínicas, é 68% e de resposta radiológica é de 92% (Nabizadeh *et al.*, 2022). No entanto, TCTH não pode ser usado como tratamento de primeira escolha por ser um procedimento de alto risco, sendo reservado para pacientes com EM altamente ativa ou rapidamente progressiva.

O fato de a EM ser uma doença imunomediada, que tem um alvo específico, oferece mais oportunidades de manipulação terapêutica específica que não cause imunossupressão generalizada.

Outra abordagem possível é a utilização de células imunes, como Tregs, para modular a resposta imune na EM. O papel das Tregs nessa patologia já foi descrito e parece ser crítico, tanto que variações nos genes IL-2RA e IL-17RA (ambos presentes em Tregs) já foram associados a maior susceptibilidade para a doença. Além disso, Tregs periféricas de pacientes com EM já foram descritas por apresentar baixa expressão de FOXP3, CTLA4 e TGF. Esse fato, claramente tem implicações para a transferência autóloga de Treg, já que qualquer déficit na capacidade funcional dessas células derivadas de pacientes com EM, provavelmente, precisará ser corrigido antes da reinfusão para que a terapia seja eficaz (Duffy, Keating, and Moalem-Taylor 2019).

A vitamina D e a radiação ultravioleta também são importantes fatores de susceptibilidade para EM. Classicamente sabe-se que indivíduos de altas latitudes são mais susceptíveis à patologia. Hoje sabemos que a radiação solar atua na conversão da vitamina D que apresenta efeitos na supressão de células T e B, desviando as células T para um perfil regulador de Tregs, promovendo monócitos e células dendríticas tolerogênicas (Nabizadeh *et al.*, 2022). Portanto, a suplementação com vitamina D tem sido utilizada por alguns integrantes da área médica.

Alternativamente, ainda existe a descrição de modelos de indução de tolerância específica para o antígeno por via oral (Pinheiro-Rosa *et al.*, 2021) explorados em ensaios pré-clínicos (Bitar; Whitacre, 1988), em que a administração por via oral da proteína-alvo da doença, no caso mielina, gera células Treg específicas capazes de prevenir doença em modelos experimentais. Essa informação garante suporte aos dados que demostram geração de células específicas e de regulação em resposta ao tratamento oral. A indução de tolerância oral seria uma ótima terapêutica, específica e com mínimos (se quaisquer) efeitos colaterais, mantendo a saúde imune do indivíduo. No entanto, para respostas de linfócitos T previamente ativados e com fenótipos definidos, como as células Th1 e Th17 indutoras de EM, a modulação é resistente e requer grandes quantidades de antígeno para que seja possível eliminar algumas células autorreativas e modular a resposta (Bitar; Whitacre, 1988). De fato, os resultados dos ensaios clínicos em humano são promissores, mas não foram confirmados (Pinheiro-Rosa *et al.*, 2021; Fukaura *et al.*, 1996; Weiner *et al.*, 1993). O uso de algumas moléculas moduladoras, como HSPs e probióticos administrados oralmente, já identificados como adjuvantes na indução de tolerância oral,[30,31] possibilitam o escalonamento para baixo, em dez vezes, da quantidade de antígeno necessária para indução de tolerância, e devem ser explorados.

Dessa maneira, embora ainda seja um assunto controverso, no sentido da qualidade e do número de Tregs na periferia, existem múltiplas evidências de que a manipulação destas na EM delineia-se como um importante mecanismo a ser explorado. As células Treg possivelmente têm a capacidade de mediar a imunossupressão e promover a regeneração, atuando tanto nos órgãos linfoides quanto no SNC inflamado, tornando-as candidatas viáveis para a terapia celular. Porém, até o momento, embora existam alguns *clinical trials* nessa temática, muito ainda precisa ser evidenciado sendo um prospecto futuro (Duffy; Keating; Moalem-Taylor, 2019; Noori-Zadeh *et al.*, 2016).

Considerações finais

As terapias celulares que utilizam CT e células Tregs são uma abordagem promissora para o tratamento de doenças neuroinflamatórias. Para isso, as células podem ser estimuladas *in vitro* ou *in vivo* antes de serem administradas no paciente. A abordagem *in vitro* pode ser utilizada para expandir a quantidade de células necessárias para a terapia, direcionar sua diferenciação ou para realizar a edição de determinado segmento gênico defeituoso; por outro lado, o estímulo *in vivo* pode ser usado para direcionar as células para o local afetado pela doença, ou potencializar sua diferenciação e expansão (Figura 26.3).

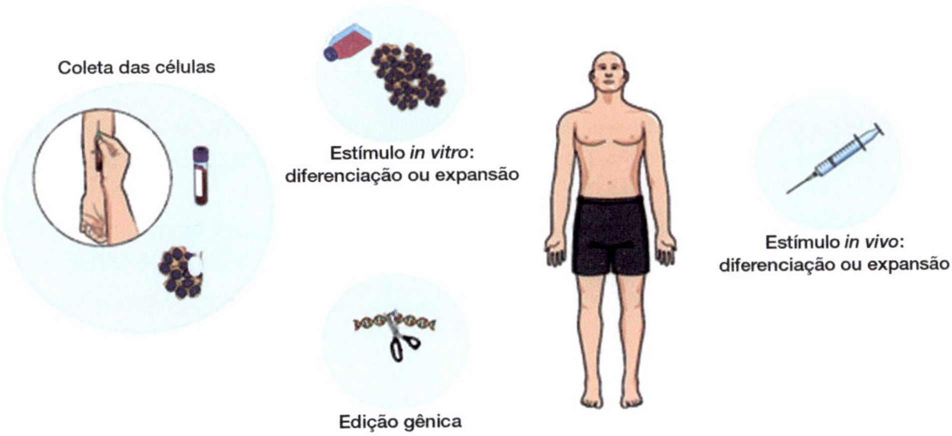

Figura 26.3. **Presente e futuro das terapias celulares.** Células-tronco ou Tregs podem ser coletadas de pacientes, e estimuladas *in vitro*, para expansão ou diferenciação em subtipos de interesse. Além disso, a modificação gênica antes da reinfusão no paciente já é uma realidade em alguns casos. Por outro lado, existe a possibilidade de, por meio de tratamentos *in vivo*, contribuir ou interferir na polarização ou expansão de células, de modo que a homeostasia ou reparo da lesão do paciente sejam reestabelecidas. Fonte: Desenvolvida pelos autores.

Podemos dizer que a terapia celular que utiliza CT e células Tregs, embora esteja ainda com resultados preliminaries, tem-se delineado como uma estratégia animadora para o tratamento de doenças neurológicas; no entanto, ainda são necessárias mais pesquisas para aprimorar a eficácia, segurança e viabilidade clínica dessas terapias. De todo modo, essas abordagens oferecem uma esperança real para pacientes que sofrem de doenças neuroinflamatórias, autoimunes ou neurodegenerativas, atualmente sem cura.

Bibliografia

Akkaya B, Shevach EM. Regulatory T cells: Master thieves of the immune system. Cell Immunol. 2020;355:104160.

Andrzejewska A, Lukomska B, Janowski M. Concise review: mesenchymal stem cells: from roots to boost. Stem Cells. 2019;37(7):855-64.

Baecher-Allan C, Kaskow BJ, Weiner HL. Multiple sclerosis: mechanisms and immunotherapy. Neuron. 2018;97(4):742-68.

Bennett CL, Christie J, Ramsdell F, Brunkow ME, Ferguson PJ, Whitesell L, et al. The immune dysregulation, polyendocrinopathy, enteropathy, X-linked syndrome (IPEX) is caused by mutations of FOXP3. Nat Genet. 2001;27(1):20-1.

Bianco P. Mesenchymal stem cells. Annu Rev Cell Dev Biol. 2014;30:677-704.

Bitar DM, Whitacre CC. Suppression of experimental autoimmune encephalomyelitis by the oral administration of myelin basic protein. Cell Immunol. 1988;112(2):364-70.

Duffy SS, Keating BA, Moalem-Taylor G. Adoptive transfer of regulatory t cells as a promising immunotherapy for the treatment of multiple sclerosis. Front Neurosci. 2019;13:1107.

Faridar A, Vasquez M, Thome AD, Yin Z, Xuan H, Wang JH, et al. Ex vivo expanded human regulatory T cells modify neuroinflammation in a preclinical model of Alzheimer's disease. Acta Neuropathol Commun. 2022;10(1):144.

Fukaura H, Kent SC, Pietrusewicz MJ, Khoury SJ, Weiner HL, Hafler DA. Induction of circulating myelin basic protein and proteolipid protein- specific transforming growth factor-β1-secreting Th3 T cells by oral administration of myelin in multiple sclerosis patients. J Clin Invest. 1996;98(1):70-7.

Garfias S, Tamaya Domínguez B, Toledo Rojas A, Arroyo M, Rodríguez U, Boll C, et al. Peripheral blood lymphocyte phenotypes in Alzheimer and Parkinson's diseases. Neurologia (Engl Ed). 2022;37(2):110-21

Guimaraes MAF, Pinheiro-Rosa N, Oliveira RP, Aguiar SLF, Miranda MCG, Lemos L, et al. Hsp65-producing Lactococcus lactis inhibits experimental autoimmune encephalomyelitis by preventing cell migration into spinal cord. Cell Immunol. 2023;384:104661.

Huang Y, Liu Z, Cao BB, Qiu YH, Peng YP. Treg cells attenuate neuroinflammation and protect neurons in a mouse model of Parkinson's disease. J Neuroimmune Pharmacol. 2020;15(2):224-37.

Ito M, Komai K, Mise-Omata S, Iizuka-Koga M, Noguchi Y, Kondo T, et al. Brain regulatory T cells suppress astrogliosis and potentiate neurological recovery. Nature. 2019;565(7738):246-50.

Jung M, Lee S, Park S, Hong J, Kim C, Cho I, et al. A Therapeutic nanovaccine that generates anti-amyloid antibodies and amyloid-specific regulatory T cells for Alzheimer's disease. Adv Mater. 2023;35(3):e2207719.

Mercadante AC, Perobelli SM, Alves AP, Gonçalves-Silva T, Mello W, Gomes-Santos AC, et al. Oral combined therapy with probiotics and alloantigen induces B cell–dependent long-lasting specific tolerance. J Immunol. 2014;192(4):1928-37.

Nabizadeh F, Pirahesh K, Rafiei N, Afrashteh F, Ahmadabad MA, Zabeti A, et al. Autologous hematopoietic stem-cell transplantation in multiple sclerosis: a systematic review and meta-analysis. Neurol Ther. 2022;11(4):1553-69.

Noori-Zadeh A, Mesbah-Namin SA, Bistoon-Beigloo S, Bakhtiyari S, Abbaszadeh HA, Darabi S, et al. Regulatory T cell number in multiple sclerosis patients: A meta-analysis. Mult Scler Relat Disord. 2016;5:73-6.

Okita K, Ichisaka T, Yamanaka S. Generation of germline-competent induced pluripotent stem cells. Nature. 2007;448(7151):313-7.

Pinheiro-Rosa N, Torres L, Oliveira MA, Andrade-Oliveira MF, Guimarães MAF, Coelho MM, et al. Oral tolerance as antigen-specific immunotherapy. Immunother Adv. 2021;1(1):ltab017.

Sakaguchi S, Miyara M, Costantino CM, Hafler DA. FOXP3+ regulatory T cells in the human immune system. Nat Rev Immunol. 2010;10(7):490-500.

Sakaguchi S, Sakaguchi N, Asano M, Itoh M, Toda M. Immunologic self-tolerance maintained by activated T cells expressing 11-2 receptor a-chains (CD25) breakdown of a single mechanism of self-tolerance causes various autoimmune diseases, 1995. Disponível na Internet: http://journals.aai.org/jimmunol/article-pdf/155/3/1151/1070324/1151.pdf.

Sawant DV, Hamilton K, Vignali DA. Interleukin-35: expanding its job profile. J Interferon Cytokine Res. 2015;35(7):499-512.

Scudellari M. A decade of : iPS Cells. Nature. 2016;534(7607):310-2.

Shevach EM, Thornton AM. tTregs, pTregs, and iTregs: Similarities and differences. Immunol Rev. 2014;259(1):88-102.

Takahashi K, Tanabe K, Ohnuki M, Narita M, Ichisaka T, Tomoda K, et al. Induction of pluripotent stem cells from adult human fibroblasts by defined factors. Cell. 2007;131(5):861-72.

Thome AD, Atassi F, Wang J, Faridar A, Zhao W, Thonhoff JR, et al. Ex vivo expansion of dysfunctional regulatory T lymphocytes restores suppressive function in Parkinson's disease. NPJ Parkinsons Dis. 2021;7(1):41.

Till JE, McCulloch EA. A direct measurement of the radiation sensitivity of normal mouse bone marrow. Cells. 1961. Radiat Res. 2011;175(2):145-9.

Tuzlak S, Dejean AS, Iannacone M, Quintana FJ, Waisman A, Ginhoux F, et al. Repositioning TH cell polarization from single cytokines to complex help. Nat Immunol. 2021;22(10):1210-17.

Vignali DAA, Collison LW, Workman CJ. How regulatory T cells work. Nat Rev Immunol. 2008;8(7):523-32.

Weiner HL, Mackin GA, Matsui M, Orav EJ, Khoury SJ, Dawson DM, et al. Double-blind pilot trial of oral tolerization with myelin antigens in multiple sclerosis. Science. 1993;259(5099):1321-4.

Wildin RS, Ramsdell F, Peake J, Faravelli F, Casanova JL, Buist N, et al. X-linked neonatal diabetes mellitus, enteropathy and endocrinopathy syndrome is the human equivalent of mouse scurfy. Nat Genet. 2001;27(1):18-20.

Yang H, Park SY, Baek H, Lee C, Chung G, Liu X, et al. Adoptive therapy with amyloid-β specific regulatory T cells alleviates Alzheimer's disease. Theranostics. 2022;12(18):7668-80.

Índice Remissivo

A

Abscessos, 12, 250
Ácido gama-aminobutírico (GABA), 85, 181
Alterações da barreira hematoencefálica, 179
Anandamida, 326
Anergia clonal, 56
Anticorpos
  em terapias modificadoras de doenças
    neuroinflamatórias, 342
  monoclonais, 63, 339
  terapêuticos, 340, 343, 344, 345
    na neuroinflamação mediada por
      linfócitos
        B, 343
        T, 345
Anti-inflamatórios não estereoidais, 306
Apremilaste-difluorometoxibenzamidas, 302
Aprendizado
  de máquina, 320
  profundo, 320
Astrócitos, 36, 44, 45, 185, 335, 337
Astrogliogênese, 36
Ativação imune materna, 28, 283
Autofagia, 178
Autoimunidade, 55

B

Barreira hematoencefálica, 33, 47, 210
  alterações da, 179
  composição e funções da, 34
  disfunção na malária cerebral, 36
  e transtorno do espectro autista, 115
  tripanossomíase humana africana e sua
    relação com a, 39
Barreira sangue-líquido
  cefalorraquidiano, 34
Butirato, 191

C

Cainato, 214
Cannabis sativa, 325
Carbamida(s), 304, 305
Catábase, 5
Catecol, 302
Célula(s)
  CD4, 21
  CD8, 21
  da glia, 43
  da imunidade
    adaptativa, 19
    inata, 19
  de Schwann, 67, 69
    para a neuroinflamação durante
      a infecção pelo vírus da
      imunodeficiência humana, 72
    resposta
      imune inata na, durante a lesão
        do nervo periférico, 70
      inflamatória das, na neuropatia
        hanseniana, 73
  glial, 45, 67
  inflamatórias, 13
  microgliais, 45
  mieloides, 98
  natural killer, 98
  T, 100
    CD4, 22
    reguladoras, 349, 352, 353
Células-tronco, 349
  fonte de, 351
Circuitos neurais, 23
Cisteamina, 307
Citocinas, 9, 30, 69
Clovamida(s), 304, 305, 319
Cognição, 197

Complexo principal de histocompatibilidade (MHC)
de classe I, 21
de classe II, 21
Comportamento, 93
de doença, 27
Comunicação
do eixo intestino-encéfalo, 85
imune com o cérebro
células
mieloides, 98
natural killer, 98
T, 100
Controle
da neuroinflamação, 299
da sobrevivência celular, 334
Covid-19, 208
CXCL9, 9
CXCL10, 9
CXCL11, 9

D

Depressão, 11
Derivados
de 9-hidrazinatetrahidroacridina, 315
de amida, 303
de catecol, 302
de curcumina, 317
de lactona, 305
de sulfonamida, 312
Derrame isquêmico cerebral, 28
Descoberta de fármacos
auxiliada por computador, 320
dirigida por computador, 320
Diabetes, 12
autoimune latente em adultos (LADA), 189
cognição e memória, 197
e eixo hipotálamo-hipófise-adrenal, 190
e microbiota intestinal, 191
e neuropatia periférica, 192
e transtornos do humor, 195
mellitus, 189
neuroinflamação e, 189
Diclofenaco, 307
Diclofenaco-cisteamina, 307
Diclofenaco-resveratrol, 307
Disfunção(ões)
celulares e vias inflamatórias associadas à neuroprogressão no transtorno bipolar, 163
cognitiva e comportamental na malária, 225
da barreira hematoencefálica na malária cerebral, 36
do retículo endoplasmático no transtorno bipolar, 163
mitocondrial e estresse oxidativo no transtorno bipolar, 162
neurocognitivas e comportamentais na malária, 223
Docagem molecular, 302, 303
Doença(s)
autoimunes do sistema nervoso, 55
de Alzheimer, 29, 35, 48, 197
neuroinflamação na, 125, 127
alterações cognitivas da, 137
regeneração tecidual do sistema nervoso central e na, 347
terapias celulares, 356
de Chagas, 249
ativação do eixo hipotálamo-hipófise-adrenal, 252
envolvimento do sistema nervoso central na, 250, 251
de Parkinson, 29, 48
inibidores direcionados à, 318
neuroinflamação na, 125, 129
alterações cognitivas da, 139
terapias celulares, 355
infecciosas, 206
mecanismos celulares e moleculares associados ao dano cognitivo em, 214
neuroinflamação das, 210
neurodegenerativas, 48
parasitárias neurotrópicas, 33
Donepezil, 315
Dopamina, 181

E

Eixo
hipotálamo-hipófise-adrenal (HPA), 190
intestino-encéfalo, 77, 78, 81, 82, 85
em transtornos do neurodesenvolvimento e psiquiátricos, 86

Emaranhados neurofibrilares, 197
Encefalites, 208
Encefalopatia associada à sepse, 209
Endocanabinoides, 325, 326
  como reguladores neuroinflamatórios, 334, 335
Endocanabinoidoma, 330, 331
Enriquecimento ambiental, 26
Epitélio da mucosa oral, 258
Esclerose
  lateral amiotrófica (ELA), 10, 29, 35
    alterações do timo na, 154
    ativação da microglia e de astrócitos na, 144
    neuroinflamação na, 143, 144
  múltipla (EM), 11, 55, 57
    anticorpos terapêuticos, 345
    inibidores direcionados à, 308
    patogênese da, 59
    resposta reguladora na, 61
    terapias para, 62
      celulares, 357
Espécies reativas de oxigênio (ROS), 67, 191
Esquizofrenia, 11, 89
  eixo intestino-encéfalo e, 89
Estatinas, 308
Estresse
  de retículo endoplasmático, 175
  oxidativo, 243
    malária cerebral, 244

F

Faecalibacterium prausnitzii, 191
Fármacos assistido por computador, 303
Fasudil, 312
Fator
  de crescimento
    derivado de plaquetas, 35
    endotelial vascular, 180
    nervoso, 29
  neurotrófico derivado do cérebro (BDNF), 23, 180, 195
Fingolimode, 310
Fitocanabinoides, 325
Fluoroviniloxiacetamidas, 304
Fractalcina, 184

G

Galantamina, 315
Gasdermina(s), 84, 167
Glicocálix, 241
Glicocorticoides, 190
Granulomas, 12

H

Hanseníase, 261
  classificação e formas clínicas, 264
  episódios reacionais, 268
  formas *borderline* da doença, 268
  indeterminada, 267
  lepromatosa, 268
  mediadores inflamatórios associados ao dano neural na, 269
  neuroinflamação na, 266
  neuropatia hanseniana, 264
  tuberculoide, 267
Helicobacter pylori, 209
Hidroxicloroquina, 308, 309
Hipocampo, 199
Hipotálamo, 171
Homeostase, 33
Homeostasia, 5, 13, 81
Hormônio
  adrenocorticotrófico, 190
  liberador de
    corticotrofina, 160, 181
    corticotropina, 190

I

Ibudilast, 308, 309
IFN-γ, 9
IL-1β, 9
IL-6, 9
Imunidade
  adaptativa, 26
  inata, 24
Imunoglobulinas, 20
Imunoprivilégio, 7
Infecção(ões)
  bacterianas e fúngicas, 12
  durante a gravidez, 283
  em idade precoce, 284
  neuroinflamação e, 205
  oral por *Trypanosoma cruzi*, 258
  pelo vírus da imunodeficiência humana, 72
  pelo Zika vírus, 207
  por *H. pylori*, 209

por SARS-CoV-2, 208
virais, 281
emergentes, 289
Infiltração celular e molecular da periferia, 285
Inflamação, 69, 81
bases gerais da, 3
e disfunção do hipotálamo, 171
hipotalâmica, 174
Inibidores
direcionados
à doença de Alzheimer, 312
à doença de Parkinson, 318
à esclerose múltipla, 308
ao transtorno do espectro autista, 310
sintéticos de baixa massa molecular, 299
Insulina, 173
Inteligência artificial, 320
Interações
imunoneuroendócrinas, 30
neuroimunes
em condições patológicas, 27
nas doenças de Alzheimer e Parkinson, 130
Interface neuroimune, 17

L

Leptina, 173
Leucócitos, 93
Leucoencefalopatia multifocal progressiva (LEMP), 63, 346
Leucotrienos, 9
Linfócitos, 186
B, 19, 20, 27
T, 19, 20, 27, 149, 150, 152
T
CD4+, 20, 150, 152
reguladores, 152
citotóxicos, 149
Lipopolissacarídeo, 191

M

M. leprae, 261, 262
Macrófagos perivasculares, 182, 183
Malária cerebral, 36, 213
citocinas e quimiocinas, 237
dinâmica da disfunção cognitiva e comportamental na, 225
disfunção(ões)
neurocognitivas e comportamentais na, 223
vascular e quebra da barreira hematoencefálica, 238
estresse oxidativo, 243
experimental, 235
fisiopatologia da, 234
glia e neuroinflamação na, 242
impactos potenciais da, nas funções neuronais, 228
neuroinflamação na, 233
Malnutrição, 28
Marcadores inflamatórios no transtorno bipolar, 160
Mediadores
especializados pró-resolução, 5
inflamatórios, 4
associados ao dano neural na hanseníase, 269
na neuroinflamação, 9
Medula óssea, 18
Memória, 197, 205
de curto prazo, 214
de longo prazo, 214
sensorial, 214
Meningites, 12
Microbiota
intestinal, 28, 78
diabetes e, 191
Microcirculação cerebral, 210
Microglia, 8, 25, 30, 44, 180, 335
associada à doença, 48
em infecções pré e pós-natais, 285
Mimetismo molecular, 70
Mineralocorticoides, 190
Minociclina, 308, 310
Modulação
da função sináptica, 229
da matriz extracelular, 69
Monócitos periféricos, 183

N

Natalizumabe, 346
Neurogênese e neuroinflamação no transtorno do espectro autista, 119

Neuroinflamação
- anticorpos monoclonais na, 339
- controle da, 299
- doença(s)
  - infecciosas, 12, 210
  - metabólicas, 12
  - não infecciosa, 10
- durante a infecção por *Trypanosoma cruzi*, 72
- e alterações encefálicas no transtorno bipolar, 159
- e células gliais, 45
- e diabetes, 189
- e infecção, 205
- e malária cerebral, 237
- em doenças do sistema nervoso, 109
- na esclerose lateral amiotrófica, 143, 144
- na hanseníase, 261, 266
- na malária cerebral, 233
- na síndrome congênita do vírus Zika, 273, 276
- nas alterações cognitivas da doença
  - de Alzheimer, 137
  - de Parkinson, 139
- nas doenças de Alzheimer e Parkinson, 125
- no sistema nervoso periférico, 67
- no transtorno do espectro autista, 111

Neuropatia(s)
- diabetes e, periférica, 192
- hanseniana, 73, 264, 265
  - resposta inflamatória das células de Schwann na, 73
- inflamatórias infecciosas, 69

Neuropeptídeo(s), 30
- Y, 181

Neurotransmissores, 30

Noradrenalina, 181

O

Obesidade, 12, 171, 172

Oligodendrócitos, 44, 45

Óxido nítrico sintase (NOS), 74

P

Padrões moleculares associados
- a danos (DAMPs), 19, 84
- a patógenos (PAMPs), 19

Parênquima cerebral, 94, 95

Pequenas moléculas, 300, 302
- sintéticas com potencial
  - antineuroinflamatório, 302

Periciazina, 311

Permeabilidade à BHE, 321

Poda sináptica, 23

Prostaglandina(s), 9
- E sintase microssomal, 304

Proteína(s)
- ativadora de 5-lipoxigenase, 304
- da cascata do sistema complemento, 25
- TREM2, 25

Q

Química combinatória, 301

Quimiocinas, 9, 30

R

Radiação ultravioleta, 358

Radicais livres, 9

Receptor(es)
- β-adrenérgicos, 214
- CB1, 328
- CB2, 328
- colinérgicos do tipo muscarínicos, 214
- de antígenos de linfócitos T, 20
- do tipo *Toll-like*, 181
- GABAérgicos, 214
- imunes e células de Schwann, 68
- ionotrópicos, 214
- serotoninérgicos, 214

Recrutamento de monócitos periféricos, 183

Regeneração
- do nervo periférico, 69
- tecidual do sistema nervoso central, 347

Regiões cerebrais nas quais ocorrem interações imunes, 94

Remielinização, 347

Reparo tecidual do sistema nervoso central, 7

Resiliência celular prejudicada, 162

Resposta
- a proteínas malformadas, 176
- imune inata na célula de Schwann durante a lesão do nervo periférico, 70
- inflamatória hipotalâmica induzida pela dieta, 175

pró-inflamatória durante a gestação, 113
Resveratrol, 307
Retículo endoplasmático, 163, 175
Risperidona, 311
Rivastigmina, 315
Roflumilaste, 302
Rutaecarpina, 313

S

Sinalização
dos receptores canabinoides, 327
química entre o intestino e o encéfalo, 82
Síndrome
congênita do Zika, 275
acometimentos neurológicos, 276
gestação, 277
neuroinflamação na, 276
no sistema nervoso central, 278
de Guillain-Barré
associada às infecções virais emergentes, 289
definição, 289
diagnóstico, 291
quadro clínico, 290
viroses emergentes e a, 292
Sinvastatina, 308
Siponimode, 310
Sistema
complemento, 25
endocanabinoide, 325
componentes do, 326
e controle da comunicação celular, 333
funções do, 332
imune, 17, 22, 44
e suas células, 18
e transtorno do espectro autista, 114
nervoso central, 17, 22, 24, 26
invasão do, pelo *Toxoplasma gondii*, 40
Trypanosoma cruzi e, 255
nervoso entérico, 78, 121
e transtorno do espectro autista, 121
ubiquitina/proteassoma, 177

T

Tacrina, 313, 315
Taxifolina, 318
Técnica de dinâmica molecular, 304
Teoria da quimioafinidade, 23
Terapia(s)
celulares, 349
doença de Alzheimer, 356
doença de Parkinson, 355
em doenças neurodegenerativas e inflamatórias, 354
esclerose múltipla, 357
com células-tronco, 350
Timo, 154
TNF-α, 9
Tolerância imunológica, 55
central, 56
periférica, 56
Toxicidade cognitiva das citocinas, 229
Toxoplasma gondii, 40
Toxoplasmose, 214
Transtorno(s)
bipolar, 11, 157, 158
disfunção(ões)
celulares e vias inflamatórias associadas à neuroprogressão no, 163
do retículo endoplasmático no, 163
mitocondrial e estresse oxidativo no, 162
eixo intestino-encéfalo e, 88
marcadores inflamatórios no, 160
neuroinflamação e alterações encefálicas no, 159
terapias inovadoras no, 165
depressivos, 90
do déficit de atenção e hiperatividade, 88
do espectro autista
alterações em células gliais e neuroinflamação no, 118
comprometimento do sistema nervoso entérico no, 121
eixo intestino-encéfalo e, 86, 87
inibidores direcionados ao, 310
neurogênese e neuroinflamação no, 119
neuroinflamação no, 111

permeabilidade da barreira hematoencefálica e neuroinflamação no, 115
sistema
imune e, 114
nervoso entérico e, 121
resposta imune e neuroinflamação, 114
do espectro da neuromielite óptica, 56, 64
do humor, diabetes e, 195
do neurodesenvolvimento, 47, 78, 86, 112
e fatores ambientais de risco, 113
e psiquiátricos, 77
eixo intestino-encéfalo, 88
Traumatismo cranioencefálico, 8, 11
Tripanossomíase humana africana e sua relação com a barreira hematoencefálica, 39
Trypanosoma cruzi, 70, 249
como o, invade o sistema nervoso central, 255
infecção oral por, 258
invasão das células neurais pelo, 256
neuroinflamação durante a infecção por, 72

U

Unidade neurovascular, 36, 115, 195, 210, 256

V

Vesículas extracelulares, 245
Vias de sinalização dos receptores canabinoides, 330
Vírus
SARS-CoV-2, 293
transmitidos não verticalmente, 283
transmitidos verticalmente, 284
Zika (ZIKV), 273, 292
Vitamina D, 358

Este livro foi impresso nas oficinas gráficas da Editora Vozes Ltda.,
Rua Frei Luís, 100 – Petrópolis, RJ.